지역사회 보건간호학 I

5판

Community Health Nursing

지역사회보건간호학I 5판

Community Health Nursing 5th Edition

2008년 3월 15일 1판 1쇄 발행
2009년 3월 15일 2판 1쇄 발행
2013년 3월 15일 3판 1쇄 발행
2016년 2월 15일 4판 1쇄 발행
2019년 1월 30일 5판 1쇄 발행

지은이 | 정운숙 · 최애숙 · 김현리 · 권문희 · 김미정 · 부윤정 · 이주영 · 임은실 · 전인경 · 정은숙 · 조의영 외
펴낸이 | 김진환
펴낸곳 | 학지사메디컬
04031 서울특별시 마포구 양화로 15길 20 마인드월드빌딩
대표전화_ 02-330-5188 팩스_ 02-326-0338
등 록 | 2010년 2월 8일 제313-2010-36호
메 일 | hakjisamd@hakjisamd.co.kr
홈페이지 | http://www.hakjisamd.co.kr

ISBN 978-89-6069-755-3 94510(세트)
978-89-6069-756-0 94510(1권)
978-89-6069-757-7 94510(2권)

가 격 | 72,000원(세트) / 36,000원(1권) / 36,000(2권)

Community Health Nursing

5판

지역사회 보건간호학 I

정운숙 · 최애숙 · 김현리 · 권문희 · 김미정 · 부윤정 · 이주영 · 임은실
전인경 · 정은숙 · 조의영 외 공저

학지사메디컬
HAKJISA MEDICAL

저자소개 Community Health Nursing

명예저자

유광수 前 전북대학교
곽오계 前 경운대학교
강말순 前 진주보건대학교
현인숙 前 제주한라대학교

편집위원

정운숙 경동대학교 명예교수
최애숙 백석문화대학교
김현리 충남대학교
권문희 경동대학교
김미정 두원공과대학교
부윤정 제주한라대학교
이주영 경북보건대학교
임은실 대구보건대학교
전인경 김해대학교
정은숙 평택대학교
조의영 배재대학교

집필진

강향숙 경북과학대학교
권영채 가야대학교
김동옥 경북보건대학교
김성의 강원관광대학교
김윤영 구미대학교
김정희 순천제일대학교
김혜정 동아보건대학교
범은애 백석문화대학교
소은선 전북대학교
손유림 문경대학교
오향옥 창원문성대학교
이영주 김천대학교
이예지 경북보건대학교
이지선 제주한라대학교
이지은 대경대학교
이지은 대구과학대학교
이호진 대구과학대학교
임재란 대전보건대학교
장현정 경운대학교
정경순 경남정보대학교
정명희 두원공과대학교
정미숙 충남대학교
정인경 부산과학기술대학교
허 정 김천대학교

현재 우리나라가 겪고 있는 저출산, 고령화, 만성퇴행성환자 및 보건의료취약계층의 증가 등 보건의료계에 나타나고 있는 근본적인 문제를 극복하기 위해서 보건의료체계 또한 정책적 · 제도적 · 재정적 및 사회적 차원에서 다양하고 신속하게 변화하고 있다.

최근 변화하는 보건의료정책은 건강수명연장과 건강형평성을 제고하여 지역사회의 통합적인 건강증진사업을 강조하고 있다. 이에 따라 인구집단별로 예방중심의 건강생활 실천을 확산하고 있으며, 건강한 환경을 조성하기 위하여 브릿지 플랜, 청소년의 생식건강증진사업, 국민의 건강형평성 확보, 노인장기요양보험의 시행, 간호사 주관의 방문간호사업, 보건의료 관련 간호사 창업시대 등 간호사에게 보다 더 확대된 역할을 요구하고 있어 간호계는 핵심역량을 갖춘 전문간호인력을 양성하는 데 주력하고 있다.

이러한 시대적인 요구에 부응하여 간호사 국가시험의 방향은 사례중심의 종합적이고 포괄적인 임상추론과정을 거치는 문제해결형으로 바뀌어 학생들이 자료분석 및 종합능력, 의사결정능력, 창의력, 비판적 사고와 논리적 추론 능력 등을 키우고, 자기주도적 학습에 훈련이 되어야 하므로 이에 적합한 학습전략의 개발이 요구되고 있다. 이에 한국간호과학회는 새롭게 분야를 설정하여 영역별로 분류하였고, 분과 학회들은 세부적인 학습목표에 대해서 논의를 계속하고 있으며, 지역사회간호학회도 학습목표를 문제해결형으로 변화시켰다.

본 교재는 지역사회간호학회 학습목적인 "사회적 건강결정요인에 대한 이해와 국제보건의 추세를 배경으로 하여 지역사회와 인구집단의 건강수준을 향상시키고 비용효과적인 보건의료를 제공하며 지역사회의 역량을 강화하는 데 기여할 수 있도록 필수적인 실무능력을 갖춘다."에 근거하여 설정한 구체적인 학습목표 (1) 건강 형평성의 개념을 이해하고, 대상자의 건강권을 옹호한다. (2) 보건의료정책을 이해하고 간호활동 및 대상자에 미치는 영향을 해석한다. (3) 개인, 가족, 인구집단, 지역사회를 대상으로 효과적인 의사소통 전략을 활용한다. (4) 인구집단수준에서 건강상태를 파악하기 위해 역학지식과 통계기술을 활용한다. (5) 인구집단과 지역사회를 대상으로 보건사업을 기획한다. (6) 지역사회주민을 대상으로 보건교육, 상담, 일차간호, 의뢰를 제공한다. (7) 개인, 가족, 인구집단 및 지역사회를 대상으로 건강증진 프로그램을 개발한다. (8) 사회 문화적 다양성을 수용하고, 국제적 보건의료환경 속에서 간호를 수행한다. (9) 환경이 건강에 미치는 영향을 이해하고 환경보건을 위한 간호를 수행한다. (10) 지역사회의 재난안전대비체계를 파악하고 효과적으로 협력한다라는 10개의 학습목표를 통하여 결정된 학습내용에 따라 구성하였다. 또한 전반적 건강정책과 보건환경의 변화에 따라 개정된 국가보건정책 및 법적 내용을 반영하였으며, 각 영역별로 미비한 부분에 대해서는 최신 정보를 바탕으로 내용을 보완하였다.

이번 개정은 저자들의 공동노력으로 이루어질 수 있었습니다. 강의와 실습지도, 연구 등으로 시간이 부족 함에도 불구하고 개정에 참여해 주신 교수님들께 감사드립니다. 특히 편집위원들의 노고에 깊은 감사의 뜻을 전합니다. 부족한 점이 많으리라 생각하지만, 아낌없는 조언을 부탁드리며, 앞으로 지역사회간호학의 질 향상에 도움이 되도록 수정 보완해 나갈 예정입니다. 마지막으로 5판이 나올 수 있도록 지원해 주신 학지사메디컬 김진환 사장님과 임직원 여러분께 진심으로 감사의 마음을 전합니다.

2019년 1월
편집위원 일동

UNIT 1 지역사회간호요구 사정

차례

UNIT 2 보건사업기획 및 자원활용

차례

차례

차례

차례

Community
Health Nursing

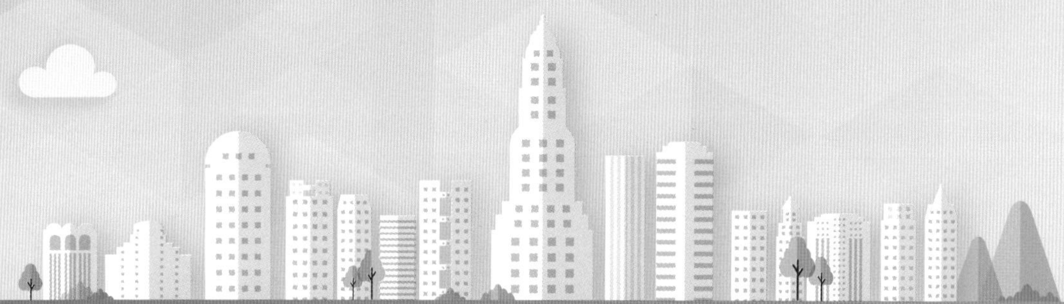

UNIT 1
지역사회간호요구 사정

01 국내외 보건정책의 이해

02 역학지식 및 통계기술의 실무적용

03 지역사회간호과정

04 건강형평성 이해 및 문화적 다양성의 실무적용

Community Health Nursing

CHAPTER 01

국내외 보건정책의 이해

학습목표

1. 지역사회간호를 정의한다.
2. 지역사회간호의 역사를 정의한다.
3. 보건정책을 정의한다.
4. 보건의료체계를 이해한다.
5. 국제보건을 이해한다.

제1절 | 지역사회간호의 이해

지역사회간호는 개인, 가족, 집단 및 지역사회를 대상으로 그들의 건강에 대한 잠재능력을 개발하여 건강기능수준의 향상을 돕는 간호의 실천적 과정이다. 지역사회간호에 대한 정의는 시대와 지역에 따라 지역사회간호사의 역할이나 기능 변화에 따라 발전하는 양상을 보이며, 지역사회주민의 간호요구에 부합하여 그 내용과 범위도 점진적으로 확대되고 발전되고 있다. 이와 같은 변화를 거듭한 지역사회간호의 개념을 이해함으로써 지역사회간호의 내용 및 범위, 지역사회간호사의 역할과 기능, 관련 보건의료분야 전문직과의 광범위한 다학제적 상호협력관계를 이해할 수 있을 것이다.

1. 지역사회

지역사회는 지역사회간호의 대상으로 개인, 가족, 집단을 포함하는 가장 광범위하고 포괄적인 대상자이다. 지역사회간호가 다른 간호영역과 구별되는 가장 큰 특징은 공동요구를 지닌 지역사회를 대상으로 하기 때문에 간호문제의 파악이나 문제해결을 위한 간호전략의 수립이 다르다는 점이다. 따라서 지역사회의 개념, 속성, 유형, 기능 등을 이해하는 것은 건강문제를 파악하는 데 가장 우선된다고 할 수 있다.

1) 지역사회의 정의

지역사회(community)의 어원은 'common'을 의미하는 라틴어의 'communis'로 이는 '공유', '공통성'의 뜻을 가지며, 문화와 언어처럼 어떤 것을 공유하는 공동체 집단을 나타낸다. 세계보건기구(World Health Organization, WHO. 1974)는 지역사회를 '지리적 경계 또는 공동가치와 관심에 의해 구분되는 사회집단이며, 이들은 서로 상호작용하면서 특정 사회구조 내에서 기능하며 규범 · 가치 · 사회제도를 창출하는 것'이라는 포괄적 개념으로 정의하였다. 지역사회에 대한 정의는 시대의 흐름에 따라 다양하게 변화하고 있다. 지역사회에 의해서 수행되는 기능에 초점을 두어 '집단구성원의 공동적 요구를 충족시키는 기능과 상호의존성에 의해서 이룩된 공식적 또는 비공식적 집단체제(Goeppinger, Lassiter & Wilcox, 1982)' 또는 '개인들의 요구를 충족할 수 있는 것(Wigley & Cook, 1975)'이라고 정의하였다.

또 다른 정의는 지역사회에 대한 기본원리로 장소에 초점을 두어 '사회체계(social system), 장소(place), 집단의 사람들(people)(Harper & Lambert, 1994)'로 정의하고 있다.

조작적인 정의로서 지역사회는 '공통적인 목표를 지니고 있는 어느 특정한 시 · 공간에 있는 사람들의 집단(Janice, Phyllis & Sue, 2003)', 또는 '사람(인간), 장소, 사회풍토, 사회구조, 사회활동, 감정과 같은 구성요소들이 하나로 통합된 것(Orr, 1992)'이라고 정의하고 있다.

지역사회를 정의할 때 지역사회에 있는 단체에 초점을 두는 경우도 있다. 이 경우에는 지역사회를 '그들의 삶에 중요한 특징들을 서로 나누며 사는 사람들의 집합체 또는 가치관이나 공공 시설들을 서로 나누어 갖는 사람들의 모임(Thompson & Kinne, 1990)', '일정한 단위를 형성하고 있는 사람들 가운데 공통적인 생활을 취하고 있는 하나의 사회적 단위(Green & Anderson, 1986)', '지리학적 위치, 직업, 인종, 주택 등 최소한 한 가지 이상의 공통적 특성을 공유한 집단 또는 사람들의 모임(Kathryn & Gardner, 1988)'이라고 정의하고 있다.

또한 지역사회의 중요한 속성에 근거하여 정의할 때 '지역사회는 일정한 유형의 결속관계를 이룩하고 있는 인구집단, 서로 상호작용을 맺고 있는 인구집단, 그리고 공통의 관심에 관하여 공동으로 기능하고 있는 인구집단'으로 유도해 낼 수 있다.

지역사회간호사와 만나는 다양한 집단 또는 공동요구를 지닌 집단은 지역사회로 간주될 수 있다. 공동요구를 지닌 집단들은 속성을 정의하는 것에 따라 지역사회가 될 수도 있고 아닐 수도 있다. 예를 들면, 결핵 환자촌에 사는 모든 사람은 하나의 공동요구를 지닌 집단으로 선정된다. 그들은 결핵이라는 질병으로 결속되어 있지만 상호관계를 맺고 있지 않거나 또는 공동의 관심에 대해 공동적인 활동을 취하지 않는다면, 이들은 지역사회가 아니다. 만일 그들이 공공장소에서 활동하기 위하여 하나의 협회를 만들어 일한다면 하나의 지역사회가 될 수 있다.

지역사회간호수행에 필요한 지역사회에 대한 정의는 지역사회간호사의 책임을 정의하는 데도 도움을 준다. 지역사회간호사의 활동은 특별한 지역에 제한되어 있지 않고 건강 요구를 지닌 모든 집단에게 제공될 수 있다. 따라서 지역사회간호사의 대상은 서비스에 의뢰하는 개인이나 가족뿐 아니라 집단 및 공동요구를 지닌 집단 전체를 말하며, 공동요구를 지닌 집단에 초점을 두는 것이 지역사회간호의 특징이다.

2) 지역사회의 속성

(1) 지리적 영역의 공유

지역사회가 성립되기 위해서는 주민들 상호 간의 정신적 연계와 상호작용이 이루어질 수 있는 지리적 영역(geographic area)이 요구된다. 이러한 영역은 공간 단위로 설명할 수 있으며, 이는 상호교류가 가능하도록 근접성이 있어야 한다.

최근에는 대중매체와 교통망이 잘 발달되어 공간적 단위가 확대되고 있다. 그 결과, 지역사회로서의 지리적 영역이 광역화되고 있다. 그러나 지역사회로서의 공간적 영역은 일방적인 커뮤니케이션으로 이루어지는 것이 아니라, 상호 커뮤니케이션이 가능한 영역으로 이루어지기 때문에 대중매체 또는 교통망이 발달했다고 해서 지역사회가 광역화됨을 의미하지는 않는다.

상호교류가 가능한 지리적 영역이 되기 위해서는 그 영역 내에 거주하고 있는 주민 간의 공동생활환경이 요구된다. 공동생활환경은 비슷한 생활욕구에서 나타나는데, 이것은 그 환경을 지배하고 있는 문화권이 있어야 한다. 이러한 문화권 또는 공동생활권이 지역사회의 지리적 영역이다.

(2) 사회적 상호작용

지역사회는 일정한 지리적 영역으로만 형성되는 것이 아니라, 이러한 지리적 영역 내에 있는 주민 간의 상호교류(social interaction)가 있어야만 가능하다. 왜냐하면 지역사회는 그 지역사회 주민의 공동 관심 또는 공동 유대감이 있어야만 비로소 그 교류단위를 지역사회라고 할 수 있으며, 같은 생활권 내에 살고 있으면서 상호교류가 없으면 공동 관심사 또는 공동 유대감이 형성될 수 없기 때문에 지역사회라고 하기 어렵다.

주민은 상호교류를 통하여 본래의 자기 본성을 수정해 나가게 됨으로써 안정된 자아를 형성할 수 있게 된다. 이것이 곧 인간의 사회화 과정이며, 이러한 사회화 과정을 이룩할 수 있는 상호교류가 이루어지지 않는다면 공동 이해관계나 공동욕구가 해결될 수 없기 때문에, 그 지역사회에 대한 공동체 운명이 약화되어 사회해체가 초래되고 결국 전체 사회문제로 대두하게 된다. 그러므로 일정한 지리적 영역 내에 있는 주민들이 공동체적 운명체 또는 지역사회로서의 기능을 다하기 위해서는 주민 간의 상호교류, 사회적 상호작용이 필수적이다.

(3) 공동 유대감

지역사회는 일정한 지리적 영역과 그 영역에 살고 있는 주민 간의 상호작용을 통하여 공동 유대감(common tie)이 형성될 때 비로소 형성된다. 여기에서 공동 유대감이란 태어나면서부터 지니고 있는 혈연 또는 지연 등의 원초적인 공동의식보다 그 지역사회의 주민이 사회생활(상호교류)을 통하여 나타난 획득된 공동의식을 의미한다. 이것은 다른 말로 우리의식, 소속감 또는 공동체 의식이라고 표현할 수 있다. 이러한 공동 유대감은 심리적 측면에서 접근할 수 있으며, 그 지역의 전통 및 각종 제도의 영향을 받는다.

일정한 지역의 주민은 상호교류를 통하여 공통적인 경험을 하게 된다. 이러한 공통적인 경험은 그 지역사회의 공통적인 가치체계를 형성하고, 이것이 그 지역사회주민의 태도와 행위의 변화를 유발하여 결국 새로운 규범과 제도를 창출하게 함으로써 그 지역 변화의 원동력이 된다고 볼 수 있다. 그러나 너무 강한 공동체 의식은 사회문제의 원인이 되기도 한다. 왜냐하면 사람들은 자신이 소속한 사회에 강한 애착을 가져서 그 지역사회의 발전을 저해하는 경우가 많기 때문이다.

지역사회의 구성요소를 특성과 연관지어 정리해 보면 다음과 같다.

- 다른 지역사회와는 물리적 · 지역적으로 구분될 수 있는 지역적 경계를 가지고 있다.
- 문화적 독특성이 있어 정체감으로서의 가치 및 태도 등이 주민의 행위를 결정한다.
- 지역의 문화는 주민에게 공유됨으로써 동질적인 지역사회를 이루게 된다.
- 지역사회는 공동의 목표를 가지고 합의함으로써 궁극적 목표인 자조성을 성취하려고 한다.
- 다른 형태의 지역사회와 상호작용을 한다.

즉 지역사회의 특성으로는 분리성, 독특성, 동질성, 합의성, 자조성 등이 있으며, 이러한 특성은 다른 지역사회와의 지속적인 상호작용으로 형성된다.

3) 지역사회의 유형

사회는 다양한 집단(집합체 또는 공동체)으로 구성되어 있으며, 이 집단들은 각각 그 자체의 목적을 실현하기 위한 도구로서 형성된 집합체이다. 지역사회의 유형은 집단구성원 간의 결속 유형에 따라 결정된다. 이를 크게 구조적 지역사회, 기능적 지역사회, 감정적 지역사회로 구분할 수 있다(표 1-1).

표 1-1 지역사회의 유형

구분	종류	예
구조적 지역사회	집합체	위험노출집단, 미혼모집단, 노숙자집단, 광산촌 등
	대면공동체	가족, 이웃, 교민회 등
	생태학적 공동체	삼림파괴, 산성비, 대기오염, 수질오염, 토양오염 등의 문제가 있는 공동체
	지정학적 공동체	특별시, 광역시, 시, 군, 구, 읍, 면 등
	조직	보건소, 병원, 학교, 산업장 등 공익조직, 서비스조직, 공제조직 등
	문제해결 공동체	오염지역과 오염문제해결을 위한 정부기관
기능적 지역사회	동일한 요구를 지닌 공동체	산업폐수 오염지역과 동일한 영향을 받은 인근지역, 장애아동집단, 모자보건대상집단 등
	자원공동체	자원의 활용범위로 모인 집단 경제력, 인력, 물자 등
감정적 지역사회	소속공동체	고향(지연), 출신학교(학연), 종친회(혈연) 등
	특수흥미 공동체	대한간호협회, 낚시회, 독서회, 산악회 등

구조적 지역사회는 지역사회주민 간에 시간적 · 공간적인 관계에 의해서 모여진 공동체로 집합체, 대면공동체, 생태학적 공동체, 지정학적 공동체, 조직, 문제해결 공동체 등이 있다.

기능적 지역사회는 어떤 것을 성취하는 데 도움이 될 수 있는 지역적 공감을 기반으로 한 집합체이며, 목표성취라는 과업의 결과로 나타나는 공동체이므로 지역사회주민의 관심 및 목표에 따라 유동적이다.

감정적 지역사회는 지역사회의 감각이나 감성 중심으로 이루어진 공동체로 소속공동체, 특수흥미 공동체 등이 있다.

4) 지역사회의 기능

지역사회는 총체적인 하나의 체계로서 기능을 수행한다. 기능에 관하여 많은 학자들이 각기 다른 방면으로 접근하여 기술하였으나 이를 종합하면 다음의 다섯 가지로 정의할 수 있다.

(1) 경제적 기능

지역사회주민이 일상생활을 영위하는 데 필요한 물자와 서비스를 생산 · 분배 · 소비하는 과정과 관련된 기능으로서, 지역사회 차원으로 특산품을 개발하거나 기업을 유지하는 등 자립을 위한 활동이 포함된다.

(2) 사회화 기능

지역사회가 공유하는 일반적인 지식, 사회적 가치, 행동양상을 새롭게 창출하고 유지 · 전달하는 기능으로, 과정을 통하여 지역사회구성원은 다른 지역사회구성원과 구별되는 생활양식을 터득하게 된다.

(3) 사회통제 기능

지역사회구성원이 사회의 규범에 순응하게 하는 기능으로, 정부기관에서 강제력을 가지고 집행할 수 있는 통제력 이외에도, 지역사회 스스로가 규칙이나 사회규범을 형성하여 구성원의 행동을 통제하는 활동이다.

(4) 사회통합 또는 참여 기능

하나의 체계로 지역사회구성원이나 단위조직 간의 관계와 관련된 기능으로서, 지역사회가 유지되기 위하여 결속력과 사기를 높이고 주민공동의 문제해결을 위하여 공동으로 노력하는 활동 등이 포함된다.

(5) 상부상조 기능

지역사회 내의 질병, 사망, 실업 등 경조사나 도움이 필요한 상황에 대하여 상호 간에 지지해 주고 조력해 주는 기능이다.

2. 공중보건

1) 공중보건의 개념

공중보건의 대표적인 정의는 윈슬로(Winslow, 1920)의 정의이다. 공중보건이란 조직된 지역사회의 노력으로 환경위생관리, 감염병관리, 개인위생에 관한 보건교육, 질병의 조기 진단과 예방적 치료를 위한 의료 및 간호사업의 체계화, 그리고 모든 사람이 자기의 건강을 유지하는 데 적합한 생활수준을 보장하도록 사회제도를 발전시킴으로써 질병을 예방하고 수명을 연장하며 신체적 · 정신적 건강과 효율을 증진하는 과학과 기술이다. 미국의학원(American Institute of Medicine, 1988)은 공중보건을 '모든 사람이 건강할 수 있는 조건을 보장하여 사회의 욕구를 충족시키는 집단적 노력'이라고 정의하였다.

20세기에 들어서 가난하고 병든 사람뿐 아니라 일반 대중의 건강과 이에 관련된 제반 복지시설 등에 초점을 맞추면서 공중보건문제가 대두되었다. 공중보건문제로 감염성 질환의 예방과 관리, 환경위생, 개인의 건강보호와 증진을 위한 사회적 관심이 높아지면서 공중보건사업이 더욱 발전하게 되었다. 공중보건사업은 시대적 흐름과 함께 사업활동과 내용의 명맥을 유지하면서 지역사회보건사업으로 그 명칭이 변하게 되었다.

지역사회주민 개인의 건강문제는 같은 지역에 살고 있는 사람들 각자의 건강문제에 밀접한 영향을 미치므로 질병발생은 생활환경 및 사회적 환경과 상호관련성을 띤다.

2) 공중보건의 필수 서비스

공중보건서비스는 공중보건의 중심적 목적인 인구의 건강향상을 성취하기 위하여 수행되어야 할 행동을 가리킨다. 이것은 기능을 범주화한 것으로 세계 여러 나라의 공중보건의 실적과 투자소요의 평가 등에 도움을 준다. 범미보건기구(Pan American Health Organization)에서는 공중보건의 필수 기능을 다음과 같이 제시하고 있다.

- 건강증진
- 사회적인 참여와 역량 강화
- 공중보건규칙 제정과 준수
- 공중보건 인력개발 및 교육
- 건강상태에 대한 모니터링과 분석

- 보건의료서비스의 균등한 분배와 개선을 위한 평가
- 개인과 인구집단의 보건의료서비스에 대한 질 관리
- 공중보건의 위험요소와 위해요소에 대한 감독 및 연구
- 응급 및 재난 상황에서 피해를 최소화하기 위한 대책개발
- 혁신적인 보건의료문제 해결방안에 대한 연구, 개발 및 중재
- 공중보건 분야 간의 협력과 국가적 차원의 보건정책기획, 계획, 관리능력개발

3. 지역사회보건

지역사회보건은 공중보건의 개념에서 비롯된 것으로 사회 내 모든 건강문제 및 건강 관련 요인을 파악해서 관리하는 국민의 건강보장을 위한 총괄적 건강관리의 전 영역을 말한다. 지역사회보건의 기본요소는 인적 요소, 물적 요소, 구조적 요소를 포함하며, 국민의 기본권으로서의 건강권을 지키기 위한 구체적인 노력이 지역사회보건의 구현으로 실현된다.

국민의 건강을 유지 · 증진하고 질병을 예방하는 지역사회보건을 실천하기 위한 지역사회보건의 개념과 특성, 목표는 다음과 같다.

1) 지역사회보건의 개념

지역사회의 건강상태는 그 지역사회를 구성하고 있는 개인, 가족, 집단의 건강으로 이루어진다. 그러나 단순히 지역사회구성원의 건강상태 전부를 뜻하는 것이 아니며, 독특한 실체로서 지역사회에 있는 모든 것의 총합, 그 이상을 의미한다.

사회학자 밀스(Mills, 1958)는 지역사회구성원의 건강과 하나의 실체로서의 지역사회건강의 차이를 '지역사회구성원들의 건강은 개인적 문제이며, 지역사회 자체의 건강은 사회적인 이슈'라고 표현하였다. 지역사회를 구성하고 있는 각 개인이 경험하는 건강문제는 어디까지나 개인적인 문제로 이루어져 있다. 하지만 이러한 문제가 큰 지역사회에 역으로 영향을 미치면 이들은 모든 사람에게 영향을 끼치는 사회적 이슈가 될 것이다.

그렇다면 지역사회 전체로서의 건강문제는 무엇인가? 전체 지역사회의 건강은 어떻게 개념화할 수 있을까? 이 결정은 과거 수세기 동안 지역사회의 정의 또는 공중보건의 정의에서 찾아볼 수 있다. 1920년대에는 지역사회보건을 '질병이 없고 오래 사는 것(Winslow, 1923)'으로 정의하였다.

근래에 들어서 '주어진 시 · 공간에서 이용 가능한 지식과 자원을 가지고 높은 수준의 신체적 · 정신적 · 사회적 · 영적 안녕상태에 이르는 것(Hanlon & Pickett, 1984)' 또는 '인간이 생물학적 · 정신적 · 연대적인 잠재성을 실현하고 비교적 질병에서 벗어나 편안히 살도록 허용된 환경에 잘 적응하는 것(Banta, 1979)'이라고 정의하고 있다.

시대와 지역에 따라 변화되어 온 여러 가지 지역사회보건의 정의를 비교해 보면 강조하는 관점의 변화를 볼 수 있다. 이 변화는 감염성 질병으로 인한 사망률이 감소하기 때문에 부분적으로 일어난 현상이라 생각된다. 결과적으로 건강은 살아남아 있는 '생존'의 의미보다는 '삶의 질'이라는 어휘로 더 많이 쓰이고 있다(Harper & Lambert, 1994). 초기에는 질병예방과 생명연장에 초점을 두었고, 후기에는 최고도의 안녕상태에 도달하는 것에 초점을 두었음을 알 수 있다.

따라서 안녕에 중점을 둘 때 건강한 지역사회는 그 자체 내에서 생물학적 · 정신적 · 사회적 · 영적 안녕의 증거가 나타난다. 예를 들면, 건강한 지역사회는 경제적으로 안정되어 있고, 공해가 없으며, 지역사회구성원의 요구를 적정 수준에서 제공할 수 있다. 여기에 부가해서 지역사회의 개개인도 최대한 신체적 · 정신적 · 사회적 잠재성을 달성할 수 있다(Breslow, 1990).

종합해 보면, 지역사회보건은 지역사회에 살고 있는 개개인과 하나의 실체로서의 지역사회를 최적의 생물학적 · 정신적 · 사회적 그리고 영적 안녕상태로 이끄는 것이라고 정의할 수 있다.

2) 지역사회보건의 특성

지역사회보건은 건강서비스의 제공자와 지역사회주민 사이에서 일어나는 역동적 과정이며, 지역사회의 자발적 참여를 통하여 이루어지는 지역사회주민과 보건서비스 제공자 간의 상호작용으로 포괄적 건강을 보존하는 데 목적을 둔 과학이다. 20세기 이후, 감염성 질환의 예방과 관리, 환경위생, 개인의 건강보호와 증진을 위한 사회적 관심이 높아지면서 공중보건사업은 사업활동과 내용의 명맥을 유지하면서 지역사회보건사업으로 그 명칭이 변경되었다.

이러한 현상은 특정 보건문제를 위한 세분화된 지역사회보건사업으로 변화하고 발전하도록 유도되었다. 지역사회주민 개인의 건강문제는 상호관련성을 가지고 지역에 살고 있는 사람들 각자의 건강문제에 크게 영향을 주게 되므로 질병발생이 생활환경과 사회적 요인과 밀접한 관계를 가지고 있다. 따라서 지역사회주민의 생활의식과 삶의 양식, 가치관, 생활태도, 생활습관 등이 지역사회주민 전체의 건강문제에 크게 작용한다.

그러므로 이러한 건강문제해결을 종래의 질병발생 후 치료 위주의 해결이나 '질병발생은 개인의 책임'이라는 생각으로는 지역사회의 건강문제를 해결하기 어려우므로 새로운 건강 중심의 패러다임으로 사고의 전환이 필요하다. 증상치료가 목적이었던 것에서 질병의 유형과 원인을 추적하면서 증상을 치료하도록 전환되어야 하며, 전문화되고 세분화된 의료에서 통합적이며 전인적인 의료를 중시하게 되었다.

개인의 건강에 대한 책임은 국민 개인의 자기관리영역에 속하듯이 지역사회주민의 건강이나 국민의 건강에 대한 책임은 지역사회에 있다. 즉, 국가나 지방자치단체가 가지고 있는 국민건강을 위한 정치철학이나 이념과 제도, 행정체계 등과 이에 영향을 받을 수 있는 상·하수도, 환경오염, 교통문제, 그 밖의 지역사회가 가지고 있는 다양한 고민, 이들을 해결하는 방법의 모색, 교육 등은 지역사회나 국가에 있으며, 특히 질병에 걸렸거나 상해를 입은 국민은 건강을 회복하고 건강유지 및 증진을 위하여 보건의료인으로부터 최선의 의료서비스를 받을 수 있는 기본권리를 누릴 수 있다.

지역사회보건의 기본요소로는 인적 요소, 물적 요소, 구조적 요소가 포함된다. 인적 요소에는 건강의 유지 증진에 필요한 지역사회주민과 건강요구에 맞는 서비스를 제공해야 하는 보건전문인이 포함된다. 물적 요소에는 질병에 걸린 지역사회주민을 치료하고, 치료가 끝난 주민의 건강생활 적응을 위한 재활과 건강증진을 포함한 관리를 가능하게 하는 보건의료시설과 장비, 이를 뒷받침할 수 있는 재원 등이 있다. 구조적 요소는 위 내용의 인력, 시설과 장비, 재정 요소가 원활히 쓰일 수 있도록 지역사회조직의 구조적 틀이 현실에 맞게 마련되어 운영되어야 하는 것을 말한다.

3) 지역사회보건의 목표

국민의 건강보장에 관해서 우리나라 「헌법」 제35, 36조에서는 보건·환경·사회보장에 대한 국민의 권리를 밝히고 있으며, 국가의 목표는 '국민이 인간다운 생활을 할 권리'와 '쾌적한 환경에서 생활할 권리를 보장하는 것'이라고 말하고 있다. 즉 질병의 예방과 치료, 재활 및 건강증진에 대하여 누구든지 요구를 하면 적기에 만족스러운 서비스 결과를 얻도록 보건의료서비스의 제공이 이루어져야 한다.

4. 지역사회간호

1) 지역사회간호의 개념

지역사회간호의 개념은 시대와 지역에 따라, 지역사회간호사의 기능이나 역할 변화에 따라 발전하는 양상을 띠고 있다. 이것은 건강소비자인 지역사회주민의 요구에 따른다는 증거이다. 즉 지역사회간호의 정의 역시 그 내용과 범위에서 지역과 시대에 따라 차이를 나타내고 있다.

(1) 지역사회간호의 정의

지역사회간호는 '개인, 가족, 지역사회에서 최고 수준의 안녕을 목적으로 여러 사람과 계약관계를 맺고 수행하는 활동(Janice et al, 2003)'으로 정의하기도 하며, '병원 이외의 장소에서 수행하는 간호영역으로 모든 사람의 건강을 유지 · 증진하는 데 적용되는 간호이론과 공중보건이론의 종합(Hickman, 1990)'이라고도 하였다.

또한 몇몇 사람은 보건간호를 지역사회간호의 하부 특수영역으로 생각하였다(Josten, Clark, Ostwald, Stoskopf & Shannon, 1995; Matuk & Horseburg, 1992). 이들 보건간호사는 가정간호사, 학교간호사, 호스피스간호사, 기타 지역사회간호의 하부 특수영역에서 종사하는 간호사에 비해 공공 정부기관에서 종사하고 있는 간호사로 정의하고 있다. 지역사회간호와 보건간호 모두 모든 사람의 건강에 초점을 둔 간호업무와 연관되어 있다(Josten, Aroskar, Reckinger & Shannon, 1996).

프레시만(Freshman, 1979)은 지역사회간호를 지역사회간호사 독자적으로 또는 다른 보건요원과 더불어 교육 및 간호를 제공하여 간호대상자인 지역사회주민의 건강수준이 적정기능으로 유지되거나 향상될 수 있도록 기여하는 것을 목적으로 하는 과학적인 실천이라고 하였다. 여기서 건강관리의 주체가 되는 간호사는 그 역할과 기능면에서 독자적 활동과 더불어 보건의료팀의 전문요원으로 부각되고 있음을 볼 수 있다.

라피와 페이지(Laffey & Page, 1989)는 지역사회간호사는 지역사회주민의 삶과 과정이라는 넓은 범위에서 인간의 건강을 말할 수 있어야 한다고 하였다. 따라서 지역사회간호는 간호의 주요 영역이고 동시에 공중보건의 주요 요소이며 기본건강사업의 주요 영역이다. 이를 기반으로 하여 지역사회간호는 공중보건의 제 개념과 기술을 활용하여 포괄적이고 지속적인 간호활동으로 지역사회주민의 삶의 질적 향상을 궁극적인 목적으로 하는 과학이며 예술이라고 정의하였다.

미국간호협회(American Nurse's Association, ANA, 1986)에서는 지역사회간호의 정의에 대해 지역사회간호업무는 간호학과 보건학에 관련된 지식과 기술을 통합하여 인구집단의 건강을 유지 · 증진하며 포괄적이며 보편적이고, 어떤 특정한 연령이나 특별한 진단을 받은 집단에 국한하지 않으며, 일시적인 것이 아니라 지속적인 것이라 하였다. 지역사회간호업무는 개인, 가족, 집단을 향한 간호를 포함하고 있지만 지배적인 책임은 전적으로 인구 전체에 두고 있다.

ANA와 미국공중보건협회에서 지역사회간호와 보건간호의 정의를 내린 것을 보면 비슷한 요인을 지적할 수 있다. 이 정의는 간호학과 보건학의 중요 요인을 결합시킨 것이라고 말할 수 있다. 그리고 양자 모두 간호의 일차적인 초점은 인구집단에 두고 있으며, 건강증진과 질병예방을 강조하고 있다. 지역사회간호 또는 보건간호의 본질적인 구성요인은 간호업무와 보건업무 간의 관계, 간호의 초점, 간호의 목표, 그리고 그 목표를 달성하기 위한 방법 등이 있다.

지역사회간호는 간호학의 지식과 업무, 보건학의 지식과 업무를 종합한 것이며, 간호과정과 기타 과정을 체계적으로 이용하여 수행하고, 인구집단을 대상으로 건강을 증진하고 질병을 예방하기 위해 고안된 것이다. 간호의 초점은 집단이 되며, 간호의 목적은 건강유지와 질병예방이다. 인구집단에서 건강유지와 질병예방은 인구 전체 또는 개인, 가족, 지역사회구성원으로 구성된 집단에게 직접간호를 수행함으로써 이루어질 수 있다. 이 목적을 달성하기 위한 방법은 개인, 가족, 집단, 지역사회를 대상으로 간호과정을 이용하여 간호학과 보건학의 원리를 적용하는 것이다.

우리나라에서는 김화중(1984)의 개념틀에서 지역사회간호란 '지역사회를 대상으로 간호제공 및 보건교육을 통해서 지역사회의 적정기능수준의 향상에 기여하는 것을 궁극적인 목표로 하는 과학적인 실천이다'라고 정의하면서 그림 1-1과 같이 제시된 바 있다.

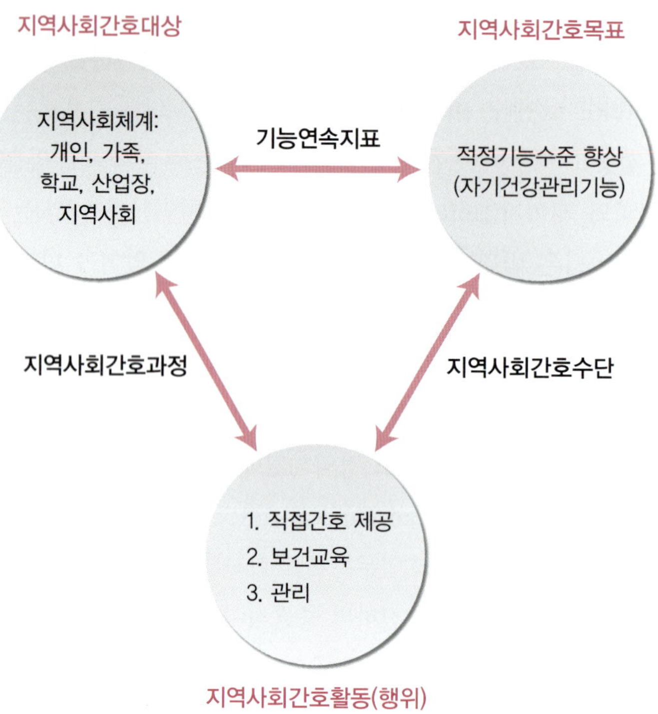

그림 1-1 김화중의 지역사회간호개념틀

출처: 김화중 외(1984). 지역사회간호학. 수문사.

이 개념틀에서 지역사회간호대상은 지역사회이다. 일반체계이론에 입각하여 볼 때, 지역사회는 하나의 체계로서, 그 하위체계로는 집단, 가족, 개인으로 구성된다고 보고 지역사회를 사업의 대상이자 변화시켜야 할 표적이라고 할 수 있다.

(2) 지역사회간호의 목표

지역사회간호의 목표는 적정기능수준의 향상에 있으며, 지역사회간호사는 간호대상인

지역사회의 건강문제와 지역사회가 스스로 건강관리를 해결하여 능력이 향상되도록 돕는 활동을 한다.

지역사회간호활동은 숙련된 전문간호의 제공과 보건교육 및 상담, 보건관리의 복합적인 활동을 말한다. 이는 지역사회간호사의 고유 활동이며, 이러한 복합적인 활동을 통해 지역사회 적정기능수준의 향상을 가져오게 된다. 예를 들어, 지역사회간호사가 어떤 지역사회의 영 · 유아 예방접종사업을 수행하기 위한 일련의 절차를 보면, 그 지역사회의 대상자와 그들의 요구파악과 이에 따른 백신 및 물품의 확보, 실시시기 및 방법, 필요한 인력 확보, 지역사회와의 협의, 사업의 실시, 사업 실시 후 사업에 대한 평가 등이다.

지역사회간호에서 기본요소 간의 상호관련성을 보면, 적정기능수준 향상을 위한 지역사회간호활동과 간호대상자와의 관계는 간호과정을 통하여 이루어진다. 그리고 적정기능수준 향상이라는 목표를 달성하기 위한 지역사회간호활동은 지역간호의 대상에 따라 여러 가지 수단으로 이루어진다.

그러므로 지역사회간호는 개인, 가족, 인구집단 및 지역사회를 대상으로 이들이 지니고 있는 건강에 대한 잠재능력을 개발하여 대상자의 건강기능수준의 증진과 향상에 관련된 요인을 강화하는 간호실천과정이라고 할 수 있다. 그리고 시대적으로 변천을 거듭해 오고 있는 지역사회간호의 개념틀을 검토해봄으로써 지역사회간호사업의 내용 및 범위, 지역사회간호사의 역할과 기능 등을 폭넓게 이해할 수 있을 것이라고 생각한다.

즉 지역사회간호는 병원시설 이외의 모든 장소에서 일어나는 건강 관련 문제를 대상자의 요구에 맞도록 해결하는 노력의 과정이라는 것이다. 지역사회간호활동의 목적이나 대상, 수단과 방법상의 변천은 지역사회간호의 정의에서 나타나는 내용으로 잘 알 수 있다. 그 내용을 요약하면, 지역사회간호는 지역사회를 대상으로 간호제공 및 보건교육과 관리를 통하여 지역사회 적정기능수준의 향상을 목표로 하는 과학적인 실천이라고 할 수 있다.

(3) 지역사회간호개념의 변화과정

지역사회간호 또는 지역사회보건간호의 개념은 공중보건사업에서 출발하였으며, 오랜 기간 보건간호로 사용되어 왔다. 1980년대 이후 지역사회보건간호로 명칭이 바뀌었다가 이후 지역사회간호로 계속 사용되고 있다. 보건간호가 지역사회간호로 명칭이 바뀌면서 그 개념도 시대와 환경 변화에 맞추어 약간의 변화가 있었다.

1978년 WHO의 알마아타(Alma-Ata) 선언 이후 일차보건의료의 기본철학과 사업이념에 영향을 받아 일차보건의료가 지역사회보건에 접근하는 방법이나 포괄하는 대상의 범위, 목표에 대한 성취 정도와 그 수준이 1970년대 이전과 상이함을 알 수 있다. 1990년 후반기에 특징적으로 강조되는 부분은 국민의 삶의 질 보장을 위한 건강증진사업으로서 지역사회간호개념에서도 건강증진 개념이 두드러지게 강조되는 흐름이다. 그러나 세계적으로 지역사회간호에 포함된 개념은 나라마다 다르다.

WHO가 발표한 보건간호의 정의에 포함된 주요 개념을 살펴보면 간호, 공중보건의 기술, 사회복지적 보조, 건강증진, 환경위생상태의 향상, 재활, 질병 및 불구 예방 등이다. 또한 보건간호의 정의는 모든 사람, 건강유지, 증진, 환자, 불구자 예방, 생활수준의 향상, 기술, 과정 등의 개념을 주요 내용으로 하고 있다. 미국보건협회의 보건간호 분과에서 지역사회간호업무를 가정, 학교, 직장 등 정상 환경에 있는 개인과 가족 그리고 지역사회의 건강요구를 충족시키는 데 적용되는 체계적인 학문과 관련된 간호업무의 숙련된 분야라고 정의하였으며, 그 활동영역은 치료를 위한 시설이 아닌 치료시설 밖에 존재하는 영역이라고 하는 개념이 보건간호의 기본 바탕이 된다.

캐나다공중보건협회에서 정의한 보건간호의 주요 개념을 보면 조직된 지역사회, 가정, 학교, 직장, 보편적 환경, 사람, 봉사, 전문직 간호를 주 내용으로 한다. 그리고 보건간호는 질병예방 또는 악화방지를 위해 병원 이외의 모든 장소에서 이루어지는 환자를 위한 숙련된 간호제공이며, 위기에 처한 사람을 지원하고 개인, 가족 그리고 특수집단과 지역사회 전체의 건강에 도움이 되는 습관의 조성과 실천에 필요한 정보와 역량을 제공한다고 하였다. 그 외 시대의 흐름에 따라 학자가 제시한 지역사회간호의 정의에 추가되는 개념은 포괄적 간호, 독자적 · 적정 기능수준의 향상 등이 있다.

1996년 미국공중보건협회는 보건간호를 간호학, 사회학, 보건학의 지식을 사용하여 인간의 건강을 보호하고 증진하는 업무라고 정의하였다. 더 나아가 보건간호는 '건강증진의 요구 또는 질병에 대한 위험요인이 있는 집단을 확인하기 위해서 인구집단을 사정하고, 지역사회중재를 위한 기획 · 계획을 수행, 결과를 평가하는 체계적인 과정이라고 하였다.

스탠호프와 랭커스터(Stanhope & Lancaster, 2000)는 지역사회간호를 지역사회를 중심으로 한 간호라는 시각으로 보고 이를 다시 보건간호, 지역사회간호, 지역사회를 기반으로 한 간호로 구분하여 정의하였다.

보건간호는 인구집단의 건강을 증진하고 보호하는 것이 목적이다. 지역사회를 하나의 통합체로 보고, 개인, 가족, 집단의 건강상태는 상호 영향을 미친다고 보았으며, 간호의 목적은 질병을 예방하고 장애를 교정하고 총체적 관점에서 지역사회의 건강을 증진시키는 데 있다고 하였다.

지역사회간호는 개인, 가족, 집단을 대상으로 개별적 건강관리서비스를 제공하여 지역사회주민의 건강을 유지 · 증진하고 질병을 예방하는 것이다. 지역사회간호실무의 강조점은 개인, 가족, 집단의 건강관리에 있고, 요소의 건강상태는 지역사회 전체의 건강에 상호 영향을 미친다고 보고 있다.

지역사회를 기반으로 한 간호는 간호가 주어지는 장소에 초점을 둔 개념으로, 지역사회에 거주하는 환자가 있는 가족을 대상으로 그들이 살고 있는 지역사회에서 대상자의 상황에 가장 잘 맞는 개인과 가족단위의 간호를 제공하는 것이다. 즉, 급·만성 질환을 앓고 있는 대상자에게 가장 적합한 포괄적이고 지속적인 서비스를 제공하는 데 주력한다. 보건간호와 지역사회간호, 지역사회를 기반으로 한 간호의 특성을 정리해 보면 표 1-2와 같다.

표 1-2 보건간호, 지역사회간호, 지역사회를 기반으로 한 간호의 특성

구분	보건간호	지역사회간호	지역사회를 기반으로 한 간호
철학	지역사회와 인구집단의 건강관리에 중점	지역사회의 개인, 가족, 집단의 건강관리에 중점	삶의 주기에 발생하는 개인, 가족의 상병관리에 중점
사업목적	질병예방과 건강보호	건강유지증진, 삶의 질 제고	급·만성 증상관리
운영주체	정부	정부, 지역사회주민 및 기관	지역사회주민 및 기관
사업대상	건강문제가 있는 인구집단	건강문제가 있는 개인, 가족, 집단, 지역사회, 건강한 대상	대체로 질병을 가지고 있는 개인, 가족
사업운영 방법	정부정책 지원사업 지역진단에 의한 보건사업	대상과 요구에 근거한 지역보건 사업	가족 중심의 상병관리
서비스 유형	간접적 건강관리서비스 제공 인구집단에게 직접간호 제공	고위험대상자에 직접간호 제공 프로그램관리 등 간접간호 제공	상병을 가진 대상자에 대한 직접간호 제공
실무적용 현장	지역사회, 기관단체, 정부기관	지역사회기관, 가정, 직장, 학교, 일부 정부기관, 일부 기관 단체	지역사회기관, 가정, 직장, 학교

(4) 사업대상으로의 지역사회

오늘날 간호사는 개인뿐만 아니라 가족과 지역사회를 사업단위로 하여 건강증진, 질병 및 상해(사고) 예방 등의 역할에서 나아가 각종 임상기술을 갖추어야 한다. 특별히 일차건강관리에서 간호사가 주역을 맡게 됨에 따라 간호사의 역할은 다양해지고 있다. WHO의 'expert committee on nursing practice'에서 간호사의 역할을 '개인, 가족, 집단이 처해 있는 환경의 도전 속에서 육체적·정신적·사회적 기능을 스스로 결정하고 이를 수행할 수 있도록 돕는 것이다'라고 기술하고 있다. 간호는 기획, 직접간호 제공, 재활을 포함하여 건강·질병·불구 및 사망에 영향을 미치는 삶(육체적, 정신적, 사회적)의 모든 면에서 개인, 가족, 집단과 지역사회의 적극적인 참여를 유도하며, 건강한 환경을 유지하는 일을 스스로 할 수 있도록 돕는 것이다. 간호는 간호의 고유한 지식과 기술을 이해하고 적용하는 것으로, 인문과학과 함께 물리 · 사회 · 의학적 지식과 기술을 활용하는 예술이자 과학이다.

지역사회는 간호사업의 소비자 또는 대상이라고 할 수 있다. 따라서 간호대상으로서 지역사회에 접근하는 것은 곧 지역사회중심의 간호를 의미하는 것이다. 지역사회중심이란 건강수준의 향상이 지역사회 전체의 이득이라는 것을 의미한다. 즉, 개인의 건강수준보다는 공동체 전체의 건강수준을 향상시키는 것을 목표로 하는 것이다. 그러므로 사업단위는 개인, 가족, 집단, 지역사회 모두가 된다. 각 사업단위가 추구하는 건강수준의 향상은 개별 단위를 넘어 전체 지역사회건강수준에 기여한다.

지역사회를 사업의 대상으로 하는 지역사회간호의 특징은 다음과 같다.

- 인간을 개체 단위로 파악하는 간호실무와 공동체를 중심으로 하는 간호활동이 통합될 수 있는 가능성이 생긴다. 지역사회간호의 중요한 활동의 하나로 직접간호를 제공하게 되는데, 이때 제공하는 간호의 수준을 지역사회 전체와의 관련 속에서 결정해야 한다.
- 지역사회건강수준의 향상을 위한 과정은 개인에서부터 지역사회 전반에 이르기까지 여러 단계를 거치면서 이루어지기 때문에 지역사회건강수준의 향상을 위한 변화과정은 복잡하다. 따라서 지역사회간호사의 역할도 다양하게 요구된다. 즉 개인을 단위로 접근할 때와 가족이나 집단을 단위로 할 때의 역할은 다를 수밖에 없다.
- 지역사회간호사는 지역사회보건사업의 일선 관리자로서 기능을 담당하게 된다. 지역사회를 사업의 대상으로 두고 전체의 건강수준을 향상시키는 집단적 관점에서의 지역사회간호사업을 전개하려면 관리자로서의 역할이 요청되며, 이를 뒷받침할 수 있는 지도력도 필요하다. 이는 이전까지의 지역사회간호개념으로는 확보될 수 없는 것이며, 보다 구체적이고 적극적인 지역사회간호사의 역할을 촉진한다.
- 지역사회간호는 특히 우리나라와 같이 자유기업형 보건의료제도 속에서 간과되기 쉬운 집단의 건강수준 향상을 위한 제반 사업들을 활성화하는 데 크게 기여할 수 있다. 이미 보건의료의 이용에서 소외된 농어촌 벽 · 오지 주민의 건강을 지키고자 많은 보건진료원이 활동하고 있다.
- 지역사회간호 분야는 간호전문직의 발전에 기여할 수 있는 가능성을 시사한다. 근본목표를 전 국민의 건강수준 향상에 두고 이를 집단적 관점에서 접근하여 간호전문직에 대한 사회의 요구에 부응해 나갈 수 있다.

2) 지역사회간호의 특성

지역사회간호는 간호실무에서 특별한 속성이 있다. 이 특성들로는 건강지향성(health

orientation), 지역사회 인구중심(population focus), 자율성(autonomy), 지속성(continuity), 협력성(collaboration), 상호작용(interactivity), 공중의 책임성(public accountability), 친밀성(intimacy), 변화성(variability)으로 표 1-3과 같다.

표 1-3 지역사회간호의 특성

건강지향성	질병치료보다는 건강유지와 질병예방 강조
지역사회 인구중심	개인, 가족보다 지역사회 전체의 건강 강조
자율성	간호사는 대상자와 함께 건강관리 결정
지속성	포괄적이며 지속적인 건강관리 제공
협력성	타 조직보다 간호사와 대상자와의 관계는 동등하며 협력 기회가 많음
상호작용	건강과 관련된 다양한 요인들과의 상호작용 인지
공중의 책임성	인구집단의 건강은 사회의 책임으로 인지
친밀성	타 영역에 비해 대상자의 삶과 실체에 대해 많이 알고 있음
변화성	건강관리영역과 인종의 차이에 따라 각기 다른 수준의 대상자가 분포되어 있음

이 특성은 인구집단의 건강문제를 완화하거나 예방하기 위하여 간호와 공중보건의 원리를 적용함으로써 지역사회간호의 독특한 성격을 형성한다.

3) 지역사회간호업무의 표준

전문성을 증명하기 위한 하나의 방법으로 업무의 표준(standards)을 설정한다. 타 보건 관련 전문영역과 마찬가지로 간호도 간호업무와 간호서비스에 대한 표준이 있다. 더 나아가서 이 간호업무의 표준은 간호의 특수영역에 각각의 표준을 설정하는 경우에도 윤곽을 그릴 수 있다. 이러한 표준 중 지역사회간호사와 특별히 관계된 것은 ANA의 지역사회간호업무 표준이다. 왜 전문직은 이러한 표준이 필요한가? ANA(1986)는 '표준은 특징있게, 측정가능하게, 간호의 우수성을 달성하도록 지침을 제공하기 위해 개발하는 것'이라 하였다. 이 업무를 위한 표준은 제공된 간호서비스를 평가할 수 있는 도구로 제공되며, 내용은 다음과 같다.

- 간호사는 실무에서 의사결정을 위한 근거로서 이론적인 개념을 적용한다.
- 간호사는 포괄적이고 정확한 자료를 체계적으로 수집한다.
- 간호사는 진단을 내리기 위해 지역사회, 가족, 개인에 대해 수집한 자료를 분석한다.

- 간호사는 예방수준에서 대상자 요구에 맞는 독특한 간호활동계획을 수립한다.
- 간호사는 계획에 따라 질병을 예방하고 건강을 증진 · 유지 · 회복시키는 동시에, 재활에 영향을 주는 간호를 수행한다.
- 간호사는 목적달성을 향한 진행과정을 확인하기 위해 간호수행에 대한 개인, 가족, 지역사회의 반응을 평가한다.
- 간호사는 간호업무의 질적 수준을 보장하기 위한 동료평가 또는 기타 평가에 참여한다.
- 간호사는 전문성 개발에 대한 책임을 지며, 타인의 전문적 성장에 기여한다.
- 간호사는 타 보건관리제공자 및 전문가와 협력하며, 지역사회간호 프로그램을 사정 · 계획 · 수행 · 평가하는 지역사회 내 책임을 갖고 있다.
- 간호사는 연구를 통해 지역사회간호학의 실무와 이론발전에 기여한다.

ANA는 각각의 표준의 달성 정도를 측정하는 기준을 개발하였는데, 이를 구조적, 과정적 그리고 결과적 기준으로 구분하였다. 구조적 기준은 표준을 달성하는 데 필요한 환경과 자원이고, 과정적 기준은 간호사가 표준에 맞게 행한 활동 또는 과정이며, 결과적 기준은 간호사 활동의 기대결과를 의미한다.

ANA가 제시한 지역사회간호표준은 지역사회보건의 독특한 업무에 간호의 일반원리를 적용한 것이다. 이 표준은 주어진 간호의 질을 평가하기 위한 기준과 기전을 제공하며, 지역사회간호의 대상인 개인 · 가족 · 지역사회를 통해 적용될 수 있다.

4) 지역사회간호사업

지역사회간호사업은 지역사회의 건강요구에 의해 이루어지며, 그 결과는 복합적 형태로 나타날 수 있다. 즉, 보건사업은 수없이 많은 잠재적 보건사업의 개발을 가능하게 한다.

- 건강생활의 증진
- 건강문제의 예방
- 건강문제의 치료
- 재활
- 평가
- 연구

지역사회간호활동은 병원을 중심으로 이루어지는 간호사업과는 달리 병원 이외의 장소에서 이루어지는 간호사업이다. 지역사회간호사의 실무현장은 전통적으로 지역사회를 대상으로 하여 가정을 단위로 제공되어 왔다. 학교나 산업체, 요양보호기관은 기능적 지역사회로서 지역사회간호사업의 특정 실무현장이 된다. 특별시와 광역시 · 도의 보건행정기관, 보건소와 보건지소, 보건진료소를 중심으로 제공되는 간호사업은 국가 공공부문의 지역사회간호사업으로, 국가적 목표에 유의해야 한다. 그 밖에도 사회복지기관이나 보험 관련 기관 등이 새로운 실무현장으로 정착되어야 할 것이다.

지역사회간호사업의 접근방법은 일반적으로 단계적 접근(문제중심, 가족중심, 지역사회중심)과 형태별 접근(개인문제별, 지역사회 조직체계별 또는 문화적 · 제도적 · 경제적 차이)으로 시도되어야 한다.

- 지역사회간호의 사업 대상은 지역사회주민 전체이다.

  보건간호는 주로 선택된 인구집단이나 건강문제집단이 대상으로, 질병을 가진 개인이 대상을 스스로 선택하는 임상간호와는 크게 다르다. 지역사회간호의 대상은 건강한 사람과 건강하지 않은 사람 그리고 연령, 성별, 종족, 종교, 사회경제적 수준 및 교육수준과 무관하게 모든 지역사회주민을 대상으로 한다. 따라서 보건간호와 지역사회간호의 대상도 크게 다르다.

- 지역사회간호사업의 내용은 지역사회주민의 삶의 질, 즉 건강한 삶의 추구이다.

  보건간호는 저소득층이나 특정질환을 가진 사람을 대상으로 하며, 임상간호는 주로 급성환자가 대상이다. 반면, 지역사회간호는 모든 지역사회주민의 건강유지 · 증진을 위한 사업을 실시한다.

- 지역사회간호사업의 목적은 지역사회주민의 적정기능수준을 향상시키는 것이다.

  보건간호는 감염병 예방 및 건강증진을 목적으로 하고 있으나 현실적으로 1차 진료를 목적으로 한다고 할 수 있다. 임상간호의 목적은 환자의 질병치료, 회복 및 안위이며, 지역사회간호는 지역사회주민의 자가관리능력을 증진시키는 것이다.

- 지역사회간호사업의 주체는 정부와 민간기관과 그 지역사회(주민)이다.

  보건간호는 정부가 주요 주체인 반면, 임상간호는 정부와 민간, 영리와 비영리기관이 모두 주체이다.

- 지역사회간호는 지역사회의 모든 시설자원에서 수행된다.

  보건간호는 정부기관인 보건소를 비롯한 보건기관에서, 임상간호는 병 · 의원에서 이루어지고 있다.

- 지역사회간호사업의 비용은 정부 세금이나 지역사회가 조성한 재원이다.

  보건간호사업의 비용은 정부 세금으로 충당하며, 임상간호사업의 비용은 환자가 부담한다.

- 지역사회간호는 대상자인 지역사회주민이 주인이다.

  보건간호는 수혜자와 제공자와의 관계로 볼 수 있으며, 임상간호는 환자를 대상자로 제공자가 주인인 관계이다.

- 지역사회간호사업의 진행은 지역사회주민의 건강요구에 따라 이루어진다.

  보건간호에서는 정부 지시에 따라, 임상간호에서는 주로 처방(의사의 처방)에 따라 간호사업이 진행되고 있다.

- 지역사회간호사업의 전달은 수평식으로 이루어진다.

  보건간호와 임상간호에서는 수직적 사업전달방식체계로 업무를 수행하고 있다.

- 지역사회간호에서 사용되는 시설이나 기구는 가정, 보건소, 기타 지역사회로부터 충당한다.

  보건간호는 가정과 보건소 및 관련 시설의 기구를, 임상간호는 병원시설과 기구를 사용한다.

- 지역사회간호사의 근무시간은 지역사회주민의 요구에 따라 연장될 수도 있다.

  보건간호사와 임상간호사는 일정시간에만 근무한다.

- 지역사회간호사업의 성과는 쉽게 나타날 수 없다.

  보건간호처럼 오랜 시간이 소요되며, 임상간호만큼 쉽게 결과가 드러나지 않는다. 지역사회간호는 보건간호, 임상간호와 다른 특성이 있다. 일반적으로 간호사업이 의료사업이나 보건사업 또는 건강관리사업 여부에 따라 그 나라 간호사업의 특성을 결정한다고 볼 수 있다. 의료제도가 있는 곳에는 임상간호가 있고, 보건제도가 있는 곳에는 보건간호가 있으며, 건강관리제도가 있는 곳에는 지역사회간호사업이 있다.

5) 지역사회간호의 목표

지역사회간호의 대상은 개인, 가족, 집단, 지역사회이다. 지역사회간호의 목표는 대상자의 건강을 그들 스스로 적정기능수준으로 향상시킬 수 있도록 하는 데 있다. 적정기능수준 향상은 역사적으로 볼 때 지역사회간호의 초기단계인 방문간호시대에서부터 보건간호시대를 거쳐 현재의 지역사회간호에 이르기까지 지역사회간호의 체계 안에서 간호대상이 건강문제를 스스로 해결하는 것이었다. 물론 각 시대마다 간호목표를 표현하는 용어는 차이가 있으나, 근본철학은 같다. 즉 지역사회간호의 대상, 중재, 수단, 과정 등의 지역사회간호의 기본 요소가 그 시대의 요구에 따라 발전적으로 변화함과 동시에 지역사회간호의 목표도 변화하였지만, 목표의 근본핵심은 간호대상자 스스로가 그들의 건강문제를 해결할 수 있는 기능을 향상시키기 위한 것이었다. 건강의 개념을 구조적 모형에 따라 해부생리구조의 차이에 두었던 시대에도 지역사회간호는 질병이 없거나 해부 · 생리적 이상상태에 건강의 개념을 두지 않고 이를 초월한 기능적 모형에 의하여 목표를 설정하였다. 즉, 해부학적으로 결손이 오고 생리적으로 기능을 못한다 하더라도 그들이 건강문제를 스스로 해결하면서 살아간다면 이를 건강하다고 보았다.

오렘(Orem, 1971)은 지역사회간호학의 간호목표를 자가간호라는 명제로 제시하면서,

자가간호가 갖는 개념을 자기 스스로 자기를 간호할 수 있는 기능의 개발로 기술하고 있다. 또한 프레시만(1979)은 지역사회간호목표로 적정기능수준 향상을, 틴캄(Tinkham, 1977)은 최상의 건강수준이라는 명제를 내세우고 있다. 이들의 간호목표란 지역사회의 건강문제를 그들 스스로 해결할 수 있는 기능을 향상시키는 것이라고 보고 있다.

이상의 간호학자 이외에도 많은 사람이 그들의 이론적 개념을 근거로 지역사회간호의 목표를 제시하고 있으나, 그들의 근본개념은 앞에서도 언급하였듯이 지역사회의 기능을 개발하는 데 초점을 두고 있다. 따라서 지역사회간호의 목표는 인간의 건강을 회복 · 유지 · 증진하고 수명을 연장하기 위하여 지역사회의 적정기능수준을 향상시키는 것이라고 할 수 있다.

지역사회간호의 목표를 개념화하려면 지역사회간호체계의 상위체계인 간호체계, 더 나아가서는 보건의료체계의 목표를 알고 그 상위체계의 목표를 달성하기 위한 목표가 설정되어야 한다.

그렇다면 적정기능수준이란 '고려될 수 있는 모든 요인에 대하여 최대한으로 이룰 수 있는 기능'을 말한다. 다시 말하면 기능을 수행하는 데 영향을 미치는 모든 조건을 고려하여 최대한으로 할 수 있는 기능이다. 그러나 우리가 살고 있는 세계는 기능을 성취하는 데 영향을 주는 요인보다는 제한하는 요인이 많으므로 적정기능수준까지 도달하기란 쉽지 않을 것이다. 그러므로 불구자나 불능인을 포함하여 어떠한 대상자든지 기능을 향상시킬 뿐 아니라 지역사회 전체의 기능이 적정수준에 도달하도록 노력해야 한다. 이러한 노력은 지역사회 전체를 높은 수준의 안녕상태에 도달하도록 하는 것과 직결된다.

이러한 적정기능수준에 영향을 미치는 요소를 살펴보면 다음과 같다.

■ 정치적 요인

적정기능수준에 도달하는 데 미치는 영향요소로 우리가 사는 사회적 풍토를 들 수 있다. 정치적 통제는 지역사회관리를 위한 권한과 권력을 활용하며 이들은 사회의 안정 또는 압박을 유도한다. 범죄나 지역사회 안정의 결핍 정도에 따라 지역사회에서 적정기능수준의 향상 정도가 달라진다. 또한 정치적으로 억압받는 소수집단 또는 불균형한 정치제도에 의하여 차별 받고 있는 집단 등도 정치적 영향으로 적정기능수준에 도달하지 못한 것으로 볼 수 있다.

■ 습관적 요인

적정기능수준에 도달하는 데 미치는 영향요소로서 물리적 · 문화적 · 윤리적인 요소와 관련된 습관을 들 수 있다. 예를 들면 흡연, 운동부족, 약품의 남용 등이다.

■ 유전적 요인

유전적인 영향으로 형성된 노력과 잠재력은 수정하기가 어렵다. 다만, 유전학의 발달로 유전적인 영향을 최소한으로 줄일 수 있도록 노력하고 있다. 현재는 유전적인 영향요인에 대한 상담이 많은 효과를 보이고 있으나, 아직도 인구집단의 요구를 충족시키기에는 더 많은 연구가 필요하다.

■ 환경적 요인

환경위생(오염)도 건강에 영향을 미치는 요인 중의 하나이다. 대기오염은 폐암이나 폐기종(emphysema) 유발과 관련이 있고 수질의 화학적 오염은 식생활을 크게 위협하고 있다. 이러한 환경적인 영향은 지역사회의 적정기능수준을 성취하고 유지하는 데 방해요소로 등장하고 있다.

■ 사회 · 경제적 요인

지역사회의 문제점을 쉽게 파악하고 해결하기 위해서는 그 지역사회를 떠나는 이주민에 대한 조사가 효과적이라는 연구가 있다. 이는 그 지역사회의 사회 · 경제적인 측면에 대한 문제가 주민의 안녕과 직결되기 때문이다.

■ 보건의료전달체계

보건의료전달체계는 지역사회의 적정기능수준을 향상시키는 것에 영향을 준다. 만약에 보건의료전달체계가 질병중심체계라면 지역사회중심체계보다 지역사회의 적정기능수준 도달이 어려울 것이다. 건강을 유지하고 증진하는 지역사회조직의 증가 및 건강보험 가입률의 증가는 지역사회의 질병예방과 건강증진을 도모하고 지역사회의 적정기능수준 향상에 도움을 주는 보건의료전달체계라고 할 수 있다.

제2절 | 지역사회간호의 역사

지역사회간호는 세계 어느 곳에서나 이루어지고 있으며, 학문적으로 발전시켜 온 과정도 각 나라마다 다르다. 우리나라도 지역사회간호를 체계화하여 학문적으로 정립하기 위해 노력하고 있으며, 이미 학문적으로 발전한 나라의 영향을 받으면서 변화해 왔다. 이 절에서는 시대적 배경과 제도에 근거하여 국내 지역사회간호의 발전과정을 살펴보고, 이와 더불어 영국과 미국의 지역사회간호가 변화 · 발전해 온 과정을 방문간호시대, 보건간호시대 및 지역사회간호시대로 구분하여 설명하고자 한다.

1. 국내 지역사회간호의 역사적 변화과정

우리나라 지역사회간호사업의 역사를 1900년대 이후를 중심으로 살펴보면 방문간호시대, 보건간호시대, 지역사회간호시대로 나눌 수 있다.

1) 방문간호시대

우리나라에 지역사회간호사업이 소개된 것은 조선 말엽 외국의 선교사들에 의해서이다. 1923년 동대문 부인병원 간호원장인 로선복(Miss Elma T. Rosenberg)이 한국인의 생활상태가 비위생적이며, 육아지식이 전혀 없는 것을 보고 병원을 떠나 인사동에 있는 태화여자관에 보건사업부를 설치한 것이 시초이다. 로선복은 간호사와 의사를 초빙하여 환경위생과 질병예방에 대한 계몽을 시작하였다. 이때 시행한 사업은 임부위생과 산후위생지도, 학교아동의 위생생활교육, 감염병 예방, 가정방문과 육아법지도, 가정간호 및 무료 아동목욕, 자모회, 위생전시회, 우량아 심사와 표창, 보건간호 강습지도 등이었다. 자격증을 취득한 최초의 지역사회보건간호사는 이금전(1929) 여사였다.

로선복은 미국 선교 본부의 후원과 국내 유지의 협조로 사업을 점차 확대시켜 보건간호사업에 대한 이해를 높이는 데 기여하였으나, 일제 말기에 일본과 미국의 관계가 악화됨에 따라 본국에서 서양인 선교사를 귀국시키면서 선교계에 기반을 둔 사업이 중단될 수밖에 없었다.

2) 보건간호시대

광복 이후, 미군정(1945~1948) 하에서 미국식 보건행정제도가 우리나라의 공중보건사업에 도입되었다. 1946년에는 미군정 하에 보건후생국이 설립되었고 곧 보건후생부로 개편되었는데 여느 부서보다 규모와 인원 및 예산이 막대하였다. 이때, 보건후생부 6개국의 하나로 간호사업국이 개설되었다. 1948년 대한민국 정부수립 후에는 보건후생부가 사회부 보건후생국으로 축소됨에 따라 보건행정은 미군정 시절보다 위축되었다. 간호사업국도 간호사업과로 축소되었다. 1949년 「정부조직법」이 개정되어 보건후생국이 보건부로 다시 독립되었으며, 1955년에는 보건부와 사회부가 통합되어 보건사회부가 되었다.

본격적인 보건사업은 1962년 보건소법이 개정 · 공포되어 보건소 조직망을 통해 전국적인 차원에서 이루어지게 되었다. 이때의 보건사업은 감염병 예방, 모자보건, 가족계획, 결핵관리 등의 예방사업이 중점적으로 수행되었다. 1977년 「의료보험법」이 개정 · 실시되면서 보건소가 1차 의료기관으로서 치료기능이 부가됨에 따라 질병예방사업과 치료사업이 통합된 포괄적인 보건의료사업을 제공하게 되었다.

그러나 1970년 보건사회부 기구 개편에 따라 간호사업과는 보건사회부 간호담당관실이 되었다가, 1975년 간호담당관실도 폐지되면서 간호사업계로 축소되었다. 이후, 1981년에는 간호사업계가 폐지되어 보건간호사업뿐 아니라 간호사업의 전반적 정책결정에 일관성이 결여되고 말았다.

보다 체계적인 공중보건사업은 경제개발 5개년 계획의 1차 년도(1962~1966)부터 이루어졌다. 제1차 계획에서는 가족계획 장려와 방역약품의 국내생산을 장려하였고, 600개의 무의면 해소를 위한 노력이 기울여졌다. 제2차 계획에서는 모자보건 · 결핵관리, 제3차에서는 보건지소의 의사확보에 주력하였으며, 제4차 계획기간인 1977년에는 의료보험제도가 실시되었고, 이와 함께 공적부조 형태의 「의료보험법」이 제정 · 실시되었다. 제5차 계획과 제6차 계획에는 일차보건의료가 더욱 강화되었으며, 1989년 보건의료전달체계의 확립과 전 국민 의료보험 확대가 이루어지는 발전이 있었다.

정부의 보건사업은 보건소와 보건지소를 중심으로 이루어졌으며, 지역사회간호영역의 주요 실무분야였다. 그러나 지역사회의 건강요구보다는 정부의 사업내용과 사업목표량을 달성하는 하향식 보건계획에 의한 보건간호실무가 수행되었다. 이 시기의 특징적인 발전은 1967년 「학교보건법」의 제정을 들 수 있다. 「학교보건법」에서는 「교육법」에 명시된 보건교사의 직무가 구체화되었다. 그러나 독립적인 기능보다는 학교와 체육교사에게 의존적인 기능을 하도록 규정하였다. 또한 1973년 「의료법」 시행규칙에 분야별 간호사의 하나로 보건간호사제도가 마련되어, 병원의 임상간호사보다 보건간호사의 자격기준을 강화하였다.

3) 지역사회간호시대

1980년 이후는 지역사회간호사의 역할과 실무범위가 확대되었다. 변화 중의 하나는 1980년 12월에 「농어촌보건의료를 위한 특별조치법」이 공포되면서 읍 · 면 단위의 무의촌지역에 보건진료소가 설치되고 보건진료원이 배치되었다. 이 제도는 1976년의 거제보건원 시범연구사업에서 개발한 보건간호사와 1977년 한국보건개발연구원의 시범사업, 1978년 WHO의 일차보건의료선언의 결과로 탄생하였다. 1981년부터 보건진료원이 배치되기 시작하였으며, 지역사회의 일차보건의료 요구에 부응하는 포괄적인 간호사업을 수행하며 오늘에 이르고 있다. 1985년 정부는 군 단위 보건소를 대상으로 하여 한 명의 보건간호인력이 세분화된 보건사업을 통합하여 제공하는 통합보건사업을 시도하였다.

산업보건분야에서는 1981년「산업안전보건법」의 제정으로 상시 근로자 300명 이상인 제조업 사업장에 보건담당자인 간호사를 배치하도록 하였다. 본격적인 산업간호사업이 시작되었으나, 직무내용은 거의 대부분 보건관리자인 의사에게 의존적인 활동이었다. 10년 후인 1990년 12월에「산업안전보건법」이 개정되면서 산업장의 간호사는 의사, 위생기사와 함께 보건관리자로 개칭된 것은 물론 직무내용도 산업현장의 일차보건의료 제공자로서 그리고 관리자로서의 역할이 강조되고 독자적인 역할을 수행하도록 개정되었다.

이와 때를 같이 하여 1991년「학교보건법」도 개정되었는데, 보건교사의 직무내용은 학교에서의 일차보건의료 제공자로서의 역할과 독자적인 역할이 강조되었으며, 보건교육, 보건지도와 환경위생관리의 직무가 강화되었다. 1994년 12월 보건사회부가 보건복지부로 명칭이 변경되어 현재까지 이르고 있다.

또 다른 획기적인 변화로는 1991년 가정간호사제도를 들 수 있다. 이 제도는 1960년 이후 질병양상의 변화, 노인인구 비율의 증가, 보건의료전달체계의 발전, 평균수명의 연장, 그리고 사회구조의 변화 등으로 의료기관에서 퇴원 후에도 전문적이고 지속적인 간호와 의료서비스를 제공받을 수 있도록 만들어졌다. 이 제도는 임상간호영역과 지역사회간호영역의 통합이기도 하다. 1994년 병원중심 가정간호 시범사업이 시작되었고, 1996년 확대 실시되었다.

1995년「건강증진법」제정으로 지역사회간호사의 역할은 질병예방 측면에서 나아가 더욱 적극적으로 건강생활 실천을 돕는 건강증진 전문가로서의 역할이 요구되었다. 또한 1995년「보건소법」이「지역보건법」으로 개정됨에 따라 중앙정부중심의 보건의료사업이 아닌 기초지방자치단체 주민의 건강요구 사정에 기초한 지역보건의료계획을 장 · 단기적으로 수립하여, 이를 수행 · 평가하며 실질적으로 지속적이고 포괄적인 보건의료사업의 전기를 마련하게 되었다.

2002년 8월 양호교사가 보건교사로 개칭되고, 2003년「의료법」개정에 따라 가정 · 보건 · 노인 · 산업 등을 포함한 10개 분야 전문간호사 영역이 신설되어, 지역사회실무가 보다 강화되었다. 2005년에는 고령화사회에 대비하기 위하여 노인장기요양보장제도의 일환으로 노인요양시설 등이 시범적으로 운영되었으며 2008년 7월 본격 실시되었다. 또한 2012년 한국산업간호학회는 명칭을 한국직업건강간호학회로 변경하여 산업보건의 대상을 제조업뿐만 아니라 다양한 업종과 직종을 포괄한 모든 직장인들을 대상으로 하는 산업보건의 개념을 구체화하여 활동하고 있다.

이상과 같이 지역사회간호사는 일차보건의료 제공자로서의 독자적인 역할이 확대되고 있으며 실무장소 또한 확장되었다. 뿐만 아니라 새로운 역할개발을 위해 이론, 연구, 실무 간의 연계적 노력이 더 이루어질 것으로 전망된다. 또한 재가 만성퇴행성 질환에 대한 간호 사업체계, 민간단체의 설치와 운영 등도 더욱 활발하게 이루어질 것으로 예측되고, 개인과 가족의 자가관리 수행능력을 향상시킬 수 있는 지역사회간호사업이 더욱 발전될 것이다.

앞으로의 지역사회보건간호 사업은 지역사회 전체 주민을 대상으로 체계적이고 연속적이며 포괄적인 건강관리서비스를 통하여 개인과 가족의 자기주도적 책임강화와 더불어 지역사회의 역량 함양을 목표로 더욱 발전되어 나갈 것으로 전망된다.

2. 국외 지역사회간호의 역사적 변화과정

지역사회간호는 공중보건의 중요한 전문영역으로 간호와 공중보건의 개념과 기술을 활용하는 지속적인 활동이다. 지역사회간호의 역사적 흐름은 방문간호시대, 보건간호시대, 지역사회간호시대로 발전해 왔으며, 그 대상도 개인, 가족, 지역사회로 확대되어 왔다.

1) 방문간호시대

방문간호는 종교적인 형태의 사업과 그 후에 나타난 비종교적 형태의 사업으로 나눌 수 있다. 초기 기독교시대 여집사 푀뵈(Pheobe)가 신자의 가정을 방문하여 환자를 돌본 것을 방문간호의 시작으로 보고 있다. 그 후 1610년 성 프란스(St. Frances De Sales)가 성 찬탈(St. Jeanne De Chantal)의 지원하에 '성모의 방문수녀회'를 조직하여 활동하였으며, 1617년 성 빈센트(St. Vincent De Paul)가 프랑스에서 '빈센트 자선수녀회'를 조직하여 현대 방문간호의 원칙을 체계적으로 도입하여 환자를 보살폈다. 이들의 방문간호사업은 종교적인 형태의 사업이었다.

비종교적 형태의 방문간호사업은 1859년 영국의 리버풀에서 윌리엄 라스본(William Rathbone)이 조직한 방문간호단이 최초로 시행하였다. 이 조직은 박애주의자들의 재정적인 후원을 받았고, 런던의 특별한 구역에 훈련된 간호사들을 채용하였으며, 리버풀을 18개의 간호구역으로 구분하였다. 간호사는 담당한 구역주민의 건강요구에 대한 책임이 있었고, 아픈 사람을 위한 간호의 제공자뿐만 아니라 사회개혁자로서의 역할을 수행하였다. 이는 현재 지역사회간호사의 옹호자 역할과 유사하다.

표준화된 지역사회간호사업에 대한 요구는 구역간호협회의 발달초기에 인식되었다. 그 후 계속해서 구역간호체제는 전국적인 규모의 요구로 나타나 결과적으로 1875년 '대도시 전국 규모의 간호협회(Metropolitan and National Nursing Association)'가 설립되었고, 가난한 병자를 돌보기 위해 훈련된 간호사를 임명하였다. 이 집단은 간호의 전문화를 위한 방편으로서 공중보건간호에 교육받은 여성을 채용하기 시작하였다.

이 협회의 첫 번째 활동은 공중보건간호에 대한 요구, 유효인력, 구역간호사가 행하였던 활동과 필요한 훈련에 관해 연구하는 것이었다. 영국 전역의 다양한 조직에서 일하고 있는 간호사 115명을 대상으로 연구한 결과, 훈련된 간호사가 행한 활동은 효과적인 것으로 나타났다. 병원임상교육은 구역간호사에게는 부적당한 것으로 나타났으며, 구역간호사에게는 병원임상교육 이후에 공중보건에 대한 교육을 3개월 이상 받도록 건의하였다 (Brainerd, 1985).

구역간호협회는 근대 지역사회간호의 세 가지 원리를 구현하였으며, 그 내용은 다음과 같다.

- 첫 번째 원리는 지역사회에서 활동하기 위한 특별교육의 필요성이다. 1889년에 이러한 요구는 광범위하게 인식되어 '빅토리아 여왕 즉위 50주년 기념 간호협회(Queen Victoria's Jubilee Institute for Nursing)'가 설립되었고(Cohen, 1997), 이 기관은 지역사회간호실무 분야에서 활동하는 간호사를 육성하고, 영국 전 지역에 지역사회간호를 확산시켰다. 이 프로그램은 3년제 간호교육을 받은 후 6개월 간의 지역사회간호에 대한 교육경험을 제공하였다.
- 두 번째 원리는 물질적 준비를 간호로부터 분리시키는 것이었다. 초기에는 병자를 방문할 때 금전 · 음식 · 의복의 배분 등 물질적인 요구를 해결하는 데 역점을 두었으나, 구역간호의 개념은 이러한 자선활동을 간호사의 역할에서 제외시키고 개개인에게 순수한 간호를 제공하는 데 역점을 두었다. 이 원리는 나이팅게일에 의해 적극적으로 지지되었고, 구역간호사와 박애주의 방문자 간의 차이를 처음으로 구별한 것이었다(Montiero, 1987).
- 세 번째 원리는 간호사에 의한 종교 개종의 금지이다. 과거에는 병자를 방문할 때 기독교 자선단체의 이름으로 행해졌기 때문에 그들의 나쁜 습관을 고치기 위해 질병을 죄인으로 생각하도록 하는 기회로서 사용하였다. 이런 유형의 활동은 빈곤, 질병, 고통은 죄로 인한 벌이라는 생각을 갖도록 하게 된다.

미국에서 왈드(Wald)는 이 사상을 받아들여 가난한 이민자에게 건강관리를 제공하는 가장 효과적인 방법은 간호사가 그들과 함께 살고 일하는 것이라고 믿었다. 그리하여 1893년 왈드는 동료인 브루스터(Brewster)와 함께 뉴욕에 '헨리가 빈민구호소(Henry Street Settlement)'를 설립하였다. 이 빈민구호소는 방문간호사업을 실시했기 때문에 그 시대의 다른 빈민구호소와는 차별화되었다. 가난한 환자를 대상으로 질병을 간호하고, 생활 주변의 위생문제, 경제적인 문제, 직장문제까지 도와주면서 방문간호를 제공하였다. 이로 인하여 심각한 감염성 질환으로 인한 사망률을 감소시키고, 간호요구가 있는 간호대상자가 살고 있는 지역에 사업소를 설치하여 간호의 접근성을 높였다.

그리고 의사에게 치료받고 있는 환자를 방문하였고, 제공한 간호에 대한 비용은 자선비용으로 충당하거나 지불능력이 있는 가족에게 받기도 하여 체계적이고 비종교적이며 전문적인 방문간호사에 의한 간호사업을 전개했다. 이는 지금의 뉴욕 방문간호사회의 모체가 된다. 이 방문간호사업은 간호비용 지불체계의 확립과 그 당시 가장 심각한 공중보건문제인 감염성 질환으로 인한 사망률을 감소시켰다는 점에서 지역사회간호의 발전에 영향을 주었다.

2) 보건간호시대

1900년대 이후 구역간호사업은 가난하고 병든 사람뿐만 아니라 일반 국민을 포함하는 사업의 형태로 변화되었다. 이 당시의 보건문제로는 감염성 질환의 예방과 관리, 환경위생 등이었으나, 세계대전을 겪게 되면서 개인의 건강보호와 건강증진을 위한 사회적 관심이 대두 되었다.

지역사회주민 전체의 건강을 유지하고 증진시키기 위한 사회적 요구로 인해 민간차원의 자발적인 보건사업기관이 점차 늘어나고, 영 · 유아보건, 결핵관리 등의 세분화된 보건사업이 전개되었다. 1910년 미국은 연방정부법에 의해 각 주 단위로 지역사회주민의 건강에 관한 제반사업에 대한 책임을 지도록 하였다. 이러한 상황 속에서 구역간호사의 역할은 점차 확대되었으며 구역간호사의 명칭도 보건간호사로 바뀌기 시작하였다.

이 시기에는 특정 건강개념이 확대되고, 결핵관리 · 학교보건 · 정신보건 같은 영역의 지식과 기술이 향상되었다. 1920년에는 미국의 모든 주와 대부분의 대도시에 보건소가 설치되고, 간호사가 주요 인력이 되었다.

1911년, ANA와 간호교육기관협회의 연합위원회가 보건간호의 표준화에 대한 필요성을 논의하기 위해 구성되었다. 1912년, 두 번째 회의를 가졌고 이 회의에서 69개의 관계기관이 참여하여 '국립공중보건간호기구(National Organization for Public Health Nursing, NOPHN)'를 구성하였다. 이 조직은 보건간호를 표준화하고 자극하기 위한 것으로 미국에서 처음 조직된 간호조직체였다.

NOPHN은 제1차 세계대전 기간 동안 가정에서 보건간호사업을 유지하는 데 영향을 주었고, 1944년 공중보건조직 내의 보건간호과 조직에 영향을 주었다. 그뿐 아니라 대학 졸업 후의 교육과정에서 자문역할을 하였고, 1952년 간호협의회(National League for Nursing, NLN)로 연합되어 전문적 간호조직으로 재구성되었다.

1935년 「사회보장법」이 통과됨에 따라 지역사회보건사업의 범위가 확대되고 주 정부와 지방보건인력의 훈련이 강화되었다. 이에 따라 보건간호사의 교육과 채용에 관한 재정지원이 이루어졌다. 간호의 실무범위는 지역적으로는 농촌으로 그리고 공공의료기관으로 확대되었으며, 세계대전 이후 참전군인이 지역사회로 돌아옴에 따라 정신보건, 알코올 중독 등의 건강문제로도 확대되었다. 또한 세분화된 간호사업 대상에 포함되지 않은 대다수의 사람들의 일상적인 건강문제를 해결하기 위하여 가족단위로 구성된 일반간호사업이 수행되어 가족과 지역사회를 대상으로 건강관리와 보건교육, 질병간호분야에서 독자적인 역할을 수행하였다.

학교와 산업장에서도 간호사의 활동이 시작되었다. 1902년 뉴욕에서 처음으로 학교간호사가 배치되었으며, 산업보건간호 역시 근로자들의 가정을 방문하기 위해 간호사를 채용하였다. 1919년 시몬스 대학에서는 산업간호에 대한 자격인준 프로그램을 개설하였고, 특수분야의 상급교육준비의 필요성을 인정하였다.

3) 지역사회간호시대

1960년대의 보건의료에 대한 개혁은 보건사업과 보건간호사업에도 영향을 미쳤다. 1964년에 「경제기획법」이 통과되어 지역사회건강센터에 재정지원이 이루어져 모자보건, 정신보건, 정신박약 등의 보건사업과 보건사업을 위한 훈련에 재원이 증가되었다. 1965년에는 노인을 위한 보건의료혜택인 메디케어(medicare)와 저소득층의 보건의료혜택인 메디케이드(medicaid)가 제정되었는데, 여기에는 예방보건사업에 대한 비용지불이 누락되었고, 의사의 지시에 의한 가정간호사업의 비용지불이 허용되었다. 이후로 가정간호기관이 급속히 증가하였으며, 많은 주 정부와 지방 정부의 보건소도 비용을 받을 수 있는 가정간호사업으로 빠르게 전환되었다. 1960년에 가정간호를 제공하는 보건소는 250개였는데, 1968년에는 1,328개로 증가하였다.

1960년대에 보건간호사업에 영향을 미친 요인은 전문간호사제도와 보건사업의 효과평가를 들 수 있다. 전문간호사제도는 1965년에 콜로라도 대학에서 시작되어 일차보건의료에 간호사의 적극적인 참여가 가능하게 되었다. 초기에는 보건간호사가 통상질환에 대한 진단과 치료에 필요한 부가적인 기술을 갖도록 하였다. 점차 보건간호사가 다양한 분야로 투입되었으며, 일부 보건간호사는 농촌지역, 도시중심부, 의료취약계층 지역에서 일차보건의료제공자로서 활동하게 되었다. 연방법에서 주 정부는 주요 건강문제를 감소시키는 계획을 제출하도록 규정함에 따라 보건사업의 평가를 어떻게 할 것인가에 대한 문제에 초점을 두게 되었다.

1970년대로 오면서 연방 정부는 예방에 다시 관심을 돌려, 개인중심의 보건의료를 탈피하여 포괄적인 보건의료제도로 전환하였다. 아울러 지역사회간호는 지역사회건강을 향상시키는 영향력 있는 영역으로 인식되었다. 이로써, 간호전문직은 일차보건의료영역에서 보다 비용효과적인 인력으로 받아들여졌다.

1978년 알마아타 국제회의에서 전 세계 모든 사람들이 1차 건강관리에 접근할 수 있도록 하는 결의문이 채택되었다. 이 개념은 1981년 WHO의 「health for all by the year 2000」 이전 세계의 전략으로 더 발전되었고, 제1회 건강증진 국제회의에서 건강증진에 대한 오타와 헌장(Ottawa Charter)이 채택되었다. 이 둘은 사회적 · 경제적 · 정치적 개혁과 세계인의 건강을 증진하기 위한 전략을 강화하는 데 역점을 두었다.

미국의 개혁결과는 건강관리 재정확보와 건강에 영향을 주는 사회상에 역점을 두었다. 1982년 세금의 공평성과 국고 책임법안은 건강관리와 지역사회간호에 지대한 영향을 미쳤다. 이 법안은 메디케어 지출을 삭감하는 진단관련 분류법(Diagnosis Related Groups, DRGs)을 개발하여 대상자의 진단에 따라 수가를 지불한다. 이 법의 효과로 환자는 조기퇴원을 하게 되었고, 가정간호와 지역사회간호사의 서비스에 대한 요구도도 높아진 것으로 나타났다. DRGs와 간호사의 영향력은 지역사회간호사의 역할에 변화를 초래했다. 즉, 가정에서 병자를 돌보던 초기의 역할로 되돌아갔고, 여기에 건강증진과 유지의 역할이 추가되었다. 또한, 간호중재분류체계(nursing interventions classification system)로 간호서비스를 구분하고 수가를 직접 지불하는 것이 용이해졌다.

1980년대에는 보건의료의 비용효과 측면이 강조되면서 병원과 의료시술의 비용이 삭감되고 건강증진과 질병예방에 대한 우선순위가 높아졌다. 건강유지조직(Health Maintenance Organization, HMO)의 이용과 통원치료가 권장되고, 가정간호와 전문간호사의 이용수가 증가하게 되었다. 건강수준에 대한 당사자의 책임이 강조되었고 보건교육이 더욱 보편화되었다.

1980년에는 국립보건연구소에 간호연구센터가 설치되어 비용효과적이며 간호중재의 성과를 볼 수 있는 효과적인 간호전달체계 확립을 위해 노력하였다.

2001년 9월 11일 뉴욕 테러사건 이후 국제적 위협으로부터의 테러예방 및 관리자로서의 역할이 지역사회 주요 간호업무로 대두되었으며, 2003~2005년에 이르러 기후변화와 쓰나미, 태풍, 지진 등 각종 다발성 자연재해예방 및 관리자로서의 역할이 지역사회간호의 주요 업무가 되었다.

제3절 | 지역사회간호와 보건정책

1. 보건정책

1) 보건정책의 개념

(1) 정책의 개념

사회정책이나 보건의료정책의 기초가 되는 정책(policy)의 개념에 대해서 정의하기란 쉽지 않다. 정책은 사회가 복잡해질수록 더욱 광의적 성격을 띠며, 이에 대해 학자마다 다양한 의견을 제시하고 있다. 하지만 일반적으로 정책이란 '공공기관 또는 정부가 바람직한 사회상태를 이룩하기 위해 공식적으로 결정한 기본 방침'을 지칭한다.

이러한 정책은 한 분야에서 사회적인 구조와 가치, 규범, 물리적 환경 및 사회적 시스템에 변화를 초래한다. 또한 다른 방법으로 변화를 일으키고자 하는 정부관여의 수단이라고 할 수 있다.

(2) 정책과정

정책과정(policy process)에 대해 학자 간의 다양한 견해가 있으나, 최근 국내외 많은 학자들은 네단계의 과정으로 제시하고 있다.

① 정책의제형성과정: 정책당국이 일정한 문제에 대한 심각성을 인식하여 그것이 당국의 관심대상으로 부각되어 정책문제로 선정되는 단계
② 정책결정과정: 채택된 정책의제를 해결하기 위한 정책의 작성이나 정책 수립에 대한 합법성을 부여하는 단계
③ 정책집행과정: 작성이나 수립된 정책을 정책집행기관이 실행에 옮기는 단계
④ 정책평가과정: 정책에 대한 평가를 담당하는 정부기관 및 개인 또는 집단이 정책이 효과적이었는지 판단하고 이에 대한 시정조치를 취해 가는 과정

(3) 보건정책의 개념

보건정책은 광의적으로 인구집단의 건강상태를 유지 · 증진하는 것을 목표로 하는 정부 및 기타 단체의 활동으로 정의할 수 있다. 보건정책은 다음 세 가지로 분류할 수 있다.

① 보건의료정책: 건강에 문제가 있는 사람을 대상으로 진단 · 치료 · 간호 · 진료를 관리하는 정책이다.

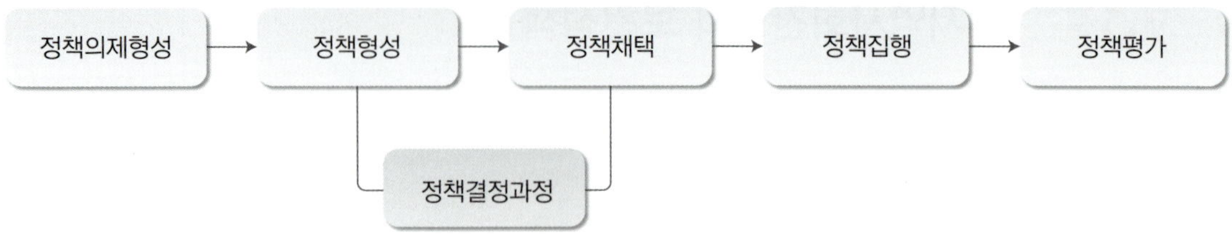

그림 1-2 정책과정

② 예방정책: 특정 질병을 위한 예방활동(검진 프로그램, 백신), 건강증진을 위한 활동(보건정보 제공자 교육), 안전을 향상시키기 위한 활동(식수 · 음식에 대한 규제)을 포함하는 정책이다.

③ 직제간 보건정책: 보건과 직접적으로 관련된 정책은 아니지만 건강에 영향을 미치는 건강 관련 정책이다(농업정책 · 건축규제정책 · 교통안전정책 · 고용정책 등).

2) 보건정책의 특성

한 국가의 사회정책이나 복지정책은 직접 보건과 관련된 정책은 아니지만 국민의 건강에 큰 영향을 미칠 수 있기 때문에 보건정책의 명확한 범위를 한정하는 것은 어렵다. 하지만 보건분야만이 가지고 있는 독특한 성격 때문에 보건정책의 수립과정과 집행과정은 몇 가지 특성을 가지고 있다(문재우 외, 2010).

① 국가 경제력과의 밀접한 관련성

국가정책에서 보건정책의 우선순위는 대부분 국가 경제력과 비례한다.

② 시장경제원리 적용의 한계

보건분야에서 공급과 수요의 법칙에 의한 시장경제 원리가 항상 적용되는 것은 아니다. 예를 들어, 의료인력이 매우 많아지면 국민의료비가 감소해야 하나 현실은 그렇지 않다.

③ 광범위한 정책파급효과

보건정책의 대상은 모든 국민이며 그들에게 지대한 영향을 끼친다.

④ 형평성 강조

보건정책은 인간의 생명에 영향을 미치는 분야이기 때문에 효율성보다는 형평성이 강조된다.

⑤ 욕구폭발현상

국민의식수준과 소득수준의 향상으로 보건의료서비스에 대한 요구도가 급격히 상승하고 있다.

⑥ 구조적 양성

보건의료분야는 참여주체가 다양하고 건강보험 및 재원관계 등 사회경제 및 정책적으로 복잡하게 서로 얽혀 있다.

2. 우리나라의 보건정책

1) 우리나라 보건정책의 변천

우리나라의 보건정책은 사회경제적 요인과 환경요인 및 시대적 상황에 따라 변화되어 왔으며 그에 따른 변천과정을 다음과 같이 설명할 수 있다. 1945년 이후부터 1960년까지는 광복 이후 국가의 기본 보건체계를 잡았으며, 1960년부터 1970년 사이에는 인구 · 가족계획 정책 개발 및 주요 질병관리에 치중하며 건강보험을 도입하였다. 또한 1980년대에는 국민건강보험을 단계적으로 확대 및 완성해 나갔으며, 1990년대 이후에는 보건정책의 성숙기를 맞이하였다.

(1) 1945~1960년대의 보건정책

1945년 광복과 함께 이루어진 미군정의 보건행정은 일제시대의 관료주의적 경성부 체제에서 벗어나 미군정의 기관 내에 노동 · 보건 · 사회를 포함한 보건후생부가 설치되었다. 하지만 1950년에 한국전쟁이 일어나면서 광복 이후 이루어 온 의료기관 및 사회경제질서가 대부분 파괴되었고 환경위생상태가 취약해졌다. 이로 인한 감염병이 만연하였으며 높은 출생률과 사망률, 낮은 의료접근도, 낮은 평균수명 등 전형적인 후진국형 보건의료 상황이 되기에 이르렀다.

이에 따라 보건의료정책은 구호행정과 방역행정에 집중되었고, 전후 복구사업 시작과 함께 1956년 「보건소법」을 제정하였고, 이후 1962년 「보건소법」 전면개정을 통하여 전국 보건소 조직망을 갖추게 되었다. 이때부터 결핵, 기생충, 한센병 등 감염성 질환의 퇴치정책 등을 실시하였다.

(2) 1960~1970년대의 보건정책

1960년대는 제3공화국이 시작되었으며 이와 함께 경제개발계획이 시작되었다. 정부는 지속적으로 경제개발사업과 사회발전을 추진하였고 보건정책은 경제정책을 뒷받침할 수 있는 인구 및 가족계획정책 및 필수적 질병관리 등의 기본적인 보건정책이 추진되었다.

가족계획정책과 무의촌지역해소정책은 이 시기의 대표적 정책이며, 가족계획정책은 보건소망과 대한가족계획협회 등의 보건의료 민간단체 등이 체계화되는 기반을 마련하였다.

(3) 1980년대의 보건정책

1980년대에도 정부는 성장중심의 정책기조와 시장원리를 근간으로 하는 정책경향이 계속되었다. 이러한 흐름 가운데 일차보건의료사업이 실시되었으며, 1989년에는 의료보험이 도입된 지 12년 만에 전국민의료보험이 실시되었다. 이와 함께 국민의 기본적 의료욕구를 충족시키기 위한 정책적 관심이 제고되어 보건정책이 새로운 국면에 접어들었다. 이때, 치료위주의 건강관리정책을 획기적으로 발전시킬 수 있는 계기를 마련하였으나 여전히 질병치료위주의 소극적인 건강관리정책수준을 크게 벗어나지는 못하였다.

(4) 1990년대 이후의 보건정책

1980년대 후반 의료보험이 정착되면서 국가적 차원에서 보건의료의 양적인 확대와 건강과 의료에 대한 국민의식의 변화가 일어났다. 이에 따라 의료 이용이 증가하고 의료비 상승, 의료에 대한 소비자 권리의식의 확산으로 보건정책의 범위와 내용이 크게 확대되었다. 따라서 1990년대 이후의 보건의료정책은 그동안의 보건의료서비스의 양적 확대정책을 체계화하여 국민보건의 질적 향상에 중점을 두었다.

1990년대 이후의 주요 보건정책으로는 효율적인 의료서비스 제공을 위한 의료전달체계 마련, 「정신보건법」 제정을 통한 정신보건정책의 시행 등이 있다. 또한 농어촌 보건소 개선을 위한 농어촌 의료서비스 개선사업, 의료서비스 평가사업 등이 있다. 1990년부터 추진된 응급의료체계 확립 정책이 시행되었으며, 국민의료비 절감과 관련하여 포괄수가제도 시범사업을 실시하였다. 1998년 국민의 정부에서는 국가개입과 형평을 강조하는 정책기조 하에서 의료보험 관리조직 및 제정 통합 등의 국민의료보험제도를 개편하였으며 국민의 의약품 오남용을 막기 위해 의약분업 정책이 시행되었다.

향후 보건의료서비스의 접근성과 형평성 보장이라는 기존의 정책기조가 흔들리지 않는 상태에서 내실을 기하는 정책이 추구되어야 할 것이다. 그리고 국민의 보건의료서비스에 대한 요구도와, 예방 및 건강증진 등 최근 보건의료의 수요와 공급 측면에서 새로운 변화를 고려해야 할 것이다.

2) 보건정책의 변화

(1) 인구고령화 가속과 초저출산 추세 지속

우리나라는 1970년 4.53명의 합계출산율을 기록하였으나, 인구 억제 정책을 실시한 이후 급속히 감소하였다. 1983년 2.08명, 2008년 1.19명으로 하락하였으며, 2017년 출생아의 수는 35만 7천 8백 명으로 1970년 출생아 수인 101만 명의 절반에도 미치지 못하고 있으며, 합계출산율은 1.05명이다.

반면 우리나라의 기대수명은 2000년 76.02세(남자 72.25세, 여자 79.70세)에서 2010년 80.79세(남자 77.20세, 여자 84.07세), 2016년 82.36세(남자 79.30세, 여자 85.41세)로 증가하였다. 지난 20년간 65세 이상의 고령인구는 지속적으로 증가해왔고, 인구 중 이들이 차지하는 비율 역시 2배 이상 증가하였다. 따라서 2017년 8월 말 기준 65세 이상 주민등록 인구 725만 7288명으로, 전체 인구 5175만 3820명의 14.02%로 '고령사회'에 공식 진입하였다.

(2) 기후변화 및 환경문제 심화

최근의 기후변화는 인간 활동에 의한 지구온난화(global warming) 때문에 발생했을 가능성을 90%로 추산하고 있으며, 이러한 온실가스는 인구증가와 산업화 등의 인위적 활동 때문에 배출량이 과거에 비해 급증하였다.

기온변화, 폭염, 기상재해 등 기후변화는 건강에 영향을 미치는 요인으로 알려져 있으며, WHO는 오존층 감소, 해수면 증가, 수인성 감염병, 매개체 및 해수로 인한 질환, 대기오염, 폭염 등의 기후현상을 기후변화로 인한 대표적인 건강위험으로 제시하고 있다. 이와 같은 요인은 피부암, 설사질환, 감염병, 호흡기 질환, 폭염으로 인한 사망 등 다양한 질병 및 건강위해를 미치는 것으로 보고된 바 있다.

기후변화가 지속될 경우 2030년경에는 설사병 환자가 10% 증가할 것으로 예측되며, 특히 어린이들의 건강에 큰 영향을 미칠 것으로 예측하였다. 또한, 지구의 온도증가와 강수패턴의 변화 등 기후변화로 인한 질병부담도 상당히 늘어날 것으로 예측되고 있다.

(3) 경제적 양극화 및 격차 발생

1997년 외환위기를 겪은 이후 사회의 경제적 불평등도가 심화되기 시작하였다. 소득불평등의 양상은 중산층이 저소득층으로 흡수되는 형태로 나타나고 있다. 경제적 양극화는 보건의료분야에도 영향을 미쳐서 소득계층 간 의료접근성의 차이를 야기하고 있다. 전반적인 보건의료서비스 이용은 고소득층보다 저소득층에서 높게 나타나지만, 의료욕구를 보정하는 경우에 고소득층과 저소득층 간의 불평등이 나타나고 있다. 월 소득 300만 원 이상인 사람에 비해 월 소득 100만 원 미만인 사람의 종합전문요양기관 입원 경험은 35% 낮게 나타났다. 예방서비스 이용에 있어서도 소득수준과 교육 수준에 따라 격차가 발생하였다.

또한 지역에 따라 의료인력이나 자원이 불균등하게 분포하고 있다. 인구 10만 명당 의사인력 수는 지역에 따라 최대 2배 이상 격차가 발생하고 있고, 간호인력 수도 1.7배 차이가 발생하고 있다. 또한, 2017년 의료 취약지 모니터링 연구 결과에 의하면, 시 · 군 · 구에 산부인과가 개설되지 않거나 개설되어도 분만이 어려운 분만취약지역을 분석한 결과, 49개 지역으로 지역 간의 의료접근성의 격차를 보였다.

(4) 만성질환 중심으로 질병구조 변화

전 세계적으로 비감염성질환(Non-Communicable Disease, NCD)의 질병부담이 증가하여 왔고, 이러한 세계적 추이로 인해 2013년 WHO 총회에서는 2025년까지 NCD로 인한 조기 사망자 수 25% 감소를 목표로 Global NCD Action Plan을 수립하였다.

우리나라 역시 만성질환으로 인한 질병부담이 증가하고 있으며, 오인환 등(2011)은 우리나라의 주요 질병부담요인이 남자는 간경화증, 여자는 뇌혈관질환으로 변화되고 있음을 보고하였다. 만성질환의 사전예방 사업의 중요성이 지속적으로 강조되고 있으며, 2015년 담뱃값 인상으로 건강증진 영역에 대한 국가의 역할과 책임요구가 증가하고 있다.

2018년 우리나라의 65세 이상 고령자의 90% 이상이 1개 이상의 만성질환을 보유하고 있으며, 절반 이상(51%)은 만성질환 3개 이상을 보유하고 있다.

(5) 건강서비스 수요 변화

최근 국민소득 및 생활수준 향상 등에 따라 전체적인 건강욕구의 증가와 다양한 고급의료에 대한 수요가 증대되고 있으며, 이에 따라 시장기능을 중시한 보건의료의 사업화에 대한 논의가 대두되고 있다. 따라서 국민들의 의료수요가 과거 치료(cure)와 케어(care) 중심이었다면, 향후에는 웰빙(wellness) 중심으로 변화할 것으로 예상된다.

그러나 다른 한편으로는 취약계층에 대한 기본의료 수요 충족 등 공공보건의료 역할은 여전히 미흡한 것으로 평가되어 국가적 보건의료 안전망에 대한 강화 필요성은 여전히 존재한다.

(6) 국민의료비 증가

우리나라의 국민의료비는 지속적으로 상승하고 있으나, OECD 평균과 비교하면 여전히 낮은 수준이다. 하지만 OECD 국가 중에서 가장 빠르게 증가하고 있다.

2017년 131.0조원의 국민의료비를 지출하였으며, GDP에서 차지하는 비중은 7.6%로, OECD 평균(8.9%)에 비해 낮으나, 연평균 증가율은 OECD 국가 중에서 가장 높다.

우리나라 국민 1인당 의료비 역시 OECD 평균과 비교하면 여전히 낮은 수준이지만 지속적으로 상승하고 있으며, 특히 OECD 국가 중에서 가장 빠르게 증가하고 있다.

이는 건강보험이 확대되고 소득수준 증가 및 만성퇴행성 질환의 증가로 의료요구도가 증대됨에 따라 국민의료비가 1980년 1조 3천억 원에서, 2017년 131조원으로 약 130배 이상 증가하였다. 이에 의료비 지출문제와 의료서비스수준문제를 동시에 고려하여 보다 합리적인 국민의료비 관리방안에 대한 사회적 요구를 충족시킬 필요성이 있다.

(7) 의료서비스산업 및 IT기술의 발달

정보화 시대가 가속화됨에 따라 u-Health 같은 정보통신기술을 이용한 의료서비스 제공체계에 대한 요구도가 지속적으로 증가하고 있다. 또한 지식기반사회 조성과 정보전파의 가속화는 향후 의사-환자 간 정보 격차 축소에 기여할 것으로 기대되며 의료서비스 질에 대한 관심과 기대가 커질 것으로 예상된다.

3) 국민건강증진종합계획

(1) 국민건강증진종합계획의 개요

국민건강증진종합계획(Health Plan, HP)은 「국민건강증진법」 제4조에 따라 국민건강증진 및 질병예방을 위해 매5년마다 수립하는 국가 차원의 건강증진 로드맵이다. 우리나

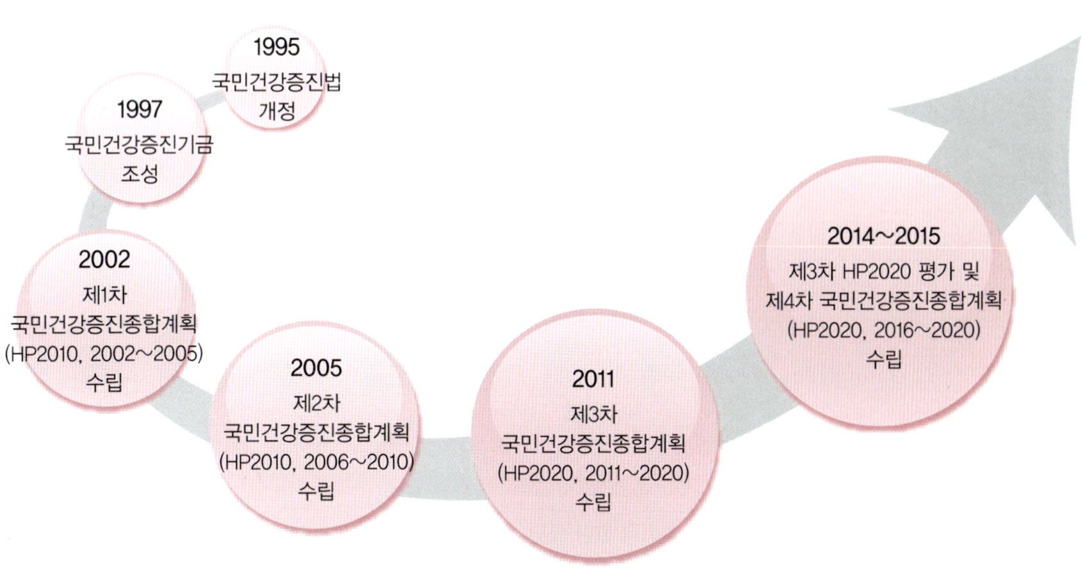

그림 1-3 국민건강증진종합계획 추진경과

출처: 보건복지부 · 한국건강증진개발원(2015). 제4차 국민건강증진종합계획 2016~2020.

라 HP는 2002년 제1차 계획(2002~2005) 수립, 2005년 제2차 계획(2006~2010) 수립, 2010년 제3차 계획부터 2011~2020년에 이르는 10년 계획 수립, 2015년 제4차 계획(2016~2020)은 제3차 HP2020의 중간 수정의 형태로 수립하였다.

WHO에서 제시한 '건강'은 포괄적인 건강의 시각(신체적, 정신적, 사회적 안녕의 상태)을 가지고 있으며, 건강을 하나의 기본권으로서 모든 사람에게 차별 없이 적용되어야 하는 건강형평성을 중요시 하였다. 또한 건강증진을 '사람들이 자신의 건강에 대한 통제력을 증가시키고 건강을 개선할 수 있게 하는 과정'으로 정의하였다. 오타와헌장에서는 건강증진을 '사람들이 자신의 건강을 관리하고 향상시키게 하는 과정'으로 정의하였으며, 방콕헌장에서는 건강증진을 '사람들로 하여금 자신의 건강과 건강결정요인에 대한 관리능력을 증가시켜서 스스로 건강수준을 향상시키는 것을 가능하게 하는 과정'으로 정의하였다.

HP는 개인의 주도적 참여에 의한 자신의 건강 및 건강결정요인 변화능력 향상을 정부가 지원하는 과정으로, 개인의 주도, 정부의 지원, 건강결정요인의 세 가지 키워드를 가지고 있으며, 이 중 건강결정요인은 HP에서 변화시키고자 하는 대상이며, 건강결정요인 중 건강행동, 보건의료서비스제공환경, 사회·물리적 환경요인의 개선은 사업과제로서 중점적으로 적용하였다.

표 1-4 건강결정요인의 분류 및 건강기여정도

건강결정요인			건강기여정도	사업 분야와의 관련성
대분류	중분류	소분류		
개인적 요인	개인적 특성	생물의학적 요인	9~19%	인구집단별 건강관리 (생애주기별 건강관리, 건강취약집단 건강관리)
		정서적 요인		
	사회경제적 특성	개인의 사회경제적 요인	40%	
	건강행동	건강행태 보건의료 이용	22~51%	건강생활 실천 확산
환경적 요인	보건의료서비스	건강증진	10%	예방중심의 상병관리
		제공환경		
	사회적 환경	사회적 환경 요인	2~20%	안전 환경보건
	물리적 환경	물리적 환경 요인		

미국 Healthy People 2020은 기본적으로는 라론드(Lalonde)가 제시한 건강결정모형을 토대로 Healthy People 2010에서 제시한 모형을 발전시켜 개인의 타고난 특성(연령,

성, 종족, 유전적인 요인), 개인의 행동, 개인의 사회적 자본(사회, 가족, 지역사회 네트워크, 생활 및 작업 환경), 광범위한 사회 · 경제 · 문화 · 건강 · 환경적 조건을 열거하고 있으며, 이러한 건강결정요인은 다양한 개입(정책, 프로그램, 정보)을 통하여 건강산출물을 생성하며, 결과는 평가되고 모니터 되어 지속적이며 순환하는 것으로 건강증진종합계획에 건강결정요인을 반영하고 있다.

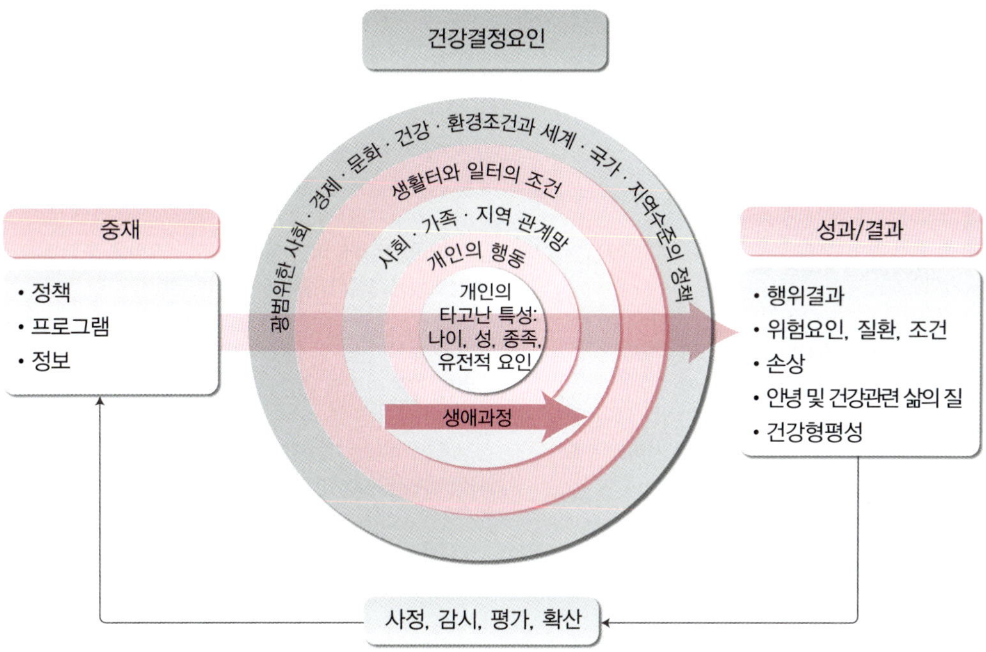

그림 1-4 미국의 Healthy People 2020의 실행 모형

HP 2020은 2011~2020년까지의 종합계획이며, 제4차 종합계획은 제3차 종합계획의 성과를 점검하고 보완하는 계획이므로, 제3차 종합계획에서 설정한 방향을 유지하되 평가별로 미흡한 부분을 강화하였다. 제4차 종합계획 수립은 우리나라 환경변화 전망을 통한 방향 설정, WHO의 건강 및 건강증진 정의에 근거한 방향 설정, 방콕헌장을 기초로 한 HP 2020의 접근 전략을 근간으로 계획을 수립하였다.

우리나라 환경변화로 노인인구의 증가에 따른 만성질환 건강관리체계를 구축, 노인의료비 급증 통제, 소득차이에 따른 건강 양극화 등을 전망과 방콕에서 개최된 제5차 세계건강증진대회(2005)에서 제시한 건강증진의 전략과 WHO의 건강 및 건강증진의 정의에 근거하여 HP 2020의 추진 방향을 설정하였다(표 1-5).

표 1-5 우리나라 환경변화 전망을 통한 HP 2020 방향 설정

환경변화 전망	HP 2020 적용
병약하고 경제적 자립도가 낮은 노인인구 집단의 증가	노인인구에 대한 효율적 건강관리 대책을 중점과제에 포함(인구집단별 건강관리 분야)
소득양극화 심화로 인한 건강취약 가정 발생	취약가정에 대한 지자체 건강증진사업을 중심으로 중점과제에 포함(인구집단별 건강관리)
기후변화, 국제화 등에 따른 신종 감염병 출현 및 해외유입 감염병 증가	신종 감염병 출현 등에 대한 비상방역대책을 중점과제에 포함(감염질환관리 분야)
건강생활습관 등 건강결정요인의 악화	금연, 절주, 신체활동, 영양 등 주요 건강생활습관을 중점과제에 포함(건강생활 실천 확산 분야)
만성질환의 지속적 증가	암, 심뇌혈관질환, 비만 등 주요 만성질환을 중점과제에 포함(만성퇴행성 질환과 발병위험관리 분야)
노령화와 고급서비스 욕구 증대에 따른 국민 의료비 증가	예방적 계획 수립 및 생애주기별 접근을 통한 국민의료비 감소 노력이 계획 수립의 배경 및 기조가 됨
소득수준의 향상으로 보건의료 서비스 수요 변화	건강증진서비스 기능 강화 등을 중점과제에 포함(사업체계관리 과제)

표 1-6 방콕헌장을 기초로 한 HP 2020의 접근 전략

방콕헌장		HP 2020	
		적용 방향	중점사업
주창	인간의 기본권 및 공동연대에 기초해서 건강의 중요성 및 형평성을 사회에 널리 알린다.	• 건강증진사업의 가치에 대한 공감대 조성	• 건강 교육 홍보
투자	건강결정요인을 관리할 수 있는 지속가능한 정책 및 프로그램 개발과 건강증진을 위한 하부구조 구축, 재정 등을 위해 투자한다.	• 필요한 재원의 마련 및 효율적 지출 • 건강관리를 위한 전략과 사업의 다각화 • 계획과 실적의 지속적 점검, 모니터링 체계 구축 • 건강증진사업 추진 체계의 정비	• 건강증긴기금의 역할 정립 • 건강보험의 건강증긴 기능 정립 • 평가체계의 효율적 운영
역량함량	정부, 학계, 지역사회 및 시민사회, 일반인 등을 대상으로 정책개발, 리더십, 서비스 수행, 지식전달 및 연구, 지식습득 능력을 배양한다.	• 정보통계 체계 구축 및 근거 정비	• 정보통계 체계 구축 • 보건소사업 역량강화

표 1-6 방콕헌장을 기초로 한 HP 2020의 접근 전략(계속)

방콕헌장		HP 2020	
		적용 방향	중점사업
법규제정 및 규제	건강위해로부터의 보호와 모든 이들의 건강과 안녕을 위한 동등한 기회 제공이 가능하도록 법규를 제정하고 규제한다.	• 정책적 지원: 정책적으로 보건의 우선순위를 높이고, 실천될 수 있는 기반 구축	• 건강증진 환경조성을 위한 관련 규제 강화
파트너십 형성 및 연대구축	공공과 민간부문, 비정부기관, 시민사회 및 국제기구가 지속적인 활동을 만들어가기 위한 파트너십 형성 및 연대를 구축한다.	• 연대구축을 통한 건강지원 공공정책 여건의 조성(공공과 민간/ 비보건과 보건)	• 민간부문의 건강증긴 기능 확대

표 1-7 WHO의 건강 및 건강증진의 정의에 근거한 HP 2020 방향 설정

WHO의 건강 및 건강증긴 개념	HP 2020 적용	
WHO에서는 오타와헌장, 방콕헌장 등에서 건강증진의 개념 및 실천방향을 정함	WHO의 건강증진에 대한 시각을 존중하여, 이를 근거로 계획을 수립	
건강은 기본권으로서 존중하며, 건강형평성을 중요시 함	목표: 건강형평성 추가	
변화대상은 건강결정요인이며, 건강결정요인 중 건강행동, 보건의료서비스 제공 환경, 사회물리적 환경 요인의 개선을 우선으로 적용	건강결정요인 대분류	HP 2020의 중점분야 적용
	개인사회적 특성	인구집단별 접근
	건강행동	건강생활 실천 확산
	보건의료서비스	예방중심의 상병관리
	사회물리적 환경	안전 환경
접근의 원칙은 개인의 주도적 참여를 유도하며, 이를 정부가 지원함	비전: 온 국민이 함께 만들고 누리는 건강세상	
접근전략은 주창, 투자, 역량함양, 법규 제정 및 규제, 파트너십 형성 및 연대구축을 근간으로 함	접근전략: 인프라, 정보체계 재원 등	

HP 2020의 비전은 '온 국민이 함께 만들고 누리는 건강세상'으로, 건강의 포괄적인 개념인 신체적 · 정신적 · 사회적 건강개념을 추구하며, 건강증진의 정의에서 중시하는 각 구성원의 적극적인 자기건강관리 참여와 기본권으로서 평등하게 건강을 누릴 수 있다는 개념을 적용하였다. 목표는 '건강수명연장과 건강형평성 제고'로 수립하고, 중점과제는 건강생활실천, 만성퇴행성질환과 발병위험요인관리, 감염질환관리, 안전환경보건, 인구집단건강관리, 사업체계관리 6개 분야로 선정하였다(그림 1-5).

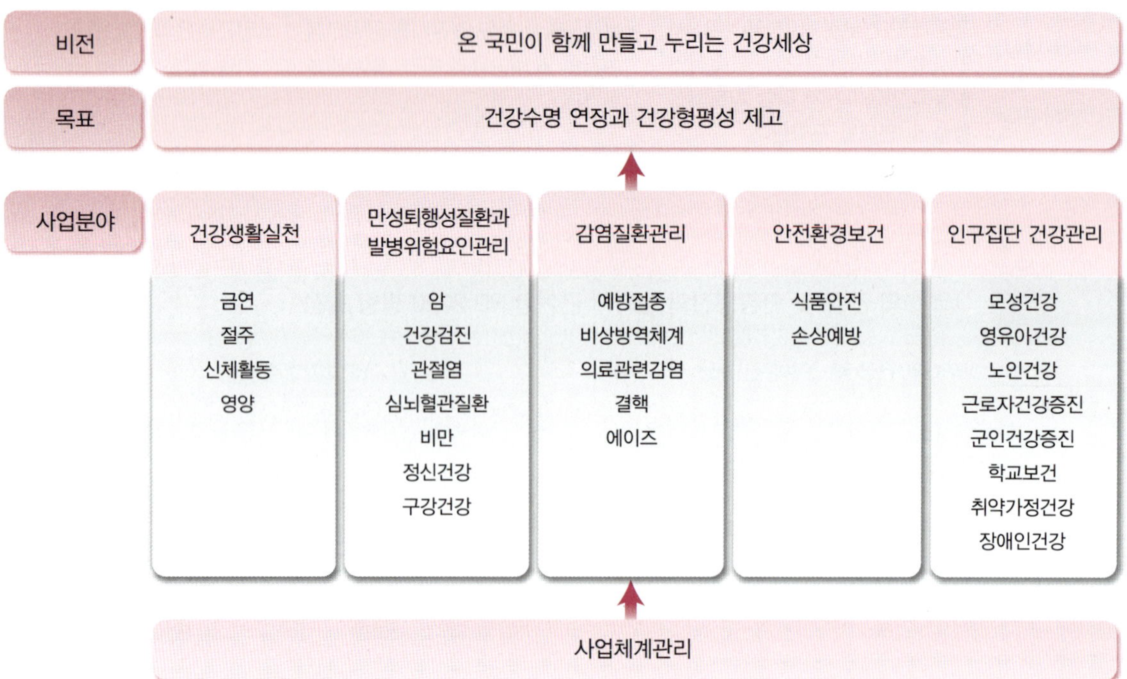

그림 1-5 제4차 국민건강증진종합계획(HP 2020)의 기본틀

출처: 보건복지부 · 한국건강증진개발원(2015). 제4차 국민건강증진종합계획 2016~2020.

(2) 국민건강증진종합계획의 목표

HP 2020의 목표는 '건강수명 연장'과 '건강형평성 제고'이다.

① 건강수명 지표

건강수명(Healthy Life Expectancy)은 평균수명에서 질병이나 부상으로 활동하지 못한 기간을 뺀 기간으로, '단순히 얼마나 오래 사는가'에 중점을 둔 지표가 아니라 '얼마나 건강하게 오래 사는가'에 중점을 두고 산출한 지표이다.

2007년 기준 우리나라의 평균수명이 79.6세임에 비해 건강수명은 71세로 추정되는 것을 감안하여, 2020년까지 건강수명을 75.0세로 연장하는 것이 목표로 제시되었다. 2012년 기준으로 건강수명이 73세로 기대수명 증가와 함께 증가하였으나, 여전히 기대수명과는 약 10년의 격차가 있는 상황이다. 이에 따라 사전예방 중심 평생 건강관리 전략을 강화하여 구체적인 사업으로 흡연 · 운동 · 영양 등 생활습관 개선, 건강프로그램 확충 등을 제시하였으며, 건강환경 조성 강화를 위해 건강캠페인, 건강위해요인 규제강화, 건강도시 활성화 방안을 마련하였다.

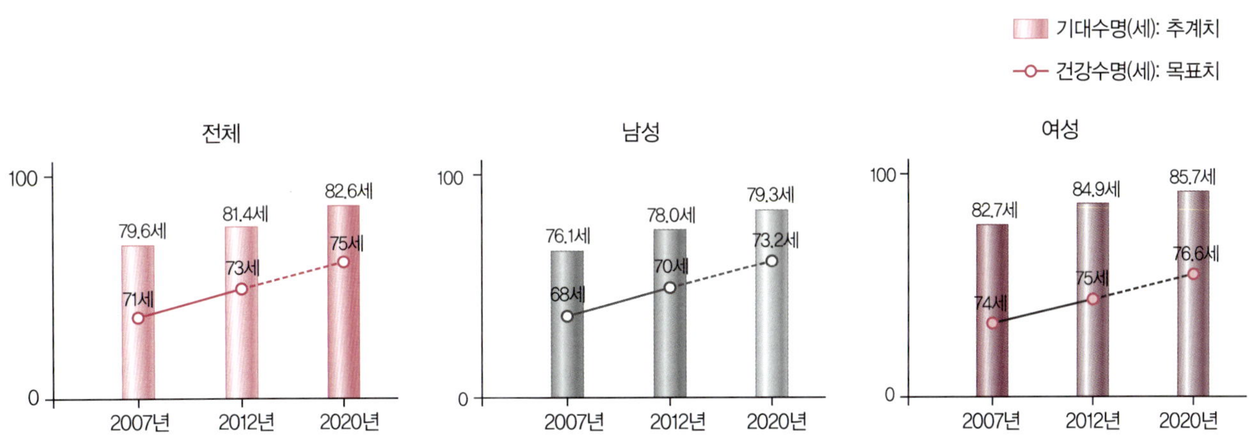

그림 1-6 건강수명 연장 달성 현황

자료원: 2007년 건강수명. World Health Statistics. WHO, 2009; 2012년 건강수명. World Health Statistics. WHO, 2014; 2020년 건강수명 목표치. 제3차 국민건강증진종합계획. 보건복지부 · 한국보건사회연구원, 2011; 2007 및 2012년 기대수명. 생명표. 통계청, 2012; 2020년 기대수명 추계치. 장래인구추계(중위수준). 통계청, 2011.
출처: 한국건강증진개발원(2015). 2014 Health Plan 2020 Annual Report.

② 건강형평성

국제건강형평성학회(International Society for Equity in Health)는 '사회적 · 경제적 · 인구학적 · 지리적으로 구분된 인구집단이나 인구집단들 사이에 존재하는 한가지 이상의 건강측면에서 나타나는 체계적이고 잠재적으로 교정 가능한 차이'라고 정의하였다. 이는 건강에서의 개인 간 변이가 아닌 사회경제적 위치지표에 따른 건강수준의 차이를 나타내는 용어로 '사회경제적 건강 불평등'이 사용될 수 있다. 건강형평성(health inequity)은 이러한 사회경제적 건강 불평등을 의미한다. 따라서 건강은 가치 있는 인간 생활을 가능하게 하는 필수적인 전제 조건이고 따라서 건강 불평등은 곧 정의에 어긋남을 의미한다.

따라서 건강 불평등을 감소시켜야 하는데 우드워드(Woodward) 등은 첫째, 그것이 불공평한 것이기 때문이고, 둘째 불평등은 모든 이에게 영향을 미치며, 셋째, 불평등은 피할 수 있고, 마지막으로 불평등을 감소시키는 많은 시도들이 비용효과적으로 위의 네가지 이유를 제시하고 있다.

우리나라도 건강 불평등은 실재하는 중요한 사회문제로, 특히 취약계층의 건강을 개선하기 위해 열악한 환경과 불건강 문제, 그리고 이로 인해 야기되는 다양한 사회문제에 대한 과제가 있다. 또한 건강 불평등을 줄이지 않고는 국민 전체의 건강수준을 향상시킬 수 없다.

이러한 건강 불평등은 '소득과 건강 불평등의 악순환'을 낳게 됨으로, 우리사회에서도 인구집단간 건강 불평등을 중요한 정책적 문제로 다루어야 할 필요성이 있다.

미국 CDC에서는 국민의 건강을 결정하는 개입의 수준을 다섯 단계의 피라미드 형태로서 인구집단에 대한 영향과 개인의 노력요구 정도를 제시한 바 있다. 이 중 가장 큰 영향을 미치는 것은 사회경제적 요인으로 나타났고, 가장 영향력이 적은 것은 개인의 행태변화에 해당하는 상담 및 교육으로 나타났다. 이는 개인의 노력보다는 국가의 정책이 국민 건강에 매우 중요하고 효과적인 수단임을 보여주고 있다(그림 1-7).

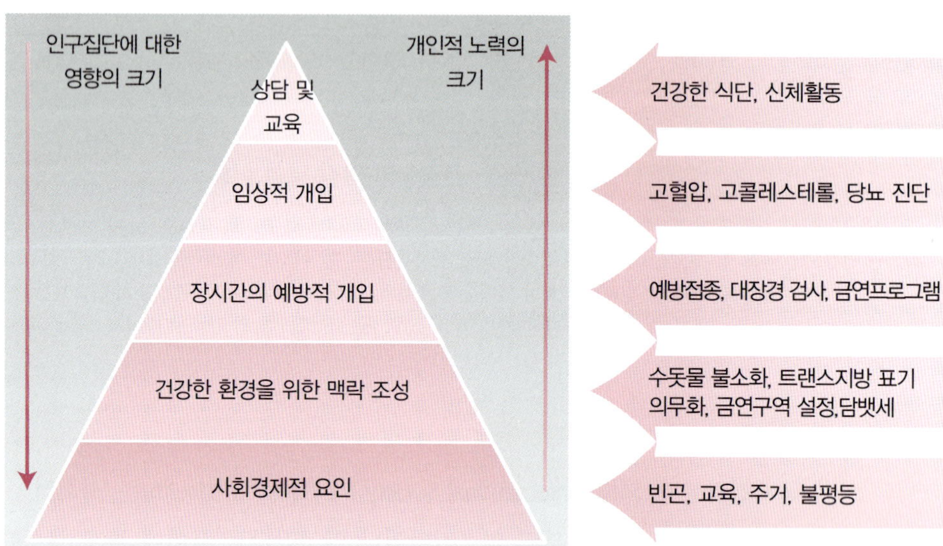

그림 1-7 건강 영향 피라미드

출처: 김동현 외(2013). 지역사회건강수준 순위평가를 위한 전략개발과 적용.

건강형평성 지표는 각 전문분과의 주제별 특성에 따라 건강형평성 제고의 적용대상과 범위가 다양하다는 점을 감안하여 총괄 모니터링 지표를 선정하지는 않았으나, 건강형평성 제고의 평가를 위해 소득수준별 · 성별 기대수명 격차의 추이를 모니터링

하였다. 향후 기대수명 및 건강수명의 소득 · 계층 및 지역 간 격차를 조망할 수 있는 건강형평성 지표 개발을 착수하여 제5차 국민건강증진종합계획(HP2030)에 반영할 계획이다. 또한 제3차 종합계획과 같이 건강형평성의 요소인 사회경제적 지표는 건강생활실천, 질병예방(만성 및 감염성질병) 분야에서 다양한 유형으로 나타나기 때문에 각 중점과제별로 건강형평성을 강화할 수 있는 성과지표와 전략을 보완하였다.

(3) 국민건강증진종합계획의 중점 분야별 추진전략

HP 2020 중점과제는 건강결정요인을 중심으로 여섯개 분야인 건강생활실천, 만성퇴행성질환과 발병위험요인 관리, 감염질환관리, 안전환경보건, 인구집단건강관리, 사업체계관리로 구분되며, 이는 크게 건강관리 사업 과제 및 효과적인 사업추진을 위한 전략적 수단과 사업체계로 구분된다. 아울러 건강관리 목표 달성을 위해 대표지표를 선정하여 관리하고 있다. 대표지표는 제3차 종합계획의 대표지표를 기본으로 하되, 건강증진정책의 세계 동향에 따라 Global NCD Action Plan과 비교하여 투입보다 산출(결과) 지표 중심으로 개선하고 청소년 건강(흡연율)을 반영하는 지표를 추가하였다.

표 1-8 제4차 HP 2020 대표지표 현황

과제		대표지표	2008년 기준치	2013년 현황	2020년 목표치
1	금연	성인 남성 현재 흡연율	47.7%	42.1%	29.0%
		중고등학교 남학생 현재 흡연율	16.8%	14.4% ('15, 11.9%)	9.0%
2	절주	성인 연간음주자의 고위험 음주율	남자 28.4% 여자 8.4%	남자 22.5% 여자 7.2%	남자 19.0% 여자 5.1%
3	신체활동	유산소 신체활동 실천율	–	57.1% ('14년)	62.8%
4	영양	건강식생활 실천율 (지방, 나트륨, 과일/채소, 영양표시 4개 지표 중 2개 이상을 만족하는 인구 비율)	30.2%	35.6%	48.6%
5	암관리	암 사망률(인구 10만명 당)	103.8명	90.4명	82.3명 (2019년)
6	건강검진	일반(생애) 건강검진 수검률 (건강보험 적용자)	64.3%	72.2%	80.0%

표 1-8 제4차 HP 2020 대표지표 현황(계속)

과제		대표 지표	2008년 기준치	2013년 현황	2020년 목표치
7	심 · 뇌혈관 질환	고혈압 유병률	26.9%	27.3%	23.0%
		당뇨병 유병률	9.7%	11.0%	11.0%
8	비만	성인 비만유병률	남자 35.6% 여자 26.5%	남자 37.6% 여자 27.5%	남자 ≤37.0% 여자 ≤27.0%
9	정신보건	자살 사망률 감소(인구 10만명 당)	26명	28.5명	20명
10	구강보건	아동 · 청소년 치아우식 경험률 (영구치)	61.6% ('06)	57.3% ('12)	45.0%
11	결핵	신고 결핵 신환자율 (인구 10만명 당)	78.9명 ('11년)	71.4명	39.5명
12	손상예방	인구 10만명 당 손상 사망률	61.7명	61.3명	56.0명
13	모성건강	모성사망비(출생 10만명 당)	12명	11.5명	9명
14	영유아	영아사망률(출생아 천명 당)	3.4명	3.0명	2.8명
15	노인건강	노인 활동제한율 (일상생활 수행능력 장애율)	11.4%	6.9% ('14)	6.5%

(4) 국민건강증진종합계획의 주요 내용

① 건강생활 실천 분야

생활습관이 만성퇴행성 질환의 발병 및 경과와 밀접한 연관이 있으므로 오늘날에는 건강의 가장 중요한 근원적 결정요인이라 할 수 있다. 따라서 건강생활실천분과에서는 만성질환과 관련성이 높은 금연, 절주, 신체활동, 영양의 4개 중점 과제이다.

② 예방 중심의 상병 관리 분야

현재 유병률이 높거나, 조기사망의 원인이면서 예방관리를 통하여 유병률을 낮추고 조기사망을 낮출 수 있는 질환에 대한 예방적 관리 분야이다. 따라서 만성질환 예방 및 관리를 위해 만성질환으로 암, 심 · 뇌혈관 질환, 고혈압, 고지혈증, 당뇨, 비만, 정신보건, 구강보건 등을 포함하여, 만성질환의 예방을 위한 건강검진이 중점과제로 포함되었다.

'만성 질환 예방 · 관리 종합계획'을 수립하여 위험요인부터 만성질환까지 종합적으로 관리하기 위해 고혈압, 당뇨병, 고지혈증 등 선행질환에 대한 자가관리능력 향상 및 지속치료를 통해 뇌졸중, 심근경색증 등 심 · 뇌혈관질환 발생 예방을 목표로 하고 있다(그림 1-8).

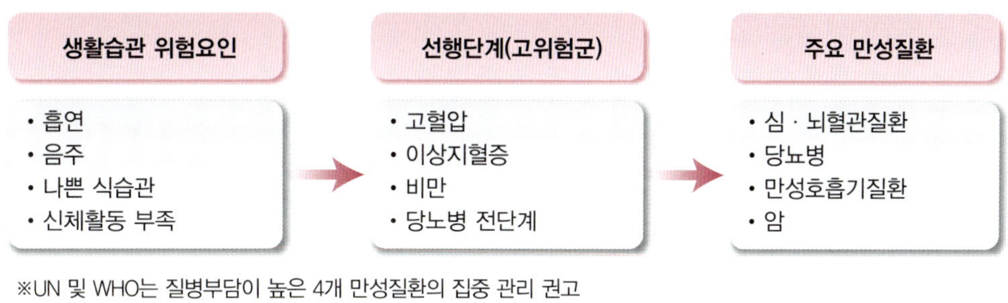

그림 1-8 만성 질환 예방 · 관리 종합계획

감염질환인 결핵, 에이즈 그리고 신종감염병 대응을 위한 예방접종, 비상방역체계, 의료관련 감염이 중점과제이다.

③ 안전 환경 보건관리 분야

사회적 · 물리적 환경관리 분야로서 식품안전과 손상예방이 중점과제로 선정되었다. 제3차 종합계획 중점과제인 '건강영향평가'는 건강증진 인프라 강화에 집중하기 위해서 사업체계관리 과제로 통합하였다.

④ 인구집단별 건강관리 분야

생애주기별 구분(영유아, 모성, 노인 등) 또는 비교적 공통적 건강문제를 갖고 있으며, 접근이 용이한 대상 집단(근로자, 학생 등)을 포함시킨다. 인구집단별 건강관리를 위해 대상 인구집단을 선정할 때 형평성 제고를 감안하는데, 이에 따라 저소득층 및 다문화가정을 위한 취약가정건강, 장애인 등의 인구집단을 건강증진 분야의 대상으로 선정하였다.

⑤ 사업체계관리 분야

다양한 건강증진사업 추진을 위한 수단을 정비하고, 효과적으로 관리하기 위하여 사업체계관리로 인프라, 평가, 정보 및 통계, 재원 등 정책 추진체계 강화를 위한 전략을 정비하였다.

4) 통합건강증진사업

통합건강증진사업은 지자체가 지역사회 주민을 대상으로 지역사회특성과 주민의 요구를 반영하여 건강생활실천, 만성질환예방, 취약계층 건강관리 등의 프로그램과 서비스를 추진하는 사업이다. 지역사회 통합건강증진사업은 기존 국고보조사업과 달리 지역여건을 고려한 사업설계 과정과 성과중심의 평가로 사업 간 통합 및 연계를 통해 효율성을 지향하고 있다 (chapter 07. 6절 참조).

제4절 보건의료전달체계의 이해

보건의료전달체계는 의료기관의 기술수준에 따라 기능분담과 협업관계를 결정함으로써 의료이용을 단계화하고 의료자원의 효율적 활용과 적정의료 이용을 유도하기 위한 제도적 장치이다. 즉, 가용 의료자원을 보다 효율적으로 활용함으로써 필요할 때 적절한 의료기관에서, 적합한 의료인에게, 적정 서비스를 받을 수 있도록 제도화하는 것을 의미한다.

우리나라의 의료전달체계는 1989년 7월 1일 국민건강보험제도와 함께 도입되었다. 또한 국민건강보험제도와 노인장기요양보험제도를 통해 '국민보건과 사회보장 증진으로 국민의 삶의 질 향상'을 실현하고자 노력하고 있다.

1. 우리나라의 보건의료전달체계

1) 우리나라 보건의료의 발달

오랜 기간 동안 우리나라에서 의료는 국민 개개인의 책임으로 인식되어 왔다. 우리나라에서 비교적 제도화된 의료전달체계를 갖춘 시기는 조선 말기라고 볼 수 있다. 왕실을 위한 내의원과 일반의료 행정을 담당한 전의감 및 서민의 구료를 위한 혜민서나 활인서 등의 조직들이 여기에 포함된다. 그러나 현대적 의미의 체계를 갖추기 시작한 것은 고종 31년으로 의정부–내부–위생국–위생과의 조직을 갖추었으며, 위생과에서는 주로 감염병 예방과 종두 보급 및 검역을 담당하였다. 또한 의사 알렌(Allen)이 1885년 광혜원을 설립하여 우리나라에 서양의학을 처음 도입하였다.

한일합병 후 일제시기에는 독일의학이 도입되었으며 총독부–경찰총감–경찰국–위생과를 두어 보건을 경찰행정에서 담당하였으며, 후에 도립병원이 된 자혜의원과 기독교 선교병원에서 병원수준의 진료를 담당하였다. 해방 이후에는 미국식 의료제도가 도입되어, 1951년 「국민의료법」에 의해 보건소가 설립되었으나, 공중보건 및 예방기능만 수행하여 그 역할을 다하지 못하였다. 이러한 공공의료체계의 취약성은 상대적으로 민간의료분야의 발전을 가져왔다.

그러던 중 1975년 제4차 경제개발 5개년 계획지침에 처음으로 보건부문이 포함되면서 보건의료에 대한 대책이 국가차원에서 논의되기 시작하였으며, 1976년 한국개발연구원에 보건기획단이 설치되고 한국보건개발연구원이 설립되었다. 1977년에는 의료보호사업과 의료보험제도가 실시되었는데 이 같은 제도의 도입으로 의료수요가 급격히 증가하게 되었다. 또한 국민의 대형병원 선호의식으로 인해 의원의 영세화와 병원의 급성장이 일어났다. 이러한 사회 변화에 따라 보건의료전달체계의 필요성이 대두되었으며, 체계적인 제도를 확립하게 되었다.

1980년대 보건의료전달체계가 도입되던 초기에는 전국을 행정구역과 생활권에 따라 중요 진료권으로 구분하였으며, 도를 중심으로 한 8개의 대진료권, 시 · 군을 중심으로 한 142개의 중진료권을 설정하였다. 그리고 의료기관도 1, 2, 3차 의료기관으로 분류하고, 3차 의료기관은 500병상 이상의 대학병원 또는 700병상 이상의 종합병원으로 선정하여 그 기능을 분담하고자 하였다. 그러나 이러한 제도에도 불구하고 3차 의료기관으로의 환자집중과 대기시간의 지연 등의 문제가 유발되었으며, 상대적으로 중소의료기관은 환자 부족으로 병원 운영의 어려움을 겪게 되었다. 이러한 점을 고려하여 정부는 1998년 9월 진료전달체계를 1단계, 2단계로만 구분하여 보건의료전달체계에서 진료권의 개념을 사실상 폐지하여 오늘에 이르게 되었다.

2) 진료전달체계

진료전달체계란 모든 국민에게 동등한 의료수준을 유지하면서 체계적으로 의료서비스를 제공하기 위해 인력, 시설, 장비, 재원관리기술 및 모든 정보를 고려하여 의료자원의 배치, 기능 및 그 상호관계 등을 의미하는 서비스 제공체계라 할 수 있다. 「국민건강보험 요양급여의 기준에 관한 규칙」 제2조(요양급여의 절차)에 의하면 1단계 요양급여를 받은 후 2단계 요양급여를 받아야 한다. 1단계는 「의료법」 제3조4에 따른 상급종합병원을 제외한 요양기관에서 가능하며, 2단계는 상급종합병원에서 받는 요양급여를 말한다.

3) 우리나라 진료전달체계의 현실

우리나라 국민의 건강수준은 소득수준의 증가, 생활환경의 개선, 보건의료자원의 양적 · 질적 확충에 힘입어 짧은 기간에 비약적으로 향상되었다. 그러나 아직도 국민의 건강 및 삶의 질 수준은 선진국에 비해 미흡한 상태이고, 보건의료서비스 공급체계는 국민의 욕구를 충족시키기에 부족한 측면이 많다. 특히 상급종합병원으로의 환자 집중현상과 의료기관간 종별 기능이 분화되지 못하고 경쟁이 심화되어 병상 · 장비 등 외형확대와 과도한 의료 등 자원 활용의 비효율이 발생하고 있다.

반면 급증하고 있는 노인 · 만성질환에 대한 체계적인 관리 등 의료수요 변화에 대응한 국민의 건강관리방안은 미흡한 실정이다. 따라서 의료기관 기능 재정립 및 1차 의료 활성화 계획을 위한 의료서비스 공급체계를 개선하고자 하는 정책을 추진하였다. 주요 추진방향은 적절한 비용으로 양질의 의료서비스를 효율적으로 제공하는 것이다. 의원은 외래 환자에 대한 포괄적이고 지속적인 의료서비스를 제공하는 1차 의료의 역할을 강화하고, 병원은 전문 병원화를 통해 경쟁력을 강화하고 의료취약지역에서 지역거점화를 통한 지역의 중심병원을 육성한다. 대형병원은 중증질환자에 대한 진료기능과 함께 교육 및 연구기능을 대폭 강화하여 세계적인 경쟁력을 갖춘 병원으로 육성한다(그림 1-9).

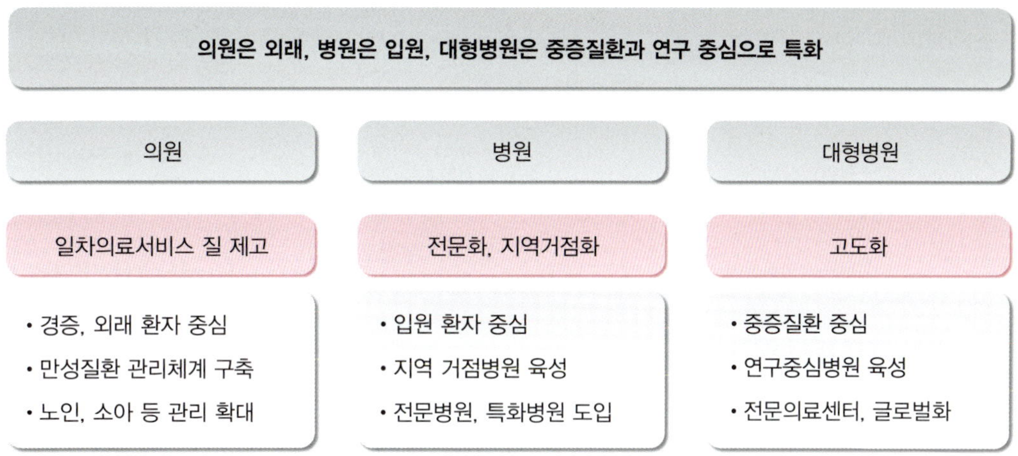

그림 1-9 의료기관 재정립 방향

출처: 보건복지부(2016). 2015 보건복지백서.

또한, 1차 의료 활성화를 위한 '의원급 만성질환관리제' 시행 등 관련 과제를 단계적으로 추진하고 있으며, 고혈압, 당뇨병 등 만성질환자에게 지역의원 의사의 주기적 상담과 건강관리지원을 내용으로 하는 '지역사회 일차의료 시범사업'을 추진하고 의료공급체계 개선을 위한 노력을 지속하고 있다. 그 외에도 의료기관 평가인증제 적용을 통해 양질의 의료서비스 제공을 위해 노력하고 있다(보건복지백서, 2015).

4) 응급의료전달체계

우리나라 응급의료전달체계는 1989년부터 구축되기 시작하였으며, 1991년 4월에 「응급의료체계의 관리운영에 관한 규정」(보건사회부령)이 제정 · 공포되었다. 1994년에 제정된 「응급의료에 관한 법률」이 1995년부터 시행되면서 활기를 띠게 되었다. 1995년에는 응급의학 전문의 제도 신설, 1996년에는 권역응급의료센터의 도입, 2000년에는 응급의료에 관한 법률의 전면개정이 이루어져 응급진료기관체계를 권역응급의료센터-지역응급의료센터-지역응급의료기관의 3단계로 정립하였다. 지역응급의료기관 또는 지역응급의료센터를 지정할 수 있도록 응급실의 시설 · 장비 및 인력을 지원하는 사업을 추진하여 2008년에는 4개소, 2009년에는 6개소를 선정하였다. 2016년에는 지역응급의료센터 124개소 및 지역응급의료기관 271개소 설치를 위한 지원을 하였다(표 1-9).

표 1-9 응급의료기관 구성체계

구분	수	지정권자	수급권자
중앙응급의료센터	1	보건복지부장관	응급의료체계 관리총괄
권역응급의료센터	40	보건복지부장관 (시 · 도지사와 협의)	권역 내 최종 응급진료기관, 중증 응급환자진료
권역외상센터	9	보건복지부장관	권역 내 중증외상 환자에 대한 최종진료
전문응급의료센터	2	보건복지부장관 (시 · 도지사와 협의)	전문응급진료기관
지역응급의료센터	124	시 · 도지사	중증 응급 환자 진료
지역응급의료기관	271	시장 · 군수 · 구청장	경증 응급 환자 및 야간 · 휴일의 일반 환자 진료

출처: 보건복지백서(2016). 2015 보건복지백서.

또한, 2012년 5월 개정된 「응급의료에 관한 법률」을 통해 3년간 한시적으로 확충된 응급의료기금을 다시 5년 간(2013~2017년) 연장하여 응급의료분야에 대한 투자를 확대 · 유지하고, 외상센터 지정과 지원에 관한 근거가 마련되어 외상분야 발전을 기대할 수 있게 되었다.

2. 외국의 보건의료전달체계

보건의료전달체계는 그 나라의 사회제도 형태에 따라 결정되며 사회적 요구와 주요 국가정책에 따라 다르게 형성된다. 또한 보건의료전달체계는 기준이나 목적 관점에 따라 달리 분류될 수 있는데, 여기서는 프라이(Fry, 1970)가 제시한 유형을 소개한다.

1) 자유방임형

자유방임형 보건의료전달체계를 가지고 있는 나라는 개개인의 능력과 자유를 최대한으로 존중하여 자유시장경제의 논리에 따라 민간 주도로 이루어지고 정부의 간섭이나 통제는 가능한 한 극소화하고자 한다. 대표적인 나라로는 미국, 일본이 있으며 우리나라도 이러한 형태에 속한다고 볼 수 있다. 장점은 국민이 의료인이나 의료기관을 선택할 자유가 최대한 보장된다는 것이다. 또한 의료기관이 자유경쟁 하에서 운영되므로 의료서비스의 질적 수준이 높으며, 효율적인 경영을 할 수 있다. 의료인에게도 의료의 내용, 범위 및 수준 결정에 재량권이 충분히 부여되어 있다. 그러나 지역적으로 또는 사회 계층적으로 불균형이 있어 형평성의 이념에 어긋난다는 것과 의료비가 급격하게 상승한다는 점이 단점으로 지적되고 있다. 이러한 단점을 보완하기 위하여 정부의 관여, 간섭 또는 통제가 차츰 불가피해지고 있지만 이러한 통제 역시 기본 경제사회체계 하에서 이루어져야 하기 때문에 그 범위나 정도는 최소한이 될 수밖에 없다.

2) 사회보장형

사회보장형 보건의료전달체계를 가지고 있는 나라는 정치적으로는 자유민주국가이나 사회적으로 교육, 의료, 실업 등 사회보장을 중시하는 영국과 스칸디나비아 국가 등이 있다. 건강에 대한 권리는 인간의 기본권으로 다루어지면서 주로 정부가 주체가 되어 보건기획 및 자원을 효율적으로 활용하고 의료서비스를 무료로 제공한다.

누구에게나 균등한 의료서비스를 제공할 수 있으며, 자신에게 등록된 주민 수에 비례해서 보수를 받는 인두제를 채택하고 있어 예방이 강조된다는 장점이 있지만, 의료조직의 거대화로 인한 관료주의와 행정체계의 복잡성 등으로 비효율적 의료서비스, 의사에 대한 인센티브의 결여, 의료수준이나 진료에 임하는 의사의 열의가 상대적으로 낮아지는 등의 단점이 있다.

3) 사회주의형

사회주의형 보건의료전달체계를 시행하고 있는 나라는 러시아를 비롯한 과거 공산주의국가들이다. 의료자원과 의료서비스의 균등한 분포와 균등한 기회, 국가의 중앙집권적인 관리와 배분, 개인은 선택의 자유가 없지만 필요할 때면 언제 어디서나 무료로 의료서비스를 받을 수 있다는 특징이 있다. 예방이 매우 중요하며, 서비스 전달이 조직적으로 이루어져 의료자원이 효율적으로 할당 · 분포된다는 장점이 있지만, 관료체계로 인한 경직성, 의사들의 인센티브 결여에 따른 의료서비스의 질 저하 등이 단점으로 나타난다.

표 1-10은 세 가지 형태의 보건의료전달체계의 특성을 정리한 것이다.

표 1-10 보건의료전달체계 유형별 특성 비교

기준	자유방임형	사회보장형	사회주의형
대표 국가	미국	영국	러시아
의료서비스의 질적 수준	++	+	−
의료서비스의 포괄성	−	++	++
의료균점	−	++	++
선택의 자유	++	+	−
형평성	−	++	++
의료비 절감	−	++	++
의료자원의 효율성	−	++	+

3. 보건의료전달체계와 지역사회간호사

우리나라 보건의료전달체계 내에서 지역사회간호 분야별 인력으로는 보건소를 중심으로 한 보건간호사, 보건진료소의 보건진료전담공무원, 학교의 보건교사 및 산업장의 보건관리자인 산업간호사 등을 들 수 있으며, 이들의 인력 분포는 표 1-11과 같다.

표 1-11 지역사회간호 분야별 인력 분포

구분	간호사 수(명)		
	2012년	2014년	2016년
보건소	3,183	3,439	3,921
보건지소	773	863	915
보건진료소	1,866	1,839	1,846

출처: 보건복지부(2017). 2016 보건복지통계연보.

2015년 기준 면허 간호사 수는 338,629명이었으며, 2016년도에는 5.1% 증가한 355,772명으로 조사되었으나, 의료기관 종사인력은 2016년에는 179,989명에 불과하였다. 이 중 지역사회보건을 주로 담당하고 있는 지역사회간호사와 보건진료전담공무원은 2014년에는 총

6,141명이었으나 2016년에는 6,682명이 보건소 등(보건소, 보건지소, 보건진료소)에서 종사하고 있는 것으로 나타났다.

4. 보건의료체계의 구성요소

국가의 보건의료전달체계는 국가의 역사적 배경, 사회구조적 차이 및 보건의료에 대한 우선 순위에 따라 다양한 형태를 띤다. 그러나 기본적으로 보건의료체계는 보건자원 개발, 자원의 조직 및 배치, 서비스전달체계, 경제력 지지, 관리의 다섯 가지 요소로 구성된다(그림 1-10).

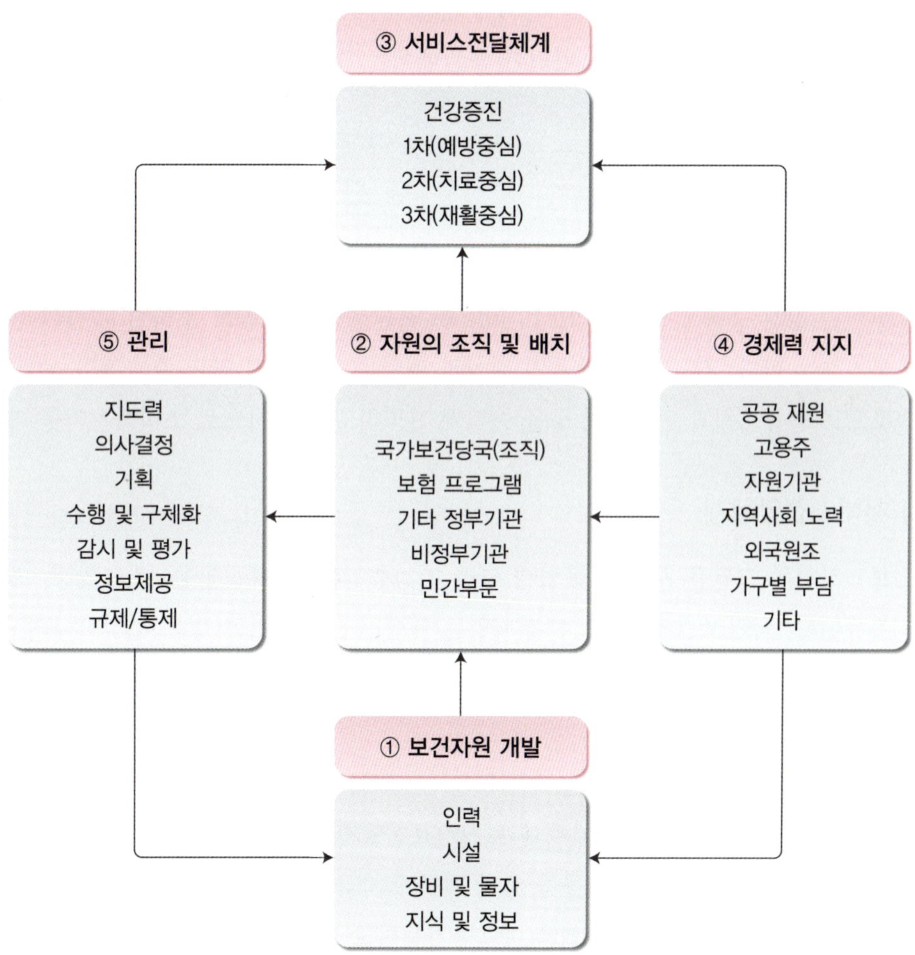

그림 1-10 국가보건의료체계의 5대 구성 요소

출처: Kleczlowski B.W.Et.Al.(1984). National Health Systems and Their Reorientation TowardsHealth for All. Public Health Papers No.77, Worth Health Organization, Geneva, 27.

첫 번째로 보건자원 개발은 인력, 시설, 장비 및 물자, 지식 및 정보 등을, 두 번째인 자원의 조직 및 배치는 공공조직과 영리 · 비영리 및 자원봉사단체 등을 포함한 민간조직 등을 어떻게 관리하고 효율적으로 조직하는가를 다룬다. 세 번째인 서비스전달체계는 서비스 제공의 목적에 따라 1차, 2차 및 3차 예방으로 제공되며, 네 번째인 경제력 지지는 세금으로 조달되는 정부의 일반재정, 사회보험, 민간보험, 기부금 및 개인이나 가족의 부담금 등이 해당된다. 다섯 번째인 관리는 보건의료체계 전체 조직의 운영을 원활하게 하기 위해 매우 중요한 부분으로 지도력, 의사결정 등으로 구성된다.

1) 보건자원 개발

보건의료제도는 자원의 조달과 배정으로 주어진 기능을 할 수 있어야 한다. 기본적인 보건자원으로는 인력, 시설, 장비 및 물자, 지식 및 정보 등이 있다. 재정은 자원으로 간주되지 않는데 이는 의료제도의 한 부분이긴 하지만 특정 자원으로 변형되며, 사회적인 기본 교환매체이기 때문이다. 이러한 교환매체는 필수적인 것으로서 경제적 지원요소에 포함된다.

2) 자원의 조직 및 배치

보건자원을 편성하고 배치하기 위해서는 국가보건당국, 의료보험사업, 타 정부기관, 비정부기관 같은 공공조직과 영리 · 비영리 및 자원봉사단체 등을 포함한 독립된 민간부문으로 분류해야 한다. 잘 조직된 자원의 편성과 배치는 보건자원 간의 효과적인 상호관계를 가져오므로 공공조직과 민간조직 등을 어떻게 관리하고 효율적으로 조직하는가를 다룬다.

3) 서비스전달체계

보건사업의 전달은 사업의 목적에 따라 건강증진활동, 예방활동, 진료활동, 재활활동으로 분류된다. 국가보건제도에서 보건사업은 대상인구가 가지고 있는 건강요구의 복잡성 정도에 따라 조직되며 일차 · 이차 · 삼차 보건의료로 구성되는 것이 보편적이다.

4) 경제력 지지

어느 사회를 막론하고 보건자원과 보건의료전달제도는 경제적 지원이 필수요건이다. 한 나라에는 여러 가지 경쟁적 요구가 있기 때문에 자금을 보건제도 방향으로 유도할 수 있는 제도가 필요하다. 특히 의료사업은 예측불가능하고 지불능력이 다양하다는 점을 고려하여 나라마다 자유시장 운영 이외의 경제적 지원을 위한 장치가 마련되어 있다. 세금으로 조달되는 정부의 일반재정, 사회보험, 민간보험, 기부금 및 개인이나 가족의 부담금 등이 이에 속한다.

5) 관리

보건의료제도의 관리는 정부의 권력구조와 역사에 기인한다. WHO는 국가보건개발을 위한 관리과정으로는 보건정책의 규명, 보건정책 수행을 위한 우선순위 설정, 보건예산에서 주요사업을 위한 우선적 자금배정, 설정된 주요사업을 보건제도를 통해 전달, 이를 전달하는 기관에 대한 감시, 지휘 평가 및 전부 또는 부분적인 정보지원 등의 모든 활동을 통합한 과정으로 본다(WHO, 1981). 이와 같은 정의를 토대로 클레츠코프스키(Kleczkowski) 등(1984)은 지도력, 결정과정, 규제를 관리의 세 가지 중요한 요소로 제시하였다.

5. 보건의료행정조직

국민의 건강유지 및 증진을 위한 목표수행을 위해 보건의료자원을 효율적으로 활용하여 운영하는 보건행정체계는 중앙보건행정조직과 지방 보건행정조직으로 구성되어 있다.

1) 중앙보건행정조직

중앙행정기관의 대표기관이 보건복지부이며, 1948년 보건, 후생, 노동, 주택 및 부녀문제에 관한 사무를 관장하기 위해 사회부로 신설되었다가, 1949년에 보건부로 독립하여 사회부의 보건관련업무가 이관되었다. 이후 1955년 사회부와 보건부를 통합하여 보건사회부로 개편되었다. 1994년에 보건사회부를 보건복지부로 개편함으로써 보건위생, 방역, 의정, 약정, 생활보호, 자활지원, 여성복지, 아동(영유아보육제외), 노인 · 장애인 및 사회보장에 관한 사무를 관장하였다. 2008년 2월에 기존의 사무에 영 · 유아 보육을 포함하고 청소년과 가족에 관한 사무관장을 추가하여 수행하고자 보건복지부를 보건복지가족부로 확대 개편하였다. 2010년 3월 보건복지가족부의 청소년 · 가족 기능을 여성부로 이관하고 보건복지정책중심으로 사무를 관장하기 위해 보건복지가족부를 보건복지부로 개편하였다. 즉, 보건복지부는 보건위생, 방역, 의정, 약정, 보건산업, 기초생활보장, 자활지원, 사회보장 및 사회서비스정책, 인구 · 출산 · 보육 · 아동 · 노인 및 장애인에 관한 사무를 관장하게 되었다.

2018년 12월 현재 기획조정실, 보건의료정책실, 사회복지정책실, 인구정책실, 건강보험정책국, 건강정책국, 보건산업정책국, 장애인정책국, 연금정책국, 사회보장위원회사무국의 4개실, 6개국으로 구성되어 운영되고 있다(그림 1-11).

국민보건과 관련된 중앙부처는 보건복지부 이외에 행정안전부, 고용노동부, 여성가족부, 교육부, 환경부가 있다. 행정안전부는 각종 정책과 계획의 수립 및 조정하며 시 · 도 및 시 · 군 · 구 지방자치단체 공무원의 인사에 관한 사항과 예산집행권한을 가지고 있다. 고용노동부는 근로자의 근로조건 및 산업보상, 산업안전, 산재예방, 노사관계조정, 노동에 관한

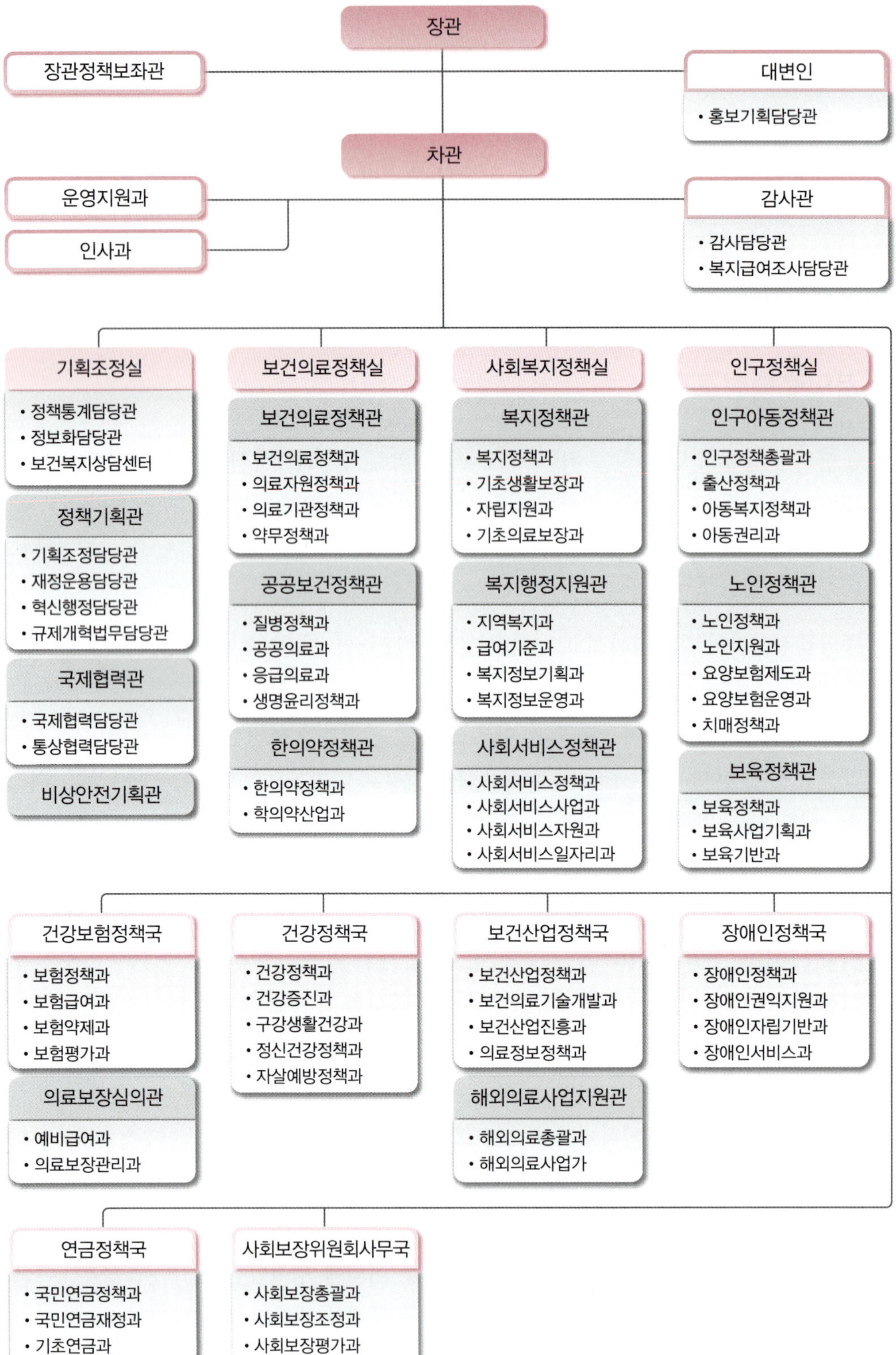
장관
장관정책보좌관
대변인
• 홍보기획담당관
차관
운영지원과
인사과
감사관
• 감사담당관
• 복지급여조사담당관
기획조정실
• 정책통계담당관
• 정보화담당관
• 보건복지상담센터
정책기획관
• 기획조정담당관
• 재정운용담당관
• 혁신행정담당관
• 규제개혁법무담당관
국제협력관
• 국제협력담당관
• 통상협력담당관
비상안전기획관
보건의료정책실
보건의료정책관
• 보건의료정책과
• 의료자원정책과
• 의료기관정책과
• 약무정책과
공공보건정책관
• 질병정책과
• 공공의료과
• 응급의료과
• 생명윤리정책과
한의약정책관
• 한의약정책과
• 한의약산업과
사회복지정책실
복지정책관
• 복지정책과
• 기초생활보장과
• 자립지원과
• 기초의료보장과
복지행정지원관
• 지역복지과
• 급여기준과
• 복지정보기획과
• 복지정보운영과
사회서비스정책관
• 사회서비스정책과
• 사회서비스사업과
• 사회서비스자원과
• 사회서비스일자리과
인구정책실
인구아동정책관
• 인구정책총괄과
• 출산정책과
• 아동복지정책과
• 아동권리과
노인정책관
• 노인정책과
• 노인지원과
• 요양보험제도과
• 요양보험운영과
• 치매정책과
보육정책관
• 보육정책과
• 보육사업기획과
• 보육기반과
건강보험정책국
• 보험정책과
• 보험급여과
• 보험약제과
• 보험평가과
의료보장심의관
• 예비급여과
• 의료보장관리과
건강정책국
• 건강정책과
• 건강증진과
• 구강생활건강과
• 정신건강정책과
• 자살예방정책과
보건산업정책국
• 보건산업정책과
• 보건의료기술개발과
• 보건산업진흥과
• 의료정보정책과
해외의료사업지원관
• 해외의료총괄과
• 해외의료사업가
장애인정책국
• 장애인정책과
• 장애인권익지원과
• 장애인자립기반과
• 장애인서비스과
연금정책국
• 국민연금정책과
• 국민연금재정과
• 기초연금과
사회보장위원회사무국
• 사회보장총괄과
• 사회보장조정과
• 사회보장평가과

그림 1-11 보건복지부 조직도(2018)

사무를 관장하고, 여성가족부는 청소년, 여성, 가족의 보건복지와 관련된 사항을 담당하게 된다. 교육부는 학교보건과 관련된 사항을, 환경부는 자연 및 생활환경과 관련된 환경오염 방지에 관한 사무를 관장한다.

2) 지방보건행정조직

중앙보건행정조직인 보건복지부의 정책에 맞추어 지방보건행정조직은 지역주민이 요구를 반영하여 지역실정에 맞는 보건의료사업을 시행해야 하며, 「지역보건법」에 따라 시 · 도, 시 · 군 · 구에서는 지역보건시책을 수립하고 추진하도록 규정하고 있다.

지방보건행정조직은 일반 행정에 대해서는 국무총리 또는 행정안전부장관의 지휘 · 감독을 받고, 보건관련 기술 행정에 관해서는 보건복지부장관의 지도 · 감독을 받는 이원화된 행정체계를 가지고 있다.

(1) 시 · 도 보건행정조직: 시 · 도 보건과

시 · 도 보건행정조직은 보건복지부와 시 · 군 · 구의 보건소를 연결하는 중간조직이다.

(2) 시 · 군 · 구 보건행정조직: 보건소, 읍 · 면 보건행정조직: 보건지소, 도서벽지 보건행정조직: 보건진료소

「지역보건법」에 의한 보건소, 보건지소와 「농어촌 등 보건의료를 위한 특별조치법」의 규정에 의해 보건진료소가 설치 · 운영되고 있다.

■ 보건소

「보건법」이 「지역보건법」으로 1995년에 전면 개정되었으며, 시 · 군 · 구별로 1개소씩 설치규정에 따르되 시 · 군 · 구청장이 지역주민의 보건의료를 위해 필요하다고 인정하는 경우, 미리 행정안전부 장관은 보건복지부장관과 협의해야 하며 필요시 추가로 보건소를 설치 · 운영할 수 있다. 지역보건의료계획은 지역주민의 요구와 실정에 맞는 지역보건의료사업을 개발하여 서비스를 향상시키고 주민건강을 향상시키고자 함이며 이를 위해 종전의 상의하달방식의 집행에서 지방자치단체가 시행하는 하의상달 방식으로 채택되고 있다.

■ 보건지소

「지역보건법」에 의해 읍 · 면마다 1개소씩 설치하되 시 · 군 · 구청장이 지역주민의 보건의료를 위해 필요하다고 인정하는 경우, 추가 설치하거나 여러 개의 보건지소를 통합하여 설치 · 운영할 수 있다.

■ 보건진료소

「농어촌 등 보건의료를 위한 특별조치법」에 의해 도서지역에 1개소씩 설치할 수 있다. 의사배치가 곤란한 의료취약지역에 보건진료소를 설치하여 보건의료서비스에 대한 접근성을 높이고 포괄적인 일차보건의료서비스를 제공하고자 보건진료전담공무원을 배치하였다. 보건진료소의 설치운영권자는 시 · 군 · 구청장이며 보건진료전담공무원의 근무지역 지정 및 임용은 특별자치시장, 특별자치도지사, 시 · 군 · 구청장이 할 수 있다. 보건진료전담공무원은 간호사 또는 조산사의 면허를 가진 자가 보건복지부장관이 실시하는 24주 이상의 직무교육을 받아야 한다.

6. 진료비 지불보상제도

진료비 지불제도(payment system)는 진료의 대가로 의료공급자에게 지불되는 보상제도로 의료의 질, 의료비, 진료비 심사 및 관리방식에 결정적인 영향을 미치게 된다. 의료비 지불제는 선불제와 후불제로 나눌 수 있으며 환자의 측면에서 질병발생 전에 의료비를 의사나 제3자에게 지불하느냐, 혹은 의사의 진료를 받은 후에 지불하느냐에 따라 구분된다. 의료서비스 제공자에 대한 보상의 의미로 보면 총괄계약제, 포괄수가제, 봉급제, 인두제는 사전보상, 행위별 수가제는 사후보상으로 나뉠 수 있다. 우리나라의 진료비 지불방식은 크게 행위별 수가제와 포괄수가제로 이루어져 있다. 진료비 지불보상제도의 장 · 단점은 표 1-12와 같다.

표 1-12 진료비 보상제도의 장 · 단점

지불방식	장점	단점
행위별 수가제 (fee-for-service)	• 충분한 양질의 의료서비스제공 • 신의료기술 및 신약개발에 기여 • 의료의 자율성 및 다양성에 반영	• 과잉진료, 과잉검사 등 초래의 우려 • 국민의료비 증가 • 의료제공자와 의료보장조직 간의 마찰 우려 • 수가구조의 복잡성으로 청구오류, 허위, 부당 청구 우려
인두제 (capitation)	• 진료비 지불의 관리운영이 편리 • 지출비용의 사전예측 가능 • 예방의료, 공중보건, 개인위생 등에 주력 • 국민의료비 억제가능	• 과소진료 우려 • 고급의료 등 경제적 유인책이 없어 신의료 기술의 적용 지연 • 중증 질병환자 등록기피 우려
봉급제 (salary)	• 의료지원 취약지역의 국민이라도 비교적 쉽게 필요한 의료서비스 제공이 가능	• 관료화, 형식주의화, 경직화 등 우려 • 진료의 질적 수준 저하

표 1-12 진료비 보상제도의 장 · 단점(계속)

지불방식	장점	단점
포괄수가제 (bundled-payment)	• 경영 및 진료의 효율화 • 과잉진료, 의료서비스 오남용 억제 • 의료인, 심사기구, 보험자간의 마찰 감소 • 진료비 청구법의 간소화 • 진료비 계산의 투명성 제고	• 의료의 질적 수준 저하 • DRG 코드 조작으로 의료기관의 허위, 부당청구 우려
총액계약제 (global budget)	• 과잉진료 감소 • 의료비 지출의 사전예측 가능 • 의료공급자의 자율적 규제 가능	• 신기술개발 및 도입, 의료의 질향상 동기 저하 • 과소진료 우려 • 보험자 및 의사단체 간 계약체결의 어려움 • 운영상 행정비용 발생

■ 행위별 수가제

행위별 수가제(fee-for-service)는 자본주의 경제체제의 국가에서 가장 많이 채택하는 보편적인 방법이다. 진료 시 소요되는 재료비 및 약제를 별도로 산정하고 의료인이 대상자에게 제공한 진료행위별에 따라 수가를 책정하여 진료비를 지급하도록 하는 제도이다.

우리나라에 의료보험이 도입될 당시 수가 산정법에 객관적 근거가 명확하지 않아 의료행위 항목 간에 수가 불균형이 발생할 수밖에 없었다. 이러한 문제점개선을 위해 1994년 의료보장개혁위원회는 의료행위 항목 간의 수가 불균형을 시정하기 위한 방법으로 미국의 상대가치점수체계(Resource Based Relative Value Scale, RBRVS) 도입을 추진하게 되었다.

즉, 상대가치수가제도란 각 의료행위의 상대가치를 상호협의와 합리성을 바탕으로 결정하고, 의료계와 보험자간에 환산지수 계약에 의해서 보험수가가 결정되는 것이다. 즉, 국민건강보험 진료수가 체계에서 진료행위는 상대가치수가로 상대가치점수에 점수당 단가(환산지수)를 곱하여 산정되며, 점수 당 단가는 매년 계약에 의해 갱신된다. 상대가치점수의 구성요소로는 업무량(의료서비스), 진료비용(임상인력, 의료장비 및 치료재료), 위험도(의료분쟁해결 비용)이다.

■ 인두제

인두제(capitation)는 의사가 맡고 있는 환자 수에 대해 이에 상응하는 보수를 지급받은 방식으로, 의료의 질이나 종류에 관계없이 환자 수에 따라 진료비가 지불된다. 인두제는 주치의 또는 가정의의 1차 진료 후에 후송의뢰가 필요한 경우에만 전문의의 진료를 받을 수 있으며, 대부분 영국의 일반가정의에게 적용되는 방식 중 하나이다.

■ 봉급제

봉급제(salary)는 사회주의국가나 영국과 같은 국영의료체계의 병원급 의료기관의 의사에게 주로 적용되는 방식으로 의료인들에게 그들 각자의 근무경력, 의료기술 수준, 근무하는 의료기관의 유형 및 직책에 따라 보수수준을 결정하게 된다. 법 · 제도상으로 공공의료혜택을 모든 국민이 쉽게 제공받을 수는 있으나 진료의 질이 낮은 편이다.

■ 포괄수가제

포괄수가제(bundled-payment)는 환자가 어떤 질병의 진료를 위해 입원하였는가에 따라 질병군 또는 환자군별로 미리 일정액의 진료비를 책정하여 지급하는 제도이다. 미국에서는 급격한 의료비 상승을 억제하기 위해 1983년부터 DRG(Diagnosis Related Groups)에 기초한 선불 상환제도로 개발하고 연방정부가 운영하는 메디케어 환자의 진료비 지급방식으로 사용되고 있다.

우리나라는 현재 7개 질병군인 백내장수술, 충수절제술, 항문수술, 편도수술 및 아데노이드 수술, 탈장(서혜 및 대퇴부) 수술, 자궁 및 자궁부속기(난소, 난관) 수술, 제왕절개분만에 대해 포괄수가제가 적용되고 있다. 2013년 7월부터 종합병원과 상급종합병원으로 의무적용이 확대되어 시행되고 있다. 신포괄수가제는 새로운 '의료비 정찰제'로 행위별 수가제와 7개 질병군 포괄수가제의 대안적 모델로 개발되었다. 기본진료에 해당하는 의료서비스를 포괄수가로 묶고 진료비 차이를 유발하는 고가서비스를 행위별 수가로 보상하는 제도로, 이때 의사의 직접진료, 선택진료비, 상급병실료, 식대 등은 별도로 계산된다. 현재 적용되고 있는 포괄수가제에 4대 중증 암과 같은 복잡한 질환까지 포함시켜 많은 입원환자가 혜택을 받을 수 있도록 하여 환자에게 진료비 부담을 줄이고자 하는 것으로 국민건강보험 공단 일산병원 등 총 42개 기관에서 시행하고 있다.

■ 총액계약제

총액계약제(global budget)는 의료서비스에 대한 지불측(보험자)과 진료측(의사단체)이 미리 진료비 총액을 정하여 계약을 체결하여 진료측은 체결된 총액 내에서 진료를 담당하고, 지불자는 진료비에 구애받지 않고 보건의료서비스를 이용하는 제도로 독일의 보험의에게 적용되는 방식이다.

7. 사회보장제도

1) 정의

일반적으로 사회보장이란 국민의 인간다운 생활을 보장하기 위해 각종 사회적 사고와 위험에 대처하여 소득의 재분배를 통한 국가가 국민의 생존권 실현과 생활권 보장을 위한 제도이다.

우리나라는「사회보장기본법」제2조에 '사회보장은 모든 국민이 사회적 위험으로부터 벗어나 행복하고 인간다운 생활을 향유할 수 있도록 자립을 지원하며, 사회참여 · 자아실현에 필요한 제도와 여건을 조성하여 사회통합과 행복한 복지사회를 실현하는 것'을 기본이념으로 명시하였다. 또한 사회보장기본법 제3조 제1호에서는 '사회보장이란 출산, 양육, 실업, 노령, 장애, 질병, 빈곤 및 사망 등의 사회적 위험으로부터 모든 국민을 보호하고 국민 삶의 질을 향상시키는 데 필요한 소득 · 서비스를 보장하는 사회보험, 공공부조, 사회서비스를 말한다'라고 정의하였다.

2) 사회보장의 목적

국제노동기구(International Labour Organization, ILO)에 의하면 사회보장을 소득보장, 의료제공, 아동수당 등의 일련의 공적조처이며, 이는 빈곤방지 또는 빈곤구제이며 나아가 사회적 · 경제적 위험발생시 생기는 안정욕구까지 잘 적응하도록 돕는 것이라 하였다.

3) 사회보장제도의 발달

산업혁명을 거쳐 19세기 후반에 이르러 대량실업이 발생하자 빈민의 구제문제는 새롭고도 충격적인 문제가 되어 경제적 · 사회적 · 생활적 측면에서 사회보장의 필요성이 대두하게 되었다. 인간다운 생활을 할 권리, 즉 생존권은 1919년 바이마르(Weimar)헌법에서 출발하여 사회보장이 출현하는 근거가 되었다.

사회보장제도는 독일의 비스마르크(Bismarck)가 최초로 창안하여 1883년 질병보험, 1884년 산업재해보상보험 및 1889년 폐질 및 노령보험을 실시하였다. 우리나라는 헌법 제34조, 35조, 36조에 사회보장의 권리가 명시되어 있으며, 1963년에 사회보장에 관한 법률이 제정되어 1977년 500인 이상 사업장에 의료보험제도가 실시된 후 1989년 전 국민 의료보험이 실시되었고, 전 국민 연금제도는 1999년부터 실시되었다. 또한 생활이 어려운 국민을 위해 1999년 국민기초생활보장법을 제정하였으며, 2000년 7월에는 의료보험제도가 국민건강보험으로 일원화되었다.

4) 사회보장제도의 내용

레자(Rejda, 1984)는 사회보장을 접근법에 따라 사회보험, 사회부조 및 공공서비스로 구별하고 ILO는 사회보험, 공공부조, 사회복지서비스로 분류하였다(표 1-13).

표 1-13 사회보장제도

지불방식	사회보험	공공부조	사회복지제도
내용	우발적 사고나 일시적으로 경제적 능력을 상실하여 경제적 빈곤에 빠지는 경우에 대비하는 강제보험	사회보험금의 납부여부와 관계없이 사회적 · 경제적 도움이 필요한 극빈계층에게 급여 지불	취약계층을 대상으로 사회복지시설과 서비스 제공
대상	모든 국민	저소득층	요보호자
재원	근로자의 기여금, 사용자부담금	조세	국가보조금, 공동모금 등
종류	국민연금, 건강보험, 산재보험, 고용보험 등	생계급여, 의료급여, 자활급여, 교육급여, 해산급여, 장제급여, 주거급여	아동, 영유아, 노인, 장애인, 재가복지 등

우리나라 사회보장제도는 다음과 같다(그림 1-12).

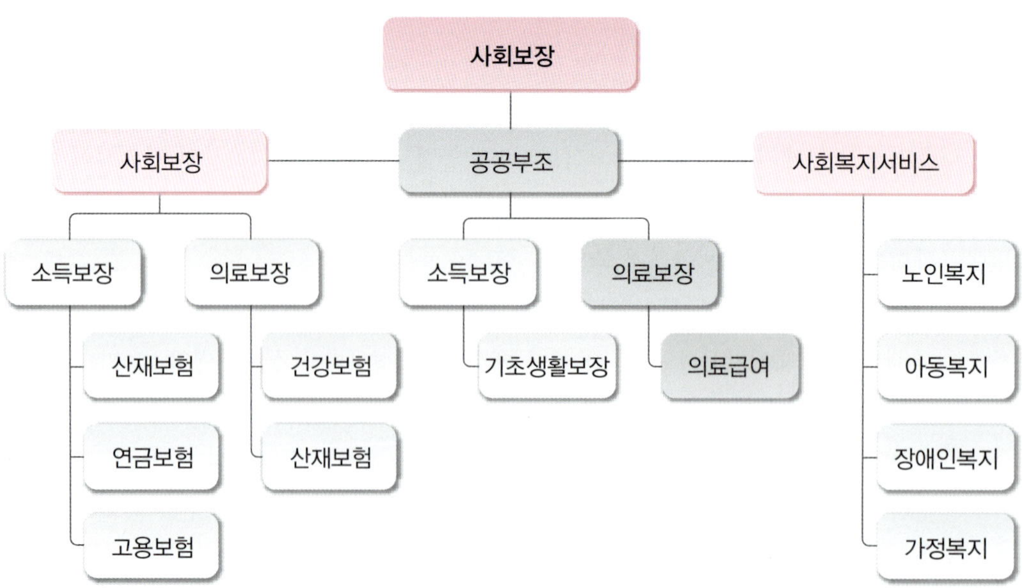

그림 1-12 우리나라 사회보장제도

출처: 보건복지부(2018). 2017 보건복지백서.

(1) 사회보험

사회보험(social insurance)은 국가가 보험제도를 활용하여 법적 강제성을 띄고 시행하는 보험제도의 총칭으로 사회적인 사고(노령, 실업, 상병, 산업재해 사망 등)로 인한 생활의 위협으로부터 국민을 보호하기 위해 법적보험가입을 의무화하는 사회제도로서 사회보장정책의 주요수단이다.

우리나라의 4대 사회보험은 국민건강보험, 국민연금보험, 산업재해보상보험(산재보험), 고용보험이며, 이는 의료보장과 소득보장으로 나눌 수 있다.

의료보장은 노인장기요양보험, 국민건강보험, 산업재해보상보험(업무상 재해를 당한 근로자를 대상으로 소득과 의료를 동시에 보장: 이하 산재보험)이 있고, 소득보장으로는 산재보험, 연금보험, 고용보험이 있다.

표 1-14 우리나라 5대 사회보험 특성

구분	국민연금	건강보험	노인장기요양보험	고용보험	산재보험
시행년도	1988년	1977년	2008년	1995년	1964년
관장부처	보건복지부	보건복지부	보건복지부	고용노동부	고용노동부
집행기구	국민연금공단	국민건강보험공단	국민건강보험공단	고용노동부	근로복지공단
근거법	국민연금법	국민건강보험법	노인장기요양보험법	고용보험법	산업재해보상보험법
관리대상	5인 이상 근로자 18–65세 자영업자	전국민	65세 이상 노인 또는 노인성질환자	–	상시 1인 이상 근로자
성격	소득보장, 장기보험	의료보장, 단기보험	의료보장, 단기보험	실업고용, 중기보험	산재보상, 단기보험
특성	공적연금, 연금지급액의 실질가치보장	강제 적용, 능력별 차등 부과	강제 적용, 능력별 차등 부과	고용안정사업, 직업능력개발사업	최초사회보험제도 산재근로자생활보장
의무성	강제	강제	강제	강제	사업주보험료징수
급여방식	현금급여, 소득비례	현물급여, 균등급여	현물급여, 현금급여	현금급여, 소득비례	현물–균등급여, 현금–소득비례
혜택	본인 혹은 유가족에게 지급	균등한 수혜	등급별 수혜	실직자 급여 수혜	정률 보장방식
자격관리 방식	직장 및 지역 통합관리	직장 및 지역 통합관리	직장 및 지역 통합관리	사업별 관리, 가입자 관리	사업별 관리, 가입자 관리
보험료 부과단위	사업장 지역(개인별)	사업장 지역(세대별)	사업장 지역(세대별)	사업	사업

(2) 공공부조

공공부조(public assistance)는 스스로 생활을 유지할 능력이 없는 사람들에게 국가와 지방자치단체가 인간다운 생활을 영위할 수 있도록 최저생활을 보장하고 자립을 지원하는 구빈제도이다. 공공부조는 기초생활보장과 의료급여가 있다. 공공부조와 사회보험의 주요 차이점은 지불능력, 재원확보, 급여범위, 제도의 개별성에 있으며, 공통점으로는 둘 다 국민의 경제생활 보호에 있다.

표 1-15 사회보험과 공공부조의 차이점

구분	사회보험	공공부조
재원	기여금	조세
대상	모든 참여자	일정기준 해당자
급여수준	자격을 갖춘 사람에게 급여 지급	필요한 자에게 지급하되 최저 필요 범위로 한정
지불능력	보험료 지불능력이 있는 계층	보험료 지불능력이 없는 계층의 대상
개별성	의료, 질병, 실업, 노동재해, 폐질 등을 개별적으로 제도화	종합하여 하나의 제도로 행함

(3) 사회복지서비스

사회복지서비스(social welfare service)는 모든 국민이 보다 나은 생활을 할 수 있도록 이루어지는 서비스로, 국가가 특별히 정한 범주에 있는 모든 사람에게 소득이나 사회보험의 적용여부를 구분하지 않고 현금이나 서비스를 제공하는 프로그램이다. 특히 사회적으로 불우하고 열세한 위치에 있는 노인이나 아동, 장애인, 부녀자, 복지서비스 등 특정한 범주에 있는 사람들이 자립하여 생활할 수 있도록 전문적인 지식과 기술을 활용하여 정상적인 사회생활이 가능하도록 지원하는 제도이다. 국가와 지방자치단체는 사회복지를 필요로 하는 사람에게 인권이 충분히 존중되는 방식으로 사회복지서비스를 제공·증진하고 사회복지서비스의 실시에 대한 정보를 제공해야 한다.

8. 의료보장

1) 정의

의료보장은 개인의 능력으로 감당할 수 없는 예기치 못한 의료문제를 국가가 연대책임으로 해결하기 위해 국가나 사회가 제도적으로 보건의료를 제공하는 것으로, 사회구성원이 누구나 건강한 삶을 누릴 수 있도록 하는데 궁극적인 목적이 있다. 우리나라는 국민 건강보험제도와 공공부조인 의료급여제도를 통해 모든 국민에게 의료를 제공하고 있다. 즉, 일정소득 이하의 저소득층을 제외한 모든 국민은 사회보험방식의 국민건강보험에 강제 가입하도록 하고, 일정소득 이하의 저소득층 국민은 의료급여제도를 통해 국가가 의료제공을 해준다. 미국은 국가가 개입하는 의료급여제도인 메디케이드(Medicaid)를 운영하고 있다. 자본주의의 영국은 국가 재정부담으로 국가보건서비스를, 독일은 국가 재정부담이 없는 사회보험방식의 의료보험을 채택하고 있다.

2) 의료보장제도유형

(1) 국민보건서비스 방식

국민보건서비스(National Health Service, NHS) 방식은 국민의 의료문제는 국가가 책임져야 한다는 관점에서 정부가 일반조세로 재원을 마련하여 국가가 전 국민에게 무상으로 직접의료를 제공하는 방식이다. 즉, 소득수준에 관계없이 전 국민에게 포괄적 서비스를 보편적으로 적용하여 균등한 의료보장, 무상제공이 특징이다. 영국, 스웨덴, 이탈리아 등이 이 방식을 채택하고 있다.

(2) 국민건강보험 방식

국민건강보험(National Health Insurance, NHI) 방식은 의료비에 대해 국민이 책임의식을 갖고 보험자가 되어 보험료로 재원을 마련하여 의료를 보장하고 정부는 후견적 지원과 감독을 수행하는 방식이다, 특징은 법률에 의한 강제가입, 부담능력에 따른 보험료의 차등부담, 보험급여의 균등수혜가 있다. 독일, 프랑스, 일본, 우리나라 등이 이 방식을 채택하고 있다.

국민보건서비스와 국민건강보험의 비교는 다음과 같다.

표 1-16 국민보건서비스와 국민건강보험

구분	국민보건서비스	국민건강보험
적용대상관리	전 국민에 일괄 적용	임금소득자, 공무원, 자영업자 등
재원조달	정부 일반조세	보험료, 일부 국고지원
의료기관	공공 의료기관 중심, 의료의 사회화 전제	일반 의료기관 중심, 의료의 사유화 전제
급여내용	예방중심적	치료중심적
의료보수 산정법	의사봉급제, 인두제	행위별 수가제
국가	영국, 스웨덴, 이탈리아, 캐나다 등	독일, 네델란드, 일본, 프랑스
장 · 단점	• 의료비 통제 효과 • 의료의 질 저하, 입원 대기환자 급증 • 민간사보험의 가입경향 증가로 국민의 이중부담 초래 • 정부기관 직접 관리 • 관리운영비 절감	• 의료비 억제기능 취약 • 상대적으로 양질의 의료제공 • 첨단의료기술 발전에 긍정적 영향 • 조합중심의 자율운영, • 상대적으로 높은 관리운영비

3) 우리나라의 의료보장

(1) 국민건강보험제도

국민건강보험제도는 국민이 인간다운 생활을 할 권리와 이를 실현하기 위한 국가의 사회복지 증진의무가 규정되어 있는 헌법을 근거로 질병, 진단과 치료, 출산, 사망 및 건강증진 등에 대해 보험 급여를 실시함으로써 국민보건향상과 사회보장을 증진하고자 한다. 국민건강보험제도는 법률에 의한 강제가입, 부담 능력에 따른 보험료의 차등부담, 보험급여의 균등한 수혜, 보험료 납부의 강제성을 띄므로 사보험과는 다른 특성이 있다.

표 1-17 사보험과 사회보험의 특성

구분	사보험	사회보험
가입방법	임의 가입	강제 가입
보험료	위험의 정도, 급여수준에 따른 부과	소득수준에 따른 차등 부과
보험급여	보험료 부담수준에 따른 차등 급여	재정 규모를 감안한 필요에 따른 균등 급여
보험료징수	사적 계약에 의한 징수	법률에 의한 강제 징수

① 국민건강보험 역사

우리나라는 1963년에 「사회보장에 관한 법률」, 「산업재해보상보험법」, 「의료보험법」이 제정되었다. 1970년대 중반 급격한 경제성장으로 의료수요가 급증하고 국민들의 의료에 대한 기대감 상승으로 의료보험에 대한 필요성이 대두되었으며, 1977년에 실제적인 의료보험이 실시되고, 1988년 1월에 농어촌 의료보험, 1989년에는 전 국민 의료보험을 실시하게 되었다. 2000년 7월에 직장의료보험조합까지 완전히 통합한 국민건강보험법이 제정 · 시행되었으며, 2001년 5월 의료보호가 의료급여로 변경되어 실시되고 있다. 이후 2007년에는 「노인장기요양보험법」이 제정되었고, 2008년 7월에는 노인장기요양보험이 실시되었다.

② 국민건강보험제도의 내용

■ 적용대상(가입자 또는 피부양자)

국내 거주하는 국민으로서 의료급여를 받는 자 또는 유공자 등의 의료보호 대상자 이외의 자로, 가입자는 직장가입자(상시 1인 이상 사업장의 근로자와 그 사용자, 공무원 및 사립학교 교직원으로 임용 또는 채용된 자)와 지역가입자(직장가입자와 그 피부양자를 제외한 농어업 종사자 및 도시 자영업자)로 구분한다. 1989년 7월부터 전 국민의료보험이 실시되어 모든 국민이 건강보험과 의료급여에 의한 의료보장을 받고 있으며, 2017년 말 현재 전 국민의 97%인 5,094만 명이 국민건강보험제도의 적용을 받고 있다. 우리나라 현재 의료보장 적용현황은 표 1-18과 같다.

표 1-18 우리나라 의료보장 적용 현황

(2017.12 기준, 단위: 만 명, %)

구분		적용인구	구성비
계		5,243	100.0
건강보험	직장	3,690	(72.4)
	지역	1,404	(27.6)
	소계	5,094	97.2(100)
의료급여		149	2.8

출처: 보건복지부(2018), 2017 보건복지백서.

■ 재원조달

국민건강보험에 소요되는 재원조달은 조세로 부담하는 방식과 피보험자와 사용자의 보험료로 조달하는 방식 등 국가에 따라 다르다. 우리나라는 사회보험 방식을 원칙으로 건강보험 납부의무자로부터 징수하는 보험료(보험료+사용자+정부)와 국고보조금, 이자수입, 기타로 이루어진다.

- 국민건강보험의 급여

국민건강보험급여는 피보험자나 피부양자에게 보험사고가 발생했을 때 보험자가 지급하는 급여를 말하며, 급여의 형태는 의료 그 자체를 보장하는 현물급여와 의료비 상환제도인 현금급여의 두 가지 형태가 있다. 우리나라는 현물급여(가입자 및 피부양자의 질병, 부상, 출산 등에 대한 요양급여 및 건강검진 등)를 원칙으로 하되, 현금급여(요양비, 장애인보장구 급여비 등)를 병행하고 있다. 가입자 또는 피부양자가 요양급여를 받을 때에는 그 진료비용의 일부를 본인이 부담해야 하며, 입원의 경우 진료비 총액의 20%를, 외래의 경우에는 요양기관에 따라 30~60%를 차등적용하고 있다.

- 국민건강보험 관리운영체계

국민건강보험은 보건복지부, 국민건강보험공단, 건강보험심사평가원에 의하여 관리 · 운영되고 있다. 보건복지부는 건강보험사업의 관장 및 건강보험 관련정책을 결정하고, 건강보험업무 전반에 대해 총괄하고 있으며, 국민건강보험공단은 건강보험의 보험자로서 가입자 자격관리, 보험료 부과, 징수 및 보험급여비용지급에

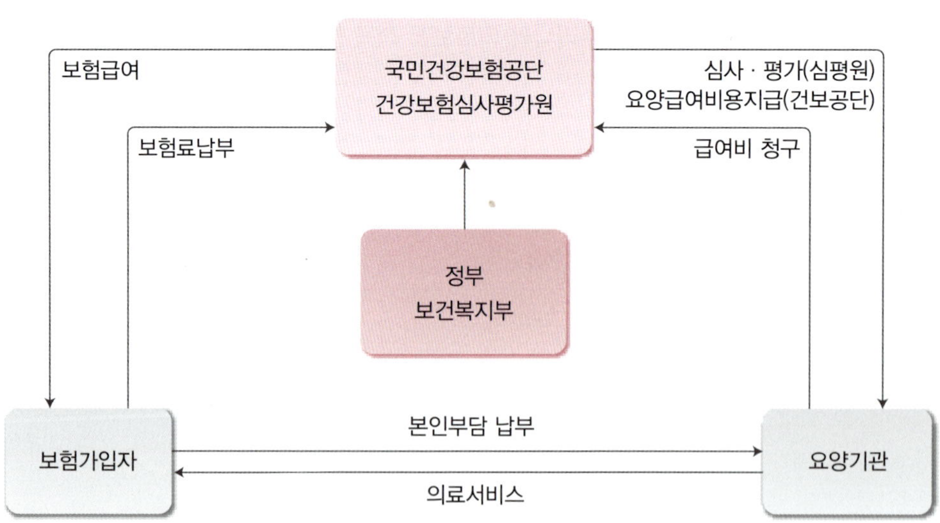

그림 1-13 국민건강보험 관리운영 체계

출처: 보건복지부(2018). 2017 보건복지백서.

관한 업무를 수행하고 있다. 건강보험심사평가원은 요양기관으로부터 청구된 요양급여비용심사 및 요양급여의 적정성을 평가한다.

(2) 의료급여제도

의료급여제도는 1977년에 도입된 사회보장제도로 생활유지 능력이 없거나 생활이 어려운 저소득 국민의 보건향상과 복지증진을 위한 것이다.

① 의료급여 내용

- 수급권자

「국민기초생활보장법」에 의한 수급권자와 인간문화재, 국가유공자 등 타법에 의한 기타 대상자, 차상위계층 중 의료욕구가 현저한 자(만성질환 및 희귀난치성 질환자 등)로 구성되어있다. 의료수급권자는 1종 및 2종의 수급권자로 구분되며 이에 따라 보인부담금에 차등을 두고 있다. 수급권자의 구분근거는 근로능력의 유무이며, 기초생활보장수급자 중 근로능력이 없는 자는 1종, 근로능력이 있는 자는 2종으로 분류된다.

- 급여지급 내용

수급권자의 질병, 부상 및 출산에 대해 진찰, 검사, 약제 및 치료재료의 지급, 처치, 수술, 예방 및 재활, 입원, 간호 등의 목적에 부합되는 경우 의료급여가 제공된다.

- 의료급여진료체계

의료급여 수급권자는 「의료급여법」 시행규칙에 따라 제1차 의료급여기관 → 제2차 의료급여기관 → 제3차 의료급여기관에서 단계적으로 진료를 받을 수 있다.

1차 의료급여기관은 시장 · 군수 · 구청장에게 개설 신고한 의료기관, 보건소, 보건의료원 및 보건지소, 약국이 포함되며, 제2차 의료급여기관은 시 · 도지사가 개설을 허가한 의료기관이다. 제3차 의료급여기관은 상급종합병원으로 한다.

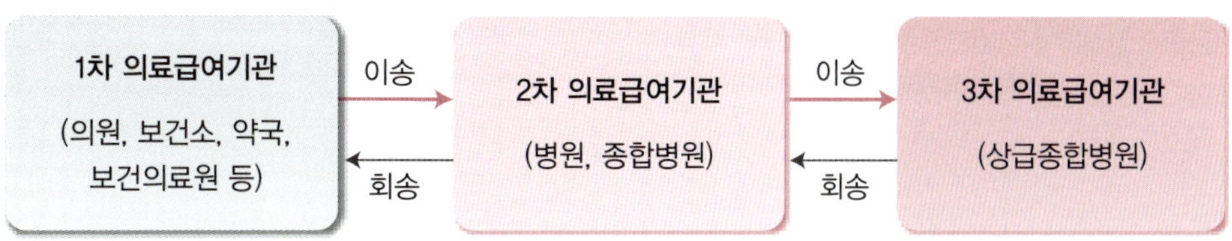

그림 1-14 의료급여 진료절차 체계도

출처: 보건복지부(2018). 2017 보건복지백서.

제5절 국제보건의 이해

1. 국제보건의 정의

국제보건(global health)의 개념은 매우 광범위하고 모호하다. 국제보건의 의미는 행위 주체 및 범위와 대상을 보는 시각에 따라 달라질 수 있다. 국제보건을 행위 주체로 보았을 때, 국가 간 보건(international health)의 측면에서 국가의 경계를 넘어서는 보건문제를 다루는 데 일차적 관심이 있다고 할 수 있다. 또한 국제보건 측면에서 보게 되면, 지구촌 전체를 포함하며 그 구성원의 보건문제에 관심을 갖는(Brown, Gueto & fee, 2006) 반면, 공중보건(public health)은 주로 집단에 관심을 기울이고 한 국가 내에서의 문제를 다룬다. 범위와 대상에서는 개인인가, 집단인가를 생각해 볼 수 있는데, 개인의 건강 또한 국제보건의 대상이라는 데 전제를 두고 국가 간 보건, 국제보건과 공중보건의 범위와 내용을 표 1-19에서 설명하였다. 집단을 대상으로 한다면 국제보건은 공중보건과 매우 유사하며 구분하기 어렵다.

표 1-19 국가 간 보건, 국제보건 및 공중보건의 구분

구분	국가 간 보건	국제보건(세계보건)	공중보건
접근방법	다른 나라 사람을 돕는 데에 관심	국가 간, 개인 간 건강 형평성이 주요목표	지역 또는 국가 내 건강형평성에 관심
협력수준	주로 두 국가 간 협력	범세계적 협력 필요	주로 한 국가의 자체적 노력
대상자	인구집단과 개인 모두 포함	인구집단과 개인 모두 포함	주로 인구집단의 예방사업에 주력
연구범위	일부분야, 다학문적 접근은 강조하지 않음	보건과 의학을 넘는 다분야간 협력	다분야 접근강조, 특히 보건학과 사회과학의 협력
목표	다른나라, 특히 후진국과 개발도 상국에 관심	국가 간 경계를 넘는 보건문제를 다룸	지역이나 국가의 인구집단에 관심

2. 국제보건기구

국제적인 협력을 통하여 인류의 건강을 회복·유지·향상시키기 위하여 의료기술 지원 및 보건의료 정보 교환 등의 필요성 증가에 따라 다양한 국제보건기구가 발족하였다. 국제보건정책에 영향을 미치는 국제기구로는 세계보건기구(WHO)와 유엔아동기금(UNICEF) 등이 있으며, 관련된 대표적 국제기구는 다음과 같다.

1) 세계보건기구(WHO)

세계보건기구(World Health Organization, WHO)는 범세계적인 보건수준의 향상을 목표로 국제적인 협력을 위해 1948년 4월 7일 국제연합의 보건전문기관으로 정식 발족되었다. WHO는 국제보건활동에 대한 지휘·조정기구로 우리나라는 1949년에 8월 17일에 65번째 국가로 가입하여 활동하고 있다. 현재 194개의 국가가 회원국으로 가입되어 있고 2개 국가가 준회원으로 활동하고 있으며, 본부는 스위스 제네바에 있다.

(1) WHO의 주요 기능

- 감염병 및 기타 질병의 예방과 관리에 대한 업무지원
- 국제적인 보건사업 지휘 및 조정, 보건에 중요한 문제에 대한 지도력 제시
- 주택, 영양, 위생, 경제, 작업여건, 환경 등에 대한 전문기관과의 협력지원
- 생의학과 보건서비스 연구지원 및 조정
- 각국 정부의 요청 시 적절한 기술지원 및 응급상황 발생 시 도움 제공
- 식품, 약품 및 생물학적 제제에 대한 국제 표준화
- 정신보건활동 지원
- 과학자 및 전문가들의 협력 도모
- 각급 보건의료 요원의 훈련
- 재해예방 및 관리
- 진단검사기준의 확립
- 연구과제 형성, 가치 있는 지식의 생산 및 전파

WHO의 조직은 세계보건총회, 사무국, 집행이사회, 지역위원회 및 지역사무소로 구성되며 최고 의사결정기관은 전체 회원국이 참가하는 세계보건총회이다. 집행이사회는 세계보건총회의 결정사항과 정책을 집행하며 총회에서 지명된 이사국으로 구성된다. 사무국은 사무총장과 5명의 사무차장, 그 하부의 행정 및 기술요원으로 이루어져 있다. WHO는 세계를 미주지역, 동남아시아지역, 유럽지역, 동지중해지역 및 서태평양지역, 아프리카지역의 6개로 나누어, 6개 지역에 각각 지역사무소가 설치되어 있다. 우리나라

는 서태평양지역에 속해 있으며 본부는 필리핀 마닐라에 있고, 지역회원국은 일본 · 중국을 포함한 27개국이다.

WHO의 설립 목적은 모든 사람이 가능한 한 최고 수준의 건강을 영위하게 하는 것이다. 우리나라는 지난 수십 년간 WHO와 다양한 협력사업을 통하여 국민 건강수준을 향상시켜 왔으며, 매년 WHO 주관의 국제회의에 참가하고 있다.

(2) WHO의 6개 지역기구

① American region(미주지역): 미국 워싱턴 지역사무처
② Southeast region(동남아시아지역): 인도 뉴델리 지역사무처
③ European region(유럽지역): 덴마크 코펜하겐 지역사무처
④ East mediterranean region(동지중해지역): 이집트 알렉산드리아 지역사무처
⑤ Western pacific region(서태평양지역): 필리핀 마닐라 지역사무처
⑥ African region(아프리카지역): 콩고 브라자빌 지역사무처

2) 국제연합아동구호기금(UNICEF)

국제연합아동구호기금(United Nations International Children's Emergency Fund, UNICEF)은 1945년 제2차 세계대전이 끝난 후 기아와 질병에 고통받는 어린이와 청소년을 구호하기 위해 설립되었다. 이후 1953년 국제연합 총회에서 항구적인 조직으로 확장하여 현재까지 반세기가 넘도록 개발도상국 어린이를 위하여 영양, 긴급구호, 식수 및 환경개선, 예방접종, 기초교육 등의 기본사업을 펼쳐 왔다. 1965년에는 노벨평화상을 수상하기도 하였다.

UNICEF UN의 핵심적인 상설기구로서 정책결정은 집행이사회에서 이루어지며 사무국에서 실무를 담당하고 있다. UNICEF의 집행이사회는 정책 수립 및 계획 검토를 하고 운영비용 및 사업예산을 승인하는 역할을 수행하며, 사무국은 전 세계 개발도상국에서 이루어지고 있다. 우리나라는 1950년 3월에 정식으로 회원국이 되었으며, 1993년까지 각종 지원을 받아 왔다. 하지만 현재 36개로 이루어진 집행이사회의 이사국으로서 지원을 받는 나라에서 전 세계에 지원을 하는 국가가 되었다.

3) 국제간호협의회(ICN)

국제간호협의회(International Council of Nurses, ICN)는 각 회원협회가 자국의 간호의 질을 높이고 사회적 지위의 향상을 위하여 1899년에 설립된 보건의료분야에서 가장 오래된 전문단체이다. ICN은 종교, 정치, 사상을 초월한 단체로 전 세계인에 대한 건강관리 및 특정한 간호돌봄에 관심을 가지고 있으며 본부는 스위스 제네바에 있다. 한 나라의 간호교육

기준과 간호업무의 수준 및 직업윤리를 회원국으로 가입하기 위한 자격심사 기준으로 정하고 있으며 한 주권국에서 한 회원국만을 인정한다. ICN 국제대회는 4년마다 개최되고 있으며 현재 전 세계 130만 명이 넘는 간호사가 회원으로 활동하고 있다. ICN의 핵심가치는 비전 리더십(Visionary Leadership), 포용성(Inclusiveness), 혁신성(Innovativeness), 파트너십(Partnership), 투명성(Transparency)이며, 전 세계 간호 및 간호사의 발전을 도모하고 올바른 보건정책이 추진되도록 영향력을 발휘하는 것을 목표로 한다. ICN의 주요 핵심업무 내용은 다음과 같다.

ICN의 핵심업무

- 전문직 간호실무 표준화 및 수준 향상
- 간호규정(법과 윤리)을 통한 전문직 자율규제 강화
- 간호사의 사회 · 경제 · 복지 향상

4) 기타 보건기구

그 밖에도 인구의 영양기준 및 생활향상을 목적으로 설립된 국제연합 식량농업기구(Food and Agricultural Organization, FAO), 가족계획 및 인구사업을 위한 국제연합인구활동기금(United Nations Fund for Population Activities, UNFPA), 국제노동기구(International Labour Organization, ILO), 국제연합교육문화기구(United Nations Educational Scientific and Cultural Organization, UNESCO), 국제연합 환경계획(United Nations Environmental Program, UNEP) 등이 있다.

3. 국제보건과 간호 및 보건의료서비스

최근 보건의료분야에서 국제보건의료협력과 파트너십의 중요성이 점차 부각되고 있으며 한국의 국제협력에 대한 요구도가 증가하고 있다. 이러한 흐름에 따라 2013년 한국국제보건의료학회가 창립되었다.

우리나라는 1991년 외교통상부 산하에 한국국제협력단(Korean International Cooperation Agency, KOICA)을 설립하여 개발도상국가와의 우호적인 상호관계 및 교류를 증진하고 경제사회발전에 대한 지원을 통하여 국제협력의 증진에 힘쓰고 있다. 우리나라는 개발도상국의 교육, 공공행정, 범분야, 산업에너지, 기후변화대응분야, 농림수산, 보건의료 등 7개 분야를 선정하여 이들 국가에 도움을 줄 수 있도록 대외무상원조에 집중하고 있으며, 보건의료분야 사업으로는 모성보건과 아동보건을 추진하고 있다. 이 외에도 종교단체를 통한 의사, 간호사 등 의료인 진출이 이루어지고 있으며 대한의사협회 국제의료봉사단은 의협 내 최대 의료봉사조직으로서 외국인 근로자, 해외의 긴급재난 발생 피해자, 북한 및 개발도상국을 대상으로 보건의료수준 향상에 협력하고 있다.

이처럼 급속도로 변하는 국제 흐름 속에서의 간호와 보건의료서비스의 역할은 다음과 같다.

- 약물남용의 감소
- 가족계획의 개선
- 감염성 질환의 확대 예방
- 국제사회 요구에 따른 보건의료전달체계 개발 및 적용
- 경제적이고 타당한 건강측정방법의 연구 및 개발
- 신체적 · 정신적 질환관리: 만성질환 및 통증 · 우울 · 욕창 발생 감소, 건강증진기술 활용
- 아동 및 청소년 건강증진: 모성 및 영아 사망률 감소, 미숙아 감소, 청소년 건강증진
- 건강에 영향을 주는 사회적 환경개선: 빈곤 감소, 폭력 차단, 여성교육수준 향상

학습활동

▪ 주제 ①

우리나라 진료전달체계의 현실을 나타내는 사례를 들고 해결방안에 대해 토론해 보시오.

▪ 주제 ②

다양한 국제보건 기구 중 좀 더 활성화 되어야 한다고 생각하는 보건기구의 활동은 어떠한 것이 있는지 토론해 보시오.

참고문헌

강공언 외(2011). 보건의약관계법규. 서울: 정문각.

김광호 외(1996). 예방의학과 보건학. 서울: 계축문화사.

김동진(2014). 우리나라의 건강 형평성: 현황과 과제. 보건복지포럼, 한국보건사회연구원.

김모임 외(2002). 대상자 중심의 지역사회간호학(개정판). 서울: 현문사.

김성실 외(2001). 지역사회간호학. 서울: 정문각.

김윤희 외(2001). 정신간호총론(제4판). 서울: 수문사.

김화중 외(2010). 지역사회간호학. 서울: 수문사.

김후자(1994). 임상의사소통을 위한 커뮤니케이션의 개론. 서울: 수문사.

문재우 외(2010). 보건행정학(제5판). 서울: 계축문화사.

박태남(2004). 지역사회간호학(요약집). 서울: 현문사.

법제처(2011). 지역보건법.

보건복지부(2012). 맞춤형 방문건강관리사업.

보건복지부(2013). 2013년 새정부 국정계획 실천과제.

보건복지부(2013). 2013 보건복지통계연보.

보건복지부(2014). 보건복지부 정부 3.0 추진계획.

보건복지부(2015). 2014 보건복지백서.

보건복지부(2017). 2016 보건복지백서.

보건복지부(2017). 2017 보건복지통계연보.

보건복지부 · 한국건강증진개발원(2015). 제4차 국민건강증진종합계획 2016-2020.

신동원(1997). 한국근대보건의료사. 한울.

안양희(2007). 지역사회역량구축과 지역사회간호. 한국보건간호학회지, 21(1), 102-109.

안양희 외(2006). 보건소 중심의 방문보건 · 재가복지 통합시범사업 성과. 한국보건간호학회지, 20(1), 5-15.

오성춘(1983). 상담학 개론. 장로신학대학 출판부.

왕명자(2010). 지역사회간호학. 서울: 현문사.

왕명자 외(2011). 보건의료법규. 서울: 현문사.

유광수 외(2013). 지역사회간호학. 서울: 정담미디어.

유호신 외(2011). 지역사회간호학. 서울: 수문사.

윤순녕 외(2010). 보건프로그램 개발 및 평가. 서울: 수문사.

이경식(1978). 일차보건의료와 지역사회간호학. 대한간호협회 출판부.

이꽃메 · 김화중(1999). 일제 강점기 선교회의 보건간호사업에 대한 역사적 연구. 지역사회간호학회지, 10(2), 455-466.

이소우 외(1998). 의사소통론. 서울: 대한간호협회.

이영복(1997). 간호사. 서울: 수문사.

조순자 외(2012). 지역사회간호학. 서울: 수문사.

지역사회간호학회 출판위원회(1998). 보건학 강좌. 서울: 수문사.

차경미 외(2017). NEW 지역사회보건간호학. 서울: JMK.

최신웅 외(2007). 행정기획론. 서울: 박영사.

최연희 외(2012). 보건교육학. 서울: 정담미디어.

최연희 외(2016). 지역사회보건간호학. 서울: 수문사.

홍여신(1998). 간호전문직의 과제와 실천방향. 서울: 현문사.

Alligood, M. R., & Tomey, A. M.(2006). *Nursing Theory: Utilization & Application(3Rd Ed.)*. St. Louis: Mosby.

Andrews, H. A. & Roy, C.(1991 A). The Essential of the Roy Adaptational Model. InC.

Benson, E. R.(1993). *Public Health Nursing and the Jewish Contribution*. Public Health nursing, 10(1), 55–57.

Carlton, K. H., Ryan, M., Ali, N. S., & Kelsey, B.(2007). *Integration of Global Health Concepts in Nursing Curricula: A National Study*. Nursing Education Perspectives, 28(3). 124–129.

Chaskin, R.J., Brown, P., Venkatesh, S. & Vidal, A.(2001). *Building Community Capacity.* New York: Aldin De Gruyter.

Clark, M. J.(1999). *Nursing in the Community: Dimensions of Community Health Nursing(3Rd Ed.)*. Appleton & Lange.

Clemen, S.A., Eigiti, D.G., & Mcguire, S.L.(1981). *Comprehensive Family and Communityhealth Nursing*. New york: Mcgrew–Hill.

Cohen, S.(1997). *Miss Loane, Florence Nightingale, And District Nursing in Late Victorian britain.* Nursing History Review, 5, 83–103.

Cowley, S.(1995). *In Health Visiting, A Routine Visit is One That Has Passed*. Journal of advanced Nursing, 22, 276–284.

Dickenson–Hazard, N.(2004). *Golbal Health Issues and Challenges*. Journal of Nursing Scholarship, 36(1), 6–10.

Donna L. Hartweg(1991). *Dorothea Orem: Self-Care Deficit Theory*. Ca: Sage.

Dye, T. R(1981). *Understanding Public Policy, 4th Ed*. Englewood Cliffs, Nj: Prentice–Hall.

Eisen, A.(1994). *Survey of Neighborhood-Based Comprehensive Community Empowerment Initiatives*. Health Education Quarterly, 21(2), 235–252.

Elizabeth D., & Alwyn M.(2005). *Community Health Nursing Project*. Lippincott.

Estabrooks, C. A.(1995). *Lavinia Lloyd Dock: The Henry Street Years.* Nursing History review, 3, 143–172.

Fatchett, A..B.(1990). *Health Visiting: A Withering Profession?*. Journal of Advanced Nursing, 15, 216–222.

Fawcett, J.(1993). *Analysis and Evaluation of Conceptual Models of Nursing(3Rd Ed.).* Philadelphia; F.A. Davis.

Frances A. M. & Claudia M. S.(2005). *Community Public Health Nursing Practice*. Elsevier Saunders.

Freshman, R. P(1979). *Communith Health Nursing*. Duxbury Press, 3–9.

Gast, H. L.(1996). *Orem'S Self Care Model.* In Fitzpatrick & A.L. Whall(Eds.) *Conceptual models of Nursing; Analysis and Application(3Rd Ed.)*. Stamford, Ct: Appleton & Lange.

Haggart, M.(1993). *A Critical Analysis of Neuman's Systems Model in Relation To Public health Nursing.* Journal of Advanced Nursing, 18, 1917–1922.

Hegyvary, S.(2004). *Working Paper on Grand Challenges in Improving Global Health.* Journal of Nursing Scholarship, 36(2), 96–101.

Helvie, D. O.(1998). *Advanced Practice Nursing in the Community.* Sage.

Hitchcock, J. E., Schbert, P. E., Thomas, S. A.(1999). *Community Health Nursing: Caring In Action.* Delmar Publishers, Itp.

Hunt, R. & Zurek, E.(1997). *Introduction to Community Based Nursing*. Jb Lippincott.

Jackson, C., Fortmann, S. P., Flora, J. A., Melton, R. J., Snidor, J. P., & Littlefield, D.(1994). *The Capacity-Building Approach to Intervention Maintenance Implemented by the Stanford Five- City Project. Health Education Research*, 9(3), 385–396.

Janice E.H., Phyllis E.S.& Sue A.T.(2003). *Communityhealth Nursing*. Thomsondelmar Learning.

Jossens, M.O.R., & Ferjancsik, P.(1996). *of Lillian Wald, Community Health Nursingeducation, And Health Care Reform*. Public Health Nursing, 13(2), 97–100.

Kelly, A.(1996). *The Concept of the Specialist Community Nurse*. Journal of Advanced Nursing, 24, 42–52.

Kleczlowski B.W, Et. Al.(1984). *National Health Systems and Their Reorientation Towards Health for All*. Public Health Papers No.77, Worth Health Organization, Geneva, 27.

Kretzmann, J.P., & Mcknight, J. L.(1993). *Building Communities From the Inside Out*. Chicago: Kretzmann, J. P., Mcknight, J. L.

Laffrey, S. C., & Page, S.(1989). *Primary Health Care in Public Health Nursing*. Journal of advanced Nursing, 14, 1044–1050.

Lancaster, D. R.(1996). *Neuman'S Systems Model*. in J. L. Fitzpatrick & A.L. Whall(Eds.), *Conceptual Models of Nursing: Analysis And Application(3Rd Ed.)*. Stamford, Ct: Appleton & Lange.

Li, V.C., Shaoxian, W., Kunyi, W., Wentao, Z., Buchthal, O., Wong, G.C., & Burris, M.A. (2001). *Capacity Building to Improve Women's Health in Rural China*. Social Science & Medicine, 52, 279–292.

Liepert, B.D.(1996). *The Value of Community Health Nursing: A Phenomenological Study of The Perceptions of Community Health Nurses*. Public Health Nursing, 13, 50–57.

Locsin, R.C.(2000). *Building Bridges: Affirming Culture in Health and Nursing*. Holistic Nursing Practice, 15(1), 1–4.

Marcia, S. & Jeanette, L.(2000). *Community Public Health Nursing, 5Th Ed*. Mosby Co.

Mary A. N. & Melanie Mc(2007). *Community Public Health Nursing*. Elsevier Saunders.

Maynard, M.(1996). *Promoting Older Ethnic Minorities' Health Behaviors: Primary and Secondary Prevention Cinsiderations*. Journal of Primary Prevention, 17, 219–229.

Mcquiston, C. M. & Webb, A. A.(1995). *Foundations of Nursing Theory: Contributions of 12 Key Theorists*. Ca: Sage.

Messias, D. K. H.(2001). *Globalization, Nursing, and Health for All*. Journal of Nursing Scholarship, 33(1), 9–11.

Miller, C. A., Moore, K. S., Richards, T. B., & Monk, J. D.(1994). *A Proposed Method for Assessing The Performance of Local Public Health Functions and Practices.* American Journal of Public Health, 84, 1743–1749.

Nies. M. A, Mcewen. M(2007). *Community/Public Health Nursing*. Saunders Elsevier.

Ostrom, C. W., Lerner, R. M., & Freel, M. A.(1995). *Building the Capacity of Youth and Families Through University-Community Collaborations: The Ievelopment-in-Context (Dice) Mode*l. Journal of Adolescent Research, 10(4), 427–448.

Pender, N. J.(1996). *Health Promotion in Nursing Practice(3Rd Ed.)*. Stanford: Appleton & Lange.

Pierce, J. D. & Hutton, E.(1992). *Applying the New Concepts of the Neuman Systems Model*. Nursing Forum, 27(1), 15–18.

Renpenning, K. M.(2003). *Self-Care Theory in Nursing: Selected Papers of Dorotheaorem*. Ny: Springer Publishing Company.

Rogers, E. M.(1983). *Diffusion of Innovation*. New York: Free Press.

Ruetter, L. I., & Ford, J. S.(1996). *Perceptions of Public Health Nursing: Views for the field*. Journal of the Advanced Nursing, 24, 7–15.

Schutchfield, F. D. & Kech, C. W.(1997). *Concepts and Definitions of Public Health Practice*. In D. F. Schutchfield & C. W. Keck(Eds.), *Principles of Public Health Practice(Eds)*. Albany, Ny: Delmar.

Smith, C. M., Maurer, F. A.(2000). *Community Health Nursing: Theory and Practice-(2Nded.)*. Saunders.

Smith, J. A.(1981). *The Idea of Health: Philosophical Inquiry*. Advances in Nursing Science, 3, 43–50.

Spradley B. W. & Allender J. A.(1996). *Community Health: Nursing-Concepts and Practice-(4Th Ed.).* Jb. Lippincott.

Spradley B. W. & Allender J. A.(1997). *Readings in Community Health Nursing (5Th Ed)*. Jb Lippincott.

Stanhope, M., Knollmueller., R. N.(1997). *Public and Community Health Nurse's Consultant.* Mosby.

Stanhope, M., Lancaster J.(1996). *Community Health Nursing-Process and Practice Forpromoting Health-(4th Ed.)*. Mosby−Year Book Inc.

Stanhope, M., Lancaster J.(2000). *Community health nursing process and practice for promoting health(5th ed.)*. Mosby−Year Book Inc.

Starn, J. A.(1992). *Community Health Nursing Visits for At-Risk Women and Infants*. Jounal of Community Health Nursing, 9(2), 102−110.

Stanhope, M., & Lancaster, J.(2004). *Community & Public Health Nursing*. Mosby.

Swan, A., Al−Gasseer, N., & Lang, N.(2003). *Global Partnerships to Strengthen the Evidence Base for Nursing*. Nursing Economics, 21(5), 247−252.

Stevens, B. J.(1979). *What Is Nursing Theory, Nursing Theory*. Little Brown & Company.

Swan, A., Al−Gasseer, N., & Lang, N.(2003). *Global Partnerships to Strengthen the Evidence Base for Nursing*. Nursing Economics, 21(5), 247−252.

Thiroux(1977). *Ethics, Theory, And Practice*. Philadelphia.

Tomey, A.M.(1994). *Nursing Theorists and Their Work, (3Rd Ed)*. Mosby.

von Bertanlanffy, L.(1968). *General System Theory*. N.Y.: George Braziller.

WHO(1981). The Managerial Process for National Health Development: Guiding Principle for Use in Support of Strategies for Health for All By The Year 2000.

WHO(1993). Health for All Targets: The Health Policy for Europe, Updated Ed.

WHO(2004). World Health Report.

WHO. Regional Office for Europe, Copenhagen.

Winslow, C.E.A.(1920). *The untilled field of public health*. Mordern Medicine, 183.

Wold, S. J.(1990). *Community Health Nursing- Issues and Topics-*. Appleton & Lange.

Zerwekh, J. V.(1991). *Tales From Public Health Nursing True Detectives*. American Journal of Nursing, 91, 30−36.

Zerwekh, J. V.(1992 A). *Community Health Nurses-A Population at Risk*. Public Health Nursing, 9, 1.

Zilm, G., & Warbinek, E.(1995). *Early Tuberculosis Nursing in British Columbia*. Canadian Journal of Nursing Research, 27(3), 65−81.

건강보험심사평가원 www.hira.or.kr

국가법령정보센터 www.law.go.kr

법제처 www.moleg.go.kr.

보건복지부 www.mohw.go.kr

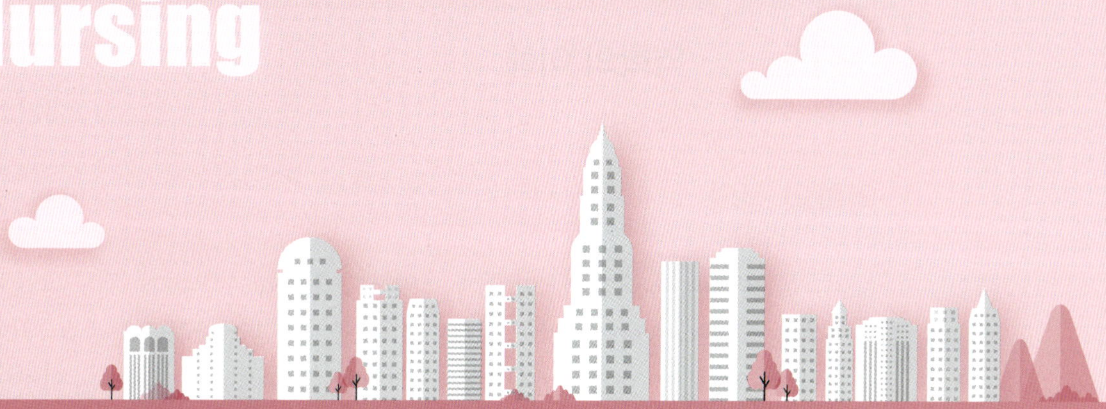

CHAPTER 02

역학지식 및 통계기술의 실무적용

학습목표

1. 역학의 정의와 목적, 역사적 배경을 설명한다.
2. 질병의 자연사와 그에 따른 예방수준을 설명한다.
3. 건강측정지표를 이용하여 지역사회건강수준을 평가한다.
4. 건강과 질병을 진단하기 위한 건강검진 검사방법을 평가한다.
5. 역학적 연구방법을 설명한다.
6. 역학에 활용되는 통계방법을 설명한다.
7. 인구현상을 이해한다.

제1절 | 역학의 이해

1. 역학의 정의

역학(Epidemiology)은 어원상 'Epi' '~에 관한(Upon)', 'Demos' '인구(People, Population)', 'Ology' '학문(Science)'이라는 의미로 이를 종합하면 인구집단에 관한 질병을 연구하는 학문으로 해석된다. 어원상 개념으로는 감염병을 연구하는 학문이라는 의미를 지니고 있지만 시대에 따른 질병 발생 양상의 변화에 따라 보다 포괄적 개념으로 변화하여 20세기 이후에는 감염병 뿐만 아니라 만성질환을 포함한 다양한 건강문제와 관련 요인을 파악하고 관리하는데 기여하고 있다.

역학은 적절한 과학적 탐구 방법을 갖춘 학문 분야로써 자료의 수집, 분석, 해석에 있어 체계적이며 공정한 접근을 필요로 한다. 라스트(Last, 1988)의 정의에 의하면 역학이란 특정 인구집단의 건강상태나 건강관련문제의 분포와 관련 요인을 파악하여 건강문제를 예방하고 통제하는 학문이다. 특정인구집단이란 식별 가능한 특성을 가진 집단을 의미하며 예를 들어 특정 직업에 종사하는 사람들이 해당될 수 있다. 건강상태나 건강관련문제는 출생부터 성장, 발육, 성숙, 노쇠, 사망에 이르는 모든 생리적 과정과 질병, 결손, 불능, 장애, 사망, 더 나아가 흡연, 음주, 운동 등 건강증진행동부터 보건의료서비스의 이용까지 포함한다. 분포는 인간집단에서 발생하는 질병을 성별 · 직업별 · 교육수준별 · 지역별 · 시간별 특성과 같은 인적, 사회적, 지리적 변수를 고려하여 파악한 결과를 의미한다. 관련 요인은 질병발생과 관련 요인 간의 인과관계를 밝히는 것으로 생물학적, 화학적, 물리적, 사회적, 문화적, 경제적, 유전적, 행동적 요인들을 포함한다.

2. 역학의 역사적 배경

역학의 학문적 체계는 19세기에 이르러 확립되었지만 그 기원은 히포크라테스(Hippocrates, BC 460~370)의 『질병의 발생에 영향을 미치는 환경적 요인을 확인하기 위한 관찰』에서 찾아볼 수 있다. 그는 자신의 저서에서 계절, 지리적 위치, 공기, 물 같은 환경적 요인들이 질병발생에 주요한 영향을 미치는 것으로 설명했다. 하지만 구체적으로 어떤 특성이 건강에 해를 미치는지에 관한 설명은 오랫동안 정립되지 않았다. 중세시대에 주목할 만한 것은 이탈리아에서 제정한 불결물제거법, 급수법, 식품위생법, 시가청결법, 건축위생법 등의 규칙으로 이는 환경관리를 통해 창궐하는 유행병을 막아보고자 하는 노력으로 해석된다. 이후

16세기에 이르러 이탈리아의 프라카스트로(Fracastoro, 1478~1553)는 저서를 통해 질병을 유발할 수 있는 눈에 보이는 않은 물질이 존재하며 이 물질과의 직접 또는 간접적 접촉을 통해 감염병이 발생할 수 있음을 제기하였다. 하지만 1683년 레벤호크(Leeuwenhoek, 1632~1723)에 의해 현미경이 개발되고 나서야 프라카스트로가 주장했던 물질이 확인되었다. 최초 인구통계학자로 알려진 영국의 그라운트(Graunt, 1620~1674)는 『사망표에 관한 자연적 정치적 관찰(Natural and Political Observations Made upon the Bills of Mortality)』을 발표하여 성별, 연령, 계절의 변동 등의 요소가 사망률에 영향을 미친다는 것이 보고되었다. 또한 수집된 정보가 통계적 방법을 통해 분석됨으로써 자료의 가치가 인식될 수 있다는 것을 보여줌으로써 근대 역학의 기초를 마련하는데 기여한 것으로 평가된다.

근대 산업혁명으로 인한 도시화와 비위생적 집단생활은 감염병의 유행을 유발하였고 이러한 건강에 대한 위협을 해결하기 위한 노력을 통해 역학연구가 발전하였다. 영국에서는 채드위크(Chadwick, 1800~1890)가 열병의 참상을 조사한 보고서(Fever Report)를 제출하였고, 1842년 『노동자 계층의 위생상태에 관한 보고(The Sanitary Condition of the Labouring Population)』가 이루어졌고, 이를 계기로 1848년 세계 최초 공중보건법이 제정되었다. 간호사로서 최초의 역학자인 나이팅게일(Nightingale, 1856)은 크림전쟁 당시 영국군 병원에서 발생한 사망을 요인에 따라 분류(부상으로 인한 사망, 예방할 수 있는 사망, 기타 원인으로 인한 사망)하여 제시하였다. 이를 근거로 위생개혁을 이루어 사망률을 줄이는데 크게 기여한 것으로 평가된다.

1855년 영국인 의사 스노우(Snow, 1813~1858)의 업적은 역학이 학문적 체계를 갖추는데 중요한 계기가 되었다. 그는 런던에서 유행한 콜레라의 원인을 찾기 위해 오염된 물을 통해 질병이 전파된다는 가설을 수립하였고, 이를 입증하기 위해 콜레라 환자의 거주 지역별 점지도를 작성하여 오염된 물과 콜레라 발생 사이의 연관성을 입증하였다. 당시 런던에 식수를 공급하는 회사는 런던 전체의 1/3을 책임지는 Lambeth 회사와 나머지 2/3에 물을 공급하는 Southwark & Vauxhall 회사였다.하지만 콜레라로 인한 사망자는 Lambeth사의 물을 먹은 경우 1,000가구당 0.9명이였으나, Southwark & Vauxhall사의 물은 먹은 경우에는 1,000가구당 5명으로 차이가 있었다. 물론 오염된 물 자체가 콜레라를 직접적으로 유발하는 것은 아니지만, 스노우의 업적은 이를 근거로 특정회사의 물 공급을 제한함으로써 질병발생을 통제하는 데 기여하였다.

파스퇴르(Pasteur, 1822~1895)는 미생물에 의한 발효를 증명하여 세균학을 확립했으며, 코흐(Koch, 1843~1910)는 미생물 배양을 발전시키고 콜레라균, 결핵균 등을 발견하였다. 간호사인 마스(Maass, 1876~1901)는 미국군을 위한 계약간호사로 복무하였고, 이후 미국군에서 수행한 황열연구에 참여하여 모기가 질병의 병원소임을 밝히는데 기여하였으나 이를 계기로 사망하게 되었다. 이러한 시도와 노력을 통해 근대 세균학, 면역학, 위생 개혁의 초석이 확립되었다.

비감염성 질환에 대한 역학연구도 수행되었다. 1914년 골드버거(Goldberger)는 옥수수를 주식으로 하는 사람들에게 발생하는 펠라그라(Pellagra)가 비타민 B_3 결핍과 관련이 있음을 입증하였다. 하지만 당시에는 펠라그라는 감염병의 하나로 간주되고 있었기 때문에 그의 주장이 받아들여진 것은 시간이 더 지난 후였다. 1948년부터 시작된 프레밍햄 심장 연구(Framingham Heart Study)는 고혈압, 고콜레스테롤혈증 등이 심장질환의 원인이 되며 지역주민의 건강행위 특성과 관련성이 있음을 밝혀내었다. 돌과 힐(Doll & Hill)은 1954년에 영국의학잡지(British Medical Journal)에 환자-대조군 비교 역학 연구를 출판하여 흡연량과 폐암발생간 관련성을 밝혀내었다. 1980년대에는 역학의 관심이 손상과 폭력으로 인한 건강문제로 확대되었고 1990년부터는 분자 및 유전역학까지로 범위를 확장하게 되었다. 감염병에 대한 예방 및 관리를 위한 관심은 예방접종을 통해 관리가 가능한 이미 알려진 감염병에서부터 후천성면역결핍증, 조류독감, 신종감염성질환, 더 나아가 생물학적 테러(Bioterrorism)까지로 확대되고 있다.

우리나라의 경우, 역학의 역사가 짧지만 1995년 국민건강증진법이 제정되고, 기대수명의 증가와 주요질병군이 만성질환으로 바뀜에 따라 역학의 주요 관심도 질병치료 중심에서 예방 및 건강증진 중심으로 확대되었다. 2004년 국립보건원이 질병관리본부로 확대 · 개편된 후 국민보건향상을 위한 감염병, 만성질환, 희귀난치성 질환 등에 대한 조사, 진단, 시험, 연구 업무가 이루어지고 있다. 현재 국내 역학연구는 다학제적 접근 및 협력관계 구축, 이를 통한 합리적 의견 도출, 근거기반 적용 시스템 구축이라는 당면 과제가 있지만 이를 해결하면서 다양한 분야에서 활용될 수 있을 것으로 평가된다.

3. 역학의 역할 및 활용

역학은 역사적으로 감염병의 원인을 규명하고 예방 및 관리를 위해 활용되었을 뿐만 아니라, 건강문제가 얼마나 발생할 것인지를 예견하고 예견된 건강문제의 발생을 통제하여 인구집단의 건강을 최적의 상태로 유지 · 증진하기 위해 적용되었다. 구체적인 활용분야는 다음과 같다.

1) 기술적 역할과 원인 규명

질병의 자연사를 기술하는 것은 건강문제를 예방하거나 예후를 추정하는 데 유용하다. 지역주민이 질병에 노출된 시점부터 관찰 또는 추적 연구나 임상시험을 수행한다면 질병의 전파경로를 찾아내어 원인을 규명하고 예후 요인을 파악하는 것이 가능하며, 이러한 노력을 통해 이환율과 사망률을 감소시키는 데 기여하게 될 것이다. 특별히 예후 요인 파악은 질병발생의 원인을 규명하기 위한 가설 설정의 실마리를 제공하게 된다. 이때 역학조사의 대상이 되는 인구집단에 대한 상세한 기술이 필요하며, 출생 및 사망과 관련된 인구동태 자료는 중요한 보건지표로 사용된다.

2) 연구전략 개발

단면조사 연구, 환자–대조군 연구, 코호트 연구 등의 다양한 방법을 활용하여 질병의 원인–결과 관계를 규명하는 데 필요한 과학적 방법을 개발하는 데 기여한다.

3) 질병측정과 유행발생의 감시 역할

질병의 역학적 변동을 관찰하는 것은 질병관리 대책수립이나 결과 평가에 중요하다. 예를 들면, 예방접종의 효과 판정, 감염병 유행 시 그 양상을 해석하는 조사, 효과적인 관리를 위한 방향제시, 관리대책의 성공여부를 확인하기 위해 역학 모델을 사용한 검증이 이루어진다. WHO에서는 국제보건규칙(International Health Regulation)을 제정하였으며, 그 목적을 "국제적인 질병 확산을 예방 · 방어 · 관리 · 대응하는 것으로 규정하며 그 방법은 공중보건에 대한 위험에 상응하고 제한된 방식으로 국제교통에 대한 불필요한 방해를 피해야 한다"로 규정하면서 신종감염병 출현에 즉시 대처할 수 있도록 국제 공중보건 비상사태라는 항목을 두어 다양한 질병 위협에 대처할 수 있도록 하고 있다. 우리나라의 경우, 질병관리본부 내 감염병관리센터 감염병감시과에서 감염병 발생현황을 체계적으로 수집 · 분석 및 해석하여 감염병 예방 및 관리를 위한 관련 정보를 제공하며, 매주 감염병 발생 주보를 발간하여 감염병 원인에 따른 관리 전략을 수립하고, 질병 및 유행발생의 감시자 역할을 담당하고 있다.

4) 보건사업의 평가 및 정책수립 근거

필요한 보건의료서비스를 어떻게 효과적으로 전달할 것인가는 중요한 문제이다. 역학의 보건사업평가 역할을 통해 보건사업의 필요성이 재평가되고, 새롭게 도입될 사업계획 및 설계, 사업의 진행과정과 효율성, 실제로 행해진 사업의 효과성에 대한 평가가 이루어진다. 이러한 평가는 공중보건 또는 건강에 영향을 미치는 환경문제를 다루기 위한 정책 수립에 필요한 과학적 근거를 제공하는 역할을 한다.

제2절 | 질병의 자연사와 예방수준

1. 질병발생의 다요인설

감염성 질병에 대한 연구를 기점으로 역학자들은 여러 원인이나 요인에 의해 질병이 발생한다는 다요인설을 고려하기 시작하였으며, 현재는 병인 · 숙주 · 환경요인 사이의 상호작용을 이용하여 감염성 · 비감염성 질병 모두를 설명하고 있다.

1) 병인요인

병인요인은 건강문제 발생에 직접적으로 영향을 주는 요소로 이러한 요인이 존재하거나 혹은 결핍되기 때문에 건강문제가 발생한다. 병인요인은 생물학적 · 화학적 · 영양적 · 물리적 · 심리적 요인으로 구분된다. 생물학적 요인은 박테리아, 바이러스, 원충류, 곰팡이, 기생충 같은 미생물을 의미한다. 그러나 모든 미생물이 인체에 질병을 유발하는 것은 아니며 그 중 일부만이 병원체로서 작용한다. 화학적 요인은 인체에서 주로 액상, 고체, 가스, 먼지, 연기 형태로 이루어져 있다. 내인성 요인은 인체에서 분비되는 물질의 대사 이상으로 질병을 유발시키며, 외인성 요인은 호흡 · 구강 · 피부로 흡인 또는 접촉을 통해 유입되는 유해물질로 예를 들면 화학 폐기물에서 발생하는 유독성 가스나 제초 목적으로 사용하는 액상 화학물 등이 있다. 영양적 요인은 인체에 과잉 공급되거나 결핍되는 경우 질병을 유발할 수 있는 식이성분을 의미한다. 철분 결핍은 빈혈을 유발할 수 있고 고지방 섭취는 고지혈증 및 대사성 질환을 유발할 수 있다. 물리적 요인은 기계적(예: 자동차, 오토바이) · 물질적(예: 산사태로 인한 낙석) · 대기(예: 자외선, 방사선) · 지리학적(예: 지진) · 유전적 손상을 유발할 수 있는 요소를 포함한다. 물리적 요소의 크기, 강도, 형태에 따라 인체 손상의 정도는 다르게 나타난다. 심리적 요인은 건강상의 문제를 야기할 수 있는 스트레스를 유발하는 사건을 의미한다.

병인요인은 또한 감염성과 비감염성으로 구분된다. 감염성 요인은 결핵이나 후천성면역결핍증 같은 감염성 질환을 야기하는 것이다. 감염과 관련되는 병인요인의 특성은 다음과 같다.

- 특이성(specificity)과 항원성(antigenicity): 한 가지 병원체는 특정한 한 가지 질환을 유발한다. 이는 병원체의 특이성에 따라 항원성이 결정되기 때문이며 그로 인해 숙주의 면역특이성이 나타난다.

- **병원체의 양**: 병원체의 양은 감염이나 발병에 영향을 미치나 병원체의 종류에 따라 감염을 위해 요구되는 양은 차이가 있을 수 있다.
- **감염력(infectivity)**: 병원체가 숙주에 침입하여 감염을 일으키는 능력을 의미한다. 감염력은 현성 감염자 수(증상이 나타나고 항체가 형성된 감염자 수)에 불현성 감염자 수(증상이 나타나지 않고 항체가 형성된 감염자 수)를 합하여 감수성자 총 수로 나눈 값으로 산출된다.
- **병원력(pathogenicity)**: 병원체가 숙주에 현성감염을 일으키는 능력을 의미한다. 병원력은 현성감염자 수를 불현성 감염자 수와 현성 감염자 수를 합한 값으로 나누어 산출한다. 홍역은 거의 100%에 해당되며 반대로 소아마비는 0.1~3%로 알려져 있다. 후천성면역결핍증 바이러스는 대체로 감염력은 낮으나 상대적으로 병원력은 높다. 병원성은 현성 감염자를 전체 감염자 수로 나누어 산출한다.
- **독력(virulence)**: 심각도를 나타내는 것으로 현성 감염으로 인한 사망이나 심각한 임상증상이나 후유증을 초래하는 정도를 의미한다. 독력은 중환자 수와 사망자 수를 합한 후 총 발병자 수로 나누어 계산한다. 후천성면역결핍증 바이러스는 매우 독력이 높은 병원체에 해당한다.
- **저항력(resistance)**: 병원체가 숙주에서 빠져 나온 후 외계에서 생존할 수 있는 능력을 의미한다. 저항성이 낮은 병원체는 생존을 위해 숙주 내에서 전파가 가능하거나 생존하는 방향으로 변화된다.

2) 숙주요인

숙주란 질병을 야기하는 병원체를 기생시켜 영양을 공급하는 동물 또는 사람을 의미한다. 숙주요인은 유전적 요인뿐만 아니라 신체적 · 심리적 · 생활형태적 요인을 포함하며, 이러한 요인들은 숙주의 질병에 대한 취약성과 반응에 영향을 미친다. 신체적 요인은 연령 · 성별 · 인종 · 유전적 요소를 포함한다. 특별히 유전적 요인은 질병에 대한 감수성과 밀접한 관련을 가진다. 예를 들면 혈액형에 따라 특정 소화기계 질환 발생률이 다르다는 것은 이미 알려진 사실이다. 유방암이나 자궁암 발생 역시 유전자 변형과 밀접한 관련이 있다. 심리적 요인은 스트레스에 대한 반응으로 숙주의 취약성에 강력한 영향을 미칠 수 있다. 생활환경요인은 식이, 운동, 수면 등을 포함한 생활습관을 의미한다. 숙주요인에서 중요한 개념은 병원체에 대한 숙주의 저항력이다. 이러한 능력은 자연적인 감염이나 예방접종으로 획득되며 크게 자연능동 · 자연피동 · 인공능동 · 인공피동면역으로 나누어진다. 면역성은 접촉한 항원에 따라 평생 지속되어 질병을 예방하기도 하고 일시적으로 존재하여 방어 효과를 나타내기도 한다.

3) 환경요인

환경요인이란 외적으로 숙주를 둘러싸고 있는 모든 요인을 의미하며, 생물학적 · 물리적 · 사회경제적 환경으로 구분된다. 생물학적 환경은 모든 생물과 그 생산물을 포함하며 이들은 병원체를 저장하는 보관소나 매개물 역할을 하기도 한다. 예를 들어 바이러스에 감염되어 설사를 하는 환아를 간호하는 엄마가 손 씻기를 게을리 한다면 가족에게 병원균을 전파하게 될 수도 있다. 물리적 환경은 지형학, 기후, 주거 등의 물리적 측면이 포함되며 질병발생 및 질병분포에 유의한 영향을 미친다. 사회경제적 환경은 인구밀도, 경제상태, 정치, 경제, 문화발달 등이 포함되며 건강상태에 영향을 미친다. 예를 들면, 보건의료체계 접근성, 문화특이적 건강관리 행태, 빈곤은 건강상태에 유의한 영향을 미친다.

4) 역학적 인과관계

질병이 발생하는 원인과 그 전파기전을 규명하여 예방하는 것을 목표로 하기 때문에 우연한 발생과 인과성을 구별하는 것은 역학에서 매우 중요하다. 두 가지 요인 간에 인과관계가 존재하는지 판단하기 위한 방법으로 힐(Hill, 1965)의 기준(Bradford-Hill's criteria)이 가장 많이 사용된다.

- 시간적 선행관계: 원인으로 간주되는 요인에 대한 노출은 질병발생보다 반드시 선행되어야 하며 이는 인과성이 충족되기 위한 가장 기본적 요소이다.
- 관련성의 강도: 반복관찰을 통해 확인된 관련성의 크기가 클수록 인과성의 가능성이 높아진다. 하지만 관련성의 크기는 다른 원인에 의해 교란될 수 있다. 예를 들어, 흡연은 심장질환 발생과 관련성이 있지만 그 관련성의 크기는 폐암에 비해 크지 않다. 그러므로 관련성만을 가지고 인과성을 설명하는 것은 바람직하지 않다.
- 관련성의 일관성: 다른 대상이나 지역에서 같은 요인에 노출된 경우 같은 발병 결과를 보이는 것이다. 예를 들면, 지역이나 인종에 따라 폐암 발생률에 다소 차이가 있어도 흡연이 폐암을 유발한다는 사실은 달라지지 않는다는 것이다.
- 관련성의 특이성: 한 요인이 다른 여러 질병과 동시에 관련성이 있는 것으로 보인다면 인과성이 불투명할 수 있다. 하지만 그 중 하나의 질병에만 관련성이 있는 것으로 확인된다면 특이성이 높은 인과관계로 설명된다. 예를 들면 흡연은 수많은 질병과 연관되어 있기 때문에 호흡기질환을 제외하고는 다른 질병과의 특이적 인과성 기준을 충족시키지 못한다.
- 용량-반응관계: 원인 요인에 노출되는 정도가 클수록 해당 질병이 발생할 확률이 증가한다는 것이다. 예를 들면 납에 노출되는 시간이 길면 중독률이 증가한다는 것이다.

- 개연성: 역학연구를 통해 확인된 관련성이 이미 알려져 있는 생물학적 지식과 부합할 때 인과관계가 있을 가능성이 증가한다는 것이다. 물론 현재 지식의 범위에서 모든 것이 검증될 수 있는 것이 아니기 때문에 생물학적 지식과 부합하지 않는다고 해서 결과를 받아들일 수 없는 것은 아니다.
- 기존지식과의 일치성: 이미 확인된 다른 과학분야 지식과 일치할 경우, 원인적 연관성이 증가하게 된다.
- 실험적 입증: 원인요인으로 제시된 것을 제거하거나 이에 대한 노출을 감소시킨 후 질병 발생이 줄어든다면, 제시된 원인요인과 해당 질병 사이의 인과관계가 존재할 가능성이 높다. 하지만 이러한 실험적 입증이 항상 가능하지는 않다는 한계가 있다.
- 유사성: 한 분야에서 보편적으로 받아들여지는 현상은 다른 분야에도 적용할 수 있다는 것이다. 즉 기존에 밝혀진 인과관계와 유사한 연관성이 관찰되면 인과관계일 가능성이 높다는 것이다. 예를 들어, 동물 실험을 통해 흡연과 폐암 사이에 인과관계가 존재한다는 것이 확인되었다면 이 사실은 사람에서도 적용 가능하다.

2. 질병발생의 역학적 모형

1) 역학적 삼각형 모형

역학적 삼각형 모형은 질병발생의 역학적 모형 중 현재까지 가장 널리 사용되는 모형이다. 이 모형에 따르면 질병은 병인(agent), 숙주(host), 환경(environment)의 상호작용의 결과로서 발생하며, 세 가지 요인 중 어느 한 가지 요인의 평형이 깨어질 때 질병이 발생한다(그림 2-1). 역학적 삼각형 모형은 질병의 원인 병원체가 분명히 알려져 있는 감염병을 설명하기에 적합하지만 병인이 불분명하거나 정신질환이나 유전성 질환 같은 비감염성 질환을 설명하기에는 적절하지 않다.

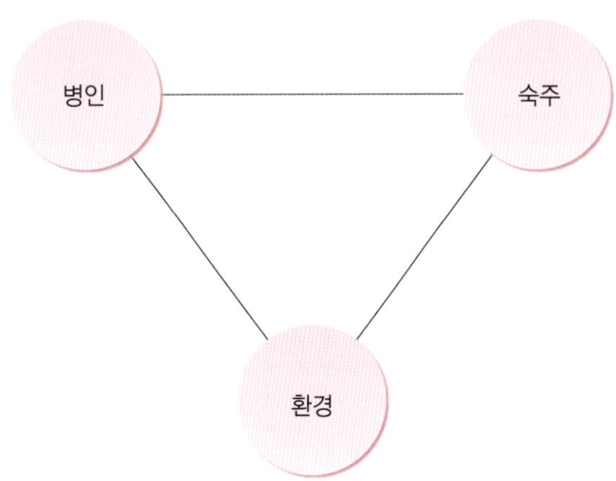

그림 2-1 역학적 삼각형 모형

2) 지렛대 이론

지렛대 이론은 전통적인 역학적 삼각형 모형을 고든(Gordon)이 발전시킨 이론이다. 양 끝에 병인과 숙주라는 추가 달려 있는 지렛대의 무게중심을 환경이 받치고 있는 모형으로 비유하여 질병발생을 설명하였다(그림 2-2). 즉, 세 가지 요인 중 하나에 변화가 발생하면 다른 요인의 상황에도 영향을 미쳐 변화를 유발하게 되며 이로 인해 요인간 평형상태가 깨져 질병이 발생한다는 것이다. 병인, 숙주, 환경이 평형상태를 이루어 어느 쪽으로도 기울어지지 않은 상태는 개인이 건강하거나 지역사회에 질병이 유행하지 않는 상태를 의미한다. 하지만 병인요인의 변화 즉 외부에서의 생존 및 증식 능력 증가, 숙주로의 침입 및 감염 능력의 증가, 질병을 일으키는 능력 증가, 전파의 난이성 변화가 나타나면 질병이 유발될 수 있다. 예를 들면, 특정 질환을 유발하는 병원체의 항원성이 변화하여 감염력과 병원성이 증가하여 질병을 유발하는 경우이다. 숙주요인의 변화도 관련이 된다. 예를 들면 연령이 증가하거나 후천적 면역상태가 저하되거나 영양상태가 악화되는 경우, 숙주의 감수성이 증가하며 이러한 경우에 질병이 발생할 확률이 증가하게 된다. 환경요인(예: 홍수, 지진, 화재, 방사능 유출)의 변화로 병원 미생물의 전파가 용이해질 수 있다. 즉, 환경요인의 변화가 숙주의 감수성을 증가시켜 질병발생을 증가시키는 경우로 대기오염으로 호흡기질환의 발생이 증가하거나, 가뭄이나 기근으로 인한 영양결핍으로 질병발생이 증가하는 경우 등이다.

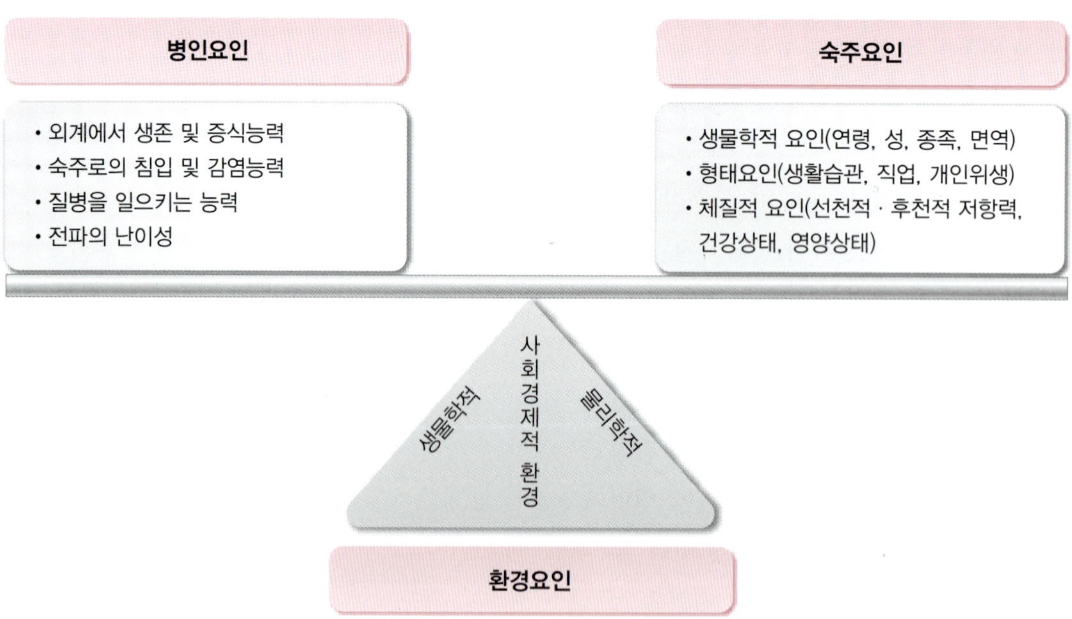

그림 2-2 지렛대 모형

3) 수레바퀴 모형

수레바퀴 모형은 머스너와 크레이머(Mausner & Kramer, 1985)에 의해 제시된 것으로 질병의 원인을 강조하기보다는 숙주와 환경 사이의 상호작용에 의해 만성질환이 발생하는 것을 설명하는 데 중점을 두었다. 모형의 중심부에는 숙주인 사람이 위치하고 있으며 숙주의 가장 안쪽의 핵심부분은 유전적 소인으로 구성된다. 숙주의 바깥쪽은 물리화학적 · 생물학적 · 사회적 환경으로 구분되는 환경적 요인으로 둘러싸여 구성된다(그림 2-3). 질병의 종류에 따라 요소마다 기여도가 다를 수 있으며 이에 따라 수레바퀴를 구성하는 각 요소의 크기가 달라지기 때문에 역학적 분석에 유용하다. 예를 들면, 유전성 질환에서는 유전적 소인 부분의 크기가 비교적 크며, 결핵 같은 감염성 질환에서는 유전적 소인보다는 숙주요인 중 면역상태와 생물학적 환경요인이 밀접한 관련을 가지므로 그 크기가 증가된다. 고혈압이나 당뇨병 같은 만성질환의 경우, 숙주의 행태요인과 생물학적 · 사회적 환경요인이 크게 관여한다.

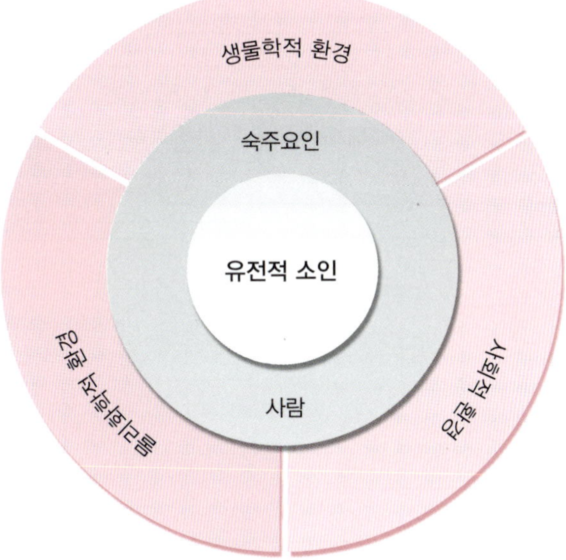

그림 2-3 수레바퀴 모형

4) 거미줄 모형

거미줄 모형은 맥마흔(McMahon, 1923~2007)에 의해 제시된 모형이다. 거미줄 모형에 따르면 질병은 어느 한 가지 원인에 의해 발생하는 것이 아니라 반드시 선행하는 다양한 요인이 서로 거미줄처럼 복잡하게 얽히고 이러한 요인들간의 연결이 서로 부가적 · 상승적 · 길

항적 · 보완적 효과를 발휘하여 충분조건이 형성되면 그 결과로 질병이 발생한다. 질병발생과 관련된 요인들이 매우 복잡하게 얽혀있기 때문에 근본적 원인을 확인하는 것은 어렵지만, 질병발생 경로상의 몇 개의 요인을 제거하는 것만으로도 해당 질병을 예방하는 것이 가능하다는 개념을 제시하고 있다(그림 2-4). 프리드먼(Friedman, 1974)은 거미줄 모형을 이용하여 심근경색증 유발과 관련이 있는 다양한 병인, 숙주, 환경 요인을 제시하였고, 이 모형에서 제시된 경로 중 몇 개의 요인을 제거하면 질병을 예방할 수 있음을 보여주었다.

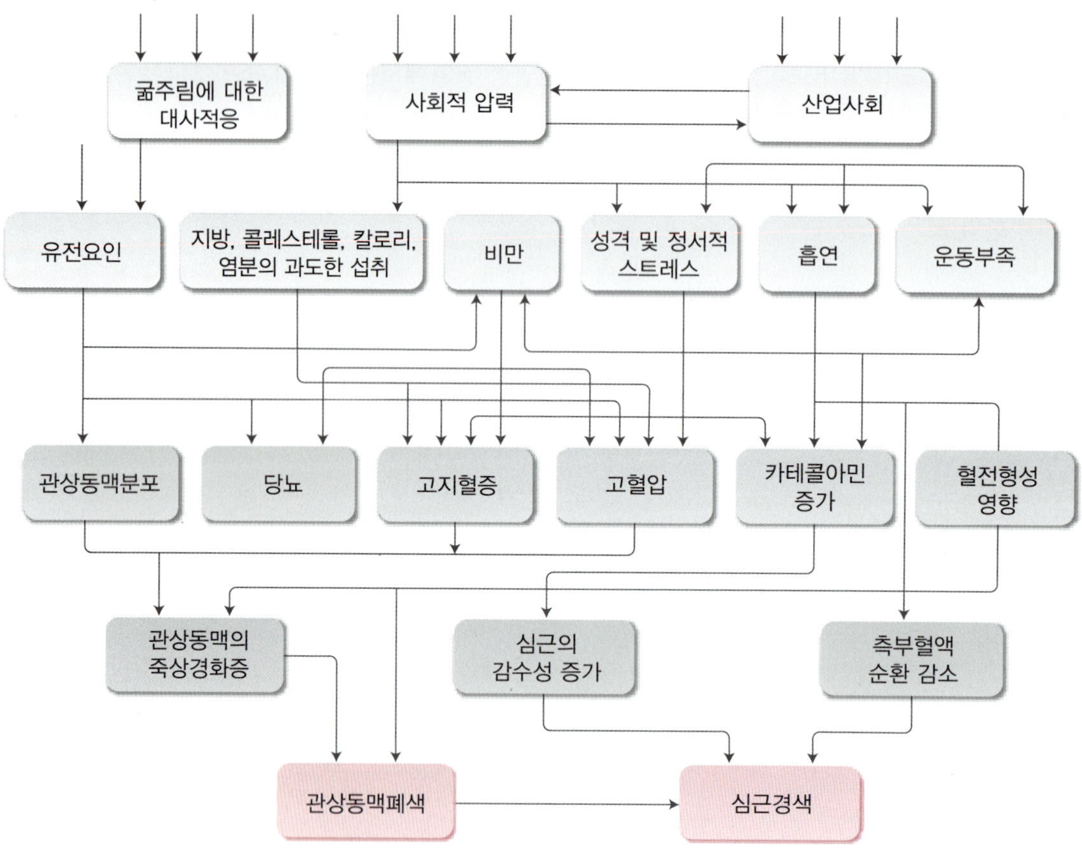

그림 2-4 거미줄 모형(심근경색증 발생기전)

3. 질병의 자연사와 예방수준

1) 질병 발생의 역학적 개념

(1) 질병의 자연사

질병의 자연사 연구를 통해 역학의 궁극적 목표인 '인구집단에게 효율적인 질병예방과 효과적인 통제방법의 개발'을 성취할 수 있다. 질병의 자연사는 '질병의 시작으로부터 소멸에 이르기까지 거쳐 가는 일련의 과정'을 말한다.

미국의 역학자 리벨과 클라크(Leavell & Clark)는 질병에 대하여 아무런 조치도 취하지 않았을 경우, 환자의 상태가 어떻게 진전되는지에 대한 질병의 자연사단계를 다음과 같이 설명하였다.

① 1단계: 병에 걸리지 않은 비병원성기이다. 병원체, 숙주 및 환경의 상호작용에 따른 숙주의 저항력이나 환경요인이 숙주에게 유리하게 작용하여 병인의 숙주에 대한 자극을 극복할 수 있는 건강한 시기이다.

② 2단계: 초기병원성기로, 질병에 걸리게 되는 초기이다. 숙주의 면역강화에 따른 질병에 대한 저항력이 요구되는 질병전기의 시기이다.

③ 3단계: 불현성 감염기로, 이미 감염 되었으나 증상이 나타나지 않으며, 잠복기에 해당된다.

④ 4단계: 일반적으로 병이 걸린 것을 알게 되는 발현성 질환기로, 임상적 증상이 나타나는 시기이다.

⑤ 5단계: 질병에 이환되어 회복되거나 불구 또는 사망에 이르게 되는 회복기이다. 환자에게는 질병으로 인한 신체적 · 정신적 후유증이나 불구를 최소화시킬 수 있는 재활시기이다.

(2) 질병의 예방수준

예방수준은 건강증진과 건강보호가 요구되는 1, 2단계를 위한 1차 예방, 조기발견과 조기치료가 요구되는 3, 4단계를 위한 2차 예방, 재활이 요구되는 5단계를 위한 3차 예방이 있다. 이를 통해 질병의 자연사와 예방단계를 이해하고 적절하게 대처하도록 한다.

표 2-1 리벨과 클라크의 질병 자연사와 예방수준

1차 예방		2차 예방		3차 예방
비병원성기 I	초기병원성기 II	불현성 감염기 III	발현성 질환기 IV	회복기 V
적극적 예방	소극적 예방	중증의 예방	진단과 치료	무능력의 예방
환경위생 건강증진	특수 예방, 예방접종	조기 진단 및 치료 집단 검진	악화 방지, 진단, 치료	의학적 · 직업적 재활 재활예방 사회생활 복귀
예방		진단 · 치료		재활

출처: 전미순 · 최혜정 · 유승미 · 김희영(2016). 공중보건학. 정담미디어.

제3절 | 역학적 측정지표

1. 역학적 측정지표의 종류

지역사회의 건강관리를 위해서는 건강수준의 측정이 이루어질 필요가 있다. 인간집단에서 발생하는 건강상태 및 질병의 규모를 파악하기 위한 것으로 발생 수, 비, 비율이 가장 많이 사용되고 있다. 집단을 비교하는 방법으로는 조율과 특수율, 표준화율이 있다.

1) 발생수

지역사회에서 주민들에게 발생한 건강문제나 사망을 측정할 때, 흔히 몇 명이 발생했는지 발생수(count)로 그 문제의 심각성을 고려하는 경우가 있으며, 이 수치는 분모를 고려하지 않은 측정이다. 예를 들어 A지역에는 고혈압환자가 20명인데 B지역에는 30명이라고 해서 B지역의 고혈압 문제가 더 심각하다고 말할 수 있는가? 어떤 질환이나 사망을 측정할 때는 전체 몇 명 중에서 몇 명이 발생했는지 고려해야 할 것이다.

2) 비

비(ratio)는 두 사건 및 상황의 빈도를 비교할 때 각각의 비율을 비교하거나 두 사건의 건수를 직접 비교하는 것이다. 단순비는 어떤 측정치 또는 관찰치를 단순히 다른 값과 비교하여 기술하는 것으로, 수학적으로 표시하면 R=a/b의 형태이고, 이때 분모(b)는 분자(a)를 포함하지 않는다. 예를 들면 남자 대 여자(a/b) 또는 태아사망비 등이다. 태아사망비는 분모가 일년 동안의 출생아 수이며, 분자는 같은 해 임신 20주 이후에 발생한 태아 사망 수이다.

3) 비율

비율은 어떤 시간 동안 위험에 폭로된 집단 중 그 기간 동안 발생된 상태나 사건에 해당된 인구수에 10의 배수를 곱해준 것이다. 비율의 분자는 항상 분모에 포함되며 유병률, 발생률, 발병률이 있다.

(1) 유병률

유병률(prevalence rate)은 어떤 시점 또는 주어진 기간 동안 특정 인구집단에서 특정 질병을 가진 환자의 비율을 의미하는 것으로 시점 유병률과 기간 유병률이 있다. 유병률은 이미 질병에 이환되어 앓고 있는 사람, 즉 과거에 발병한 사람을 모두 포함하게 되므로 질병의 발생률과 유병기간에 영향을 받게 된다. 지역사회 내 총 질병 부담을 측정하거나 지역사회요구 및 건강문제해결을 위한 사업계획수립에 유용한 자료가 된다.

$$\text{시점 유병률} = \frac{\text{조사시점에서 이환된 환자 수}}{\text{조사시점의 인구 수}} \times 1{,}000$$

$$\text{기간 유병률} = \frac{\text{측정기간 내에 이환된 환자 수}}{\text{측정기간의 중앙인구}} \times 1{,}000$$

(2) 발생률

발생률(incidence rate)은 특정 질병이 없었던 사람에게서 특정기간 동안 질병이 발생할 확률을 측정하는 것이다. 이때 중요한 사항은 분모인 관찰한 대상집단에서 이미 관찰 대상인 사건이 발생하여 다시 발생할 가능성이 없는 사람은 제외시켜야 한다는 것이다. 즉, 질병이 없는 인구집단에서 새로운 질병의 발생속도를 나타내며, 질병에 걸릴 확률 또는 위험도를 직접 추정할 수 있는 측정방법이다.

$$\text{발생률} = \frac{\text{특정기간 동안 발생한 질병 또는 사건의 수}}{\text{특정기간 동안 위험에 노출된 인구 수}} \times \text{10의 배수}$$

발생률을 구할 때는 특히 발생일에 대한 정보도 필요하다. 급성 질환에서는 이것을 알 수 있지만 암이나 우울, 기타 만성질환의 경우 특정 발생시점을 파악하기가 어렵기 때문에 어떤 질병이나 사건이 확정되는 진단일이 발생시점으로 간주된다.

(3) 발병률과 2차발병률

발생률은 1주, 1달 또는 1년이나 5년 등 일정기간 동안 전체 인구 당 몇 명에게 특정 질병이 발생했는지를 측정하는 반면, 발병률(attack rate)은 특정질환의 전체 이환기간 중 집단 내에 새로이 발병한 총수를 비율로 표시한 것이다. 2차발병률(secondary attack rate)은 환자와의 접촉으로 인하여 질병이 발생한 정도를 비율로 나타내는 것으로 병원체의 감염력과 전염력을 간접적으로 측정하는 데 유용하다.

$$\text{발병률} = \frac{\text{유행기간 중 새로이 발생한 환자 수}}{\text{집단 내 전체 인구 수}} \times 1{,}000$$

$$\text{2차발병률} = \frac{\text{환자와 접촉으로 인하여 이차적으로 발병한 사람의 수}}{\text{환자와 접촉한 사람 수}} \times 1{,}000$$

(4) 유병률과 발생률의 관계

질병의 발생률이 높거나 그 질병으로 인한 이환기간이 길면 유병률은 높아지고 반대로 발생률이 낮거나 이환기간이 회복 또는 사망으로 짧아지면 유병률은 낮아진다. 즉 만성 질병은 발생률에 비해 유병률이 높으나, 급성 감염병은 발생률은 높더라도 이환기간이 짧아 유병률은 낮다.

$$\text{유병률} \propto \text{발생률(I)} \times \text{이환기간(D)}$$

4) 조율

조율(crude rate)은 일정 기간 동안 인구집단 전체에서 실제로 발생한 수를 나타내는 지표로, 현실적인 산출이 가능하여 종합적인 지표로 사용되나 건강수준을 비교하기 위해서는 두 집단의 인구구성이 동일해야 한다(예시 참조).

5) 특수율

특수율(specific rate)은 비슷한 특성을 지닌 소집단별(성, 연령, 질병, 학력 등)로 나누어 상태를 비교하므로 유용하나, 2개 이상의 집단을 특성이 비슷한 소집단으로 나누어 비교하는 것이 번거롭고, 자료수집과정에서 항목을 세분화하여 체계적으로 처리해야 한다는 어려움이 있다(예시 참조).

〈예시〉 조율과 특수율 계산방법
두 집단의 건강수준을 조율(보통사망률)과 연령별 특수사망률을 이용하여 비교하여 확인해보시오.

1. 두 지역의 조율(보통 사망률)

지역	총인구 수	총사망 수	보통 사망률	1,000명당 보통 사망률
가	5,000명	45명	45/5,000	9/1,000
나	5,000명	29명	45/5,000	5.8/1,000

• '가'지역의 9에 비해 '나'지역은 5.8로서 '가'지역이 약 1.5배 높다.

2. 두 지역의 특수율(연령별 특수사망률)

구분		연령분포		
		< 15세	15~45세	45세 <
'가'지역	인구수	1,500명	2,000명	1,500명
	사망자수	3명	12명	30명
	연령별 사망률	2/1,000	6/1,000	20/1,000
'나'지역	인구수	2,000명	2,500명	500명
	사망자수	4명	15명	10명
	연령별 사망률	2/1,000	6/1,000	20/1,000

1) 두 지역의 인구구성을 비교해보면, '가'지역은 15세 미만 인구는 적으며, '나'지역에 비해서 인구가 노령화되어 있어 15~45세의 인구도 적으며, 45세 이상의 인구가 많다.
2) '나'지역은 15세 미만의 연령별 사망률이 2, 15~45세 인구의 연령별 사망률은 6, 45세 이상의 연령별 사망률은 20이다.
3) '가'지역의 2, 6 및 20과 비교해보면 실제 건강수준은 '나'지역과 '가'지역이 동일하다.

3. 결론

연령별 특수사망률은 두 집단의 건강수준을 비교하는 데 보통사망률의 문제점을 보완하기 위해 사용할 수 있다.

6) 표준화율

표준화율(standardized rate), 정정률(adjusted rate) 또는 보정률은 인구구성의 차이에 따른 영향을 배제하면서 사망상태나 유병상태를 한 수치로 나타내어 두 지역을 비교하는 데 활용할 수 있는 지표이다. 표준화율에는 직접표준화와 간접표준화 방법이 있다.

(1) 직접표준화

직접표준화는 2개 이상의 지역사회를 비교할 때, 표준이 되는 인구집단을 선정한 후 사망률 또는 발생률을 표준인구에 적용하여 비교하고자 하는 각 지역의 사망수 또는 발생수를 계산함으로써 두 지역을 비교하는 방법이다(예시 참조).

〈예시〉 직접표준화 계산방법

1. 선진국과 개발도상국의 연령별 사망률(조율, 보통사망율)을 계산한다.

연령	선진국			개발도상국		
	사망 수	인구 수	사망률	사망 수	인구 수	사망률
<15	1	100	10	40	1,000	40
15~45	25	500	50	25	500	50
45<	100	1,000	100	35	100	350
계(보통 사망률)	126	1,600	78.8	100	1,600	62.5

1) 비교하고자 하는 두 지역의 연령별 유병률(사망률)을 비교한다.
2) 표준이 되는 인구집단을 선정한다.
   본 예시에서는 두 지역의 인구 수를 합하여 표준인구집단을 만들어 사용했다.
   <15 집단: 100+1,000=1,100(명)
   15~44 집단: 500+500=1,000(명)
   45< 집단: 1,000+100=1,100(명)
3) 두 지역의 연령별 사망률을 연령별 표준인구 수에 곱하여 연령별 기대 사망 수를 계산한다.

2. 선진국과 개발도상국의 직접표준화 사망률(연령별 기대 사망 수, 연령보정 사망률)을 계산한다.

선진국			개발도상국		
1,000명당 사망률	표준인구	기대 사망 수	1,000명당 사망률	표준인구	기대 사망 수
10	1100	11	40	1,100	44
50	1000	50	50	1,000	50
100	1100	110	350	1,100	385
계		171	계		479

1) 두 지역에서 계산된 기대 사망 수를 전체 표준인구로 나누어 연령 보정률을 계산한다.
   선진국: 171/3,200=53.4/1,000(명)
   개발도상국: 479/3,200=149.7/1,000(명)

3. 결론

보통 사망률은 선진국이 높았으나 연령보정사망률(age-adjusted mortality)은 개발도상국이 3배 가까이 되는 것을 알 수 있다.

(2) 간접표준화

간접표준화는 두 집단의 특수율이 알려져 있지 않거나, 표본수가 적어서 신빙성이 낮은 경우에 사용하며 큰 집단에서 얻은 안정된 비율(표준 사망비, 표준 유병비)을 비교하고자 하는 대상 집단에 곱하여 계산하는 방법이다. 대상 지역사회의 연령별 인구분포가 적은 경우에는 간접표준화 사용이 더 바람직하나 가상적인 지표이므로 표본집단을 어느 집단으로 사용하느냐에 따라 결과가 달라질 수도 있다(예시 참조).

〈예시〉 간접표준화 계산방법

1. X-ray 정상 및 비정상 그룹의 연령별 사망률(조율, 보통사망률)을 계산한다.

연령	X-ray 정상군			X-ray 비정상군		
	인구 수	사망 수	비율(1,000명당) (2)	인구 수 (1)	사망 수 (4)	비율(1,000명당)
15~34	13,681(55.2%)	35	2.5	23(20.5%)	1	43.5
35~54	8,838(35.7%)	102	11.5	24(21.4%)	5	208.3
55 <	2,253(9.1%)	149	66.1	65(58.1%)	14	215.4
계	24,772	286		112	20	
보통사망률(1,000명당)			11.5	보통사망률(1,000명당)		179

1) X-ray 정상군의 조사망률(보통사망률)은 11.5/1000인 데 비하여 비정상군은 179이므로 비정상군이 정산군보다 16배나 높은 사망률을 보이고 있다.

2. 간접표준화 방법으로 계산한다.

1) 두 그룹의 연령분포가 다르므로 이런 연령분포를 간접표준화법으로 계산하여 연령보정률을 계산함으로써 두 지역의 사망률을 비교할 수 있다. 여기에서는 정상군을 표준인구집단으로 선정하였다.

① 비교하고자 하는 지역사회의 연령별 인구수를 파악한다.
② 표준이 되는 인구집단을 선정하여 연령별 사망률을 파악한다.
③ 표준인구의 연령별 유병률을 비교하려는 집단의 연령별 인구 수에 곱하여 연령별 기대 사망 수를 계산한다.
④ 연령별 유병수를 모두 더하여 전체 기대 사망 수를 계산한다.
⑤ 관찰 사망수를 기대 유병수로 나누어 표준화 사망비를 계산한다(관찰 사망 수/기대 사망 수).

(계속)

〈예시〉 간접표준화 계산방법 (계속)

3. X-ray 비정상군의 기대 사망 수

연령	비정상군의 인구 수(1)	정상군의 연령별 사망률(1,000명당)(2)	기대 사망 수 (3)=(1)×(2)/1,000	관찰된 사망 수 (4)
15~34	23	2.5	0.058	1
35~54	24	11.5	0.276	5
55<	65	66.1	4.297	14
계	112	–	4.631	20

1) X-ray 비정상군의 연령별 사망률이 만약 정상군의 연령별 사망률과 동일하다고 가정할 때, X-ray 비정상군에서 기대되는 사망수는 4.63이다.
2) 실제 비정상군에서 관찰 사망수는 20명이므로, 20/4.63=4.3
3) 표준화사망비(4.3)=관찰 사망수(20)/기대 사망수(4.63)

4. 결론

X-ray 비정상군의 사망률은 정상군의 사망률보다 4.3배 높다고 볼 수 있다.

표 2-2 조율, 특수율, 표준화율의 장 · 단점

구분	장점	단점
조율	• 지역사회의 실제 자료를 요약한 것이다. • 제한점이 있음에도 국제적 비교를 위해 쉽게 사용된다.	• 비교하려는 지역사회의 인구학적 특성이 다르기 때문에 보통률의 차이를 해석하기에 어려움이 있다.
특수율	• 동질성의 그룹에서 나온 율이다. • 역학과 공중보건사업의 목적으로 사용되기에 용이하다.	• 2개 이상의 지역사회를 비교할 때, 여러 개의 소그룹 특수율을 비교하기에는 번거롭다.
표준화율	• 요약된 율을 얻을 수 있다. • 지역사회 간 연구학적 특성의 차이를 통제하여 편견 없는 비교를 가능하게 한다.	• 실제 지역사회의 율이 아닌 가상 비율이다. • 어떤 표준인가를 사용하느냐에 따라 지역사회 간 차이가 달라진다. • 지역사회 소그룹(연령별, 성별) 특성의 추세를 나타낼 수 없다.

제4절 | 건강검진의 진단검사

1. 건강과 질병의 진단

대상자 개개인에 대하여 특정 건강-질병 현상에 관한 자료를 수집하는 일은 역학에서 가장 중요한 과정 중의 하나이다. 이러한 건강-질병 현상을 측정하는 방법에는 여러 가지가 있으나, 여러 진단검사 방법 중 특정 방법이 더 좋다고 말하기는 어렵다. 왜냐하면 측정방법의 타당도와 신뢰도가 각각 다르고, 또한 두 지표가 모두 좋다고 하더라도 연구목적에 부합하는 자료가 얻어지지 않는다면 좋은 방법이라고 할 수 없기 때문이다. 또한 역학에서는 집단을 대상으로 하기 때문에 대상 집단에 적용할 수 있는 측정방법의 수용도(acceptability)와 비용(cost)도 중요한 선택 기준이 된다.

2. 타당도

타당도(validity)란 한 개의 검사도구 혹은 평가도구가 측정하려고 의도하는 것을 어느 정도로 충실히 재고 있는지에 대한 정도를 말한다. 즉 측정하고자 하는 내용을 검사결과가 어느 정도 정확하게 반영해 주는가를 알려주는 정도이다. 측정방법의 타당도는 민감도와 특이도로 평가한다(표 2-3).

표 2-3 검사의 타당도 평가를 위한 사례

검사결과	확진 결과		계
	질병(있음)	질병(없음)	
양성(+)	A (진양성)	B (가양성)	A+B (총 검사 양성 수)
음성(−)	C (가음성)	D (진음성)	C+D (총 검사 음성 수)
계	A+C (총 환자 수)	B+D (총 비환자 수)	A+B+C+D (총계)

1) 민감도

민감도(sensitivity)는 '실제 질병이 있는 사람을 질병이 있다고 측정해 내는 능력'을 표시하는 척도이다.

$$\text{민감도} = \frac{\text{진양성 수}}{\text{총 환자 수}} = \frac{A}{A+C} \times 100$$

2) 특이도

특이도(specificity)는 '실제 질병이 없는 사람을 질병이 없다고 측정해 내는 능력'을 표시하는 척도이다.

$$\text{특이도} = \frac{\text{진음성 수}}{\text{총 비환자 수}} = \frac{D}{B+D} \times 100$$

측정방법의 타당도를 결정할 때 민감도가 높으면서 특이도도 높을 수는 없다. 판정기준에 따라 민감도와 특이도가 달라지는데, 이들의 상대적 중요성을 고려하여 판정 기준을 정하는 것은 연구자의 몫이다.

3) 예측도

예측도(predictability)는 타당도와 신뢰도 모두 100%인 측정방법은 존재하지 않기 때문에 측정결과를 가지고 진정한 상태를 예측하는 과정이 필요하며 예측도 또한 타당도의 지표이다. 예측도에는 측정에 의해 질병이 있다고 판단한 사람들 중에 실제로 그 질병을 가진 사람들의 비율인 양성예측도와 측정에 의해 질병이 없다고 판단한 사람들 중에 실제로 그 질병을 가지지 않은 사람들의 비율인 음성예측도가 있다.

$$\text{양성예측도} = \frac{\text{진양성 수}}{\text{총 검사 양성 수}} = \frac{A}{A+B} \times 100$$

$$\text{음성예측도} = \frac{\text{진음성 수}}{\text{총 검사 음성 수}} = \frac{D}{C+D} \times 100$$

집단검진을 실시할 때 진단검사방법은 민감도 · 특이도 · 음성예측도 · 양성예측도가 높아야 하며, 의음성률과 의양성률은 낮아야 한다. 특이도가 높다는 것은 진음성이 많고 가양성이 적은 것을 말한다. 가양성자는 실제는 양성이 아닌데 측정상 양성으로 나타나는 사람이며, 가음성자는 실제는 음성이 아닌데 측정상 음성으로 나타나는 사람을 말한다. 정확도 지표는 그 집단의 유병률과 깊은 관계를 가지고 있다. 유병률이 낮을수록 가양성률이 높아지는 반면 가음성률은 낮아진다. 그러므로 정확한 검사를 위해서는 측정의 정확도에 영향을 미치는 요인을 이해하는 것이 필요하다(표 2-3). 정확도에 영향을 미치는 요인은 다음과 같다.

- 환자사례 정의에 대한 기준의 명확성, 즉 질병이 있는 사람과 없는 사람에 대한 기준의 명확성
- 검사결과의 양성과 음성을 구분하는 한계치
- 대상인구집단에서 측정하고자 하는 건강상태의 유병률
- 측정의 신뢰도
- 측정자의 성실성

3. 신뢰도

신뢰도(reliability)는 '같은 내용에 대하여 반복 측정했을 때 같은 결과가 나오는 정도'를 말한다. 따라서 신뢰도를 평가하기 위해서는 동일 대상에 대하여 반복 측정된 결과가 있어야 하지만, 동일 대상을 놓고 다른 측정방법의 신뢰도를 비교하는 경우는 반복 측정을 하지 않고 한 번 측정한 결과로 평가해야 한다. 신뢰도를 높이기 위한 방법으로는 측정자가 측정기구를 다루는 데 익숙하도록 하는 것, 측정자 수를 줄임으로써 측정자 간에 발생할 수 있는 오차를 감소시키는 것, 표준화된 환경에서 측정을 하는 것이 있다.

4. 집단검진

현대사회에서는 만성퇴행성 질환이 주된 건강문제로 대두되고 있다. 그러므로 증상이 나타나기 이전, 또는 병리적 상태가 정상적 생리상태로 되돌아올 수 있는 질병단계에서 발견하여 그 개체의 수명이나 기능에 지장을 주지 않도록 치료하는 2차 예방의 역할이 중요하다. 집단검진(screening)이란 일반적으로 증상이 발현된 사람보다 어떤 질병이 발생할 확률이 비교적 낮은 집단을 대상으로 어떤 질병의 조기단계에 질병을 발견하고자 시행하는 검진을 의미한다. 집단검진방법의 예로는 폐결핵 발견을 위한 흉부 X선 간접촬영, 당뇨병 발견을

위한 공복 및 당부하 2시간 후 혈당측정, 고혈압 발견을 위한 혈압측정, 자궁경부암 발견을 위한 주기적 자궁경부 세포도말검사 등이 있다.

1) 집단검진의 목적

- 지역사회의 유병률과 질병상태를 정확히 파악하고, 질병발생에 관계되는 요소를 규명할 수 있으며, 질병 전체의 규모나 발생 양상 등의 많은 정보를 얻을 수 있다.
- 질병의 조기상태를 파악하여 질병의 자연사나 발생기전의 이해를 돕는다.
- 조기 진단하여 초기에 치료함으로써 생명의 연장과 질병치료에 도움이 된다.
- 집단검진과정에서 지역사회주민에게 질병발생에 대한 지식과 예방의 중요성을 인식시킬 수 있으며, 정기적인 건강검진의 중요성을 알릴 수 있다.

2) 집단검진의 조건

다음 조건이 갖추어질 때 집단검진을 실시하는 것이 바람직하다.

- 질병이 비교적 흔한 것이어서 많은 사람에게 이득이 될 수 있어야 한다. 드문 질병에 대한 집단검진은 비용−편익 상 그 효과가 낮다.
- 증상 발현 이전에 발견된 병리상태에 대하여 효과적인 치료방법이 존재하며, 이 치료가 환자에게 이득이 되어야 한다.
- 치료를 통하여 수명과 신체기능에 지장이 없는 수준으로 회복이 가능한 병리적 단계에서 질환을 찾아낼 수 있는 검진방법이 개발되어 있는 질환이어야 한다.
- 검진방법이 정확하여 민감도, 특이도, 예측도가 모두 높아야 한다.
- 많은 사람을 검진해야 하므로 비용이 저렴하고, 그 방법이 용이해야 한다.
- 일반 수요자들이 쉽게 받아들일 수 있는 방법이어야 한다.

제5절 | 역학적 연구

1. 감염병 역학조사

1) 개요

역학조사는 감염병환자, 감염병의사환자 또는 병원체보유자(이하 "감염병환자 등"이라 한다)가 발생한 경우 감염병의 차단과 확산방지 등을 위하여 감염병환자 등의 발생 규모를 파악하고 감염원을 추적하는 등의 활동을 말한다. 「감염병의 예방 및 관리에 관한 법률」에서는 예방접종 후 이상반응, 즉 감염병 예방접종 후 이상반응 사례가 발생한 경우에 원인을 규명하기 위하여 하는 활동을 포함하고 있다.

2) 역학조사반 구성 및 임무

감염병 역학조사를 위하여 질병관리본부에는 중앙역학조사반을, 특별시 · 광역시 · 도 · 특별자치도에는 시 · 도 역학조사반을, 시 · 군 · 구에는 시 · 군 · 구 역학조사반을 구성한다.

역학조사반은 다음과 같은 임무를 수행한다(표 2-4).

표 2-4 역학조사반의 임무

구분	임무
중앙 역학조사반	• 역학조사계획의 수립, 시행 및 평가 • 역학조사의 실시 기준 및 방법의 개발 • 시 · 도 역학조사반 및 시 · 군 · 구 역학조사반에 대한 교육 및 훈련 • 감염병에 대한 역학적인 연구 • 감염병의 발생 · 유행 사례 및 예방접종 후 이상반응의 발생 사례 수집, 분석 및 제공 • 시 · 도 역학조사반에 대한 기술지도 및 평가
시 · 도 역학조사반	• 관할 지역 역학조사계획의 수립, 시행 및 평가 • 관할 지역 역학조사의 세부 실시 기준 및 방법의 개발 • 중앙역학조사반에 관할 지역 역학조사 결과 보고 • 관할 지역 감염병의 발생 · 유행사례 및 예방접종 후 이상반응의 발생사례 수집, 분석 및 제공
시 · 군 · 구 역학조사반	• 관할 지역 역학조사계획의 수립 및 시행 • 시 · 도 역학조사반에 관할 지역 역학조사 결과 보고 • 관할 지역 감염병의 발생 · 유행 사례 및 예방접종 후 이상반응의 발생 사례 수집, 분석 및 제공

3) 역학조사의 시기

역학조사의 시기는 표 2-5와 같다.

표 2-5 역학조사의 시기

구분	임무
중앙 역학조사반	• 둘 이상의 시 · 도에서 역학조사가 동시에 필요한 경우 • 감염병 발생 및 유행 여부 또는 예방접종 후 이상반응에 관한 조사가 긴급히 필요한 경우 • 시 · 도의 역학조사가 불충분하였거나 불가능하다고 판단되는 경우
시 · 도 또는 시 · 군 · 구 역학조사반	• 관할 지역에서 감염병이 발생하여 유행할 우려가 있는 경우 • 관할 지역 밖에서 감염병이 발생하여 유행할 우려가 있는 경우로서 그 감염병이 관할구역과 역학적 연관성이 있다고 의심되는 경우 • 관할 지역에서 예방접종 후 이상반응 사례가 발생하여 그 원인 규명을 위한 조사가 필요한 경우 ※역학조사는 감염병환자 등의 주민등록 주소지를 기준으로 해당 시 · 군 · 구 또는 시 · 도에서 실시함 ※환자가 치료받은 의료기관의 소재지나 직업 등의 이유로 현재 거주지와 주민등록 주소지가 상이하여 주관 역학조사반이 역학조사를 수행하기 곤란한 경우에는 의료기관 소재지 혹은 일시적인 거주지 관할 시 · 군 · 구 또는 시 · 도 역학조사반에 역학조사 협조를 요청할 수 있음 ※협조요청을 받아 역학조사를 실시한 역학조사반이 조사를 완료함

4) 역학조사의 내용

역학조사를 할 때에는 감염병환자 등의 인적 사항, 감염병환자 등의 발병일 및 발병장소, 감염병의 감염원인 및 감염경로, 감염병환자 등에 관한 진료기록, 그 밖에 감염병의 원인 규명과 관련된 사항 등이 포함되어야 한다.

5) 현장 역학조사의 절차

(1) 유행의 존재 확인

유행(epidemic)은 어떤 지역에서 토착성 발생(endemic occurrence)수준 이상으로 많은 환자가 발생하거나, 그 지역에 전혀 없던 질환이 외부로부터 침입하여 발생하는 것을 의미한다. 감염병 유행 역학조사에서 가장 먼저 해야 할 일이 '유행이 맞는가'를 확인하는 것이다. 시간적 · 지리적으로 연관되었다고 보는 2명 이상에서 같은 질병이 발생하거나 의심될 때도 유행을 의심하고 역학조사를 시작하여야 한다. 학교, 사업체 등 특정 집단에서는 비교적 유행을 확인하기 용이하다. 보건실 일일보고자료, 일일 결석자 현황이나 의무실 이용자 수, 병가자 수 등을 살펴보아 평상시보다 특정 기간에 유의하게 많이 발생하였는지를 파악한다.

(2) 설문조사와 환례의 규모 파악

유행을 확인하면 감염병 담당자, 추정 예비 위험에 노출된 사람, 유증상자, 의료진 등과 인터뷰를 통하여 증상발생 시기, 주요 증상, 추정 예비 위험요인 등을 확인하여 환례정의를 하고 역학조사서 양식을 작성한다.

역학조사서는 감염병 역학조사에 사용하는 설문조사지를 말하며, 감염병마다 양식서가 있다. 역학조사서는 인구학적 특성(성별, 연령, 직업, 거주지 등), 임상적 특성(증상 발생 시기, 주요 증상, 의료기관 진료 여부, 확진 여부, 검사실 검사결과 등), 추정 예비 위험요인에 대한 노출여부 항목으로 구성한다. 또한 고위험지역 방문력에 대한 항목이 있으며, 수인성 · 식품매개질환 유행 역학조사에서는 위험 음식과 물의 섭취력을 조사한다. 사람 간 전파가 되는 감염병일 때는 개인적인 접촉의 빈도, 강도, 접촉방법에 대한 상세한 조사가 필요하다. 만약 질병의 특성을 모르거나 추정할 수 없을 때는 질병 전파와 위험에 대한 다양한 질문 항목을 만들어야 하는데, 2차, 3차 조사로까지 이어질 수도 있다.

환례정의를 할 때는 환례에 포함하는 객관적인 기준이 있어야 하고 환례에 속하는지 여부를 손쉽게 판단할 수 있어야 한다. 특정 감염병이 확인되었다면 환례는 그 감염병의 표준검사방법에 의하여 진단받은 사람을 환례에 포함하기도 한다. 그러나 대부분은 확진되지 않은 상태에서 '증후군'의 형태로 파악하는데, 수인성 · 식품매개질환의 경우에는 '하루 2회 이상의 설사 또는 복통, 구토 · 메스꺼움, 발열 · 오한, 두통 중 두 가지 이상의 증상이 있는 사람'으로 정의하기도 한다. 그러나 지역사회의 유행을 일일 감시할 때 적용하는 환례정의는 조사 시작부터 유행종료일까지 일관된 기준을 적용해야 환례 집계에 혼동을 방지할 수 있다.

(3) 인체검체 채취

인체검체는 감염병의 종류에 따라 다른 종류를 채취한다. 수인성 · 식품매개질환 역학조사에서는 대변, 직장도말, 구토물, 혈액(장티푸스, A형간염)을 채취할 수 있다. 인플루엔자, 홍역, 조류인플루엔자 인체감염 역학조사에는 인후도말 검체를 채취한다. 피부병변이 있다면 병변부위에 대한 도말검체를 채취할 수 있다. 대변은 직장도말보다 병원체를 많이 포함하므로 직장도말보다는 우수하지만 당일 수거가 어렵고, 역학조사에 협조도가 낮은 경우 조사대상자는 검체 제출을 계속 미루기 마련이다. 이럴 경우에는 오히려 직장도말 검체를 채취하는 것이 더 유리할 수 있다.

2009년 5월 강원도 평창군으로 캠프를 다녀온 서울시 소재 2개 중학교에서 위장관염이 집단발생하였다. 먼저 발생한 A중학교는 역학조사에 협조적이었으나 역학조사과정 중 발생을 확인한 B중학교는 역학조사에 매우 비협조적이어서 환례 50명 중 대변검체는 2개만 수거할 수 있었다. 그 결과 병원체는 검출되지 않았다. 이럴 경우, 직장도말검체를 역학조사 당일 했었다면 병원체가 검출되지 않았을까 하는 아쉬움이 남는다. 직장도말은 대개의 경우 현장 여건 때문에 대상자가 직접 채취하고 있는데, 올바른 채취법을 교육하여야 우수한 검체를 수집할 수 있다.

(4) 환경조사

환경조사는 유증상자 또는 위험에 노출된 인구집단이 공통적으로 사용하고 있는 환경요인인 물, 식품, 도구, 공기흐름 등이 유행 발생과 어떠한 관련성을 가졌는지 확인하는 과정이다.

환경조사는 직접 수행하는 것과 관련 자료를 수집하는 것으로 구분할 수 있다. 직접 조사하는 것은 간이 비색계를 이용한 잔류염소 측정, 상수와 하수의 사용실태 및 경로 확인 등이 있다. 수인성 · 식품매개질환 역학조사에서 보존식 채취, 조리도구에 대한 도말검체 채취, 수질검사 등은 반드시 필요하다(표 2-6).

표 2-6 환경조사 중 시험에 따른 검체

시험 종류	검체 종류
레지오넬라균 검출 시험	상수도, 지하수, 공중시설의 물
장출혈성대장균 검출 시험	수영장, 냉 · 온수기의 물
노로바이러스 검출 시험	상수도, 지하수, 보존식(保存食)
「먹는 물 관리법」에 의한 먹는 물 검사	상수도, 지하수, 냉 · 온수기의 물
식품공전(食品公典)에 따른 식품 규격 시험	장관감염증 집단발생 시 보존식
식품공전에 따른 조리기구 규격 시험	장관감염증 집단발생 시 조리도구 (도마, 칼, 행주,식기, 수족관 물 등을 말한다)
수인성(水因性) 원충 검출 시험	상수도, 지하수, 수영장

그 외 조리과정, 조리 후 배식과정, 조리장 환경(온도, 습도 등)이 집단발생의 원인을 제공하지는 않았는지에 대한 조사도 필요하다. 관련 자료 수집을 통한 조사는 지역사회 또는 특정시설 상하수 처리 도면이나 상하수도 수질 관리 대장을 확인하는 것, 지역의 강수현황을 파악하는 것 등이 있다.

(5) 설문조사의 1차 분석: 사람, 시간, 장소

환례의 역학적 특성을 중심으로 한 1차 분석은 유행의 원인을 파악하기 위한 분석 역학조사에 기초자료를 제공한다. 기초 자료는 시간적 특성, 지역적 특성, 인적 특성이 있다.

① 시간적 특성

유행곡선(epidemic curve)은 x축의 적정 등 간격의 시간(주로 일 단위)에 따라 y축에 환례의 수를 표기하는 것으로 유행의 크기, 유행기간, 전파양식 등 유행에 대한 귀중한 정보를 제공한다.

- 단일 감염원 양상(point source pattern)

  유행곡선의 봉우리가 하나이면(single peak) 감염원에 한 번 노출되었을 것으로 추정할 수 있고 노출시기도 추정할 수 있다. 단일 감염원 유행은 일반적으로 잠복기의 1.5배 이내 기간에 환례가 집중된 단일 정점을 보이는 양상이다. 만약 단일 감염원 유행에 2차 감염자가 있을 경우에는 단일 감염원 유행곡선 양상에 잠복기만큼의 간격을 두고 두 번째의 봉우리가 나타난다. 유행곡선이 여러 개의 작은 봉을 보인다면 이 유행은 2차, 3차, 4차 전파가 되었거나 감염원에 여러 번 노출되었음을 추정할 수 있다(연속 공동 감염원 양상 또는 사람 간 전파 양상).

- 연속 공동 감염원 유행

  연속 공동 감염원 유행(continuous common source pattern)의 시작은 단일 감염원 유행과 유사하지만 정점이 하나가 아니고 여러 개이며, 때에 따라서는 평평한 모습을 보일 수 있다. 원인 물질 또는 균이 제거될 경우에는 급격히 발생이 줄어드는 양상을 보이고, 저절로 사라질 경우에는 완만하게 감소하는 양상을 보인다.

- 사람 간 전파 유행(propagated pattern)

  사람 간 직접 전파 또는 사람 간에 매개물을 통한 전파의 경우를 나타낸다. 원인균의 몇 세대기 동안 유행이 지속되고, 유행이 시작할 때 환례가 많지 않으나 점차적으로 증가하며, 유행의 초기에 원인균의 세대기와 동일한 주기성을 보이고, 유행의 정점을 지난 후에 감수성 있는 숙주가 감소하게 되면 추가발생 환자 수가 급격히 감소한다.

② 지역적 특성

지역별 환례의 분포는 감염원 또는 위험요인에 대해 짐작할 수 있게 한다. 환례들이 특정 지역에서 집중 발생하였다면 그 지역의 어떤 환경조건이 질병발생과 연관되어 있을 가능성이 있다. 유행의 원인을 찾아낼 때 발병일시 및 환례의 특성 등을 점지도(spot map)에 그려 넣으면 도움이 되는 경우가 많다. 영국의 의사인 스노우는 1853~1854년 런던에서 콜레라가 유행하였을 때, 콜레라 환자들의 거주지역에 따라 점지도를 작성한 결과, 테임즈강의 심하게 오염된 지역에서 취수를 하는 수도회사의 수돗물을 마시는 지역 주민들에서 콜레라 사망률이 높음을 발견하여 오염된 물이 콜레라를 전파한 것이라는 가설을 수립하였다. 최근에는 지리정보시스템(geographic information system, GIS)이 개발되어 과거 인쇄물 형태로 이용하던 지리정보를 컴퓨터를 이용해 작성하여, 여기서 얻은 정보를 기초로 데이터를 분석하여 역학조사에 이용하기도 한다. 질병관리본부에서는 Google Earth를 말라리아 위험지역의 말라리아 클러스터(cluster) 분석에 사용하고 있다.

③ 인적 특성

가장 흔히 쓰이는 변수는 연령과 성이다. 이 외에 경제상태, 결혼상태, 직업, 교육수준 등을 감염병 발생과 연관된 요인을 파악하기 위한 인적 특성 분석에 사용하기도 한다.

이렇게 시간적 · 지역적 · 인적 특성에 따라 특성을 파악해 보면 특정 정수장에서 물을 공급받는 주민들에서 위장관염이 집단으로 발생하였는지, 어느 한 음식점을 방문한 사람에서만 A형 간염이 발생하였는지, 가족 모임에 참석한 사람들과 참석하지 않은 사람들이 시간 차이를 두고 증상이 발생하였는지 등을 알아낼 수 있다. 즉 원인 규명에 한 발자국 더 가까이 다가간 것이다. 이제 원인을 밝히기 위한 추가 조사가 필요하다.

(6) 분석 역학조사

환례에 대한 조사 결과 환례의 100%가 A음식점의 메밀국수를 섭취하였다면 A음식점의 메밀국수는 감염원일까? 대답은 '단정할 수 없다'이다. 환례와 비슷한 인적 구성을 가진 사람 중 위장관염에 걸리지 않은 '대조군'도 90%에서 메밀국수를 섭취하였다면 메밀국수는 감염원일 수 없다. 만약 대조군의 20%만 메밀국수를 섭취했고, 환례군과 대조군의 메밀국수 섭취율의 차이가 우연이었을 가능성이 5%보다 적다면 메밀국수는 통계적으로 유의하게 위장관염의 감염원이라고 추정할 수 있다.

감염원을 규명하기 위해서는 분석 역학적 방법을 사용해야 하고, 상황에 따라 '환자-대조군 조사' 또는 '코호트 조사'법을 선택하여 사용한다. 학교, 사업체, 소규모 인구집단(교회, 요양원 등)에서 집단발생이 있을 때는 '후향적 코호트 조사'가 유리하지만, 방학이 시작되어 노출자를 모두 조사할 수 없을 때, 노출자의 규모가 역학조사요원의 역량을 벗어날 정도로 대규모일 때, 초등학교 저학년과 같이 역학조사에 대한 이해도가 낮을 때는 환자-대조군 조사를 실시하는 것이 좋다. 환자-대조군 조사가 규모 면에서는 쉬울 듯 하지만 무증상감염자가 대조군에 포함되지 않도록 해야 하고, 혼란변수를 효과적으로 통제하여야 하는 어려움이 있다.

① 환자-대조군 연구

환자-대조군 연구(case control study)는 환자군은 환례정의에 의해 선정하고 대조군은 환자군과 성별, 연령 등 주요 변수별로 짝을 지어 선정하여 교차비(오즈비, odds ratio, OR)와 이의 95% 신뢰구간을 산출하는 연구방법이다. 위험인자에 노출될 가능성이 있는 집단이 불분명하거나 잘 정의된 코호트라 하더라도 유행의 규모가 너무 큰 경우, 또는 현실의 여건상 전체 코호트에 대해서 일부만 조사가 가능할 경우에 실시할 수 있다. 오즈비란 대조군에 대한 환자군의 위험요인 노출의 비를 말하는 것으로 코호트 연구에서 상대위험비와 같은 의미로 해석할 수 있다.

교차비 = (a/c)/(b/d) = ad/bc

구분	환자군	대조군
노출군	a	b
비노출군	c	d

② 후향적 코호트 연구

감염병 역학조사에서 코호트 연구는 위험인자를 노출군과 비노출군으로 나누어 질병의 발병률을 계산하고, 상대위험비(relative risk, RR) 및 95% 신뢰구간을 산출하는 연구방법이다. 대부분의 감염병 역학조사에서 행해지는 방법이며 상대위험비는 위험에 노출되지 않은 집단에서의 질병발생률에 대한 위험에 노출된 집단에서의 질병발생률의 정도를 말하며 상대위험도, 비교위험비(도)라고도 부른다.

상대위험비 = (a/a+b)/(c/c+d)

구분	질병발생	질병 미발생
노출군	a	b
비노출군	c	d

일례를 보면 아래의 예시는 코호트 연구방법을 이용하여 노출, 비노출군을 설정하고 식단별 설사증 발병률을 비교하여 상대위험비 및 신뢰구간을 계산한 것이다.

〈예시〉 식단별 섭취여부에 따른 발병률 분석표

식단	섭취자			비섭취자			상대위험비 (95% CI)
	대상자 수	설사환자 수	발병률(%)	대상자 수	설사환자 수	발병률(%)	
A	449	297	66.1	4	1	25.0	2.65(0.48~14.46)
B	399	260	65.2	47	32	68.1	0.96(0.78~1.18)
C	243	165	67.9	163	98	60.1	1.13(0.97~1.31)
D	417	301	72.2	52	5	9.6	7.51(3.26~17.31)

• 상대위험비가 7.51로 높고(섭취한 사람은 섭취하지 않은 사람에 비하여 설사증 발병가능성이 7.51배 높다는 의미) 신뢰구간에서 1을 포함하지 않아 통계적으로 유의한 식단 D가 감염원일 가능성이 높다는 근거가 된다.

③ 역학적 인과관계

역학적 인과관계는 한 사건이 양과 질이 변화될 때 또는 변화시켰을 때 뒤따르는 다른 사건의 양과 질도 따라서 변화하는 두 사건 간의 관계를 말한다. 유행의 인과관계를 판단하기 위해서는 실험실 검사뿐만 아니라 역학적 인과관계를 만족해야 하는데, 역학자인 맥마흔은 다음 세 가지 요소를 만족할 때 역학적 인과관계일 가능성이 높아진다고 보았다.

- 시간적 속발성(temporality): 원인이라고 추정된 요인은 결과(질병발생)보다 시간적으로 선행되어 작용 혹은 존재해야 한다. 즉 잠복기를 고려하였을 때 위험요인에 노출된 시기는 발병 전이어야 한다.
- 통계학적 연관성의 강도(strength): 반복된 관찰에서 두 사상 간의 서로 관련된 관계가 우연히 일어날 확률(p-value)이 적으면 적을수록 통계학적 강도가 강한 것이다. 통계학적 강도가 클수록, 즉 상대위험비(또는 오즈비)가 클수록 인과관계를 가질 가능성이 크다.
- 기존 지식과의 일정성(consistency): 통계학적 연관성을 보이는 추정 원인은 이미 확인된 지식이나 소견과 일정성 있게 같은 방향으로 일치할 경우 원인적 연관성이 있을 가능성이 커진다.

(7) 모니터링 및 유행종결선언

현장 역학조사는 하루만에 끝나기도 하지만, 유행의 상황에 따라 수일~수주간 지속될 수 있다. 유행이 지속되고 있을 때는 감염병관리 대책을 수행하기 위해서 매일 발생하는 신규 환자 수, 누적 환자 수, 실험실 검사 결과 등을 매일 1회 이상 분석하고 그 결과를 관계기관 간에 공유하여야 한다.

유행기간 동안 모니터링은 능동감시법을 많이 이용하는데, 담당자를 지정해두고 적정한 주기(하루 2회, 매일, 격일 등)로 모니터링 보고 양식에 맞추어 매일 보고하도록 한다.

발생장소 및 지역사회 모니터링을 지속적으로 수행하고, 원인이 되는 요소를 제거하였다고 판단될 때, 추가 환자 발생 양상이 조건에 맞을 경우 유행종결을 선언하여 상시 감염병관리체계로 전환한다.

(8) 결과보고서 작성

역학조사 결과보고서는 조사의 결과와 대책을 문서화하는 것으로 가능한 빨리 작성하여야 한다. 감염병이 유행할 때, 감염병관리조치는 잠정적인 결론이 도출된 유행 중간에 내리기도 한다. 최종 결론 도출 후에는 결과보고서에 근거하여 향후 유사사례 예방을 위하여 법 · 제도의 개선, 업무절차의 개선, 보건교육 등의 조치를 취하게 된다.

역학조사 결과보고서는 성취의 기록으로서 가치가 있다. 수행한 조사 횟수와 조사에 사용한 시간과 자원은 보건 문제의 크기, 질병 추세의 변화, 통제 및 예방을 위한 노력의 결과를 기록할 뿐만 아니라 역학조사 프로그램의 필요성을 대변해주는 구체적인 증거가 된다. 음식점이나 급식시설에서 수인성 · 식품매개질환이 집단발생하였을 때, 한의원에서 사용한 침의 오염 때문에 침술 부위에 감염증이 집단발생하였을 때, 행정처분이나 소송 등 법적 문제를 일으키기도 한다. 역학조사 결과보고서는 이럴 경우 참고자료로 활용하게 된다.

역학조사요원은 결과보고서를 작성하면서 그가 수행한 역학조사에 대하여 확인하게 되고, 현장에서는 알아차리지 못했던 역학적 연관성을 파악하거나 현장의 제한점에 대한 개선방안 등을 생각해 낼 수 있다. 이러한 과정을 통하여 역학조사요원은 한 번 더 역학에 대한 이해도를 높일 수 있는 기회를 갖게 되는 것이다.

질병관리본부는 역학조사 결과보고서 전수를 홈페이지에 공개하여 국민들의 알권리를 충족시키고 있으며, 관계자들에게도 필요한 정보를 제공해 주고 있다. 또한 역학조사요원들에게는 보다 질 높은 보고서를 작성할 수 있는 계기를 마련해주고 있다. 보고할 가치가 있는 사례에 대해서는 매년 '감염병 역학조사 연보'를 발간하여 관계자 간 정보를 공유하도록 하고 있고, 신속하게 국민 또는 전문가에게 유행 발생 상황을 환류해야 할 필요성이 있다고 판단될 때는 질병관리본부의 '주간 건강과 질병'에 역학조사 경과(또는 결과)를 게재한다. 또한 역학조사 결과를 관련 학술지에 게재하여 전문가 간 정보를 공유하고, 역학조사 결과에 대한 신뢰도를 높이고 있다. 질병관리본부에서 제시하고 있는 유행 역학조사 결과보고서 양식을 정리한 것은 다음과 같다(표 2-7).

표 2-7 역학조사 결과보고서 양식

제 목

1. **발생개요**
   - 발생 개요 표: 발생신고일시, 현장 역학조사 일시, 발생지역, 발생장소 또는 기관, 조사설계, 발병률, 추정위험노출일시, 최초환자발생일시, 평균잠복기, 추정 원인병원체, 추정 감염원, 유행종결 일자, 최종검사결과 통보일
   - 초록(abstract): 시 · 도 및 중앙역학조사반 결과보고서에 한함
2. **서론**
   - 유행인지 경위, 역학조사의 목적, 시 · 도(또는 중앙) 역학조사반 지도내용
3. **방법**
   - 역학조사반 구성 및 역할, 환례 정의, 조사설계 선택 및 선택 이유, 통계프로그램
4. **결과**
   - 기술역학: 발병률, 주요 증상, 유행곡선, 잠복기, 실험실검사 결과
   - 분석역학: 통계분석결과(상대위험비, 오즈비 등)
   - 기타 유행의 감염원 및 감염경로를 파악하기 위한 조사 활동 기술
5. **결론**
   - 역학적 연관성에 의해 원인병원체, 감염원, 감염경로 추정
   - 감염병 관리조치, 조사의 제한점 제시
   - 문헌 고찰(시 · 도 및 중앙역학조사반 결과보고서에 한함): 원저, 종설, 사례연구 등의 타 연구결과를 3개 이상 검토하여 해당 유행 역학조사 결론 도출의 근거 또는 참고로 기술
6. **참고문헌**
   - 참고문헌을 규정에 따라 기술
   - 별첨. 설문지
   - 해당 역학조사에 사용한 역학조사서 양식 첨부

2. 기술역학

기술역학은 특정 건강 관련 문제가 발생했을 때 있는 그대로의 상황을 기술하는 것이다. 기 술역학은 특정 지역의 건강수준과 보건의료 수요 등의 추정에 필요한 정보를 제공할 뿐만 아니라 검증할 가설을 제공하고, 질병발생의 분포와 양상을 기술한다. 또한 질병원인에 대한 가설 및 질병 치료방법에 따른 경과 변화 등도 기술한다. 기술연구는 원인변수별 질

병분포와 변동을 기술하는 연구로 인적 특성, 장소, 시간적 변수로 질병의 분포와 양을 기술한다(표 2-8).

표 2-8 기술역학의 주요 변수

인적 변수	지역적 변수	시간적 변수
• 연령, 성, 결혼상태, 교육수준, 종족, 직업, 종교, 가족 수, 출산순위, 부모 연령 등	• 지대적(한대, 온대, 열대), 국제적, 지구적, 국내적(행정 지역적), 도시, 농촌 등	• 토착성/유행성 장기변동, 주기변동, 계절변동

기술역학은 기존자료를 이용할 수 있다는 장점이 있으나 자료의 정확도에 영향을 받으며, 방대한 자료 분석에 어려움이 있다는 단점도 있다.

1) 인적 변수

(1) 연령

연령은 질병발생 등의 건강문제와 연관성이 매우 높은 변수로, 질병의 종류 · 크기 등에 영향을 미친다. 즉, 만성퇴행성 질환은 연령이 높을수록 증가하는 반면, 소아의 홍역처럼 면역반응에 의해 형성된 질환은 연령이 높을수록 감소하는 것을 예로 들 수 있다.

(2) 성별

성별에 따라 건강문제의 종류, 규모, 분포에 차이가 있다. 이러한 차이는 반성유전(sex-lined inheritance), 성호르몬, 성별, 생활습관의 차이 등에 의한다. 사망률은 남성이 여성보다 높으나 상병률은 여성이 남성보다 높은 경향이 있다.

(3) 종족

종족이 가지고 있는 유전적 소인 또는 종족별 생활습관의 차이로 건강문제에 차이가 생긴다. 예를 들면, 유전적 소인으로 인해 흑인은 백인보다 결핵에 의한 사망률이 높은 경향이 있다.

(4) 결혼상태

결혼상태는 미혼 · 결혼 · 이혼 · 사별 등으로 측정하며, 이는 건강문제에 영향을 주는 변수로 작용한다. 예를 들면, 미혼 여성에게는 유방암의 발병이 높은 반면, 결혼한 여성에게는 자궁암의 발병이 높으며, 유배우자보다 독신자에서 자살 같은 정신과 질환의 유병율이 높은 편이다.

(5) 사회 · 경제적 수준

사회 · 경제적 수준은 건강문제에 절대적인 영향을 미치는 변수이다. 특히 사회 · 경제적 수준이 낮은 집단은 높은 집단에 비해 사망률과 상병률이 높다.

(6) 기타

종교, 가족수, 출산순위, 부모연령 등이 건강문제에 영향을 미칠 수 있다.

2) 지역적 변수

지역이 지닌 물리적 · 생물학적 · 사회문화적 · 관습적 환경 등의 차이가 건강문제에 영향을 미칠 수 있다. 예를 들면, 모기에 의해 감염되는 뎅기열은 중남미, 동남아시아, 서남아시아의 풍토병으로 알려져 있다.

3) 시간적 변수

시간의 흐름에 따른 건강문제의 발생차이는 건강문제의 변화추이와 원인추정을 가능하게 한다.

(1) 추세변동

추세변동(장기변동)은 10년 또는 100년에 가까운 장기간을 단위로 하여 이환율과 사망률의 변동을 관찰 · 조사하는 것이다. 이를 통해 건강문제의 현황을 파악할 뿐 아니라 건강문제의 원인을 찾을 수도 있다. 예를 들면, 만성질환 중 위암과 자궁경부암은 차차 줄고 있으며 폐암은 증가하고 있고, 감염성 질환은 감소하여 거의 없어지다가 1990년대에 다시 증가하고 있다.

(2) 주기변동

주기변동(순환변화)은 장기간에 걸친 연도별 질병분포에서 질병발생 빈도가 일정한 기간을 두고 반복하여 증가하는 주기성이 관찰되는 것을 말한다. 예를 들면, 유행성 독감은 3~6년, 백일해는 2~4년, 홍역은 2~3년 간격으로 유행한다.

(3) 계절변동

계절변동은 질병분포가 1년을 주기로 계절에 따라 비슷한 건강문제의 발생과 양상을 보이는 것을 말한다. 예를 들면, 여름에는 수인성 질환, 겨울에는 호흡기질환이 많이 발생하고 있다.

(4) 일일변동

일일변동(동연유행)은 특정 질병이 일정 지역에서 일시에 발생하여 매일매일의 질병발생 및 양상을 나타내는 것이다. 예를 들면, 콜레라, 페스트 등의 수인성 전염병 발생이나 신종 인플루엔자의 발생에 적용된다.

3. 분석연구

분석연구는 질병발생과 그 요인 또는 속성과의 인과관계를 규명해 내는 연구방법으로서 기술연구의 결과를 바탕으로 질병발생에 대한 가설을 설정하고 검정해 내는 것이다.

1) 단면연구

단면연구(시점조사, 유병률조사, 조사연구)는 일정한 인구집단을 대상으로 특정한 시점이나 일정한 기간 내에 질병을 조사하고 각 질병과 그 인구집단과의 관련성을 보는 방법으로 상관관계연구라고도 한다. 또한 대상 집단의 특정 질병에 대한 발생률을 알아낼 수 있어 유병조사라고도 한다(그림 2-5). 단면조사연구에서 얻은 자료를 이용한 분석방법으로는 발생률과 상대위험비 산출이 있다.

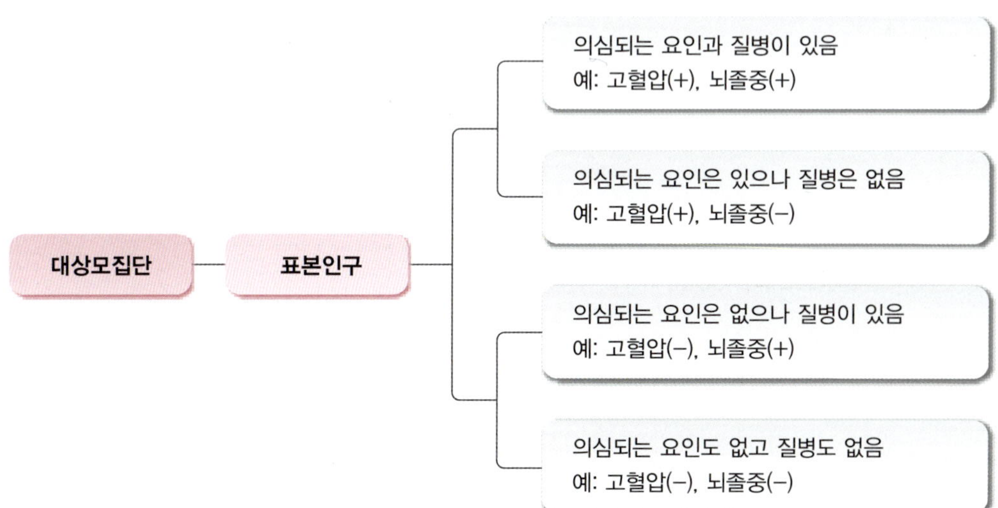

그림 2-5 단면연구 설계

2) 환자-대조군 연구

환자-대조군 연구(후향적 조사연구)는 연구하고자 하는 질병에 이환된 집단(환자군)과 질병이 없는 집단(대조군)을 선정하여 질병발생과 관련이 있다고 의심되는 요인과 질병발생과의 원인관계를 규명하는 연구방법이다. 현재 질병이 있는 환자군이 과거에 어떤 요인에 폭로되었는가를 조사하는 것으로 후향성 연구라고도 한다. 이미 발생한 결과를 중심으로 과거의 경험을 확인하거나 기록을 검토하여 원인과의 연관성 가설을 확인하는 연구로 만성병과 희귀한 건강문제 원인을 규명하기에 적합하다(그림 2-6). 환자-대조군 연구에서 얻은 자료를 이용하여 교차비를 구할 수 있다.

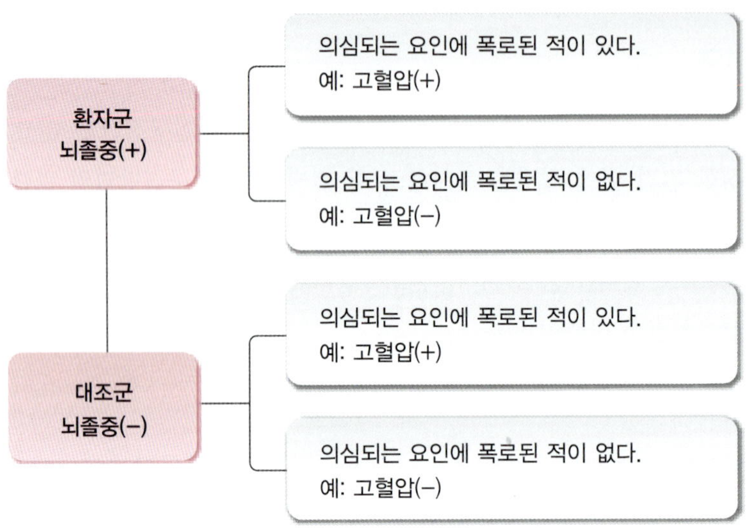

그림 2-6 환자-대조군 연구의 설계

(1) 교차비(오즈비; odds ratio, OR)

환자-대조군 연구에서 특정 질환이 있는 환자집단 중 위험요인에 노출된 사람과 그렇지 않은 사람의 비(환자군의 비), 특정 질환이 없는 대조군에서 위험요인에 노출된 사람과 그렇지 않은 사람의 비(대조군의 비)를 구하고 이들 간의 비를 산출한 값을 교차비(OR)라고 한다. 유병률이 낮아 희귀한 질병의 경우에는 교차비가 상대위험비와 근사값이 된다.

$$\text{교차비} = \frac{\text{환자군에서 특정요인에 노출된 사람과 노출되지 않은 사람의 비}}{\text{비환자군에서 특정요인에 노출된 사람과 노출되지 않은 사람의 비}} = \frac{A/C}{B/D}$$

〈예시〉 교차비 산출 계산

고혈압 여부	뇌졸중 발생 여부	
	예	아니오
예	A: 140	B: 260
아니오	C: 50	D: 980

• 고혈압이 있는 경우와 그렇지 않은 경우를 비교했을 때 고혈압이 있는 경우에 뇌졸중이 약 10.6배 더 많이 발생한다는 것을 의미한다.

3) 코호트 연구

코호트 연구(전향적 또는 후향적 연구)는 연구하고자 하는 질병에 이환되지 않은 건강군을 대상으로 하여 그 질병발생의 요인에 폭로된 집단(폭로군)과 폭로되지 않은 집단(비폭로군) 간의 질병발생률을 비교 · 분석하는 방법이다. 현시점을 기준으로 앞으로의 결과를 검토하는 것으로 전향적 연구라고도 한다. 위험요인의 노출 여부가 정해진 대상자에게 시간 경과에 따른 건강문제 발생 여부를 확인할 수 있으므로 위험요인과 건강문제 간의 원인적 연관성을 확인할 수 있는 연구방법이다(그림 2-7).

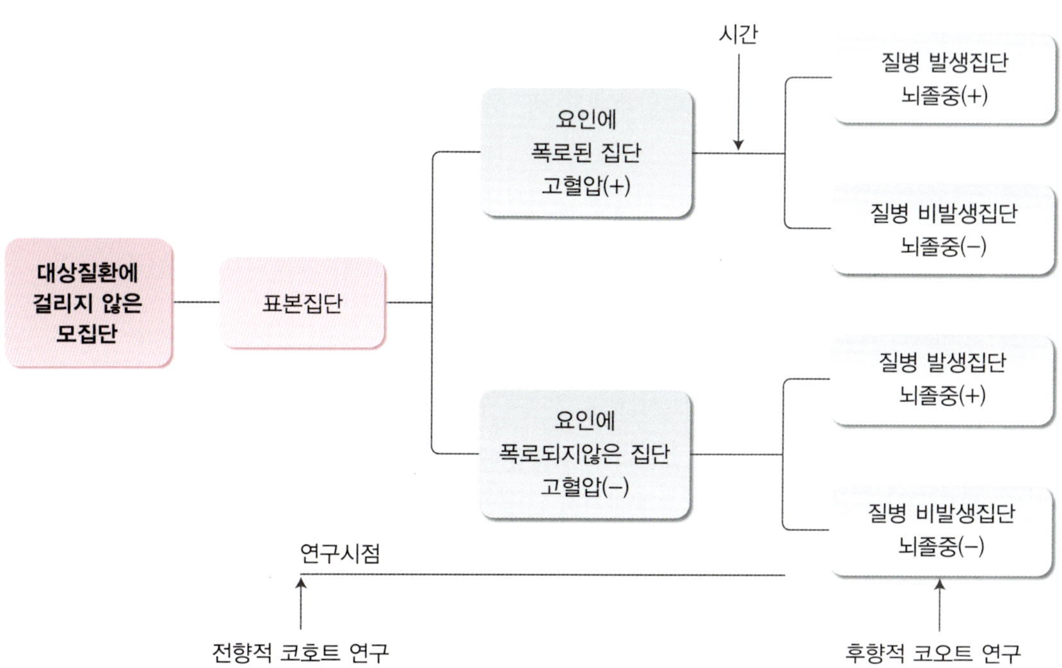

그림 2-7 코호트 연구 설계의 예

현재의 원인 노출에 따라 앞으로의 결과를 추적 조사하는 전향적 연구가 일반적이며, 과거 위험요인의 폭로자료가 있는 경우 후향적 연구도 가능하다. 코호트 연구에서 얻은 자료를 이용하여 상대위험비와 기여위험도(귀속위험도)를 구할 수 있다.

(1) 상대위험비

관련성 측정은 요인 노출집단과 비노출집단에서 관찰한 자료를 이용하여 특정 요인과 질병발생과의 관련 정도를 계량화하여 나타내는 것이다.

표 2-9 상대위험비 산출공식방법

질병유무 / 위험요인	질병		계
	있다	없다	
노출	A	B	A+B
비노출	C	D	C+D
계	A+C	B+D	–

상대위험비(relative risk, RR)는 질병에 이환될 위험을 측정하는 노출집단에서의 발생률과 비노출집단에서의 발생률의 비로 구할 수 있다(표 2-9). 상대위험비는 특정 위험요인에 노출된 사람이 질병에 걸릴 위험도가 위험요인에 노출되지 않은 사람이 질병에 걸릴 위험도보다 몇 배가 되는지를 나타낸다. 상대위험비가 클수록 폭로된 요인이 병인으로 작용할 가능성이 커질 수 있으며, 이러한 요인에 대한 분석은 질병의 원인규명에 중요하다.

$$\text{상대위험비} = \frac{\text{의심되는 요인에 노출된 집단에서의 특정 질환 발생률}}{\text{의심되는 요인에 노출되지 않은 집단에서의 특정 질환 발생률}} = \frac{A/(A+B)}{C/(C+D)}$$

- 상대위험비 = 1.0 : 노출군과 비노출군에서의 질병 위험이 동일하다.
- 상대위험비 > 1.0 : 노출군에서의 질병발생 위험이 더 크다.
- 상대위험비 < 1.0 : 노출군에서의 질병발생 위험이 더 작다.

예를 들어 흡연으로 인한 폐암 발생에 대한 상대위험비가 7.1이면 흡연자가 비흡연자보다 폐암에 걸릴 위험정도가 7.1배 더 높다는 것을 의미한다.

(2) 기여위험도

기여위험도(attributable risk, AR)는 귀속위험도라고도 하며, 위험요인이 질병발생에 얼마나 기여했는지 나타내는 것으로 위험요인에 폭로된 집단에서의 발생률에서 비폭로된 집단에서의 질병발생률을 뺀 것이다. 기여위험도는 실효성을 측정하는 것으로 요인을 제거 또는 부가함으로써 발생하는 효과의 양을 나타내는 척도이며 질병예방 및 관리에 활용할 수 있다.

$$\text{기여위험도} = \frac{A}{A+B} - \frac{C}{C+D}$$

표 2-10 분석연구의 종류별 장 · 단점

연구	장점	단점
단면연구	• 집단의 질병양상과 이와 관련된 여러 속성을 동시에 파악할 수 있다. • 모집단에서 대표성을 지닌 표본을 통해 실시하므로 연구결과를 모집단에 적용할 수 있다. • 시간과 경비가 절약된다.	• 일정한 시점에서 자료를 수집하기 때문에 연구결과에 따라 규명하는 목적을 달성하는 데 제한이 있다. • 표본의 규모가 커야 한다.
환자-대조군 연구	• 여러 개의 가설을 동시에 검증할 수 있어 시간, 경비, 노력이 적게 든다. • 비교적 자료를 얻기가 용이하다.	• 의심되는 요인에 대한 정보에 편견이 작용할 수 있다. • 인과관계의 질을 확인할 수가 없다.
코호트 연구	• 폭로군과 비폭로군의 발생률을 구할 수 있다. • 수집된 정보에 대한 편견이 적으며, 위험요인 폭로수준을 정확히 측정할 수 있어 인과관계의 질을 확인할 수 있다.	• 발병률이 높은 질환이어야 하며 표본 수가 커야 한다. • 장기간 관찰하는 경우, 연구를 성공적으로 수행하기 어렵고, 시간, 경비, 노력이 많이 소요된다.

4. 실험연구

실험연구란 실험을 통하여 현상들 간의 인과관계를 규명하기 위한 연구방법론이다. 그러므로 원인변수와 결과변수의 순수한 관계를 혼동시키는 외생변수를 통제(영향을 방지 또는 제거)한 상태에서 연구자가 원인변수를 조작하여 대상자를 서로 다른 조건에서 무작위로 할당하여 실시하는 연구이다. 실험연구는 외생변수의 통제, 실험변수의 조작화, 실험대상의 무작위화 등의 세 가지 기준에 의해 순수실험, 유사실험, 원시실험으로 다시 분류한다. 또한 실험설계는 크게 준실험설계(유사실험설계)와 진실험설계로 구분한다.

1) 순수실험

순수실험은 외생변수의 통제, 실험변수의 조작화, 실험대상의 무작위화 등 세 가지 조건을 모두 만족하는 상태에서 수행하는 연구방법론이다. 무작위 통제군 사후 실험은 실험대상자를 무작위로 실험군이나 대조군에 할당하여 실험군에 속한 대상자에게는 원인변수를 투입하고, 대조군에 할당된 대상자에게는 원인변수를 투입하지 않는 상태에서 두 집단의 결과변수가 어떻게 나타나는지를 측정하는 방법이며, 무작위 통제군 전후 실험은 소규모 순수실험연구에서 가장 널리 사용되는 것으로, 사전에 실험군과 대조군을 조사하여 두 집단의 동질성을 보장한 후, 대상자를 실험군과 대조군으로 무작위 할당하여, 실험군에는 원인변수를 투입하고 대조군에는 원인변수를 투입하지 않으며, 결과변수는 원인변수의 처치 전후로 적어도 두 차례에 걸쳐 측정하게 하는 실험이다. 적어도 하나 이상의 원인변수를 적절히 조작함으로써 예상되는 체계적 변량을 극대화하고, 통제나 무작위화에 의해 외생변수를 통제하여 오차 변량을 극소화하는 것이 중요하다. 조사대상자의 표집방법에는 완전무작위방법과 무작위블록방법이 있다. 완전무작위방법은 1개의 원인변수에 대하여 집단이 2개 이상인 경우 대상자를 무작위로 할당하는 방법이며, 분석은 일원변량분석으로 한다. 무작위블록방법은 1개의 원인변수와 1개의 결과변수 간의 관계를 검증하는 것으로 완전무작위방법과 다른 점은 원인변수 이외에 하나의 블록을 추가한다는 점이다. 이원변량분석으로 분석한다.

2) 유사실험

유사실험은 외생변수의 통제, 표본의 무작위화, 처치의 조작화 등 세 가지 조건 가운데 하나가 만족하지 않은 경우로, 많은 연구에서 이 연구방법을 채택하고 있다. 유사실험을 하는 이유로는 외생변수를 모두 통제하는 것이 불가능한 때가 많고, 윤리 도덕상 조작화가 불가능한 경우가 많기 때문이다. 유사실험에서는 무작위화가 철저하지 못하기 때문에 외생변수가 실험군과 대조군에 일정하게 투입되었다는 가정을 할 수 없어 내적 타당도의 위협을 받을 확률이 높고, 연구 결과를 일반화하려는 외적 타당성의 문제도 존재한다. 그러므로 유사실험에서는 가능한 한 외생변수를 통제할 방법들을 동원하여 순수실험에 근접하도록 하여야 한다.

유사실험은 크게 비동등 대조군 사후 설계, 비동등성 대조군 사후 설계, 비동등성 대조군 전후 시차 설계, 모의대조군 전후 설계 등이 있다.

비동등 대조군 사후 설계는 순수실험의 무작위 통제군 사후 실험과 흡사하나 대상자의 무작위 할당이 불가능하다는 점에서 차이가 있다. 이 방법을 적용하는 경우로는 현실 상황에서 이미 실험 조작이 진행되고 있는 집단을 실험군으로 선정하고, 실험 조작이 진행되지 않는 또 하나의 집단을 선택하여 대조군으로 선택하는 경우로, 무작위 할당의 원리를 따르지 못한 경우와 실험 조작 이전에 시행해야 하는 사전조사를 실시할 수 없는 여건에 있고, 또 어떤 경우에는 사전조사를 실시할 수는 있지만 사전조사가 시험 효과를 나타낼 우려가 있을 때 사용된다.

비동등성 대조군 사후 설계는 순수실험의 무작위 통제군 전후 실험과 흡사한 것으로서 대상자를 실험군과 대조군에 무작위로 할당하지 못한 점이 다르다. 이 경우 대상자 선정의 편중, 성숙의 상호작용 및 제3변수의 개입을 확인해야 한다. 성숙의 상호작용으로 인한 오차를 줄이기 위한 방법으로는 짝짓기 방법, ANCOVA, partial regression을 사용한다. 한편 제3변수의 개입을 확인하기 위해서 사전 · 사후조사 기간에 중간조사를 실시하여야 한다.

비동등성 대조군 전후 시차 설계는 대조군을 두지만 무작위 할당을 하지 못하고 동시에 사전 조사하지 못하는 경우이다.

모의대조군 전후 설계에서 사전조사는 대조군에서만 시행하고 사후조사는 실험군에서만 시행한다. 대조군이 설정되어 있고 조작화가 가능하며, 대조군과 실험군은 무작위 할당되지 못하는 방법이다.

3) 원시실험

내적 타당성과 외적 타당성의 모든 요인을 거의 통제하지 못하고 시도하는 것으로 즉, 무작위 할당, 철저한 조작화 및 대조군 설정이 안 된 설계이다. 원시실험에는 단일군 사후 설계 방법과 단일군 전후 설계 방법 등이 있는데, 단일군 사후 설계는 단 한 개의 집단에게 실험 조작을 실시하고 그 결과가 어떤지를 보는 것으로서 인과관계를 설명할 수 없다는 단점이 있다. 단일군 전후 설계는 대조군 없이 실험군만 있고 무작위 할당이란 절차도 거치지 않으며, 조작도 철저히 이루어지기 어려운 경우에 사용된다.

제6절 | 보건통계 활용

통계학은 자료를 수집, 정리, 요약하는 것과 자료의 일부만 관찰하여 그 자료의 출처가 되는 전체 자료의 특성에 관하여 추론하는 것을 다루는 학문이다. 통계학은 수집된 자료를 정리하여 수량적 계산을 통해 숫자와 표 또는 그래프로 표시하여 자료의 의미를 요약하고 설명하는 기술통계학과 자료가 지니고 있는 뜻을 분석하여 자료가 추출된 모집단에 대한 결론을 내리는 추론통계로 나눌 수 있다.

수집된 통계자료는 변수(variable)와 표본 관찰예(case)의 집합으로, 수학적 개념(척도)에 의한 변수는 명목척도(nominal scale), 순위척도(ordinal scale), 간격척도(interval scale), 비율척도(ratio scale)로 나누어진다. 명목척도는 측정된 현상을 상호배타적으로 서로 겹치지 않은 상태에서 범주로 구분하는 의미만을 가지는 변수이며(예: 성별), 순위척도는 특정 상태를 지칭해 주는 명칭척도로써의 기능뿐만 아니라 각 범주 간의 서열성에 관한 정보도 내포하고 있는 변수이다(예: 교육정도). 간격척도는 특정 상태를 지칭하거나 대소관계 개념 이외에도 측정치 간의 간격에 의미를 부여할 수 있는 변수이고(예: 온도), 비율척도는 간격척도에 비해 절대 영점을 가져 가감승제 등의 모든 수학적 조작이 가능한 변수이다(예: 나이). 이러한 척도는 다시 명목변수와 순서변수를 범주형 변수로, 등간변수와 비율변수는 연속형 변수로 구분할 수 있다.

또한 변수들은 통계학적 가설검정을 목적으로 두 변수 이상의 관계를 보고자 할 때에는 주 변수인 독립변수와 그와 관련된 종속변수로 분류되어 독립변수는 다른 변수에 영향을 주는 설명변수로 영향을 받는 종속변수가 된다. 이러한 변수의 수와 척도, 개념에 따라 통계분석방법이 달라진다.

1. 서술통계

서술통계(descriptive statistics)는 특정 건강 관련 문제의 상황을 기술하고자 인적 · 지역적 · 시간적 측면을 기술하는 기술역학에서 주로 사용된다. 상황에 관한 통계 분석결과는 연구될 새로운 가설을 성립하는 데 기초자료가 된다. 여기에서는 변수의 수에 따라 일원변수의 서술통계로 빈도와 백분율 · 대표값 · 산포도 · 분포도를, 이원변수 서술통계로 분할표와 상관계수에 대해 서술한다.

1) 일원변수 서술통계

하나의 변수를 설명하고자 할 때 변수의 측정 수준에 따른 서술통계방법은 표 2-11과 같다. 비연속형(범주형) 변수는 평균과 표준편차의 개념이 없고 빈도(frequency)라는 개념만 있다. 반면에 연속형 변수는 평균과 표준편차 등 여러가지 수학적 개념을 갖는다. 연속형 변수는 대표적인 기술통계값으로 크게 분포의 중심을 나타내는 대표값, 분포의 퍼짐정도를 나타내는 산포도, 분포의 모양을 나타내는 분포도 등이 있다. 대표값은 평균 · 중위수 · 최빈값 등이 많이 사용되며, 산포도는 범위 · 사분위범위 · 분산 · 표준편차 등이, 분포도로는 왜도와 첨도가 주로 사용된다.

표 2-11 변수의 측정수준별 서술통계방법

구분	측정수준	
변수의 종류	비연속형(범주형)(명목/서열척도)	연속 변수(등간/비율척도)
서술통계방법	연속형(빈도와 백분율)	대표값(평균, 중위수, 최빈값) 산포도(범위, 사분위범위, 분산, 표준편차) 분포도(왜도, 첨도)

(1) 빈도와 백분율

빈도는 각 측정값에 따라 나타난 빈도(도수)를 세어서 그 빈도 수를 제시하는 것으로, 측정값의 빈도(f)는 전체에 대한 백분율, 즉 100×(특정 값의 도수/도수의 총계)라는 간단한 공식으로 계산하여 총괄적으로 집단의 특성을 파악할 수 있게 한 것이다. 예로, 1,000명을 대상으로 수집된 자료에서 범주형 변수인 성별은 '남자 550명(55%)이었고, 여자는 450명(45%)이었다'라고 기술한 경우이다.

(2) 대표값

대표값은 중심경향값(central tendency)이라고도 불리며, 이는 대표값이 분포의 최소값보다는 크고 최대값보다는 작으며 대부분 분포의 중심에 위치하기 때문이다.

① 평균

평균은 측정값을 모두 합한 후 측정수로 나눈 값을 말한다.

$$\overline{X} = \frac{(X_1 + X_2 + \cdots\cdots + X_e)}{n} = \frac{\sum_{i=1}^{n} X_i}{n}$$

여기서 $\overline{X}$ = 표본의 평균, $X_i = i$ 번째 측정값, n= 표본의 크기이다.

평균은 수학적으로 다루기 편하고 계산이 쉬운 장점이 있으나 극단값에 대하여 민감하기 때문에 극단값이 있는 경우에는 대표값으로서의 기능을 상실한다는 단점이 있다.

② 중앙값

중앙값은 측정값을 크기순으로 정렬했을 때 중앙에 위치한 값을 말한다. 측정값의 수가 홀수일 때는 크기 순서표에서 가운데 순위의 값은 하나이다. 짝수일 때는 가운데 값이 두 개이다. 이런 경우의 중앙값은 가운데 두 수의 평균값이다. 중앙값은 최대값이나 최소값에 민감하지 않기 때문에 측정값의 분포가 한쪽으로 기울어진 자료의 대표값으로 많이 사용한다. 예를 들면, 사회경제적 가구소득이 극단치의 값이 존재할 때 중앙값을 사용한다.

③ 최빈값

최빈값(최빈수)은 변수의 측정값 중 도수가 가장 많은 측정값을 말한다. 최빈값은 빠르고 쉽게 평균값을 얻을 수 있는 대표값으로서 측정값의 분포가 대칭을 이루지 않고 한쪽으로 기울어진 경우에 많이 이용된다. 그러나 측정값 중에 최빈값이 두 개 이상 있거나 표본의 크기가 작을 경우 사용에 제한이 있고, 측정값의 도수가 각각 하나이거나 연속변수일 때는 최빈값을 찾기 어려울 수 있다.

(3) 산포도

대표값은 자료의 서술에서 매우 중요하지만 분포의 전체적인 양상을 나타내지 못한다. 따라서 대표값과 더불어 분포의 형태를 나타내는 중요한 측도로서 산포도(measure of dispersion)를 생각해야 한다. 산포도란 측정치 간의 변동의 크기, 즉 평균치를 중심으로 각 측정치가 어떤 값 둘레에 얼마나 조밀하게 퍼져 있는가를 설명한 값을 말한다.

① 범위

범위는 주어진 자료의 최대값과 최소값의 차를 말한다. 범위는 산포도 중에서 가장 계산하기 쉽고 표본의 크기가 작은 산포도의 측정에 많이 사용된다. 그러나 최대값과 최소값 사이에 측정값들이 어떻게 분포되어 있는지는 알 수 없고, 극단적인 측정값에 의해 영향을 받기 때문에 보통 다른 산포도와 함께 사용한다.

② 사분위 범위

사분위 범위는 제1사분위수와 제3사분위수의 차로 정의되는 통계량을 말한다. 크기 순서에 따라 늘어놓은 자료를 4등분하는 값을 사분위수라고 한다. 즉 제1사분위수(Q1)는 크기 순서에서 25%에 해당하는 측정값이고, 제3사분위수(Q3)는 75%에 해당하는 측정값이다. 따라서 사분위 범위는 Q3~Q1이다. 사분위 범위는 범위에 비하여 극단적인 측정값의 영향을 덜 받기 때문에 비교적 안정된 값이다.

③ 분산과 표준편차

분산과 표준편차는 한 변수의 측정값들이 평균 주위에 얼마나 퍼져 있는가를 나타내 주는 통계량이다. 분산은 각 측정치와 측정치의 산술평균 간의 편차를 제곱한 값들의 평균을 말하며, 이 분산의 제곱근이 표준편차이다. 표준편차는 측정값들의 분포 정도뿐 아니라 개별 측정값의 위치를 파악하는 데 사용될 수도 있다.

(4) 분포도

분포도, 즉 분포의 형태는 어떤 현상이나 사물의 수량적 특징이나 상태를 있는 그대로 총체적으로 서술하여 주어진 자료의 집합적인 속성을 서술할 수 있게 한다. 자료의 기술은 측정된 값의 분포에 기초하여 히스토그램이나 도표를 사용할 수 있고, 통계모형에 입각한 기술지수를 이용하는 방법으로 나타낼 수 있다. 표본의 크기가 클수록 분포 형태가 모집단의 특성을 나타내는 정확도가 증가한다. 분포의 유형은 다음과 같다.

① 대칭성

대칭성(symmetry)은 좌우대칭으로 평균, 중앙값과 최빈값이 일치하는 분포이다. 정규분포(nominal distribution)는 종 모양의 좌우대칭인 분포를 말하며, 평균이 중앙에 있고 좌우로 무한히 뻗어 있으며 ±1SD(표준편차)는 전 면적의 68.26%, ±2SD(표준편차)는 전 면적의 95.44%, ±3SD(표준편차)는 전 면적의 99.73%를 차지하는 일정한 체계를 갖는다(그림 2-8).

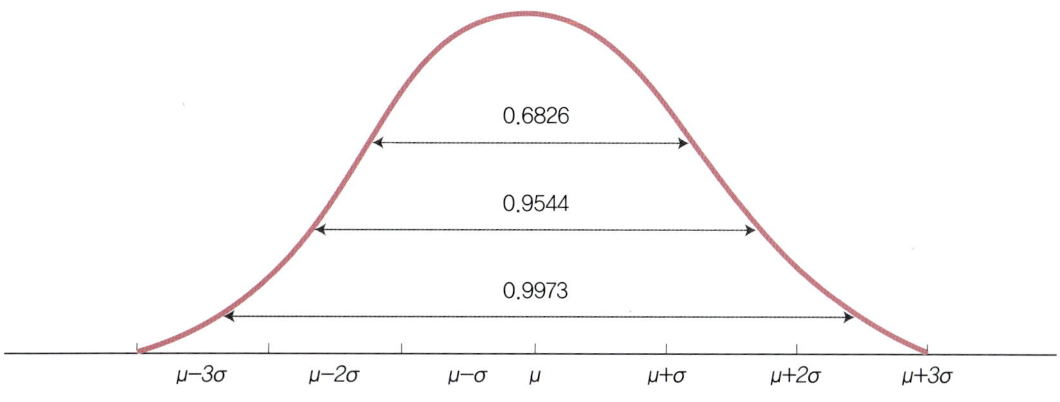

그림 2-8 대칭성 및 정규분포

② 왜도

왜도(skewness)란 분포가 기울어진 방향과 정도를 나타내는 양으로 분포의 비대칭 정도를 나타낸다. 분포의 긴 꼬리가 오른쪽으로 향해 있으면 양적 왜도, 긴 꼬리가 왼쪽으로 향해 있으면 부적 왜도라고 한다. 왜도 측정값이 0이면 좌우대칭, 즉 정규분포를 의미하며, <0이면 부적 왜도, >0이면 양적 왜도를 의미하는데 ±1.5 사이의 값일 경우 어느 정도 좌우대칭 분포라고 볼 수 있다(그림 2-9).

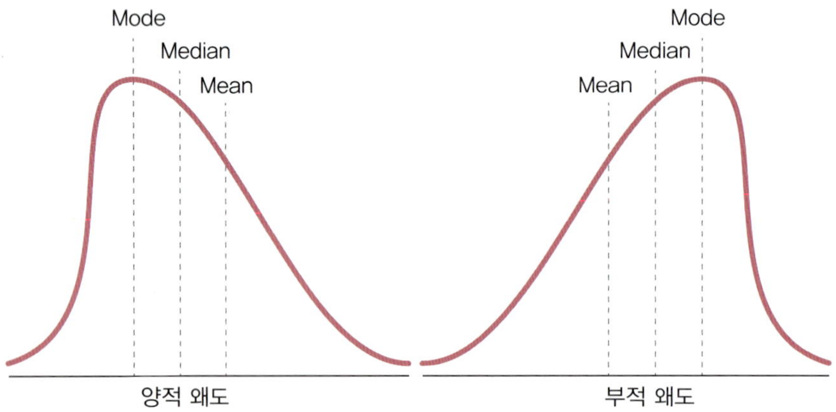

그림 2-9 왜도

③ 첨도

첨도(kurtosis)는 분포의 모양이 얼마나 뾰족한지를 말한다. 분포의 뾰족함 정도에 따라 뾰족(leptokurtic)분포, 종형(bell-type)분포, 납작(platykurtic)분포로 나뉜다. 첨도 측정값이 0이면 표준정규분포와 분포모양이 동일함을 의미하며, <0이면 표준정규분포보다 납작함을, >0이면 표준정규분포보다 뾰족함을 의미하는데 ±1.5 사이의 값을 가지는 경우 어느 정도 정규분포에 가깝다고 할 수 있다(그림 2-10).

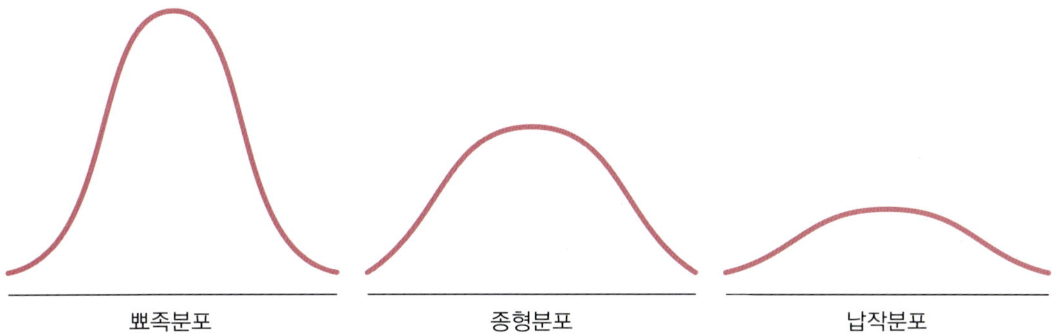

그림 2-10 첨도의 종류

2) 이원변수 서술통계

하나의 변수가 아닌 변수들 간의 상관관계를 평가하는 통계방법에는 분할표와 상관계수가 있다.

(1) 분할표

비연속 변수 간의 통계적 관련성을 평가할 때에는 분할표(contingency table)가 사용된다. 분할표는 두 변수의 도수를 한 표에 나타내는 이차원적인 도수분포이다. 분할표에서 한 변수는 가로에, 다른 변수는 세로에 위치하게 한 후 각 칸에 두 변수의 결합분포 도수를 서술한다(표 2-12). 분할표는 이후 언급할 카이제곱 검정(X^2-test)과 함께 상관관계의 유의성 검정에 사용된다.

표 2-12 분할표

질병	요인 (+)	요인 (-)	계
(+)	a	b	a+b
(-)	c	d	c+d
합계	a+c	b+d	a+b+c+d

(2) 상관계수

연속 변수로 측정된 두 변수 간의 관련성을 평가할 때에는 상관분석법이 사용된다. 상관계수(correlation coefficient)는 두 변수 간의 직선적 연관성의 정도를 나타내는 척도로서 완전한 음적 관계인 −1에서부터 전혀 관계가 없는 0, 완전한 양적 관계인 +1까지의 값을 갖는다(그림 2-11). 계수의 절대값이 높을수록 관계의 강도가 더 큼을 의미한다. 상관계수는 변수들 간의 인과관계에 대한 검증은 불가능하며, 단지 두 변수 간의 상호의존성만을 평가할 수 있다.

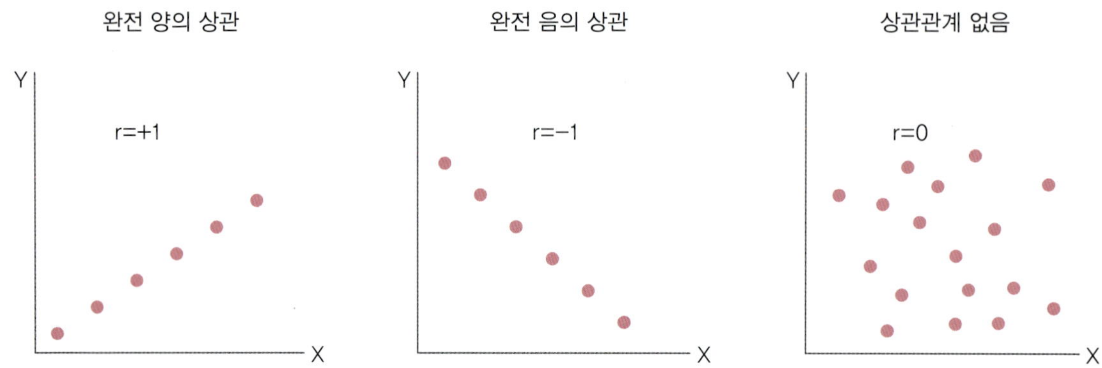

그림 2-11 변수 간의 상관관계

2. 추론통계

추론통계(inferential statistics)는 표본을 관찰하여 모집단에 관한 모수와 신뢰구간을 추정하거나 연구가설을 검정하는 통계학이다. 그러므로 추론통계방법에는 표본자료를 이용하여 모집단 모수의 근사치 통계량을 계산하는 추정(estimation)과 표본으로부터 얻은 정보를 이용하여 모수에 대한 예상, 주장 또는 추측 등의 옳고 그름을 판정하는 가설검정(hypotheses testing)의 두 가지 방법이 있다.

연구가설은 분석변수의 척도와 통계분석방법별 가정에 부합하는 통계분석방법을 통해 검증된다. 통계분석방법별 가정에 부합하는 모집단에 대한 통계적 분석법이 모수통계분석이며, 추론통계는 대부분 모수통계분석이다. 반면, 비모수통계분석은 ① 종속변수가 명칭척도나 순위척도일 때 ② 표본의 수가 적을 때 ③ 정규분포에 따르지 않을 때 사용하게 된다. 표 2-13에서는 모수통계분석만 다룬다.

표 2-13 변수의 측정수준별 추론통계방법

구분		종속변수	
		비연속	연속
독립변수	비연속	카이제곱 검정	t-검정 분산분석
	연속	-	상관분석 회귀분석

1) 평균의 차이 검정

평균치 비교(comparison of means)는 2개 이상 연속형 변수의 평균치를 비교하는 통계적 기법을 말한다. 두 집단 간의 평균치 또는 세 가지 이상으로 분류되는 집단의 평균치 사이의 가설을 검증하는 것으로 각각 t-검정(t-test)과 분산분석(analysis of variance)이 있다.

(1) t-검정

t-검정은 두 집단의 평균을 비교하기 위해 사용한다. t-검정은 비교하고자 하는 두 집단특성에 따라 특정값을 지정하는 단일표본 t-검정(one t-test), 독립적인 표본에서의 t-검정(independent t-test)과 짝 또는 조합을 이룬 표본에 사용되는 대응표본 t-검정(paired t-test)으로 나눈다(표 2-14). 독립표본 t-검정은 한 집단의 측정치가 다른 집단의 측정치에 영향을 주지 않는 두 개의 독립적인 집단에서 사용되는 반면, 대응표본 t-검정은 같은 사람들로부터 2번 측정한 경우나 짝을 이룬 대상자에서 사용된다.

가설검정 결과는 검정통계량 t-통계량 값을 산출함으로써 통계적 유의수준에 따라 귀무가설을 기각함으로써 대립가설, 즉 연구가설을 지지하게 된다.

(2) 분산분석

분산분석은 세 개 이상 집단의 평균 간의 차이를 검정하는 데 사용하는 통계방법이다(표 2-15). 분산분석은 독립변수의 수에 따라 한 개일 때는 일원분산분석으로, 두 개 이상일 때에는 다원분산분석을 사용한다. 분산분석에서 계산되는 검정통계량인 F값은 독립변수의 차이에 따른 종속변수의 변화(집단 간 분산)를 동일한 독립변수값을 갖는 집단 내에서의 종속변수의 변화(집단 내 분산)와 비교한 값으로 이를 통해 집단 간 평균 차이의 통계적 유의성을 검정한다.

표 2-14 t-검정의 종류

종류	내용	예시	예시의 가설기술
단일표본 t-검정 (One-sample t-test)	단일표본에서 측정한 평균값이 특정값과 차이가 있는가?	혈중 중성지방의 평균치가 200mg/dl와 차이가 있는가?	귀무가설: 혈중 중성지방의 평균치는 200mg/dl와 차이가 없다. 대립가설: 혈중 중성지방의 평균치는 200mg/dl와 차이가 있다.
독립표본 t-검정 (Independent-sample t-test)	두 독립된 집단의 평균값은 차이가 있는가?	성별에 따라 혈중 중성지방의 평균치에 차이가 있는가?	귀무가설: 성별에 따라 혈중 중성지방의 평균치에 차이가 없다. 대립가설: 성별에 따라 혈중 중성지방의 평균치에 차이가 있다.
대응표본 t-검정 (Paired-sample t-test)	동일한 집단(또는 짝을 이루는 집단)에서 반복 측정한 평균값은 차이가 있는가?	생활습관개선 전 · 후 혈중 중성지방의 평균치에 차이가 있는가?	귀무가설: 생활습관개선 전 · 후 혈중 중성지방의 평균치에 차이가 없다. 대립가설: 생활습관개선 전 · 후 혈중 중성지방의 평균치에 차이가 있다.

표 2-15 분산분석의 구분

구분	내용	예시	예시의 가설기술
분산분석 (analysis of variance)	셋 이상의 표본에서 측정한 평균값에 차이가 있는가?	사회경제적 수준(상/중/하)에 따라 혈중 중성지방의 평균치에 차이가 있는가?	귀무가설: 사회경제적 수준(상/중/하)에 따라 혈중 중성지방의 평균치에 차이가 없다. 대립가설: 사회경제적 수준(상/중/하)에 따라 혈중 중성지방의 평균치에 차이가 있다.

2) 상관성 검정

두 변수들 간의 상호관련성을 평가하는 통계방법에는 카이제곱 검정(X^2-test)과 상관분석이 있다.

(1) 카이제곱 검정

카이제곱 검정은 비연속 변수로 측정된 두 변수 사이의 상호관련성에 대한 가설검정방법이다. 카이제곱 검정은 분할표에서 측정한 관찰도수와 이론적으로 일어날 수 있는 기대도수가 다르지 않다는 가정을 검정한다. 즉 카이제곱 검정은 두 변수가 상호독립적인지 아니면 관련성이 있는지를 검정하는 방법이다(표 2-16).

표 2-16 카이제곱 검정

내용	예시	예시의 가설기술
두 변수의 빈도에 차이가 있는가?	성별에 따라 이상지질혈증의 진단 분포는 차이가 있는가?	귀무가설: 성별에 따라 이상지질혈증의 진단 분포는 차이가 없다. 대립가설: 성별에 따라 이상지질혈증의 진단 분포는 차이가 있다.

(2) 상관분석

두 변수 사이의 관련성은 이전에 언급한 상관계수값을 측정하여 검정한다. 보통 상관계수라 하면 Pearsons 상관계수(pearson correlation coefficient)를 말하여 상관계수(r)의 의미는 이원변수 서술통계의 상관계수를 참조한다. 상관분석에는 두 변수의 상관계수인 단순상관계수와 두 변수 사이에 제3의 변수가 존재하여 이들의 영향력을 조정한 후 두 변수의 상관관계를 보기 위한 편상관계수(partial correlation coefficient)가 있다.

제7절 | 인구현상의 이해

1. 인구의 개념

1) 인구의 정의

인구란 일정기간 내에 일정 지역에 생존하는 인간집단으로 정치적 · 경제적 · 지리적으로 생활권을 같이하며 집단생활을 하는 주민의 집단을 말한다. 인구(population)라는 단어는 'to populate(거주하게 하다)' 또는 'to people(사람을 증식시키다)'이라는 뜻을 가진 라틴어의 'populatio(민중)'에서 유래되었다.

인구와 비슷한 단어로 인종, 국민, 민족이 있는데, 인종은 생물학적 · 혈연 중심의 유전 공동체를 의미하며, 국민은 국적 공동체, 민족은 문화 공동체를 의미한다.

세계 인구는 2015년 73억 명, 2060년에는 99억 명으로 증가할 것으로 예상되고, 한국 인구는 2015년 5천 1백만 명에서 2060년 4천 4백만 명으로 감소할 것으로 전망하고 있다.

UN(United Nations)에서는 1987년 7월 11일 세계인구가 50억 명이 넘은 것을 기념하여 매년 7월 11일을 '세계 인구의 날'로 선포하여 세계 인구 증가로 발생하는 식수부족, 환경오염, 선진국과 후진국 간의 빈부격차 등의 문제를 해결하기 위해 많은 노력을 기울이고 있다.

2) 인구의 분류

인구의 분류는 인구학을 위한 이론적 인구와 제반 정책수립의 기초가 되는 실제적 인구로 구분한다.

(1) 이론적 인구

인구와 관련된 이론적 분석을 위하여 유도 또는 설정된 인구로서 보통 통계적 방법에 의해 계량적으로 표현한다.

- 폐쇄 인구: 인구의 전출과 전입이 전혀 없고 출생과 사망에 의해서만 수적인 변동이 있는 인구이다. 이에 반해 개방 인구는 인구의 전출과 전입에 의해 인구증감이 있는 인구이다.
- 안정 인구: 폐쇄 인구의 특수한 경우로 연령별 사망률과 출생률이 일정한 경우이다.
- 정지 인구: 안정 인구에서 출생률과 사망률이 같아서 인구의 자연증가가 전혀 일어나지 않아 자연증가율이 0이 되어 인구규모가 일정하게 유지되는 경우이다.

(2) 실제적 인구

인구집단을 시간이나 지역 등의 속성에 결부시켜 분류한 인구로 '귀속 인구'라고도 하며, 교통문제 또는 도시계획 등 정책의 기초자료로 활용된다.

- **현재 인구**: 인구조사를 하는 시점에 해당지역 내에 실제로 존재하고 있는 인구이다.
- **상주 인구**: 인구조사를 하는 시점에 해당지역 내에 통상적으로 주소를 둔 인구로서 주민등록상에 등록된 인구이다.
- **법적 인구**: 특정한 시점에 법적 관계에 입각하여 특정 지역에 속한 인구로 본적지 인구, 선거유권자 인구, 납세 인구 등이 속한다.
- **종업지 인구**: 어떤 일에 종사하고 있는 장소에 결부시켜 분류한 인구이다. 이는 산업별 구조와 지역사회의 사회경제적 특성을 파악할 수 있는 자료가 된다.

3) 인구이론

인구이론은 인구학 및 인구분석학적 연구를 포함하며, 20세기 후반부터 인구이론은 인구의 과학적인 연구를 총칭하는 용어로 사용되고 있다. 인구학은 1855년 길라드(Guillard, 1799~1876)가 인구를 서술한다는 뜻으로 처음 사용하였으며, 지역사회의 인구에 대한 정태적 · 동태적 특성을 규명하였다. 이에 반해 인구분석학은 인구의 구성과 크기의 변화를 수학적 · 통계적 방법에 따라 분석하고 평가하였다.

그러나 오늘날의 인구학은 1662년 그란트(Graunt, 1620~1674)가 런던시민의 출생과 사망에 대한 인구의 수량적 분석을 시작한 것이 시초가 되었다. 이후 맬서스주의(Malthusianism), 신맬서스주의, 적정인구론으로 발전하였다.

(1) 멜더스주의

인구이론을 학문적으로 더욱 체계화시킨 사람은 1798년 영국의 고전경제학자인 멜더스(Malthus, 1766~1834)이다. 그는 저서『인구원리론(The Principle of Population)』에서 인구는 기하급수적으로 증가하지만, 식량은 산술급수적으로 증가한다고 하였다. 이로 인해 식량 부족, 빈곤, 질병과 전쟁 등의 문제가 초래되므로 인구를 억제해야 한다고 주장하였다. 그는 규제의 원리, 증식의 원리, 인구파동의 원리를 강조하였다. 규제의 원리는 인구가 생존자료인 식량에 의해 규제된다는 내용이며, 증식의 원리는 인구의 강력한 저지방법이 없다면 식량의 증가에 따라 항상 인구도 증가한다는 이론이다. 또한 인구파동의 원리는 인구는 증식과 규제의 상호작용으로 인해 균형에서 불균형으로, 다시 균형으로 회복되는 주기적 반복을 한다는 이론이다.

이에 대한 인구 억제방법으로 도덕적 억제인 만혼 · 금욕을 주장하였으나, 인구 억제의 가장 효과적인 수단인 피임에 대하여는 반대하였다. 또한 이 이론은 인구이론을 식량에만 국한하여 인구문제를 해결하려고 하였다.

(2) 신멜더스주의

멜더스의 인구이론에 입각하여, 영국에서는 19세기 전반 밀과 플레이스(Mill, 1806~1872 & Place, 1771~1854)가 인구증가 억제를 위해 산아제한 또는 수태조절의 필요성을 주장하였다. 이는 멜더스주의와 같이 다산을 원하지는 않았지만 만혼 대신 피임을 주장하였다는 점에서 차이가 있다. 1877년 브래들로와 베산트(Bradlaugh, 1833~1891 & Besant, 1847~1933) 등은 '멜더스연맹'을 결성하였으며, 20세기에 들어서는 스토프스(Stopes, 1880~1958) 등이 도서간행과 집회 등을 통해 산아제한을 강조하였다. 이는 제2차 세계대전 이후 아시아, 아프리카, 중남미 후진국에 영향을 미쳤다.

(3) 적정인구론

적정인구론(moderate population)은 1920~1930년대에 많은 주목을 받았다. 캐넌(Cannon, 1861~1935)은 주어진 여러 조건 하에서 가능한 한 최고의 생활수준을 유지할 수 있을 때의 인구가 적정인구라고 하였으며, 이는 1인당 실질 소득을 극대화한 인구이다.

4) 인구변천이론

(1) 노트스테인과 톰슨 이론

노트스테인과 톰슨(Notestein & Thompson)은 인구의 사망률과 출생률의 변화를 산업화 또는 근대화 과정과 관련시켜 다음과 같은 3단계로 분류하였다.

① 제1기(고잠재적 성장단계)

다산다사형으로 높은 출산율이 유지되고 의학의 발달로 사망률이 낮아지게 되며, 경제적으로 성장하지 못한 상황에서 정치적 불안, 빈곤상태가 해결되지 않으면 높은 사망률이 발생하여 실질적 인구증가가 일어나지 않을 수 있다. 현재 전 세계 인구의 약 20%가 이 단계에 있다.

② 제2기(과도기적 성장단계)

다산소사형으로 산업화에 도달하여 출생률이 높고 사망률만 급격하게 떨어진 상태로 자연증가율이 지극히 높다. 높은 출생률과 낮은 사망률이 특징이므로 인구가 급속하게 증가하게 되어 높은 자연증가율이 문제가 되는 시기이다. 현재 전 세계 인구의 약 60%가 이 단계에 있다.

③ **제3기(인구감소의 시작단계)**

소산소사형으로 인구의 급속한 증가를 거친 이후에 나타나며, 낮은 사망률과 낮은 수준의 출생률로 인해 앞으로 몇십 년 동안 인구 감소가 예견된다. 현재 전 세계 인구의 약 20%가 이 단계에 있다.

(2) 블랙커 이론

블랙커(Blacker)는 농경사회에서부터 기계문명이 발달된 현대사회로의 변천을 5단계로 분류하였다.

① **제1단계(고위정지기)**

고위정지기는 고출생률과 고사망률의 인구정지형으로 현대 의학으로 인해 사망률이 점차 낮아짐에 따라 급속한 인구 증가가 예견되는 잠재력을 가지고 있다. 그러나 정치적 불안이나 빈곤 문제가 해결되지 않는 경우에는 높은 사망률로 인하여 인구가 증가하지 않을 수도 있다. 현재 전 세계 인구의 약 20%가 이 단계에 있고 높은 영아 사망률이 가장 뚜렷한 특징으로서 중부아프리카 내의 국가 등에서 볼 수 있는 후진국형의 인구형태이다.

② **제2단계(초기확장기)**

초기확장기는 고출생률과 저사망률의 인구 증가형으로 한동안 인구 증가 속도가 빨라진다. 사망률은 항생제의 출현, 보건행정망의 발달, 식량의 원활한 수급 등에 의해 낮아진다. 현재 전 세계인구의 60%가 이 단계에 있는 것으로 추계되며, 경제개발 초기 단계에 있는 아시아 국가 등에서 볼 수 있는 개발도상국가형의 인구형태이다.

③ **제3단계(후기확장기)**

후기확장기는 저사망률과 매우 낮은 수준의 출생률로 인해 인구성장이 둔화되어 앞으로 몇 십 년간 인구 감소 상태가 유지될 것으로 예측된다. 현재 세계 인구의 20%가 이 단계에 있는 것으로 추정된다. 대부분 산업발달과 핵가족화 경향이 있는 국가들의 인구형태이다.

④ **제4단계(저위정지기)**

저위정지기는 출생률과 사망률이 최저에 달하여 인구증가가 정지되는 형으로 이탈리아, 중동아시아, 구소련 등의 인구형태이다.

⑤ **제5단계(감퇴기)**

감퇴기는 출생률이 사망률보다 낮아져서 인구가 감소하는 형태이다. 북유럽, 북아메리카, 일본 및 뉴질랜드 등의 선진국들이 여기에 속한다.

2. 인구통계

인구통계는 인구를 통계적으로 파악하고 그 결과를 수량적으로 나타낸 결과이다. 인구는 그 사회의 구조와 변동의 동향을 나타내므로 인구통계는 그 사회를 알기 위한 중요한 기초자료가 된다. 인구통계는 출생 · 사망 · 유입 · 유출의 요소로 작성되며, 인구동태통계와 인구정태통계가 있다.

1) 인구동태통계

인구동태통계는 일정지역 내의 인구가 일정한 기간 동안 출생, 사망, 전입 및 전출, 결혼, 이혼 등으로 끊임없이 변화하는 것에 대한 통계이다. 주민등록이나 호적신고 등의 법적 의무신고에서 간접적으로 얻는 통계가 이에 해당된다. 우리나라에서는 이 신고자료를 바탕으로 매년 통계청에서 '인구동태통계연보'를 발행하고 있다. 동태통계는 선진국일수록 정확하고, 후진국의 경우에는 제대로 신고가 되지 않아 정확성이 떨어진다.

2) 인구정태통계

인구정태통계는 어느 특정한 시점에서 파악한 인구의 상태로서 이는 흔히 인구조사 센서스(전국 규모의 통계조사)로 조사되고 있다. 인구정태통계는 연령, 성별, 산업별, 직업, 농업과 도시별, 교육 정도 등을 조사한 기본적인 인구자료이다. 현재 전 세계 국가에서 정기적으로 실시하고 있으며 우리나라는 5년마다 실시하고 있다. 특히 인구의 규모, 구조 및 분포 등은 그 사회의 보건상태를 알리는 지표로 이용되어 보건의료계획을 세우는 중요한 자료가 된다.

3. 인구의 측정지표

인구의 성장은 출생과 사망의 건수에 영향을 받으며, 이를 측정하는 다양한 지표들이 사용되고 있다.

1) 출생률

(1) 조출생률

조출생률(crude birth rate, CBR)은 특정인구집단의 출산수준을 나타내는 기본적인 지표로서 1년 간의 총 출생아 수를 당해연도의 주민등록에 의한 연 중앙인구로 나눈 수치를 1,000분비로 나타낸 것이다.

$$\frac{\text{연간 총 출생아 수}}{\text{연 중앙인구(그 해 7월 1일 현재의 총 인구 수)}} \times 1{,}000$$

(2) 일반출산율

일반출산율(general fertility rate, GFR)은 특정 1년 간의 총 출생아 수를 당해연도의 가임 여성인구(15~49세 여자인구)로 나눈 수치를 1,000분비로 나타낸 것이다.

$$\frac{\text{연간 총 출생아 수}}{\text{가임연령 여성인구(15\textasciitilde49세)}} \times 1{,}000$$

(3) 연령별 특수 출산율

연령별 특수 출산율(age specific fertility rate, ASFR)은 어떤 해 특수 연령층의 여자 수 1,000명에 대한 같은 연령의 여자가 출산한 출생아 수를 나타낸 것이다.

$$\frac{\text{그 해의 특수 연령층 여자에 의한 출생아 수}}{\text{어떤 해 7월 1일 특수 연령층의 여자 수}} \times 1{,}000$$

(4) 합계출산율

합계출산율(total fertility rate, TFR)은 한 여성이 가임기(15~49세) 동안 평균 몇 명의 자녀를 낳는가를 나타내는 지수이며, 연령별로 출산율을 구하여 이를 모두 더하여 산출한다.

(5) 총재생산율

총재생산율(reproduction rate)은 한 여성이 일생 동안 몇 명의 여아를 낳는지를 나타내는 지표이다.

$$\text{합계출산율} \times \frac{\text{여아 출생 수}}{\text{총 출생 수}}$$

2) 사망률

(1) 조사망률

조사망률(crude death rate, DCR)은 사망수준을 나타내는 가장 기본적인 지표로 연간 총 사망자 수를 당해연도의 주민등록에 의한 연 중앙인구로 나눈 수치를 1,000분비로 나타낸 비율이다.

$$\frac{\text{같은 해의 총 사망자 수}}{\text{특정 연도의 연 중앙인구}} \times 1{,}000$$

(2) 연령별 특수 사망률

$$\frac{\text{같은 해의 특정 연령군의 총 사망 수}}{\text{특정 연도의 특정 연령군의 중앙인구}} \times 1{,}000$$

(3) 비례사망지수

비례사망지수(proportional mortality indicator, PMI)는 한 나라의 건강수준 파악 및 다른 나라와의 보건수준 비교 시 사용하는 지수이며, 비례사망지수가 클수록 건강수준이 높다고 판단한다.

$$\frac{\text{같은 해에 일어난 50세 이상의 사망 수}}{\text{특정 연도의 총 사망 수}} \times 1{,}000$$

(4) α-Index

영아사망과 신생아사망과의 관련지표로 어느 해의 영아사망 수를 신생아사망 수로 나눈 값이다. α-Index가 1에 가까우면 모든 영아사망은 신생아사망이므로 그 지역의 건강수준이 높은 것을 의미한다. 반면, α-Index 값이 클수록 신생아기 이후의 영아사망이 크다는 의미이므로 영아사망에 대한 예방대책이 필요하다. 신생아기 사망은 예방이 불가능한 선천적 원인이 많으며, 영아기의 사망은 예방이 가능한 경우가 많기 때문이다.

$$\frac{\text{같은 연도의 영아사망 수}}{\text{어떤 연도의 총 신생아사망 수}} \times 1{,}000$$

4. 인구구조

인구구조는 출생, 사망 등 생물학적 요인과 사회 · 경제적인 여러 요인들의 복합적인 작용으로 나타난 인구현상이다. 인구구조는 인구 그 자체의 성격뿐 아니라 그 인구가 이루고 있는 사회의 성격을 규명하는 가장 기본적인 요소로 성별 · 연령별 인구구조를 가장 많이 사용한다.

1) 성구조

성비(sex ratio)는 남녀 인구의 균형을 표시하는 지수로서 여자 100명에 대한 남자의 수로 표시하며 남성 성비라고도 한다.

성비는 1, 2, 3차로 구분하는데 1차 성비는 태아의 성비, 2차 성비는 출생 시의 성비, 3차 성비는 현재 인구의 성비이다. 1, 2차 성비는 항상 남자가 여자보다 많다. 현재 우리나라의 3차 성비는 0~4세 연령층에서 남자가 많고 연령층이 증가함에 따라 차이가 줄어들다가 50~54세에서 균형을 이루며 고령이 되면 여자인구가 남자인구를 초과한다.

2) 연령구조

연령구조는 성구조와 함께 인구학 연구에서 가장 기본적인 분석도구로서 직접적으로 인구구조 변동의 요인인 출생, 사망, 인구이동에 의해서 결정된다. 즉 이들의 추세와 수준이 장기간에 걸쳐 고정되어 있을 때 그 인구의 연령구조는 일정한 분포를 이루게 된다. 어떤 인구의 연령구조를 보는 데는 중위연령(median age)을 흔히 사용하는데, 출생률과 사망률이 낮아지면 중위연령은 높아지고 출생률과 사망률이 높아지면 중위연령은 낮아진다.

3) 부양비

부양비는 경제활동 연령인구(생산인구, 15~64세)에 대한 비경제활동 연령인구(비생산인구, 0~14세와 65세 이상)의 비로서 사회경제적 구성을 나타내는 지표로 사용된다.

(1) 총부양비

비경제활동 연령인구와 실제 경제활동이 가능한 연령층과의 비율이다.

$$\frac{\text{0~14세 인구 수} + \text{65세 이상 인구 수(비경제활동 연령인구)}}{\text{15~64세 인구 수(경제활동 연령인구)}} \times 100$$

(2) 유소년부양비

경제활동 연령인구에 대한 비경제활동 연령인구의 비율이다. 이를 통해 경제활동 연령인구가 부양해야 하는 비경제활동 연령인구가 얼마나 되는지 알 수 있다.

$$\frac{\text{0~14세의 인구 수}}{\text{15세~64세의 인구 수}} \times 100$$

(3) 노년부양비

경제활동 연령인구 100명이 부담해야 하는 65세 이상 인구의 수를 의미한다.

$$\frac{\text{65세 이상의 인구 수}}{\text{15세~64세의 인구 수}} \times 100$$

(4) 노령화지수

노령화지수는 유소년층 인구(0~14세)에 대한 노년층 인구(65세 이상)의 비율이다.

$$\frac{\text{65세 이상의 인구 수}}{\text{0세~14세의 인구 수}} \times 100$$

4) 인구구조의 유형

인구구조의 유형은 일정한 지역 내 인구의 연령과 성별 구성을 동시에 볼 수 있는 방법이다. 인구구조 유형은 피라미드형, 종형, 항아리형, 별형, 호로병형으로 구분할 수 있다(그림 2-12).

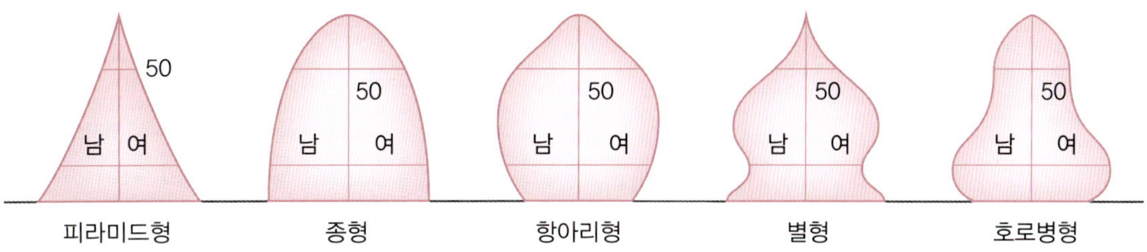

그림 2-12 인구구조의 유형

(1) 피라미드형

피라미드형(pyramid form)은 출생률과 사망률이 모두 높다. 저개발국가의 인구구조로서 0~14세 인구가 50세 이상 인구의 2배가 넘는다.

(2) 종형

종형(bell form)은 출생률과 사망률이 모두 낮다. 보통 선진국형이라고 하며 0~14세 인구가 50세 이상 인구의 2배와 같다. 노인 인구의 증가에 대한 대책이 요구된다.

(3) 항아리형

항아리형(pot form)은 출생률이 사망률보다 더욱 낮아져서 인구가 감퇴되는 유형이다. 0~14세 인구가 50세 이상 인구의 2배가 되지 않는다.

(4) 별형

별형(star form)은 생산연령의 인구 비율이 높은 도시형 인구구조로서 15~49세 인구가 전체 인구의 50%를 차지한다.

(5) 호로병형

호로병형(guitar form)은 생산연령 인구 유출이 큰 농촌형 인구구조로서 15~49세 인구가 전체 인구의 50% 미만이다.

5. 인구정책

인구정책은 각 정부가 국민의 생존과 복지를 위하여 사회경제적 수단을 이용하여 출생, 사망, 결혼, 이혼 등 현재의 인구과정에 직접 또는 간접적으로 개입하는 것을 말한다. 즉 인구의 규모와 질을 그 국가나 사회가 요구하는 방향으로 변화시키고자 하는 시책을 말한다.

인구정책의 접근방법은 인구 조정정책과 인구 대응정책으로 구분할 수 있다.

인구 조정정책은 출산조절정책, 인구분산정책, 인구자질향상정책이 있으며, 이는 인구의 양과 질에 직접적인 영향을 미친다. 출산조절정책으로는 인구를 통제하고 제한하는 정책으로 가족계획이 있으며, 인구분산정책은 지역 간 인구분포의 균형을 맞추기 위해 국내 혹은 국외로 인구를 이동시키는 것이며, 인구자질향상정책은 인구의 질적인 향상을 위해 보건의료와 교육수준 등을 향상시키는 것이다.

인구 대응정책은 사회경제시책이라고도 하며, 이는 인구변동에 따른 사회, 경제, 교육, 문화 등 다양한 분야의 파급효과에 대처하기 위한 정책으로 주택정책, 식량정책, 교육정책, 사회보장정책 등이 있다.

1) 우리나라 인구정책의 변화

우리나라의 인구정책은 출산억제정책기(1962~1995), 인구자질 향상정책기(1996~2003), 저출산 · 고령화 대응정책기(2004~)로 나눌 수 있다.

(1) 출산억제정책기(1962~1995)

우리나라는 1962년부터 국가개발계획의 일환으로 정부와 민간단체가 협력하여 가족계획사업을 범국민운동으로 전개하였다. 그 외에도 수도권지역의 인구과밀화 해소정책, 해외이주사업정책 등이 전개되었으나 이 중에서 가족계획사업이 가장 높은 성과를 거두었다. 그 결과 가임여성의 합계출산율은 1960년 6.0명, 1970년 4.5명, 1983년 2.1명, 1995년 1,634명인 저출산사회가 되었다. 그 이후에도 우리나라는 다른 OECD 국가들에 비해 지속적으로 합계출산율이 감소하고 있다.

(2) 인구자질 향상정책기(1996~2003)

정부는 1994년 인구정책심의위원회를 구성하고, 1996년 「향후 인구정책 추진계획」을 발표하였다. 이에 따라 과거의 출산억제정책에서 인구의 질과 삶의 질 향상에 역점을 두는 신인구정책으로 전환하여 취약계층을 위한 보건복지서비스와 여성의 사회진출 기회를 확대하였다. 그러나 합계출산율이 지속적으로 낮아지면서 정부에서는 출산장려정책을 검토하게 되었다.

(3) 저출산 · 고령화 대응정책기(2004~)

저출산 · 고령화 인구의 사회적 문제를 해결하기 위해 2003년 인구 · 고령사회대책팀이 발족되었으며, 이 조직은 2004년 '고령화 및 미래사회 위원회'로 승격되어 운영되고 있다.

2) 저출산 · 고령화 대책

우리나라의 합계출산율은 2005년 1.08명, 2017년 1.17명으로 세계 최저 수준에 도달함으로써 한국사회의 지속 가능성에 대한 우려가 확산되었다. 더불어 평균 수명 연장으로 65세 이상 노인인구가 지속적으로 증가하여 2000년에는 전체 인구의 7.2%, 2017년 13.8%를 차지하였고, 2018년 14.3%로 고령사회로 진입하였으며, 2050년에는 38.1%로 세계 최고 수준에 이를 것이라고 전망되어 이를 배경으로 출산 · 고령사회에 대한 기본계획이 수립되었다.

우리나라는 저출산 · 고령사회에 대응하기 위하여 2005년 「저출산 · 고령사회기본법」을 제정하고, 2020년까지 사회 · 경제구조 개혁을 지속적으로 추진하기 위하여 5년 마다 단계적 · 전략적 목표를 설정하고 기본계획을 수립하여 시행하고 있다. 제1차 저출산 · 고령사회 기본계획(2006~2010) 새로마지플랜 2010, 제2차 저출산 · 고령사회 기본계획(2011~2015) 새로마지플랜 2015를 시행하였고, 제3차 저출산 · 고령사회 기본계획(2016~2020) 브릿지 플랜 2020을 시행 중이다.

(1) 제1차 저출산 · 고령사회 기본계획(2006~2010) 새로마지플랜 2010

① 주요 성과

- 저출산 · 고령사회에 대한 범정부적 대응체계를 구축하였다.
  - 저출산 · 고령사회 대응을 국가적 과제로 설정하고 「저출산 · 고령사회기본법」 제정
- 과학적 분석을 토대로 최상위 목표에서 하위 정책과제까지 체계적으로 연계된 중기계획 수립을 통해 일관성 있는 정책의 추진이 가능하게 되었다.
  - 비전과 2020년까지의 목표, 4대 분야별 추진과제를 체계적으로 제시
- 저출산 · 고령사회 대응을 위한 재정투입이 지속적으로 확대되었다.
- 저출산 · 고령화 대응을 위한 관련법령과 제도를 정비하였다.
  - 「가족친화사회환경의 조성촉진에 관한 법률」 제정(2007년)
  - 「남녀고용평등과 일 · 가정 양립 지원에 관한 법률」 개정(2007년)
  - 「기초노령연금법」 제정(2007년)
  - 「노인장기요양보험법」 제정(2008년)
  - 「고령친화산업진흥법」 제정(2008년)

- 저출산 극복을 위한 단초가 마련되고, 고령자의 삶의 질 향상을 위한 제도적 기반을 구축하였다.
- 지속적인 홍보로 저출산 · 고령화 문제 해결 필요성에 대한 국민적 공감대를 형성하였다.

② 제1차 기본계획의 한계

- 베이비 붐 세대 등 정책적 수요가 높은 계층에 대한 정책적 고려가 부족하여 정책에 대한 전반적인 국민 체감도가 낮았다.
- 저출산 · 고령화가 사회 전반에 영향을 미치는 점을 고려하여 다방면에 걸친 종합적 대응이 필요하나 특정 영역에 편중되었다.
- 저출산 · 고령화에 성공적으로 대응하기 위해서는 범국민적 참여가 요구 되나, 정부의 역할 강화에도 불구하고, 민간부문의 참여부족으로 효과성 제고에 한계에 부딪혔다.

(2) 제2차 저출산 · 고령사회 기본계획(2011~2015) 새로마지플랜 2015

① 추진배경

- 우리나라는 세계적으로 유례없는 급격한 저출산 · 고령사회로 전환을 경험 중이다.
  - 1983년 합계출산율이 인구대체 수준인 2.1명에 도달 후, 지속적인 하락으로 2009년 1.15명, 2017년 1.17명으로 세계 최저 수준에 도달
  - 급속한 고령화로 2050년 우리나라 노인인구 비율은 38.1%로 세계 최고 수준에 이를 전망
- 저출산 · 고령화 문제를 적기에 대응하지 못할 경우, 경제 · 사회적으로 큰 충격에 맞닥뜨릴 전망이다.
  - 노동력 질과 양 저하 및 소비 위축으로 성장잠재력 약화되고, 급격히 증가하는 미래 재정부담으로 인한 후세대의 부양부담 급증으로 세대 간 갈등이 격화될 가능성이 있음
  - 출산, 양육 등으로 인한 부담은 부모 개인이 부담하는 반면, 성인이 된 후 이들이 만들어내는 편익은 사회가 공유
- 저출산 · 고령화 문제에 본격 대응하기 위하여 범정부적인 대응체계를 구축하였으나, 급격한 저출산 · 고령화 속도를 완화하기에는 역부족이었다.
- 제1차 기본계획의 성과와 한계를 바탕으로 본격적인 저출산 · 고령사회 대응체계 확립을 위해 제2차 기본계획 수립을 추진하였다.

- 출산과 양육에 유리한 환경조성을 위해 일 · 가정 양립을 사회 각 부문에 확산하고, 결혼 · 출산 · 양육부담에 대한 부담 경감을 지속
- 고령화에 따른 거시적 변화에 대응하고 고령자의 삶의 질 향상 및 부작용 최소화를 위해 사회 각 부문의 제도개선을 지속

② 정책목표 및 분야별 정책 방향

제2차 저출산 · 고령사회 기본계획의 목표는 장기적으로 저출산 · 고령사회에 성공적으로 대응하여 국민 삶의 질을 향상하고, 국가의 지속가능성을 유지함으로써 활력 있는 선진국가로의 도약을 지향하기 위해 제1차 기본계획의 성과와 한계를 바탕으로 본격적인 '저출산 · 고령사회 대응체계 확립'을 위해 관련 정책을 확대 · 발전시켰다.

향후 5년간 점진적 출산율 회복과 고령사회 대응체계 확립을 목표로 한 4대 분야 231개 세부추진 과제는 다음과 같다.

- 출산과 양육에 유리한 환경 조성: 95개 과제
  - 일 · 가정 양립 확산, 결혼 · 출산 · 양육 부담 경감 확대, 건강하고 안전한 성장환경 조성을 추진 등
- 고령자의 삶의 질 향상 기반 구축: 78개 과제
  - 베이비붐 세대의 고령화 대응체계 구축, 안정되고 활기찬 노후생활보장, 고령친화적 사회환경 조성 추진 등
- 성장동력 확보 및 분야별 제도개선: 58개 과제
  - 잠재인력 활용 기반 구축 및 인적자원 경쟁력 제고, 인구구조 변화에 대응한 경제사회 제도개선, 고령친화산업 육성 추진 등
- 저출산 · 고령화 대응 사회적 분위기 조성
  - 전략적 홍보 · 교육, 민간의 참여를 바탕으로 범국민운동 확산, 정책 효과성 제고를 위한 추진체계 구축 등

(3) 제3차 저출산 · 고령사회 기본계획(2016~2020) 브릿지 플랜 2020

① 저출산 · 고령사회 기본계획의 10년 간 정책 평가

제3차 저출산 · 고령사회 기본계획은 저출산 · 고령화 극복을 위한 종합적이고 구조적인 접근 시도 및 저출산 · 고령사회 대응은 사회 전반의 인식 · 문화가 바뀌어야 하는 문제이므로 정부정책만으로는 한계가 있어 민간 · 지역과 20~30년을 내다보는 장기적 접근을 강화하였다. 저출산 · 고령사회 대책 패러다임 전환 방향은 그림 2-13과 같다.

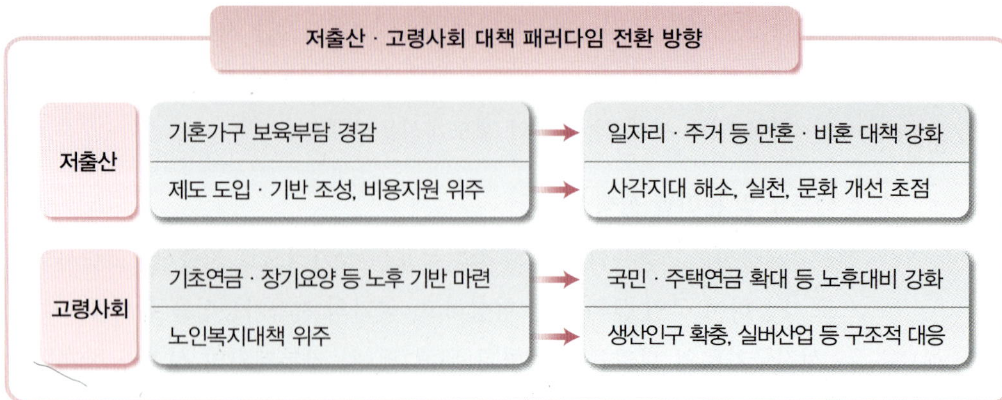

그림 2-13 저출산 · 고령사회 대책 패러다임 전환 방향

출처: 보건복지부(2016). 제3차 저출산 · 고령사회 기본계획, 브릿지플랜 2020.

- 저출산 대책: 국가책임보육 실현, 임신 · 출산 지원 강화, 일 · 가정양립 제도 확충 등 출산 · 양육에 대한 국가 · 사회의 책임 강화
- 고령사회 대책: 길어진 노후에 대비하여 기초연금, 장기요양보험 등 고령자 삶의 질 향상을 위한 노후 소득보장과 활기찬 노년을 위한 토대 마련

② 3차 기본계획 목표(그림 2-14)

- 저출산 대책은 '아이와 함께 행복한 사회 구현'으로 합계출산율을 2014년 1.21명에서 2020년 1.5명으로 올려 초저출산을 탈피하고, 장기적으로 2030년 1.7명, 2045년에는 인구대체 수준인 2.1명까지 도달한다.
- 고령사회 대책은 '생산적이고 활기찬 고령사회'를 통해 노인 빈곤율을 2014년 49.6%에서 2020년까지 39%, 2030년 이후에는 30% 이하로 축소한다.
- 3차 기본계획은 장기 목표로 가는 교두보가 된다는 의미에서 '브릿지플랜 2020'이라고 명명하였다.

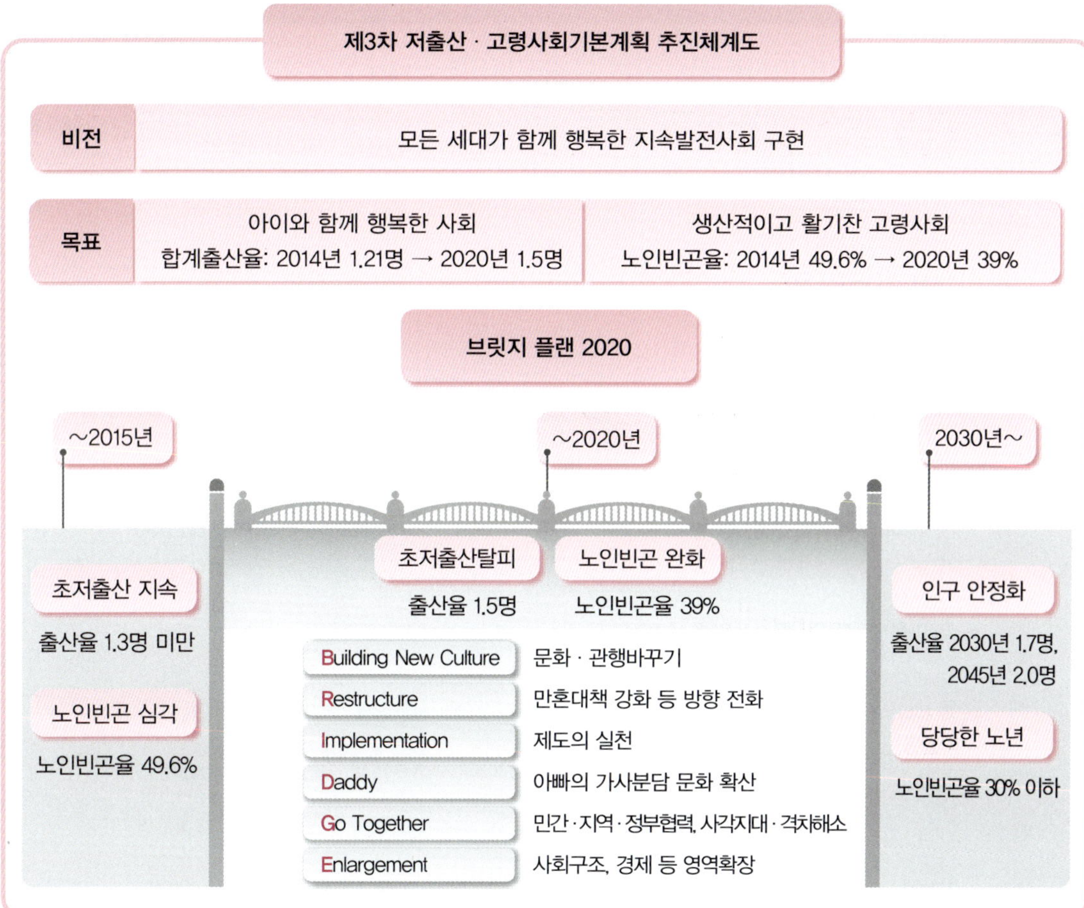

그림 2-14 제3차 저출산 · 고령사회 기본계획 추진 체계도

출처: 보건복지부(2016). 제3차 저출산 · 고령사회 기본계획, 브릿지 플랜 2020.

역학적 측정지표 사례

① 사례

조율(보통사망률)과 연령별 특수사망률을 이용하여 비교하여 민들레, 개나리마을의 건강수준을 확인해 보시오.

② 사례와 관련된 두지역의 사망률

- 두 마을의 조율(보통 사망률)

마을명	총인구 수	총사망자 수	보통 사망률	1,000명당 보통 사망률
민들레	10,000명	180명	180/10,000	18/1,000
개나리	10,000명	116명	116/10,000	11.6/1,000

- 두 마을의 연령별 특수사망률

마을명	구분	연령분포		
		<15세	15~45세	45세<
민들레	인구 수	3,000명	4,000명	3,000명
	사망자 수	12명	48명	120명
	연령별 사망률	4/1,000	12/1,000	4/1,000
개나리	인구 수	4,000명	5,000명	1,000명
	사망자 수	16명	60명	40명
	연령별 사망률	4/1,000	12/1,000	4/1,000

역학적 측정지표 사례 예시(계속)

③ 사례와 관련된 생각나누기

- 두 마을의 조율(보통 사망률)에 의해 비교해보시오.
  - '민들레'마을의 18에 비해 '개나리'마을은 11.6으로서 '민들레'지역이 약 1.55배 높음

- 두 마을의 연령별 특수사망률에 의해 비교해보시오.
  - 두 마을의 인구구성을 비교해보면, 민들레마을은 개나리마을에 비해서 인구가 노령화되어 있어 15~45세의 인구도 적으며, 45세 초과의 인구가 많음
  - 개나리마을은 15세 미만의 연령별 사망률이 4, 15~45세 인구의 연령별 사망률은 12, 45세 초과의 연령별 사망률은 40임

- 두 마을의 건강수준에 대해 토의해보시오.
  - 민들레마을의 4, 12 및 40과 비교해보면 실제 두 마을의 건강수준은 동일하다.
  - 연령별 특수사망률은 두 마을의 건강수준을 비교하는 데 조율(보통사망률)의 문제점을 보완하기 위해 사용할 수 있다.

학습활동

■ 주제 ①

여름에 발생률이 증가하는 감염성 질환을 찾아보고 고든의 지렛대 이론을 중심으로 원인과 해결방안을 토론해 보시오.

■ 주제 ②

국내 심뇌혈관 질환과 관련된 역학자료를 살펴보고 수레바퀴 모형을 이용하여 원인을 분석하고 원인별 해결방안을 작성해 보시오.

■ 주제 ③

소아청소년비만과 관련된 다양한 원인을 찾아보고 이를 맥마흔의 거미줄 모형을 이용하여 도식화하여 제시하시오.

참고문헌

국가통계포털(2013). 합계출산율. http://www.kosis.kr.

권영숙 외(2014). 지역사회간호학. 서울: 신광출판사.

김화중 외(2013). 지역사회간호학 제9판. 서울: 수문사.

대한민국정부(2010). 2011~2015 제2차 저출산 · 고령사회기본계획 고령사회분야 보완판. 새로마지 플랜 2015.

대한예방의학회(2017). 예방의학과 공중보건학 제3판. 서울: 계축문화사.

보건복지부 보도자료(2012). 실제적 고령사회 대응을 위한 제2차 새로마지 플랜고령사회 보완계획 확정.

보건사회연구원(2014). 인구구조 변화와 복지지출 전망.

유광수 외(2013). 지역사회간호학. 서울: 정담미디어.

이정렬 외(2012). 역학과 건강증진. 서울: 수문사.

이정렬 외(2014). 지역사회간호학 이론과 실제 제2판. 서울: 현문사.

이정렬 외(2017). 지역사회간호학 이론과 실제 제3판. 서울: 현문사

정문희 외(2014). 21C 지역사회보건간호학. 서울: 신광출판사.

전미순 · 최혜정 · 유승미 · 김희영(2016). 공중보건학. 정담미디어.

조유향 외(2014). 지역사회간호학. 서울: 현문사.

최연희 외(2014). 지역사회보건간호학. 서울: 수문사.

통계청(2011). 2010~2060년 장래인구 추계.

통계청(2015). 7월 11일 인구의 날에 즈음한 세계와 한국의 인구현황 및 전망 보도자료.

한국보건사회연구원(2014). 인구구조 변화와 복지지출 전망.

Allender, J.A. et, al. (2014). *Community & public health nursing: Promoting the public's health*. Lippingcott Williams & Wilkins.

Bonita, R. et, al. (2006). *Basic epidemiology 2nd edition*. WHO.

UN(2013). World Population Prospects: The 2012 Revision.

Community Health Nursing

CHAPTER 03

지역사회간호과정

학습목표

1. 지역사회간호자료를 사정할 수 있다.
2. 지역사회간호문제를 진단할 수 있다.
3. 지역사회간호문제의 우선순위를 결정할 수 있다.
4. 간호진단에 따른 목표를 설정할 수 있다.
5. 간호수행계획과 평가계획을 수립할 수 있다.
6. 간호수행을 위한 간호활동을 설명할 수 있다.
7. 사업과정에 따른 평가유형을 설명할 수 있다.
8. 지역사회간호과정을 적용할 수 있다.

지역사회간호과정은 지역사회간호활동이 효과적으로 이루어질 수 있도록 하기 위한 일련의 단계이다. 이런 이유에서 지역사회간호문제 해결과정이라는 표현이 보다 더 정확할 수도 있다. 지역사회간호문제를 파악하기 위하여 자료를 사정하고 분석한 후 지역사회간호문제를 도출하여 이를 근거로 간호계획을 수립, 수행, 평가하는 과정으로, 개인을 대상으로 하는 간호과정과 동일하지만 지역사회를 사업의 대상으로 하기 때문에 간호문제가 다양하고 수행단계의 활동 프로그램들이 주로 집단을 대상으로 하여 운영된다. 일반적으로 지역사회간호과정의 개념은 전문직 간호실천의 체계적인 방법으로써 문제해결방법의 기준이 되고 있다. 주로 ① 지역사회간호사정 ② 지역사회간호진단 ③ 지역사회간호계획 ④ 지역사회간호수행 ⑤ 지역사회간호평가의 5단계가 많이 쓰이고 있다(그림 3-1).

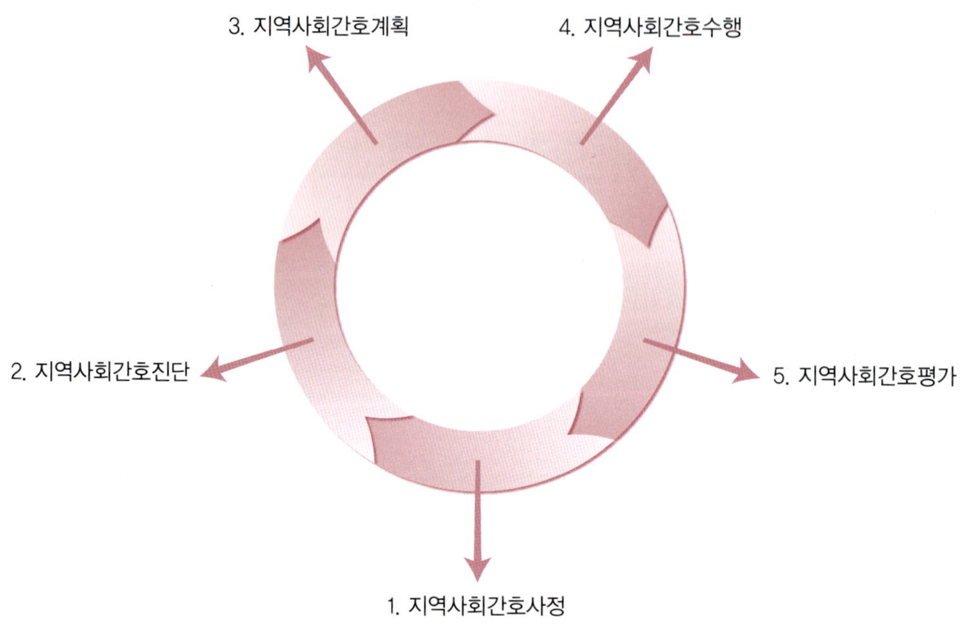

그림 3-1 지역사회간호과정의 5단계 개념

제1절 | 지역사회간호사정

지역사회간호사정은 지역사회를 진단하기 위하여 필요한 자료를 수집하고 분석하는 지역사회간호과정의 첫 단계이다. 즉, 지역사회를 대상으로 간호문제를 진단하고 간호과정을 계획하여 수행하고 평가하기 위하여 필요한 자료를 체계적으로 수집하고 분석하는 과정으로 다양한 방법을 통하여 자료를 수집하게 된다. 지역사회간호사가 지역사회를 대상으로 간호사업을 계획할 때 지역사회의 간호에 대한 명확한 틀을 그리기 위해서는 먼저 지역사회주민의 건강 수준이 어느 정도인지, 지역의 보건문제가 무엇인지 등의 정확하고 포괄적인 정보를 수집하고 분석하는 것이 필요하다.

1. 사정방법

지역사회간호사정방법은 계획이나 조사 수단으로 공식적인 문제를 해결하기 위한 방법으로 서비스대상자를 결정하는 데 중요한 역할을 한다. 특히, 지역사회간호사정은 서비스대상자에 대한 지원이나 프로그램의 개발과 지역사회서비스를 준비하는 과정에서 안내역할을 하는 예비수단이자 하나의 과정이다.

지역사회간호사정은 자료의 내용에 따라 포괄적 사정, 친밀화 사정, 문제중심 사정, 하위체계 사정 등 방법이 다양하다.

1) 포괄적 사정

포괄적 사정은 지역사회자료를 사정도구에 의하여 전부 찾아내는 방법으로 1차 자료를 산출한다. 전체 지역사회를 포함하므로 시간과 비용이 많이 들고 다른 방법들과 중복되는 경우가 많아 사용하는 경우가 드물다.

2) 친밀화 사정

친밀화 사정은 건강기관, 사업장, 정부기관 등을 시찰하여 필요한 자료를 수집하고, 자원을 파악하는 방법으로 지역사회에 익숙해지기 위함이다.

3) 문제중심 사정

문제중심 사정은 지역사회에서 중요문제에 초점을 두어 사정하는 방법으로 아동보호, 정신건강 등 지역사회의 특정 문제를 중심으로 자료를 수집한다.

4) 하위체계 사정

하위체계 사정은 지역사회 전체를 사정하는 것이 아니라 지역의 특정 부분이나 한 부분을 조사하는 것으로 학교, 종교기관, 보호기관 등 대상자와 관련된 지역사회의 하위체계에 초점을 둔 사정이다. 하위체계의 역동성을 고려하여 옹호 지향적 하위체계와 서비스 지향적 하위체계 등 어떤 하위체계에 초점을 둘 것인가에 따라 다양하다.

2. 사정영역

지역사회는 각자 독특하고 특별한 속성이 있으므로 지역사회간호사가 지역사회에 대해 충분히 알기 위해서는 지역사회에 대한 자료를 포괄적으로 수집해야 한다. 지역사회를 대상으로 자료를 수집하기 위해서는 지역사회를 하나의 체계로 이해하여 접근하는 것이 필요하다.

즉, 대상자를 둘러싸고 있는 모든 지역사회 매개체를 기초로 자세한 사정이 요구되나 한국적 상황에 맞춰 크게 구분하면 지역적 · 인구학적 · 건강학적 · 자원적 · 환경적 특성 등으로 지역사회특성을 나눌 수 있다. 즉, 지역사회 내에는 주요구성물인 인구, 환경, 자원이 있으므로 이들에 대한 자료를 정확하고 구체적으로 수집해야 한다.

1) 사정영역과 내용

(1) 지역적 특성

① 지리적 특성

행정구역, 위치 및 크기, 유형(도시, 농촌, 주택가, 상업지역 등)

② 자연환경 특성

주요 산과 강, 수자원, 토양의 특성, 기후와 지형의 특성, 동 · 식물의 특성 등

③ 지역의 역사

지역사회의 연도, 발달과정, 의미 깊은 사건 등

④ 교육적 특성

학교 수와 위치, 조직, 교육정책, 특수학교, 성인교육 등

⑤ 사회적 특성

안전시설(소방서, 파출소, 대피소, 응급구조 예방시설, 재난방지시설 등), 편의시설(시장, 관공서, 우체국, 은행, 위생업소 등), 교통(대중교통수단, 자동차 보급률, 수송

장애 지역), 통신(전화 · 라디오 · TV 보급률, 신문 구독률, 휴대폰 · 컴퓨터 보유율, 우편 서비스, 방송, 게시판 등)

⑥ 경제적 특성

생활수준, 직업분포, 취업특성(취업률, 실업률), 세금, 경제능력, 재산, 구매력, 재정, 소득 유무 등

⑦ 정치적 특성

도 · 군 · 읍 등의 정치수준과 정치적 활동, 주민과 정당 간의 심리적 갈등 등

⑧ 종교적 특성

종교적 시설과 종류, 종교별 건강관리프로그램 종류 등

(2) 인구학적 특성

① 인구학적 특성

인구 수, 가구 수, 인구구조(성별, 연령별, 인구분포 양상 및 인구밀도, 종교, 결혼 양상) 등

② 이웃관계

공식적, 비공식적 행사나 모임 등

(3) 건강학적 특성

① 출생 및 이동수준

출생률, 인구이동률 등

② 사망수준

조사망률, 표준화사망률, 영아사망률, 신생아사망률, 주산기사망률, 성사망률, 비례사망지수, 생명표와 평균여명 등

③ 질병이환수준

급성질환 발생률(성별, 연령별), 만성질환 유병률(성별, 연령별), 정신질환 발생률 및 유병률, 불구자수, 잠재적인 건강문제를 가진 사람 수(미혼모, 영세사업장 근로자) 등

④ 의료기관 활용수준

병상이용률(점유율), 병상회전율, 시설분만율, 예방접종률 등

⑤ 건강상태

출생률, 사망양상(사망률, 연령별 사망률, 모성사망률, 영아사망률, 주산기사망률, 비례사망률, 비례사망지수, 평균수명, 연령별 사망 수 및 원인 등), 상병 및 질병이환수준(급 · 만성질환), 감염병, 정신질환 등의 발생률 및 유병률, 특수집단의 상병자료, 병원자료 등

⑥ 건강행위

흡연율, 음주율, 운동실천율, 식습관, 질병치료 및 예방행위, 보건사업 이용률, 건강관련 미신이나 관습(임신과 분만, 질병관리, 일상생활습관) 등

(4) 자원적 특성

① 인적 자원

보건의료 전문인(의사, 한의사, 치과의사, 간호사, 조산사, 약사 등)의 종류와 수, 특정 전문가, 보건사업에 영향을 줄 수 있는 사회지도자, 자원봉사자, 지역 주민조직 및 활동(조직의 종류, 구성원 기능) 등

② 보건의료자원

보건의료시설(병 · 의원, 약국, 보건소, 보건진료소, 조산소, 한방 병 · 의원, 치과, 너싱 홈 등)의 종류와 수, 시설규모, 서비스 내용과 문제점

③ 사회적 자원

지역사회 내 조직 및 단체(지역사회 개발위원회, 노인회, 부녀회, 주민단체, 자원봉사단체 등), 공적 서비스(경찰, 화재 예방, 응급의료 서비스, 공익사업), 지역사회 개발활동

④ 복지자원

각종 사회복지기관, 경로당, 양로원, 탁아소, 보육원의 서비스 내용과 문제점, 재난프로그램(적십자사 등), 지역사회서비스(시설간호, 정신건강간호, 예방적 건강서비스, 복지서비스) 등

(5) 환경적 특성

물 공급(예: 상수원, 불소 함유), 하수와 폐기물, 대기의 질(예: 오존, 오염물질), 교통수단, 도로, 교육시설과 안전시설, 주택 양상, 주요산업, 작업환경, 질병매개체가 되는 곤충과 동물의 정도, 오락시설, 사고의 가능성 등

3. 자료수집방법

자료를 수집하기 위해서는 적절한 수집방법을 사용하여야 한다. 자료의 종류에는 주관적 자료와 객관적 자료가 있는데, 주관적 자료는 지역 주민으로부터 직접 수집하는 것으로 지역 주민과 면담을 통하여 얻을 수 있으며 언어적 · 비언어적 정보가 모두 해당된다. 객관적 자료는 가족, 이웃, 지역사회주민, 지역의 지도자, 문헌 등에서 얻을 수 있다. 이러한 자료는 지역사회간호사업을 계획하여 추진하는 데 가장 기초적인 자료가 된다고 할 수 있다. 지역사회간호사는 자료를 수집하기 전에 어느 범위만큼, 어떤 방법으로 진행할 것인지를 결정해야 한다.

임상 현장에서 간호사가 자신의 오감, 활력증상, 체계적인 신체검사, 다양한 검사 소견 등으로 환자의 상태를 파악하는 것과 마찬가지로 앤더슨과 맥팔레인(Anderson & McFarlane, 2000)은 지역사회간호사가 오감, 지역시찰, 지역주민에 대한 청취, 지역사회에 대한 관찰, 다양한 조사보고서와 자료 등을 활용하여 지역사회간호문제를 파악할 수 있다고 하였다.

지역사회진단을 위한 자료수집방법은 다음과 같다.

1) 기존 자료조사

기존 자료는 정부 및 기관에서 나온 통계자료, 보고서, 회의록, 건강기록 등을 들 수 있다. 이 방법은 지역사회 문제를 규명하기 위한 경제적이고 효율적인 자료수집방법이나, 이때 주의할 점은 자료를 사용하기 전에 반드시 표준화된 통계자료인지, 신뢰성 있는 객관적인 자료인지를 검토해야 한다.

2) 지역 시찰(차창 밖 조사)

지역사회를 두루 다니며 지역사회의 특성과 분위기를 관찰하는 방법이다. 혼자서도 가능하지만 두 사람이 함께 다니며 서로 보고 느낀 것을 상대방이 기록하면 보다 효과적이다. 지역 시찰을 통해서 거리에 있는 사람들의 일반적 특성, 가옥의 형태 및 구조, 지역의 경계선, 사람들이 모이는 장소, 교통수단, 지역사회 생활리듬, 서비스기관의 종류 및 위치, 쓰레기 처리상태, 거리의 포스터 등을 관찰하면서 지역사회의 분위기 등을 파악할 수 있다.

3) 설문조사

설문조사는 지역사회와 지역사회건강상태에 대한 정보를 체계적으로 얻을 수 있는 방법으로 특정한 목적을 두고 작성해야 한다. 전체주민을 대상으로 설문조사를 할 경우 다른 방법보다 비경제적, 비효율적이며 시간과 비용이 많이 든다. 지역사회 전체의 특성을 대표할 수 있도록 조사대상자가 선정되어야 하며, 다른 지역 자료나 전국자료와 비교할 수 있도록 가능하면 표준화된 조사도구를 사용해야 한다.

4) 지역지도자 면담

해당지역에 거주하는 공식적이거나 비공식적인 지역지도자나 지역유지(지방자치단체장, 지역사회단체장, 종교계 지도자) 또는 보건의료인과의 대화를 통해서 자료를 수집하는 것으로 가장 기초적인 자료수집방법이다. 면담을 통해서 간호사는 그 지역의 보건문제, 지역 주민을 위한 공공시설 프로그램, 자원봉사자에 대한 정보 등을 얻을 수 있다. 면담은 사업을 효과적으로 수행하는 데 필요한 신뢰관계를 구축할 수 있다. 특히 그 지역에 오래 거주한 지역사회주민과의 면담을 통해 그 지역의 역사적 정보를 얻을 수 있다.

5) 참여관찰

지역사회건강 관련 회의, 사회적 모임, 종교행사, 특별한 행사에 참여하여 관찰하는 것은 지역사회간호사에게 자료수집의 중요한 과정 중 하나이다. 지역 주민들의 행동유사점, 의사결정과정, 지역사회모임, 참여자의 특성, 지역주민관심도, 지역문화 등을 알 수 있다.

4. 자료분석

지역사회간호사는 수집된 자료를 기초로 지역사회의 건강요구를 찾아내고, 지역사회의 건강관리 양상, 지역사회의 강점과 약점 등을 분석하여야 한다. 자료분석은 문제의 본질을 명확하게 추구하는 것이다. 간호사는 문제의 원인과 영향, 수행할 간호중재, 문제해결 등에 관심을 가져야 한다. 분석은 각 문제를 규명하고, 문제를 갖고 있는 지역사회와 문제를 해결하려는 집단에 대한 이해가 필요하다. 그리고 지역사회문제에 대한 상호 관련성을 규명하고 문제와 관련된 상관성을 설명할 수 있어야 한다. 수집된 자료는 다음과 같은 단계를 통하여 분석된다. 자료분석은 분류단계(categorize), 요약단계(summarize), 확인 · 비교단계(compare), 결론단계(draw inference)로 이루어진다(Anderson & McFarlane, 2000; Stanhope & Lancaster, 1996).

1) 자료분석의 단계

(1) 분류단계

지역사회사정에서 수집된 모든 자료를 몇 개의 범주로 나누고 서로 연관되는 것끼리 묶어 분류하는 단계이다. 분류방법은 일반적으로 지역적 특성, 인구학적 특성, 건강학적 특성, 자원적 특성, 환경적 특성으로 분류된다.

(2) 요약단계

분류된 자료들을 보기 쉽고 효율적으로 이용할 수 있도록 요약하는 단계이다. 지역사회의 전반적인 분위기, 역사적 배경 및 지역적 특성을 서술하고, 위치 · 가구 및 공공시설 분포 등은 지도로 그리고, 지역사회자원에 관한 것은 지도에 표시하고, 필요한 요소는 별도로 표를 만든다. 즉 건강자료에 관한 것을 비율, 차트, 그래프, 표 등으로 작성하여 요약하는 작업을 한다. 이때 각 분류 항목 간의 관련성을 고려해야 한다.

(3) 확인 · 비교단계

요약된 자료를 근거로 포괄적이고 총체적인 지역사회의 문제를 파악하기 위한 것이다. 과거와 비교하여 상황에 대한 양상과 경향을 알아보고, 국가자료나 다른 지역자료와 비교하여 국가적 문제인지 대상 지역만의 문제인지를 확인한다. 맞지 않거나 서로 상반되는 자료가 없는지, 부족하거나 더 필요한 자료가 무엇인지 확인한다.

(4) 결론단계

위의 과정을 통하여 지역사회의 구체적 문제들이 어떤 것인지를 요약하고 지역사회간호사의 전문적 견해를 포함하여 종합된 결론을 내리고 문제를 통해 기술한다.

지역사회의 현재 상황을 과거 자료와 비교하여 문제에 대한 경향을 알아본다. 국가 전체의 자료나 타 지역자료와 비교하여 대상 지역만의 문제인지 국가적 문제인지 알아본다. 분석 결과를 우리나라 통계청의 인구동태연보나 보건복지부의 보건복지통계연보, 국민건강보험공단의 자료, 보건사회연구원의 자료 등과 비교하여 결론을 내린다. 지역사회의 건강문제에 어떤 것이 있는지 요약하여 종합 결론을 내리고 문제를 기술한다.

2) SWOT 분석

(1) 정의

조직이나 사업의 강점과 약점, 주위 환경의 기회요인과 위협요인을 확인하고 평가하는 전략적 기획으로 현황분석의 한 방법이다.

SWOT는 강점(strength)과 약점(weakness), 기회(opportunities)와 위협(threats)의 첫 글자를 딴 것으로 1950년대 험프리(Humphrey) 등이 기업의 문제점을 진단하고 해결하기 위해 사용하는 장기기획의 한 방법이다. SWOT 분석은 영리조직인 기업의 장기기획의 평가과정에서 개발된 것이므로 비영리조직이나 공공부분을 대상으로 강점과 약점, 기회와 위협요인을 찾아야 한다(그림 3-2).

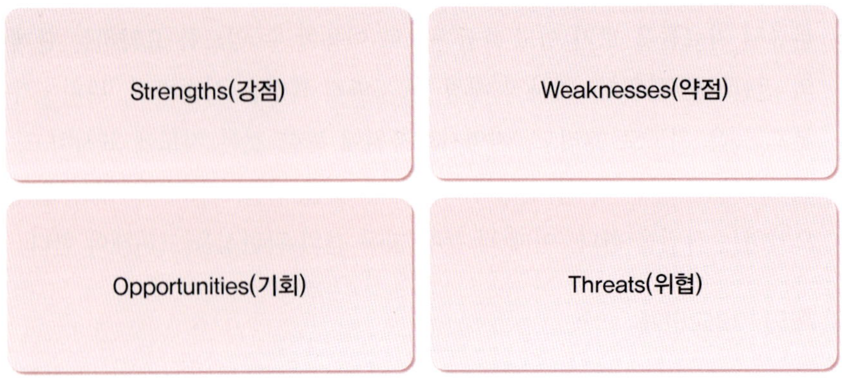

그림 3-2 SWOT 분석항목

(2) 강점과 약점

강점은 내부 환경에서 조직이나 사업의 목표달성에 도움이 되는 조직의 속성이고 약점은 조직이나 사업의 목표달성에 장애가 되는 조직의 속성이다. 실제로 조직의 강점과 약점을 SWOT 분석틀에 근거하여 결과로 제시할 때에는 위에서 언급한 모든 항목에 답할 필요는 없고 의미 있는 항목을 중심으로 기술하는 것이 필요하다(표 3-1).

표 3-1 강점과 약점 분석항목

1. 조직의 리더십은 어떠한가?
2. 조직이 보유하고 있는 자원은 적절하고 충분한가?
3. 업무과정이나 제도의 수준은 적절하고 충분한가?
4. 조직문화나 조직구성원의 성향이나 태도는 어떠한가?
5. 효율적으로 업무를 수행하고 있는가?
6. 조직에 대한 이해당사자들과 지역사회의 평판은 어떠한가?
7. 기존사업이나 서비스에 대한 이용자들의 만족도는 어떠한가?
8. 조직의 성과관리는 제대로 이루어지고 있는가?
9. 사업의 지속성을 확보할 수 있는가?

(3) 기회요인과 위협요인

조직의 외부환경 중 조직이나 사업의 목표달성에 도움이 되는 요인이 기회요인이고, 위협요인은 조직이나 사업의 목표달성을 저해하는 요인이다. 조직의 강점과 약점을 분석하는 것과 마찬가지로 조직이나 사업의 목표달성과 관련 있는 외부환경요인을 직관적으로 발견하고 평가하는 일은 쉽지 않으므로 일정한 기준을 적용하는 것이 바람직하다.

(4) 발전전략 수립

SWOT 분석은 조직의 강점과 약점, 외부환경의 기회요인과 위협요인을 교정하여 전략의 방향과 연결시키는 것이 바람직하다. SWOT 분석결과를 토대로 전략방향을 수립할 때에는 두 가지 수준으로 구별하여 접근하는 것이 필요하다. 첫째는 조직 전체를 대상으로 SWOT 분석을 하고 전략방향을 수립하는 것이다. 이때에는 네 가지 전략의 가능성을 모두 열거하여야 한다. 예컨대 보건소의 핵심 사업을 선정하는 경우가 그러하다. 둘째는 특정사업의 대상을 SWOT 분석을 통해 전략방향을 수립하는 경우이다. 이때는 조직의 강점에 집중하고 기회요인을 살리는 전략인 SO전략 방향을 채택하는 것이 현실적이며 바람직하다.

전략을 개발하는 과정에서 SWOT 개별항목에 대하여 네 가지 방향에서 질문을 반복하고 답변함으로써 창조적인 전략개발에 이바지할 수 있다.

① 조직의 개별적 강점을 어떻게 활용할 것인가?
② 조직의 개별적 약점을 어떻게 약화시킬 것인가?
③ 외부환경의 기회를 어떻게 활용할 것인가?
④ 외부환경의 위협에 대하여 어떻게 조직이나 사업을 방어할 것인가?

(5) SWOT 분석의 예

① 조직의 장 · 단점에 대한 분석(SWOT 분석)

표 3-2는 보건소의 장단점에 대한 SWOT 분석의 예시이다.

② 조직의 장 · 단점 분석결과에 의한 발전전략

- SO전략
  - 보건지소 및 건강관리협회와 연계하여 보건소 홍보 및 건강증진사업 활성화
  - 국민체육센터활용으로 종합 체력측정 및 운동상담 등 전문적인 서비스 제공
  - 보건지소 개소로 적극적인 만성질환관리
  - 건강생활지도자 이용으로 건강증진사업 활성화

표 3-2 조직(보건소)의 장 · 단점에 대한 SWOT 분석

Strengths(강점)	Weaknesses(약점)
• 건강증진기금사업의 확대 • 보건의 적극적인 관심 및 지원 • 교통수단이용이 편함 • 생애주기별 프로그램 활용도가 큼 • 단체장의 사업비 지원 용이 • 팀원의 다양한 전문 인력 구성	• 시설 및 장비 미흡 • 자치구 선호사업과 보건사업 방향의 불일치 • 담당자의 업무과다 및 보건소 전문교육 인력활용 부족 • 담당자의 조직역량 및 직원들의 관심 부족 • 사업기획의 전문성, 분석 능력 부족
Opportunities(기회)	**Threats(위협)**
• 건강에 대한 주민 의식수준이 높고 욕구가 강함 • 집단 거주지 형성으로 대상자 집중 • 공원조성, 대규모의 체육시설이 많음 • 주민자치센터 건강증진 관련 프로그램이 다양하여 연계 용이 • 보건지소 신설 • 노인인구 증가로 노인대상 사업 활성화	• 건강증진사업의 새로운 경쟁자 출현 • 보건사업에 대한 민간기관의 불신과 비협조적인 태도 • 자원봉사자 자원 부족 • 보건사업의 주민 인지율 낮음

- WO전략
  - 사업담당자의 전문교육을 통해 사업의 전문성을 극대화
  - 집단 거주지 형성이 잘 되어 있어 건강증진사업에 대한 주민참여 홍보에 적극 노력
  - 사업에 대한 팀 내 상호협조체계 구축
- ST전략
  - 보건소사업에 대한 적극적인 홍보로 주민들이 많이 참여할 수 있도록 노력
  - 건강생활지도자의 적극적인 활용을 위해 지속적인 교육과 관리를 통해 인식 전환
  - 민간의료기관과의 긴밀한 협조체계를 위한 기반 마련
- WT전략
  - 영역별 담당자들의 지속적인 교육과 훈련으로 사업별 전문가 양성
  - 팀별 협조체계를 통해 사업에 대한 이해도를 높임

③ 조직의 장 · 단점 분석결과를 바탕으로 한 총체적 발전전략

- 보건소와 관련 기관/민간의 체계적인 연계방법 구축
- 각 분야별 지도자교육으로 전문 인력 확대 및 인력자원 확충
- 전산을 이용한 자료공유 및 전산자료 활용

- 보건소 사업대상을 생애주기별 지역주민으로 확대 실시하여 보건소 인식도를 높임
- 보건사업에 대한 인식 전환을 위해 지속적인 지원 및 홍보
- 보건소 내 팀별 협조 체계 구축

5. 간호사업의 법적 기준과 지침 확인

지역사회간호사는 보건관련법으로서 지역보건법, 각종 업무규정과 기준, 업무분장표 등을 분석하여 간호업무의 범위와 깊이를 정한다. 지역사회주민의 건강문제 중에서 법적인 기준과 업무 내에서 자신이 해결할 수 있는 보건문제를 결정하여 해결하고, 해결할 수 없는 보건문제는 관련된 전문기관에 의뢰한다.

지역사회간호사는 간호사업의 기준 및 지침을 통해 제공하는 간호사업의 범위를 결정하고, 법적인 책임문제에 대해 활용할 수 있도록 확실하게 알아야 한다. 또한 사업의 기준 및 지침에 대해 계속 연구하고 발전시켜서 간호의 발전에 기여해야 할 것이다.

간호사업의 법적 기준과 지침을 확인하기 위해 구체적으로 고려할 사항으로 첫째, 간호사업과 관련된 전체 보건사업의 목표와 수준, 둘째, 관련법규, 규정, 기준, 업무지침, 셋째, 관련사업의 예산범위와 사업기간, 넷째, 해당 사업과 관련된 부서와 타 전문직 활동범위 등을 들 수 있다.

제2절 지역사회간호진단

지역사회간호진단은 지역사회간호사정의 분석과정에서 도출된 결론으로 그 지역이 안고 있는 중요한 건강문제와 관련 요인이 무엇인지 정의를 내리는 것이다. 과학적 지식과 경험을 바탕으로 치밀한 분석과 비판적인 의사결정이 요구되는 복합적인 과정으로써 지역사회간호사들이 스스로 해결할 수 있는 지역사회주민들의 욕구나 문제를 진술하는 것이다. 지역사회간호진단은 지역사회문제 중 잠재적이거나 실재적인 건강문제들이며, 지역사회간호사업을 실시함으로써 변화를 일으킬 수 있는 문제들이다. 타당성 있고, 논리적으로 완벽하게 도출된 지역사회간호진단은 다음 단계인 간호계획의 기초가 되고 간호중재 선택의 기준이 된다. 지역사회간호진단은 문제와 관련 요인으로 진술되는데, 지역사회 자료분석의 결론으로 제시된 진술 중에는 간호문제가 될 수도 있고 간호진단의 원인이 될 수도 있으며, 한 개의 간호문제는 여러 가지 관련 요인을 가질 수 있다.

1. 지역사회간호진단에 활용되는 분류체계

지역사회간호진단 시 널리 활용할 수 있는 간호진단분류체계로는 북미간호진단분류체계(North American Nursing Diagnosis Association, NANDA), 오마하체계(omaha system), 국제간호실무진단분류체계(International Classification for Nursing Practice, ICNP), 가정간호분류체계(Home Health Care Classification, HHCC) 등이 있다. 이러한 간호진단분류체계는 간호문제를 명확히 하고 고유의 전문영역을 구체화하며, 이를 통해 간호지식을 확장하고 연구를 촉진시키기 위해 필요하다. 또한 간호정보시스템의 개발과 간호행위 수가보상을 위한 객관적 정보를 제공하고 지역사회보건사업을 함께 하는 다른 보건의료전문가들과 의사소통이 원활하도록 도와준다.

1) 북미간호진단분류체계

북미간호진단분류체계(NANDA)에서는 간호진단을 개인, 가족, 지역사회의 실재적 · 잠재적 건강문제/인생과정에서 나타나는 반응에 대한 임상적 판단이라고 정의하였다. NANDA 2018은 영역(domain), 분류(class), 간호진단(nursing diagnosis)의 3단계 구조로 13개 영역, 47개 분류, 244개의 간호진단으로 구성되어 있다.

북미간호진단분류체계는 임상에서 환자관리에 초점을 둔 분류체계로 주로 임상에 적용되고 있지만 건강증진과 안녕 등 긍정적인 건강에 대한 강조가 부족하여 지역사회간호진단에 활용하는 데는 한계가 있다.

2) 오마하체계

오마하체계는 오마하방문간호사협회가 11년간 연방정부로부터 기금을 받고 수행한 연구와 많은 방문간호사가 20년 이상 공동 작업을 한 노력의 결과로 도출되었다. 오마하체계는 지역사회간호실무영역에서 가장 효율적으로 적용이 가능하며 현재 200개 이상의 미국 내 가정간호기관에서 사용되고 있다.

오마하체계는 문제분류체계(problem classification scheme), 중재분류체계(intervention scheme), 결과를 위한 문제등급척도(problem rating scale for outcomes)를 모두 다루고 있다. 문제분류체계는 대상자문제나 간호진단 목록으로 지역사회간호 시 주로 활용되며, 중재분류체계는 간호사가 대상자에게 서비스를 제공할 수 있는 간호활동 목록이며, 결과를 위한 문제등급척도는 특정 문제나 간호진단과 관련된 대상자의 결과를 측정하기 위한 평가 도구이다.

(1) 오마하체계의 종류

오마하체계는 문제분류체계와 중재분류체계, 결과를 위한 문제등급척도의 세 가지가 있어 지역사회진단에 가장 유용하게 사용되고 있다.

- 문제분류체계(problem classification scheme): 대상자 문제 진단 시 활용
- 중재분류체계(intervention scheme): 간호사가 서비스를 하는 간호활동 목록으로 보건교육과 지도, 상담과 치료와 절차, 사례관리, 감독
- 결과를 위한 문제등급척도(problem rating scale for outcomes): 특정 문제나 간호진단과 관련된 대상자의 경과를 측정하는 평가도구

(2) 오마하체계의 틀

오마하체계틀은 다양한 대상자의 건강 관련 문제를 규명하기 위하여 고안된 포괄적 · 순서적 · 상호배타적 · 비소모적 분류법이다. 오마하체계는 영역(domains), 영역별 문제(problem), 문제별 수정인자(modifiers), 증상 및 징후(sign, symptoms)로 구성되어 있다(표 3-3).

오마하문제분류체계의 첫째 수준은 영역(domain)이다. 이는 문제분류의 첫 단계로서 지역사회건강 실무자의 우선순위 영역과 대상자의 건강 관련 문제(concern)를 나타낸다. 영역의 네 가지 주요 분야는 다음과 같다.

표 3-3 오마하체계의 구성

수준 / 구성	영역	문제(진단)	수정인자		증상 및 징후
문제분류체계	Ⅰ. 환경	4종	Ⅰ. 대상자 • 개인 • 가족 • 지역사회	Ⅱ. 사회심리 • 건강증진 • 잠재적 결핍/손상 • 실재적 결핍/손상	문제의 증상 및 증후
	Ⅱ. 사회심리	12종			
	Ⅲ. 생리	18종			
	Ⅳ. 건강 관련 행위	8종			
중재분류체계	1. 범주(category): ① 교육, 상담, 안내 ② 치료와 절차 ③ 사례관리 ④ 감시 2. 중심내용(targets): 간호중재와 활동내용(75개 목록) 3. 대상자에 대한 구체적 정보				
결과를 위한 문제등급척도	• 서비스 전 과정을 통하여 대상자의 발전과정을 측정 • 5점 Likert 척도 점수가 높을수록 양호한 상태				

- **환경(environmental) 영역:** 개인 · 가정 · 이웃과 광범위한 지역사회의 물질적 자원과 물리적 환경을 말하며, 대상자의 건강상태 · 건강행위 · 생활유형에 영향을 미치는 중요한 요소인 4개 문제가 포함되어 있다.
- **심리사회(psychosocial) 영역:** 행위, 감정, 의사소통, 관계, 발달의 양상을 말하며 지역사회 대상자 간의 관계를 나타내는 12개 문제가 포함되어 있다.
- **생리(physiological) 영역:** 생명을 유지하는 기능과 과정을 말하며 일반적으로 가족보다는 개인의 신체건강상태에 초점을 둔 18개의 문제가 포함되어 있다.
- **건강 관련 행위(health related behaviors) 영역:** 안녕상태를 유지 · 증진하고 회복을 향상시키며 질환의 위험요인을 감소시키는 행위로 8개의 문제가 포함된다.

둘째 수준은 영역별 문제(problem)로서 현재나 미래에 개인이나 가족의 건강상태에 영향을 미칠 수 있는 문제로 총 42개의 대상자 문제로 구성되어 있으며, 간호진단과 대상자 요구(needs), 문제(concerns), 강점(strengths)을 나타내는 영역이다.

셋째 수준은 문제별 2개의 수정인자(modifier)로 개인이나 가족의 실재적, 잠재적인 문제로 구성된다. 첫째 수정인자는 문제의 대상을 규명하는 것으로 개인(individual), 가족(family), 지역사회(community)를 포함한다. 둘째 인자는 건강–질병의 연속선을 표현하기 위해 의도된 것으로 건강증진(health promotion), 잠재적(potential) 또는 실재적(actual) 결핍(deficit) · 손상(impairment)으로 구성되어 있다.

넷째 수준은 증상 및 징후(sign & symptom)로 각 문제의 실제적인 증상과 징후로 각각의 문제와 관련된 독특한 증상과 징후로 구성된다. 증상은 대상자나 가족, 친지 등에 의해 보고된 대상자 문제의 주관적 증거이고, 징후는 지역사회간호사나 기타 건강관리 제공자에 의해 관찰되는 대상자 문제의 객관적 증거이다.

이와 같은 문제분류체계는 지역사회 간호진단시에 많이 이용되는데 예를 들어 지역사회사정에서 보건소 이용률이 낮다면 간호문제는 심리사회영역에서 지역사회자원과의 의사소통이 될 것이며, 첫째 수정인자는 문제의 대상에 해당하는 지역사회이고, 두 번째 수정인자는 실제적인 문제이다. 이 문제에 대한 증상 · 징후로는 보건소 서비스에 대한 불만족, 서비스의 절차를 잘 모름, 불편한 교통 등이 될 수 있다(표 3-4).

표 3-4 오마하 문제분류체계의 예

영역	• 심리사회 영역
문제	• 지역사회 자원과의 의사소통
수정인자	• 지역사회/실재적 결핍
증상과 징후	• 확보된 서비스의 절차를 잘 모름 • 서비스에 불만족 • 불편한 교통(이동수단 장애)

3) 국제간호실무진단분류체계

국제간호실무진단분류체계(ICNP)는 117개국으로 구성된 국제간호협회가 개발하였다. 이는 간호실무를 기술하는 데 국제적으로 통용될 수 있는 공통의 언어와 분류체계의 개발에 그 목적이 있다. 환자상태를 서술하는 간호진단(간호현상)과 다양한 간호실무를 기술하는 간호중재(간호활동), 간호로 인한 환자의 변화를 나타내는 결과(간호결과) 등으로 구성되어 있는데 세 가지 체계가 1996년에 합의되어 발표된 후 1999년에 수정 · 보완되었다. 간호현상은 간호사가 진단하는 환자 및 환자의 주변 환경의 상태로 정의되며, 환자는 개인과 집단으로 구분되고, 환경은 물리적 환경, 생물학적 환경과 인위적 환경으로 분류된다. 이러한 개념은 다시 더 작은 하부단위로 분류되어 총 194개의 간호현상으로 분류된다.

지역사회간호현상은 지역사회간호진단명이라 할 수 있다. ICNP의 간호현상 분류는 8개의 다축구조로 구성된다. 8개축은 간호실무의 초점(A), 판단(B), 빈도(C), 기간(D), 위치(E), 신체부위(F), 가능성(G), 분포(H)이다. 이러한 다축구조의 장점은 적은 개념과 코드로 구성될 수 있고, 각각의 축은 하나의 특성만을 가지므로 개념정의가 간단하며, 향후 분류체계를 개발하고 추가하기 쉽다는 것을 들 수 있다. 단점으로는 구축구조로 데이터의 입력이 복잡하고 시간이 오래 걸리며, 데이터의 누락이 쉬워 결과 분석에 어려움이 있으며, 여러 축으로부터 조합된 결과이기 때문에 의미가 모호해진다는 것이다.

이와 같이 현재 우리나라 지역사회간호는 간호현상에 적합한 표준화된 간호진단분류체계의 개발이 미흡하므로 앞으로 ICNP를 이용한 우리나라 간호현상을 고려한 지역사회간호진단 도출에 지속적인 노력을 기울여야 할 것이다.

4) 가정간호분류체계

가정간호분류체계(HHCC)는 가정간호서비스를 범주화하여 가정간호서비스에 대한 요구예측과 결과측정을 하기 위하여 1988~1991년에 Georgetown University School of Nursing에서 전국 646개의 가정간호기관을 대상으로 이들 기관에서 퇴원한 8,961명의 메디케어 환자들에 관한 자료를 수집하여 개발하였다(표 3-5).

HHCC는 지역사회와 가정간호에 주로 사용되고 있으며, 간호진단은 총 4단계로 분류할 수 있다.

① 1단계(구성요소, care component): 심장요소, 체액요소, 배변요소, 역할관계요소, 대처요소 등 20개 요소

② 2단계(상위간호진단, major nursing diagnostic categories): 50개의 대분류

③ 3단계(하위간호진단, subcategories nursing diagnostic categories): 95개의 하위분류

④ 4단계(수정인자, modifier): 3개 수준의 결과인 호전, 인정, 장애 등 3가지 수정인자로 구성

표 3-5 가정간호분류체계(HHCC)

도구	가정간호 영역(4)	구성요소 (20)	간호진단(상위) (50)	간호진단(하위) (95)
가정간호분류체계	행위(3)	투약	투약위험성	여러 약 복용
			신체손상 위험성	기도흡인 위험성, 비사용증후군, 중독 위험성, 질식 위험성, 외상 위험성
		안전	폭력위험성	–
		건강행위	성장발달장애	–
			건강유지능력 변화	–
			건강추구행위장애	–
			가정유지능력 변화	–
			불이행	진단적 검사 불이행, 식이처방 불이행, 체액량 불이행, 투약처방 불이행, 안전 불이행, 치료처방 불이행

표 3-5 가정간호분류체계(HHCC)(계속)

도구	가정간호 영역(4)	구성요소 (20)	간호진단(상위) (50)	간호진단(하위) (95)
가정간호분류체계	정신(4)	인지	대뇌장애	–
			지식부족	진단적 검사, 식이, 질병과정, 체액량, 투약처방, 안전, 치료처방에 대한 지식부족
			사고과정장애	–
		대응	임종과정	–
			가족의 비효율적 대응	가족대응손상, 가족대응의 무능력
			비효율적 대응	대응장애, 의사결정 갈등, 방어적 대응, 부정
			외상 후 반응	강간상해증후군
			영적 상태 변화	영적 고뇌
		자아개념	불안	–
			두려움	–
			의미부여장애	절망감, 무력감
			자아개념장애	신체상 장애, 자아정체성 장애, 만성적 자긍심 저하, 상황적 자긍심 저하
		역할관계	역할수행장애	부모역할갈등, 부모역할장애, 성기능장애
			의사소통장애	언어소통장애
			가족기능장애	–
			슬픔	슬픔의 기대반응, 슬픔반응장애
			성문제 호소	–
			사회화 장애	사회적응장애, 사회적 고립
	신체(8)	심장	심박출량 변화	–
			심혈관계 장애	혈압장애
		호흡	호흡장애	기도유지장애, 호흡양상장애, 가스교환장애
			내분비장애	–
		대사	면역장애	방어능력 저하

표 3-5 가정간호분류체계(HHCC)(계속)

도구	가정간호 영역(4)	구성요소 (20)	간호진단(상위) (50)	간호진단(하위) (95)
가정간호분류체계		배변	배변장애	변실금, 변비, 설사, 매복변, 상상변비, 기타변비
			소화기장애	–
		배뇨	배뇨장애	기능성, 신경인성, 복압성, 긴박성, 전요실금, 요정체
			신장장애	–
		신체조절	신체조절장애	반사장애, 고체온, 저체온, 비정상적 체온 변화, 감염위험성, 기타 감염
		피부통합	피부손상	구강점막손상, 피부손상, 피부손상 위험성, 피부열창
			말초순환장애	–
		조직관류	조직관류 변화	–
	기능(5)	활동	활동장애	활동지속성 장애, 활동지속성 장애 위험성, 여가활동부족, 피로, 운동장애, 수면장애
			근골격계 장애	–
		체액	체액량 변화	체액부족, 체액부족 위험성, 체액과다, 체액과다 위험성
		자가간호	목욕 · 위생 결핍	–
			옷 입기 · 몸치장 결핍	–
			식사결핍	모유수유 결핍, 연하장애
			자가간호 결핍	일상생활장애, 수단적 일상생활장애
			용변결핍	–
		영양	영양장애	영양부족, 영양부족 위험성, 영양과다, 영양과다 위험성
		감각	감각지각 변화	청각, 미각, 운동감각, 후각, 촉각, 시각장애, 편측경시
			안위 변화	급성통증, 만성통증, 기타 통증

간호중재는 의학 또는 간호지시를 수행하기 위하여 규명된 평가, 중요한 지지, 중재, 간호서비스로 정의한다. 분류방법은 간호진단과 동일하여 4단계 수준을 가지며, 1단계는 가정간호요소로 20개 진단, 2단계는 60개 중재대분류, 3단계는 100개의 하위분류, 4단계는 640개의 간호활동으로 구성되어 있다.

2. 우선순위결정

지역사회간호사는 수집된 많은 건강문제를 분석하여 이에 따른 간호진단을 내리게 되지만 간호진단을 동시에 해결하지 못하므로 간호문제들의 우선순위를 결정하여 우선순위가 높은 간호문제부터 해결해야 한다. 우선순위란 여러 대안 중에서 어떤 것을 먼저 선택할 것인가를 결정하는 것을 말한다. 따라서 건강위험요인의 상대적 경중을 먼저 생각해보고, 각 사업별로 구체적인 문제의 우선순위를 결정할 필요가 있다. 지역사회에서는 보건사업을 실시하는 경우 자원이 한정되어 있기 때문에 주어진 자원을 고려하여 여러 가지 건강문제 중 어떤 문제를 먼저 해결할 것인가, 어떤 사업(전략과 활동)을 선택하는 것이 건강문제해결에 더 효과적일까를 생각해야 한다. 우선순위를 결정하기 위해서는 객관적이고 타당한 기준이 필요하고, 이는 간호대상자와 간호제공자 모두를 만족시킬 수 있어야 한다. 이러한 판단기준으로 문제의 심각성, 문제 영향의 인구범위, 자원의 동원정도(예산, 인력, 시간 등), 주민의 요구도, 문제해결의 가능성 등을 고려한다.

따라서 우선순위를 여러 가지 대안들 중에서 우선적으로 해결해야 할 문제를 선정하기 위해서는 나름대로 기준이 필요하다. 절대적인 방법은 아니지만 흔히 사용되는 보건문제의 우선순위 결정방법은 Bryant, BPRS(basic priority rating system), 미국 CDC의 PATCH(planned approach to community health), NIBP(needs/impact-based planning) 등이 있다.

1) 우선순위 절대적 결정방법

(1) Bryant

주로 감염성 질환관리사업에서 적용되었던 기준으로 문제의 크기, 심각도, 해결가능성, 지역 주민의 관심도 등을 기준으로 사용하였다. 결핵, 한센병, 성병, AIDS, 간염 등의 감염성 질환을 선정하기 위하여 사용되어 왔으며 문제의 심각도는 긴급성, 심각성, 경제적 손실, 잠재적 영향 등의 세부항목이 평가된다(표 3-6).

표 3-6 Bryant의 우선순위

건강문제	문제의 크기	문제의 심각도	문제해결 가능성	주민의 관심도	총점	우선순위
#1.						
#2.						
#3.						

(2) BPRS

한론과 피켓(Hanlon & Pickett)이 개발하였기 때문에 'Hanlon/Pickett Method'라고도 불린다. 이 방법 역시 보건사업의 우선순위 결정에서 널리 활용되고 있다.

다음의 공식을 통하여 보건문제의 우선순위를 평가하기 위한 점수를 계산하게 된다.

BPR(basic priority rating) = (A+2B)×C

A: 건강문제의 크기

B: 건강문제의 심각도

C: 사업의 추정효과

BPRS 방식에서 사용하는 건강문제의 평가기준은 Bryant의 우선순위 결정기준에서 주민의 관심사를 제외한 나머지 3개인 것처럼 보이나, 실제 내용을 살펴보면 문제의 심각도의 세부 평가항목에 주민의 관심사가 포함되어 있다. BPRS 방식이 다른 우선순위 결정방법과 다른 점은 각 평가항목을 점수화하는 기준을 제시하고 있어, PATCH나 Bryant 방법보다 우선순위결정 시 자의적인 판단 여지를 줄일 수 있다는 것이다.

① 건강문제의 크기(A)

건강문제를 지닌 인구비율을 반영하여 점수를 부여하는 방식으로 만성질환은 유병률, 급성질환은 발생률을 이용한다. 인구비율에 따라 0~10점까지 점수를 부여하는데 점수가 높을수록 건강문제가 크다는 것을 의미한다(표 3-7).

② 건강문제의 심각도(B)

건강문제의 심각한 정도를 반영하여 0~10점까지 점수를 부여하는 방식으로 긴급성, 중증도, 경제적 손실, 타인에의 영향 항목을 이용하여 매우 심각함에서 심각하지 않음까지 점수화한다. 계산된 점수가 높을수록 건강문제가 심각하다고 판단한다(표 3-8).

표 3-7 BPRS 방식에서 건강문제의 크기 점수

건강문제를 지닌 인구의 크기	평점
25% 이상	9 또는 10
10.0~24.9%	7 또는 8
1.0~9.99%	5 또는 6
0.10~0.9%	3 또는 4
0.01~0.09%	1 또는 2
0.01% 미만	0

표 3-8 건강문제의 심각도 점수

건강문제의 심각도	평점
매우 심각함	9 또는 10
심각함	6 또는 7 또는 8
다소 심각함	3 또는 4 또는 5
심각하지 않음	0 또는 1 또는 2

다음과 같은 네 가지 세부항목을 고려하여 평가한다.

- 긴급성: 문제의 긴급한 정도, 발생이나 사망의 경향, 주민입장에서의 상대적 중요도, 문제해결에 필요한 서비스, 필요량에 비한 현재의 서비스 제공 정도
- 중증도: 생존율, 조기사망률, 잠재수명손실연수, 장애 정도
- 경제적 손실: 지역사회 또는 개인에 대한 경제적 손실
- 타인에의 영향: 집단 또는 가정에 대한 경제적 손실 이외의 사회적 영향

③ 사업의 추정효과(C)

사업의 최대 효과와 최소 효과를 추정하여 아래 표에 있는 점수를 부여한다. 보건사업의 효과에 대한 과학적 근거를 확보하기 위해 노력해야 하지만, 사업의 효과를 추정하여 점수를 부여하기 위해서는 주관성이 개입되기 때문에 객관성 문제가 제기될 수 있다(표 3-9).

표 3-9 사업의 추정효과 점수

사업의 효과	평점
매우 효과적	9 또는 10
상대적으로 효과적	7 또는 8
효과적	5 또는 6
다소 효과적	3 또는 4
상대적으로 비효과적	1 또는 2
거의 전적으로 비효과적	0

④ BPRS 점수 계산을 위한 작업지

작업지에 건강문제별로 평가항목별 점수를 기재하고, BPRS 계산 공식으로 최종 점수를 계산한다. 계산된 BPRS 점수의 크기에 따라 우선순위를 매긴다(표 3-10).

표 3-10 BPRS 방식 작업지

건강문제	평가요소			BPRS(A+2B)×C	순위
	크기(0-10)	심각도(0-10)	추정효과(0-10)		
#1.					
#2.					
#3.					
#4.					

한편 BPRS 방식은 점수부여가 계량화되어 있어 객관적인 것처럼 보인다. 그러나 건강문제의 심각성이나 사업의 효과 판정에 대한 점수부여는 여전히 기획자의 주관적 판단에 의존하고 있어 오히려 세분화된 점수부여가 객관성을 더 훼손할 수도 있다. BPR=(A+2B)×C라는 공식에 의해 계산되므로 건강문제의 크기보다는 건강문제의 심각성이 BPR 점수에 더 큰 영향을 미치게 된다. 그리고 건강문제의 크기나 심각성보다는 사업의 효과가 결정적 영향을 미치도록 계산공식이 만들어져 있다. 효과 없는 사업을 시행하는 것은 예산낭비이므로 세 가지 기준 중 사업의 효과를 더 중시하여야 한다는 견해는 합리적이다.

(3) PATCH

미국질병관리본부에서 지역보건요원의 보건사업 기획지침서로 개발한 PATCH에서는 중요성과 변화 가능성을 건강문제의 우선순위를 결정하는 기준으로 사용하고 있다.

① 중요성

중요성은 건강문제가 지역사회에 얼마나 심각한 영향을 주는가, 또는 건강문제를 변화시키면 건강수준에 얼마나 효과가 나타나는가를 평가하는 기준이다(표 3-11).

표 3-11 중요성의 평가기준

사망 · 상병	건강행태
광범위하게 유포된 문제인가? 예) 유병률	광범위하게 유포된 문제인가? 예) 흡연율
(유병률이) 전국 평균이나 비교 지역보다 높은가?	(흡연율이) 전국 평균이나 비교 지역보다 높은가?
건강수준이나 삶의 질에 심각한 영향을 미치는가? 예) 질병부담	건강수준이나 삶의 질에 심각한 영향을 미치는가?
–	위와 건강문제가 건강과 밀접하게 관련되어 있는가? 예) 귀속위험도

건강문제의 중요성을 판단하기 위해서는 건강문제가 얼마나 심각한가를 평가해야 한다. 주로 유병률이나 발생률을 이용하여 비교한다. 그런데 유병률이나 발생률의 절대적 크기도 중요하지만 상대적 크기(전국이나 다른 지역과의 유병률 차이)도 중요하게 평가해야 한다.

건강문제의 중요성을 판단하는 두 번째 기준은 해당문제가 지역사회의 건강수준에 얼마나 심각한 영향을 미치는가이다. 건강문제의 위중도는 질병의 사망률이나 장애발생률, 장애보정수명(Disability-Adjusted Life Year, DALY)과 같은 질병부담 측정지표, 경제적 부담 등을 이용하여 측정하는데, 건강결정요인은 해당 건강결정요인이 야기하는 질환의 위중도에 건강결정요인의 질환별 귀속위험도를 곱하면 중요성의 측정이 가능하다. 그러나 필요한 역학적 자료가 부족할 경우 지역에서 쉽게 활용할 수 있는 방법은 아니다.

② 변화 가능성

변화 가능성은 건강문제가 얼마나 쉽게 변화될 수 있는가를 평가하는 기준이다. 변화 가능성을 평가하기 위해서는 문헌을 통해서나 다른 지역의 보건사업을 통해 건강문제를 효과적으로 해결한 경험이 있는가를 확인해야 한다. 즉, 과학적 근거에 따라 건강문제의 변화 가능성을 평가해야 한다. 우리가 비교하고자 하는 건강문제가 질병이나 사망이 아니고 행태인 경우에는 행태가 생활습관으로 고착된 경우보다 그렇지 않은 경우가 변화 가능성이 높다고 평가할 수 있다. 따라서 노인의 흡연보다 청소년의 흡연이 변화 가능성이 높다고 할 수 있다(표 3-12).

표 3-12 변화 가능성의 평가기준

사망 · 상병	건강결정요인
다른 사업에서 사망 · 상병을 성공적으로 감소시킨 경험이 있는가?	다른 사업에서 건강결정요인을 성공적으로 감소시킨 경험이 있는가?
사망 · 상병을 감소시킬 수 있다고 제시한 문헌이 있는가?	건강결정요인을 변화시킬 수 있다고 제시한 문헌이 있는가?
–	건강결정요인(행태)이 고착되지 않고 아직 형성 단계에 있는가?

PATCH를 이용하여 건강문제의 우선순위를 결정하는 단계는 다음과 같다.

- 1단계: 브레인스토밍 등의 방법을 사용하여 지역에 흔한 건강문제를 취합한다(표 3-13).

표 3-13 주요 건강문제의 목록 작성

사망 · 상병	장애	건강결정요인	
		행위요인	비행위요인

- 2단계: 1단계에서 취합된 건강문제를 건강문제의 중요성과 변화 가능성을 고려하여 해당 영역에 정리한다(표 3-14).

표 3-14 건강문제의 우선순위 결정

구분	중요함	중요하지 않음
변화 가능성 높음		
변화 가능성 낮음		

- 3단계: 중요하고 변화 가능성이 높은 문제들을 중심으로 다시 한 번 우선순위를 정한다(표 3-15).

표 3-15 우선순위에 따른 건강문제의 정리 예시

우선순위	사망 · 상병	장애	건강위험	
			행위요인	비행위요인
1	심장질환	사고	흡연	실업
2	암	당뇨	운동부족	의료서비스 부족
3	사고		음주	열악한 도로상태
4				여가시설 부족
5				

PATCH는 건강문제의 중요성과 변화 가능성만을 우선순위 결정기준으로 사용하고 있어, 다른 결정방식에 비해 간단하다는 장점이 있다. 그러나 PATCH의 기준을 사용하여 우선순위를 결정할 때에는 건강문제의 중요성과 변화 가능성에 대한 점수부여 기준이 객관적으로 제시되어 있지 않으므로 기획팀이 기준을 정하여야 한다는 부담도 있다. 예를 들면 건강문제의 중요성을 어떻게 측정할 것인가? 기획팀에서 건강문제의 중요성을 측정하기 위한 기준을 선정하고 척도를 결정해야 한다. 건강행태를 가진 사람의 비율이 10% 미만이면 1점, 10~20% 미만이면 2점, 20~30% 미만이면 3점, 30~40% 미만이면 4점, 40% 이상이면 5점 등으로 점수부여 기준을 마련해야 한다. 그리고 마지막으로 각 기준별로 가중치를 줄 것인지, 아니면 동일하게 고려할 것인지를 결정하여야 한다.

(4) 문제의 종류, 해결가능성, 예방가능성, 문제인식의 차등성을 고려한 기준

이 방법은 문제의 종류, 해결가능성, 예방가능성, 문제인식 심각성에 따라 점수를 부여하고 항목에 따라 비중을 가하여 결정하는 방법이다(표 3-16).

표 3-16 간호진단의 우선순위 결정방법

기준		비중
현존하는 문제의 특성	건강결핍(health deficit): 3 건강위협(health threat): 2 미래위기(foreseeable crisis): 1	1
문제의 해결능력(modifiability)	쉽게 완화시킬 수 있는 문제: 2 부분적으로 완화시킬 수 있는 문제: 1 완화시킬 수 없는 문제: 0	2
예방가능성(preventive potential)	높은 것: 3 보통인 것: 2 낮은 것: 1	1
문제인식의 차등성(salience)	긴급을 요하는 심각한 문제: 2 급하지 않으나 관심을 가져야 할 문제: 1 문제로 생각하지 않는 문제: 0	1

평가방법(Scoring)

1. 기준에 따라서 각 문제를 평점한다.
2. 평점을 예상 최고득점으로 나누고 비중으로 곱한다.

$$\frac{\text{score}}{\text{highest score}} \times \text{weight}$$

3. 문제의 각 평점을 합산하다. 예상 최고득점은 5이고 이것은 비중의 합계와 같다.

(5) 스탠호프와 랭카스터(Stanhope & Lancaster)의 기준

스탠호프와 랭카스터의 기준은 다음과 같다.

- 지역사회 건강문제에 대한 주민들의 인식 정도(awareness)
- 건강문제를 해결하려는 지역사회 동기수준(motivation)
- 건강문제 해결에 영향을 미치는 간호사의 능력(influence)
- 건강문제 해결에 필요한 전문가의 유용성(expertise)
- 건강문제 해결이 되지 않을 때 후속적으로 생길 결과의 심각성(severity)
- 건강문제 해결에 걸리는 시간(speed)

2) 우선순위 결정기준보완

건강문제의 크기와 심각성, 문제해결을 위한 효과적 방법에 의해 우선순위를 결정하였더라도 선정된 건강문제가 반드시 해결 가능한 보건사업은 아닐 수 있다. 즉, 문제가 중요하고, 효과적인 해결방법이 있다 하더라도 정치 · 경제 · 행정 · 시간 · 윤리적인 이유 등으로 보건사업문제를 해결하지 못하는 경우도 많다. 따라서 건강문제의 우선순위를 결정하는 것과 별도로 사업의 실행가능성은 다르므로 또 다른 기준을 사용하여 사업의 실행기능성을 평가하기도 하는데, 그 기준으로 PEARL이 있다.

PEARL은 주로 BPRS의 계산 후 사업의 실현가능성 여부를 판단하는 기준으로 사용되는데, 장기 계획이나 사업의 우선순위가 쉽게 결정되지 않는 경우에 활용하여야 하며 모두 다섯 가지 평가항목을 이용하여 평가를 시행한다.

각 평가항목에 0점 또는 1점의 점수를 부여한 후, 다섯 가지 항목의 점수를 곱하여 사업의 시행여부를 결정한다. 따라서 다섯 가지 평가항목 중 하나라도 불가 판정을 받으면 사업은 시작할 수 없게 된다(표 3-17).

PEARL: 0 또는 1(P×E×A×R×L)

- Propriety(적절성): 해당기관의 업무범위에 해당되는가?
- Economicfeasibility(경제적 타당성): 문제를 해결하는 것이 경제적으로 의미가 있는가?
- Acceptability(수용성): 지역사회나 대상자들이 사업을 수용할 것인가?
- Resources(자원의 이용가능성): 사업에 사용할 재원이나 자원이 있는가?
- Legality(적법성): 법적으로 문제가 없는가?

표 3-17 PEARL 작업지

건강문제	P(적절성)	E(경제성)	A(수용성)	R(자원)	L(적법성)	PEARL (0 또는 1)
#1.						
#2.						
#3.						
#4.						
#5.						

3) 우선순위 상대적 결정방법(황금 다이아몬드 방식)

BPRS 기준은 유병률이나 발생률의 절대적 크기를 이용하여 우선순위를 결정하게 된다. 그러나 건강문제의 우선순위를 결정할 때는 유병률이나 발생률의 절대적 크기도 중요하지만 상대적 크기(전국 평균이나 다른 지역과의 유병률 차이)가 더 중요할 수도 있다.

다음은 메릴랜드주 보건부에서 건강문제의 우선순위를 선정할 때 사용한 방법으로 황금 다이아몬드 방식이라고 부른다(그림 3-3). 해당 주의 건강문제의 이환율과 사망률, 변화의 경향 등을 미국전체와 비교하여 해당 주가 '좋음', '같음', '나쁨'으로 구분하여 표시한다. 1순위 사업은 미국전체와 비교하여 해당 주의 지표가 나쁘고, 변화추세도 나쁜 경우이다. 이 법은 자치단체의 건강지표 확보가 가능하고 과거의 추이를 알면 쉽게 우선순위를 정할 수 있고, 형평성을 추구하는데 적합한 방법이다.

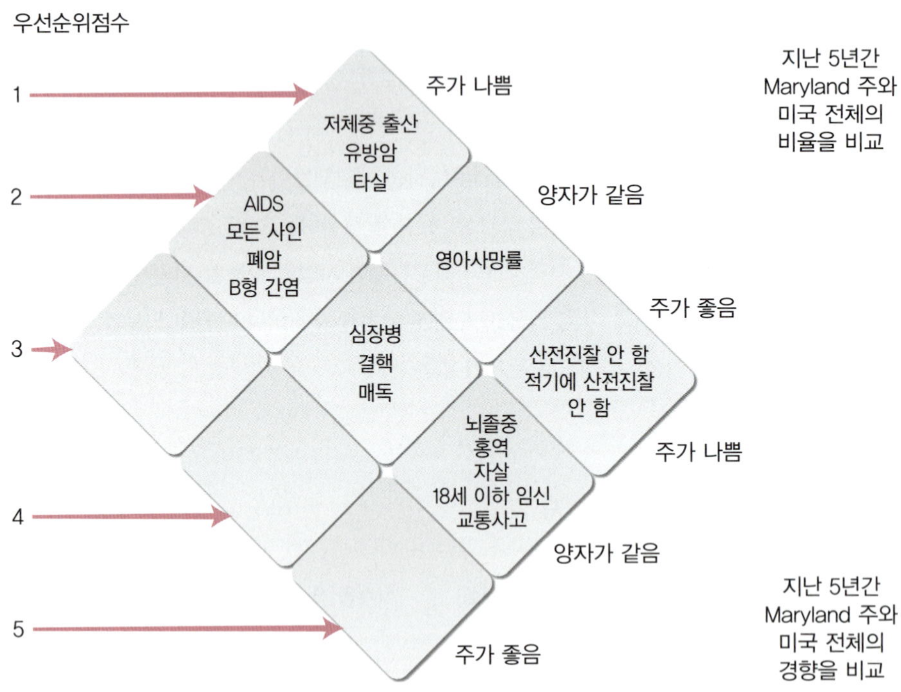

그림 3-3 우선순위 상대적 결정방법(황금 다이아몬드 방식)

출처: 배상수(2015). 보건사업기획 제3판.

4) 우선순위 결정과정

① 보건사업기획팀을 구성한다.

② 관계자들이 우선순위 결정기준을 선정한다.

기존의 평가기준을 그대로 사용하거나 사업기획의 목적과 상황을 고려하여 보건사업 기획팀에서 평가기준을 마련한다.

③ 측정을 위한 척도를 결정한다.

평가기준을 측정하기 위한 척도를 결정하고 점수부여를 위한 기준을 마련한다.

④ 선정된 기준에 가중치를 부여한다.

선택된 평가기준의 중요성을 모두 동등하게 간주하여도 되나 경우에 따라서 특정 기준이 더 중시되도록 가중치를 부여한다.

⑤ 건강문제별로 평가기준에 따라 점수를 부여하고 건강문제 우선순위를 매긴다.

- 각 평가기준에 대해 점수를 부여하기 위해 필요한 자료를 수집한다.
- 건강문제의 크기나 중요성 같은 자료는 지역사회건강수준에 대한 역학적 자료로 확보한다.
- 사업의 효과는 보건사업의 과학적 근거에 대한 자료를 수집한다.
- 주민의 관심사나 지역사회의 역량 사업 합법성 같은 기준을 측정하기 위해서는 지역사회주민이나 외부전문가에 대한 조사를 실시한다. 일반인에 대한 조사항목과 전문가에 대한 조사항목은 양자의 전문지식의 차이를 감안하여 명확히 구분한다.

⑥ 참여자 간에 우선순위의 차이를 토의하고 수정한다.

⑦ 윤리적 문제를 고려하여 우선순위를 보완한다.

5) 우선순위결정을 위한 유의사항

적합한 보건사업을 수행하기 위해서는 가장 적합한 해결방안을 찾는 것이 중요하므로, 우선순위결정은 보건사업에서 가장 중요한 과제 중 하나이다. 우선순위결정을 위해 유의하여야 할 사항에 대해 알아보고자 한다.

① 비교 대상 건강문제의 선정

- 주요 보건문제를 선정하기 위해서는 질병에 의한 사망 · 유병의 크기를 비교하는 것이 보통이나 상황에 따라 건강위험 요인을 비교할 수도 있다.

- 질병의 위중도 차이를 보정하기 위하여 사망률이나 유병률 같은 지표를 사용하기보다는 DALY 같은 질병부담자료를 이용하는 것이 바람직하다.

② 우선순위 판단기준

- 기계적으로 전문가들이 정해 놓은 기준을 사용하기보다는 기획팀의 합의에 의해 지역 현실에 맞는 자체적인 판단기준을 결정하도록 한다.
- 사업의 효과 측정은 건강문제의 특성을 고려하여 치료적 효과, 예방적 효과, 사회적 효과로 분리할 수 있다.

③ 평가기준별 점수부여

- BPRS 등에서 권장하고 있는 방식대로 유병률이나 사망률의 절대적 수치로 점수를 부여하기가 어려울 경우에 비교대상 보건문제를 크기에 따라 나열하고, 상대적 순위(예: 상, 중, 하)를 이용하여 점수를 부여한다.
- 보건문제의 절대적 크기도 평가대상이지만 상대적인 중요성도 평가하여야 한다. 따라서 기준지역과의 크기 차이나 과거와의 비교를 통하여 점수를 부여할 수도 있다(예: 광역자치단체 평균치와의 차이 비교).

④ 의사결정의 공정성과 전문성

- 의사결정의 공정성을 위해서는 지역 주민의 적극적이고 폭넓은 참여가 필요하다. 또한 기획팀 회의에서 1인이나 극소수의 사람이 의사결정을 해서는 안 된다.
- 기획팀의 의사결정을 안내할 전문가가 필요하다. 만일 의사결정과정을 지도해 줄 수 있는 전문가를 초빙할 수 있다면 우선순위결정에 큰 도움이 된다. 그러나 외부 전문가의 의견을 참조하되 전적으로 의존해서는 안 된다.
- 순위 결정을 위한 의견수렴은 다음 단계를 거쳐 진행한다.
  - 전문가의 지도하에 사업팀 토의: 필요자료 수집과 분석, 결정
  - 필요하면 외부 전문가 자문
  - 대상자 의견 수렴
  - 지역사회의 역량에 맞추어 해결할 문제 선정

⑤ 자원의 양을 고려하여 최종적으로 선정되는 사업대상 건강문제의 수를 제한한다.

- 협력 · 활용이 가능한 기관, 지역의 전문 조직, 자원봉사, 지역사회의 건강문제 해결을 위한 지지 정도 등을 고려하여 사업대상 건강문제를 선정한다.
- 일단 선정된 건강문제에 대해서는 해결방법을 제공할 수 있어야 한다.

제3절 | 지역사회간호계획

1. 목적과 목표설정

목적이란 사업을 통해 달성할 수 있는 일반적인 결과이다. 반면, 목표는 사업을 통해 달성하고자 하는 보건사업의 변화를 측정 가능한 수치로 표시한 것이다. 목적에는 계층구조가 있는데 최종목적, 상위목적, 목적, 목표, 하위목표로 나타낼 수 있다. 목적에는 상황에 따라 상위-하위, 장기-단기, 일반-특수, 궁극적-구체적으로 구분될 수 있다. 흔히 상위목표는 하위목표가 작용한 결과로 표현하고 하위목표는 상위목표달성을 위한 수단으로 표현한다. 사업기간에 따른 목표수준은 장기와 단기로 구분되는데, 이는 건강문제의 범위와 관련된다. 문제가 광범위하고 복합적이면 문제해결에 소요되는 시간이 길어지고, 문제가 단순하고 세부적이면 소요기간이 짧아진다.

또한 목표는 일반 및 특수목표로 구분되는데, 특수목표 대신 구체적 목표로 구분하여 활용하고 있다. 일반적 목적은 지역사회간호진단 중 문제를 해결할 수 있는 목표로 제시하고, 구체적인 목표는 '관련 요인'을 해결할 수 있는 목표로 기술한다.

1) 목표설정

(1) 투입-산출-결과 모형에 따른 목표 설정

사업목표를 세분화하는 방법으로는 흔히 투입-산출-결과 모형을 이용한다. 이는 논리적으로 이해하기도 쉽고, 사업평가에서 흔히 사용하는 구조-과정-결과 평가 모형과도 쉽게 일치시킬 수 있으며, 최근 자주 거론되는 성과제도와도 부합되는 점이 많기 때문이다. 투입-산출-결과 모형이란 자원 및 정보를 특정한 제품 또는 산출로 변환시키는 데 필요한 활동과 과업을 체계화시켜 보여주는 모형으로 과정 모형이라고도 한다(그림 3-4).

투입-산출-결과 모형에서 사용되는 주요 용어를 정리하고 그 예를 제시해 보면 다음과 같다.

① **투입**: 사업관계자가 사업에 투자하는 인력, 시간, 돈, 장비, 시설 등의 자원

② **산출**: 사업의 결과를 나타내기 위한 활동, 이벤트, 서비스, 생산물 등(목적을 성취하기 위한 활동)

③ **결과**: 사업의 결과로 나타나는 보건사업수준이나 건강결정요인의 변화

투입-산출-결과 모형을 이용하여 목표를 위계화하면 다음과 같다.

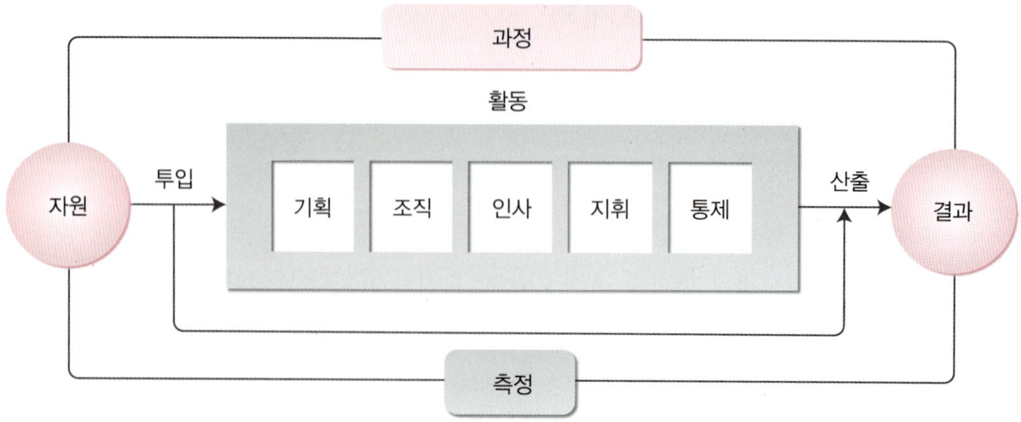

그림 3-4 투입-산출-결과 모형

① 투입목표: 사업기반 조성에 관한 것(인력, 예산, 시설, 장비)
② 산출목표: 의도하는 사업량
③ 결과목표: 건강수준이나 건강결정요인의 변화

투입-산출-결과 모형을 사용하여 목표를 위계화할 때 흔히 범하는 오류가 산출을 결과로 오인하는 것이다. 배가 고파서 음식을 만들 경우, 우리는 만들어진 음식을 결과라고 하는 경우가 있는데 이는 잘못된 것이다. 아무리 음식을 많이 만들어도 음식이 맛이 없다든지, 조리가 잘못되면 먹을 수가 없다. 음식을 만든 이유, 즉 현재의 문제는 배가 고픈 것이므로 결과는 허기를 면할 수 있었느냐 하는 것이 되어야 한다(표 3-18).

표 3-18 투입-산출-결과 모형에 따른 목표의 위계화 예(1)

용어	예
필요 · 상황	가족이 배가 고픈 상태임
투입	식품
산출	마련된 음식
결과	허기를 면함

보건교육의 예를 생각해 볼 때 개발될 보건교육자료의 양이나 보건교육을 받을 사람의 수 등은 결과목표가 아니다. 이것은 산출목표에 해당되며, 교육에 의한 대상자의 행태나 건강수준의 변화가 결과목표에 해당되는 것이다(표 3-19).

표 3-19 투입-산출-결과 모형에 따른 보건교육사업 목표의 위계화 예(2)

용어	종류	비고
결과목표	삶의 질 향상	주관적 태도
	평균수명연장, 사망률이나 유병률 저하	객관적 태도
	지식, 태도, 행동의 변화	
산출목표	교육건 수, 교육생 , 교육자료 개발건 수	
투입목표	인력, 시설, 장비, 예산, 정보 등	

(2) 인과관계에 따른 목표 설정

사업목표를 세분화하는 두 번째 방법은 보건문제와 보건사업결정요인 간의 인과관계를 이용하는 것이다. 보건사업에 직접적으로 영향을 미치는 요인을 결정요인 또는 위험요인이라 부르고, 결정요인(위험요인)에 영향을 주어 보건사업에 영향을 미치는 요인을 기여요인이라고 한다(표 3-20).

표 3-20 보건사업영향요인과 위험요인의 예

보건사업문제	결정요인	기여요인
심장병	고지질 식사	저지방식이에 대한 지식부족
		저지방식품의 높은 가격
	가족력	-
설사	병원체에 대한 노출	열악한 주택환경
		가정위생 불량

사업목표를 설정할 때 보건사업수준의 변화만이 아니라 결정요인과 기여요인의 변화도 사업목표에 포함시키는 것이 바람직하다. 보건사업수준의 변화는 보건사업결정요인

을 변화시킴으로써 나타나고, 결정요인은 기여요인을 변화시킴으로써 나타난다. 따라서 보건사업결정요인과 기여요인에 대한 이해를 바탕으로 모든 요인을 단계적으로 관리할 때 사업의 효과가 높아지고, 사업의 성공과 실패 이유에 대한 분석이 가능해진다.

보건사업수준의 변화를 결과목표라고 하며 보건사업수준의 변화를 위해 필요한 결정요인이나 기여요인의 변화를 영향목표라고 한다. 따라서 결과목표나 영향목표를 달성하기 위한 보건사업활동을 과정목표라고 부른다(표 3-21).

① 결과목표: 건강수준(사망률, 유병률, 장애 등)의 변화
② 영향목표: 건강결정요인과 기여요인의 변화
③ 과정목표: 산출(활동)의 양적 수준과 투입 및 산출의 적절성

표 3-21 목표요인과 관련 요인

목표	기간	관련 요인
결과목표	장기	보건문제와 관련된 것
영향목표	중기 1~5년 병원체에 대한 노출	결정인자와 관련된 것
과정목표	단기 9개월~1년	기여요인과 관련된 것

보건사업문제의 인과관계에 따라 사업목표를 위계화하려면 먼저 보건문제의 인과관계를 파악해야 한다. 인과관계를 파악하기 위하여 흔히 쓰이는 방법은 의사결정나무, 특성요인도, 5Why's 등이 있다.

(3) 목표달성에 필요한 시간에 따른 목표설정

사업목표를 분류하는 세 번째 방법은 목표달성에 필요한 시간에 따라 목표를 단기목표, 중기목표, 장기목표로 분류하는 것이다(표 3-22).

① 단기목표: 지속적이고 장기적인 변화를 야기하기 위해 필요한 단기적인 결과로 변화에 대한 목표이다. 대개 2~3개월 이내에 달성할 수 있는 목표를 의미한다. 대상자에 대한 보건사업의 직접적 효과를 측정하며, 행태변화를 위한 지식수준의 변화, 정책수립을 위한 정책에 대한 동의 · 지지수준의 변화 등이다.
② 중기목표: 3개월~2년 이내에 달성될 수 있는 목표로 행동의 변화 등이다.
③ 장기목표: 5~10년이 소요되는 목표로서 보건사업의 최종목적을 달성하기 위해 필요한 변화를 측정한다.

표 3-22 시간에 따른 목표의 예

<table>
<tr><th>분류</th><th colspan="2">예</th></tr>
<tr><td rowspan="2">단기목표</td><td colspan="2">정책에 대한 지지의 변화</td></tr>
<tr><td>지식, 태도, 믿음의 변화</td><td>-</td></tr>
<tr><td rowspan="2">중기목표</td><td colspan="2">서비스 이용의 변화 정도</td></tr>
<tr><td>행동의 변화</td><td>-</td></tr>
<tr><td rowspan="2">장기목표</td><td colspan="2">사망, 상병 등 건강상태의 변화</td></tr>
<tr><td>사회적 가치의 변화</td><td>-</td></tr>
</table>

지금까지 보건사업의 목표를 계층별로 분류하는 세 가지 방법에 대하여 설명하였다. 투입-산출-결과 모형에 따른 목표의 분류, 인과관계에 따른 목표의 분류, 목표달성에 필요한 시간에 따른 분류는 서로 배타적인 것이 아니라 연결성이 있다(배상수, 2004). 투입-산출-결과 모형에 따라 목표를 투입목표, 산출목표, 결과목표로 분류하였다면 이 중 투입목표와 산출목표는 대개 인과관계에 따른 목표분류에서 과정목표에 해당한다. 투입-산출-결과 모형에 따른 분류에서 결과목표를 보다 세분한 것이 인과관계에 따른 목표분류에서의 영향목표와 결과목표에 해당하며, 영향목표는 시간에 따른 분류에서는 단기 및 중기목표, 결과목표는 장기목표에 해당한다. 일반적으로 지금까지 설명한 방식대로 목표를 분류하게 되지만 절대적인 것은 아니다. 경우에 따라서는 행태의 변화를 단기목표로 하는 경우도 있으며, 정책변화가 중 · 장기목표로 제시될 수도 있다. 중요한 것은 목표 간의 위계이므로 투입-산출-결과목표, 과정-영향-결과목표 또는 단기-중기-장기목표 간의 순서가 뒤바뀌어서는 안 된다는 점이다.

2) 목표의 기술과 지표

(1) 목표가 갖추어야 할 기준

좋은 목표란 어떤 조건을 충족시켜야 할까? 사업목표는 단순히 희망을 기술하는 것이 아닌 사업의 표적이 되어 사업을 견인하고 사업의 평가에 활용되어야 한다. 좋은 목표는 SMART하여야 한다. SMART는 다음 다섯 가지 영어단어의 첫 글자를 나타내는 것으로 목표가 갖추어야 할 조건을 잘 나타내고 있다.

① 구체성(specific): 목표는 구체적으로 기술되어야 한다.

② 측정 가능성(measurable): 목표는 측정이 가능해야 한다.

③ 적극성과 성취 가능성(aggressive and achievable): 목표는 성취 가능한 수준이어야 하므로 특별한 노력 없이도 성취가 가능한 소극적인 목표는 안 된다.

④ 연관성(relevant): 목적 및 문제해결과 직접적인 관련성이 있어야 한다. 목표는 건강문제해결에 도움이 되어야 한다. 다시 말해, 해당 건강문제나 목적과 목표 간에는 인과관계가 존재해야 한다.

⑤ 기한(time limited): 목표달성을 위한 기한이 명시되어야 한다.

또한 목표를 기술할 때는 다음의 사항을 고려하여 기술해야 한다.

① 관련성: 해결할 문제가 국가 및 지역사회보건정책과 관련성이 있어야 한다. 이는 지역사회건강진단 결과에서 드러난 보건문제해결을 위한 목적설정과 지역사회간호사업의 기준과 지침을 확인하면 정책과 일관성 있는 목적을 설정할 수 있다.

② 실현 가능성: 문제의 성격이 해결 가능한 것인가와 지역사회자원의 동원 가능성과 제공자의 문제해결능력을 확인하는 것으로, 목적은 성취할 수 있을 만큼 실현 가능해야 한다. 목표는 현실적이고 구체적일수록 실현 가능하며, 모든 목표는 성취되었을 때 대상자를 동기화시킬 수 있고 다음 사업을 진행시킬 수 있는 의욕을 갖게 한다.

③ 관찰 가능성: 사업이나 일의 성취결과를 명확히 눈으로 확인할 수 있는 것으로, 새 건물이 세워지거나 새로운 기술을 연마하는 것 등은 관찰 가능한 가시적 결과이다. 목표수준을 객관적으로 관찰 가능할 때 누구나 정확한 판단을 할 수 있는 것이다. 애매한 추상적 표현보다는 행동용어로 표현하면 효과적이다.

④ 측정 가능성: 성취된 결과를 양적으로 수량화하여 숫자로 표시하면 정확하게 판단할 수 있는 객관적인 목표가 된다.

(2) 목표의 구성요소

목표를 실제로 기술할 때에는 다음의 다섯 가지 구성요소가 포함되어야 한다.

① 무엇을(What)

② 언제까지(When)

③ 어디서(Where)

④ 누구에게(Whom)

⑤ 얼마나(How much)

또한 보건사업에 의한 변화(증가, 감소)와 양(정도)을 기술한다. 변화의 양은 다른 사업의 결과나 지금까지의 변화 추세, 전문가의 의견 등을 바탕으로 결정한다. 만일 변화의 양을 기술할 수 있는 자료가 없는 경우에는 무리하게 계량화된 목표를 설정하려 하지 말고 변화의 방향만 기술하고 향후 자료를 축적하여 양을 기술하도록 한다.

이상의 다섯 가지 사항을 잘못 기술한 목표와 제대로 기술한 목표의 예는 다음과 같다.

■ 잘못 기술된 목표

직장인들로 하여금 적정체중에 대한 인식을 높인다.

■ 제대로 기술된 목표

- 2020년까지 X지역에서의 자동차사고에 의한 사망률을 10만 명당 32명(2015년 기준)에서 28명 이하로 감소시킨다.
- 2020년까지 한 번에 30분 이상의 운동을 일주일에 적어도 3일 이상 하는 K지역 성인의 비율을 40% 이상으로 증가시킨다.
- 2020년까지 고혈압 환자 중 혈압이 조절되는 환자의 비율을 50% 이상으로 증가시킨다.
- 2020년까지 과체중자의 비율을 12~19세의 청소년 중에서는 15%, 20세 이상 성인에서는 20%까지 감소시킨다.
- 2020년까지 20세 이상의 주민 중 흡연자의 비율을 30% 이하로 감소시킨다.

(3) 목표설정 시 유의사항

목적과 목표는 보건사업의 논리적 틀을 명확히 해주고, 사업전략과 활동을 조직화하는 근거가 되기 때문에 목적과 목표를 설정 시 다음 사항을 유의해야 한다.

① 사업의 목적을 설정하기 전에 조직의 전체 목적을 명확히 한다.

지역사회보건조직이 하나의 사업만 수행하는 경우는 거의 없다. 여러 가지 사업이 동시에 진행되고, 많은 보건요원이 함께 일한다. 모든 지역보건 관계자들이 공유하는 목적 없이 자기가 맡은 사업의 목적과 목표만 추구한다면 보건사업은 균형을 이루기 어려울 것이다. 따라서 우리는 단위 보건사업의 목적을 생각하기 이전에 조직 전체의 목적을 먼저 생각하여야 한다.

② 사업의 논리적 모형을 명확히 해야 한다.

기획은 사업의 논리적 모형에 기초한 일련의 체계적인 의사결정 과정이므로 사업목표를 설정할 때에는 반드시 사업의 논리적 모형을 검토하여 투입, 활동, 산출 결과가 일관되게 이루어지도록 해야 한다.

③ 목표 기술 시 구체성, 측정 가능성, 적극성과 성취 가능성, 연관성, 기한 등 유의해야 한다.

목표는 관계자들에게 사업을 독려하고 결과를 평가하기 위하여 활용된다. 목표의 활용성을 높이기 위해서는 목표가 추상적인 구호로 표시되어서는 안 되며 SMART하여야 한다.

④ 목표의 위계를 고려하여 균형을 이루도록 한다.

결과목표만 개발한다든지, 반대로 결과목표 없이 과정목표만 제시하는 것은 올바른 방법이 아니다. 사업의 진행 정도를 관찰하기 위해서는 목표가 위계별로 균형을 이루는 것이 좋다.

⑤ 목표의 작성에는 반드시 모든 사업관계자가 참석하여야 한다.

사업목표는 앞으로 자기가 맡은 업무를 얼마나 수행하여야 하는가에 대한 척도이다. 따라서 목표의 설정은 밀실에서 소수의 사람들에 의해 이루어져서는 안 되고, 기획팀과 관계자의 브레인스토밍 과정을 통해 개발되어야 한다.

⑥ 충분한 시간을 가지고 반복하여 좋은 목표를 개발한다.

충분한 시간을 가지고 작성, 재작성을 반복하여야만 좋은 목표를 개발할 수 있다.

⑦ 지역사회목표설정은 국가목표를 참조하고 지역의 특성을 반영시킨다.

보건사업계획은 지역의 보건문제와 문제해결능력을 감안하여 지자체별로 작성하게 된다. 그러나 지역계획을 중앙정부계획과 관계없이 작성하게 된다면 지역별 사업이 시너지효과를 거두지 못하고, 결국 국가 전체의 보건목표를 달성하지 못하게 되므로 바람직하지 못하다.

⑧ 지역의 특수집단에 대한 목표를 별도로 책정한다.

지역사회 현황분석에서 파악한 특별대책이 필요한 지역 내의 특수집단(소득계층, 특정직업, 특정연령 등)에 대해서는 별도의 목표를 세우고 지속적인 모니터링을 통해 사업효과를 평가할 수 있도록 한다.

2. 전략(간호방법과 수단) 개발

사업전략은 사업목적과 목표를 달성하기 위한 수단으로 전략은 개입이라고도 한다. 전략은 본래 전쟁용어로, 전쟁에서 적을 속이는 술책이라는 뜻을 가지고 있으며 전쟁에서 승리를 위해 여러 전투를 계획 · 조직 · 수행하는 방책을 말한다. 경영에서도 전쟁과 같이 생사에 관한 치열한 문제라고 인식되면서 전략이라는 용어를 사용하게 되었다. 이때의 전략이란 '조직의 사명과 목적달성을 위한 수단(Barney, 1998)'으로, '조직의 기본적 목적달성을 확신하기 위한 통합적 · 종합적 계획(Glueck, 1980)' 또는 '조직의 주요목적, 방책, 활동을 결합시킨 패턴 또는 계획(Quinn, 1996)'이라고 정의한다. 따라서 경영학에서 전략이란 단어를 사용할 때에는 경쟁우위를 차지하기 위한 조직의 목적과 실천 활동을 포괄하는 개념이다.

보건사업에서 전략이라는 단어를 사용할 때에도 이러한 뜻으로 사용한다. 그러나 일반적으로 보건사업에서 전략이란 목표달성을 위한 수단으로 활동과 구분하지 않고 사용하는데, 활동은 목표달성을 위해 대상자에게 제공되는 구체적인 수단이다. 즉 목표달성을 위해 일정기간 내 대상자에게 실행해야 할 구체적인 행동이 활동이고, 목적이나 목표를 달성하는 데 도움을 주는 유사한 세부 활동의 집합체가 전략이다. 또한 개입 또는 중재는 사업대상자에게 제공 또는 그들이 참여하는 활동을 말하는 것으로 실제로 전략활동과 동일한 의미로 혼용하여 사용하고 있다(표 3-23).

표 3-23 지역사회간호사업 계획의 예

간호문제: 높은 성인병 유병률

일반적 목표: 2019년 1월 1일부터 12월 31일까지 성인병 유병률을 5% 감소시킨다.

구체적 목표	지표명					평가시기	
	수행내용	수행자	수행방법	추진기간	장소	평가기준	평가방법
올해 12월 말까지 고혈압 대상자를 100% 등록시킨다.	고혈압 대상자 등록	지역사회간호사, 마을건강원	고혈압 대상자 등록에 관한 홍보물 배부(반상회날), 마을 안내방송(장날 아침)	연중	보건소, 시장, 가정	등록인원	기록지
올해 12월까지 성인병 대상자의 70%가 성인병 관리를 실천한다.	성인병관리 운영교실	지역사회간호사, 마을건강원, 학생간호사	노인운동요법(주 1회)	4~6월, 9~11월	마을회관	참여율	출근부
	보건교육	지역사회간호사, 마을건강원, 부녀회, 학생간호사	특강(연 1회), 금연 · 금주 사례발표(월1회), 고혈압, 자가관리방법교육	연중	마을회관, 경로당	성인병의 자기관리 능력과 인식 정도	기록지, 설문지
	걷기대회 및 캠페인	지역사회간호사, 노인회, 부녀회, 학생간호사	걷기대회, 금연 · 금주캠페인	월 1회	신천, 한강둔치	참여인원 및 개최횟수	일지기록, 참여인원 기록
	가정방문	지역사회간호사, 마을건강원, 학생간호사	혈압 체크, 스포츠 마사지, 걷기운동 지도	연중 주 1회	가정	가정방문	기록지

1) 전략(간호방법과 수단)의 종류

인간의 행동에는 다차원적인 요인들이 영향을 미치고 있어 보건사업의 성공을 위해서는 다양한 전략을 사용하는 것이 중요하다.

(1) 개인적 차원

① 공식적인 교육과정: 교육, 강좌, 세미나, 워크숍

② 형태개선의 훈련: 일지를 이용한 운동개선계획, 건강검진 후의 상담을 통한 행태개선, 필요한 기술교육, 교실 시뮬레이션게임, 소집단 토의

③ 유인과 불이익 제공

(2) 개인 간 수준의 차원

① 짝짓기

② 후견인제도

③ 동아리조직

④ 문지기활동

(3) 지역사회차원

① 이벤트

이벤트란 사람을 동원하여 현장에서 실시하는 모든 활동형태로 특정의 목적, 기간, 장소, 대상을 전제로 하여 실시되는 개별적이고 직접적이며 쌍방향적인 의사소통매체라고 할 수 있다. 즉, 특정한 목적으로 일정한 기간 · 장소 · 대상을 전제로 하여 실시하는 행사이다.

② 홍보

모든 보건사업전략은 홍보를 통하여 그 사업을 지역사회에 적극적으로 알림으로써 그 기관 또는 사업에 대한 관심을 유도하고 잠재적 자원을 발굴할 수 있다.

③ 사회마케팅

대상자에게 특정행동을 실천함으로써 얻을 수 있는 혜택을 알려주고 행동실천에 장애가 되는 요인을 줄일 수 있도록 프로그램 활동에 참여하도록 하는 자발적 행동을 할 수 있도록 하는 과정이다.

④ 환경개선

인간을 둘러싸고 있는 환경에 변화를 줌으로써 개인의 인지, 지식, 태도, 행동에 영향을 미치는 활동으로 조직이나 지역사회의 물리적 및 사회적 환경의 변화를 지향하

는 것이다. 행동을 유도하는 환경을 조성하고 대상자에게 건강메시지나 특정행동에 대한 계기나 단서를 제공한다.

⑤ 조직과 지역사회의 규범개선

조직과 지역사회규범을 변경하여 개인의 행동에 영향을 미치는 접근방법이다. 차량 탑승 시 안전벨트 착용, 청소년 음주와 흡연 방지 등을 위해 활용되는 데 최근에는 금연직장만들기 등으로 보건사업에서 활용되고 있다.

⑥ 지역사회개발

지역사회개발이란 건강과 관련된 요인에 대한 의사결정에 지역사회가 초기에서부터 참여할 수 있도록 하는 과정이다. 주민과 지역사회가 즉각적인 문제를 해결할 수 있을 뿐만 아니라 장기간에 걸쳐서 그들의 능력과 자신감을 배양할 수 있도록 함께 노력하는 과정이다.

(4) 옹호 및 정책개발

정책개발이란 각급 정부가 제정하는 정책, 규제, 법 등이 해당되나 민간단체의 공식적이거나 비공식적인 규정이나 합의도 포함된다.

① 옹호
② 건강에 해를 끼치는 행동을 억제하거나 제한하기 위한 규제
③ 건강한 행동을 촉진하기 위한 정책

2) 전략(간호방법과 수단) 개발단계

전략개발은 대체적으로 다음과 같은 단계를 거친다.

- 시장세분화와 표적집단 선정
- 표적집단 건강문제의 원인분석
- 원인해결을 위한 전략 취합과 적합한 전략의 선정
- 전략의 구체화

(1) 시장의 세분화

시장세분화는 동질성을 가진 집단으로 대상자를 분류하는 것을 말한다. 보건사업대상자를 작은 그룹으로 분류할수록 제공되는 서비스를 대상자의 필요와 요구에 좀 더 맞출 수 있으나, 보건사업대상자를 너무 세분화하면 비용이 증가하게 된다.

시장세분화의 기준은 대상자의 인구학적 특성, 지리적 특성, 행태적 특성을 이용한다.

① 인구학적 변수: 성, 연령, 소득, 직업, 교육수준 등을 이용한다.
② 지리적 변수: 지역별로 대상자의 특성이 다르므로 대상자를 거주지역으로 구분한다.
③ 행태학적 변수: 보건사업대상자의 태도나 반응, 행동의 변화단계에 따라 대상자를 구분한다.

(2) 표적집단 선정

보건사업대상자를 동질성 집단으로 분류하며 이들 집단을 사업대상자로 선정할 것인지를 결정하는 것을 말한다. 상품시장은 대상자의 양적 크기나 성장 속도, 경쟁 정도, 대상자의 반응성을 이용하여 표적집단을 선정한다.

① 대상자기준: 문제행동이나 심각성을 기준으로 가장 많은 문제점이나 위험요인을 가진 집단
② 비용–효과기준: 투입자원에 대비하여 최대의 효과를 가진 집단
③ 전략적 기준: 국가나 지방자치단체, 보건소의 전략적 목표에 가장 부합하는 집단
④ 형평성 기준: 반응성이 떨어지는 취약계층으로 가장 도움이 필요한 집단

표적집단을 정하기 위해서는 위에 열거한 기준 중 가장 중요한 한 가지를 활용하거나 각 기준에 상대적 비중을 두어 우선적인 대상자를 선정해야 한다. 또한 사업의 직접적인 대상자만 선정해서는 안 되고, 이를 도와줄 수 있는 대상자도 중요시해야 하는데 전자를 1차집단, 후자를 2차집단이라 한다. 표적집단이 꼭 하나일 필요는 없고 여러 세분화된 집단을 선정하여 각 집단에게 다른 서비스를 제공할 수도 있다.

(3) 건강문제의 원인 분석

표적집단이 가지고 있는 건강문제의 원인을 분석하는 과정으로 심층면접과정이나 의사결정 나무, 특성요인도 및 5Why's 등을 활용하게 된다.

(4) 가능한 전략취합과 선정

문제해결에 적합하다고 생각하는 전략을 기획팀들이 브레인스토밍이나 스토리보딩 등의 방법을 이용하여 취합한다. 팀원의 의견만으로 부족하다면 전문가를 이용하고 델파이 조사 등도 병행한다.

취합한 전략 중 가장 적합한 전략을 선정하기 위해서는 건강문제 우선순위 결정기준을 이용한다.

① 효과 크기
② 효과 즉시성: 사업의 효과가 늦게 나타나는 전략은 우선순위가 낮음

③ 효과 지속성: 사업 효과가 단기간인 경우는 우선순위가 낮음
④ 시너지효과: 예상하지 못한 부작용
⑤ 필요한 자원의 양
⑥ 전략실행의 기술적 난이도
⑦ 지역사회나 대상자 반응

(5) 적합한 전략의 구체화

표적집단의 보건문제 원인이 분석되고 원인해결을 위한 전략이 선정되면, 이를 위한 구체적인 프로그램이 만들어져야 한다. 이 과정에서 사회적 마케팅의 4P인 제품, 가격, 장소, 판촉을 활용할 수 있어야 한다. 물론 4P요소는 마케팅활동에서 사용하는 원칙이므로 모든 전략의 구체화에 그대로 적용할 수는 없으나, 4P의 기본원칙과 큰 틀은 보건사업전략을 구체화하는 데 도움이 된다.

① 제품: 보건사업프로그램

효과적인 제품 개발을 위해서는 대상자의 요구가 반영되어야 한다. 따라서 사업담당자가 프로그램을 개발하려고 할 때에는 먼저 대상자가 어떤 요구를 가지고 있으며 그 프로그램을 통해서 어떤 이익을 얻고자 하는지를 이해하여야 한다. 이 외에도 프로그램이 성공하기 위해서는 대상자들이 원하는 것을 제공할 수 있는 기술적 능력이 있어야 하고, 조직이 가지고 있는 강점들과 조화될 수 있는 제품이어야 하며 프로그램 개발기간 및 도입의 타이밍이 좋아야 한다.

② 가격

가격에서는 서비스를 이용하는 데 지급하는 금전적인 비용 외에도 시간적 비용(제품이나 서비스를 얻는 데 걸리는 시간)과 기회비용(한 제품이나 서비스를 획득함으로써 어떤 혜택이나 기회를 놓치게 되는 것)이 포함된다. 따라서 시간비용이나 기회비용 같은 간접비용을 감소시켜 주는 것이 이용자의 이용률을 높이고 만족도도 높이는 방법이 된다.

③ 장소

모든 서비스는 지역사회 어디서나 쉽게 이용할 수 있어야 한다. 이를 위해 개발된 서비스를 어떻게 대상자에게 제공할 것인가에 대해 고민해야 한다. 최근에는 생활공간에서 사업을 해야 한다는 주장이 호응을 얻고 있다. 건강마을, 건강학교, 건강직장, 건강병원 등은 바로 생활공간을 이용한 사업유형이다. 사업장소를 결정하기 위해서는 첫째, 서비스제공이 생활공간에 존재하고 이를 자원으로 활용할 수 있는가를 검토하고, 둘째, 표적집단의 생활양식을 고려함으로써 표적집단에게 가장 쉽게 접근할 수

있는 장소를 선택하며, 셋째, 서비스이용을 위해 표적집단이 포기해야 하는 시간을 참조해야 한다.

④ **판촉**

개발된 보건프로그램을 지역주민을 비롯한 사업대상자들에게 광고, 판매촉진, 인적 판매 등을 이용하여 판촉해야 한다.

3) 전략(간호방법과 수단) 개발을 위한 유의사항

(1) 보건문제의 원인을 생각한다.

전략이 목표달성에 도움이 되려면 해결하고자 하는 보건문제의 원인과 전략 간에 인과 관계가 있어야 한다.

(2) 생태학적 모형을 참조하여 복합적 전략을 개발한다.

인간의 행동에는 다차원적인 요인들이 영향을 미치므로 보건사업의 경우 다양한 수준에서 동시다발적인 전략을 채택하도록 한다.

(3) 전략의 과학적 근거를 확보한다.

보건사업의 전략을 결정할 경우, 가능한 전략의 효과를 객관적으로 평가한 후에 채택하도록 해야 한다.

(4) 표적집단을 정하여 집중한다.

우선적으로 사업을 시행해야 할 사업대상자를 선정한 후, 이들에게 집중적으로 사업을 전개하여 표적집단이 가지고 있는 문제를 확실하게 해결해줄 수 있도록 해야 한다.

(5) 대상자에게 적합한 사업을 개발한다.

사업대상자의 필요에 부합되는 맞춤식 서비스를 제공하기 위해서는 조직의 역량을 감안하여 차별화된 전략 또는 집중화된 전략을 구사한다. 사업의 실행장소는 어떤 경우든 생활 공간을 고려하여 대상자의 접근성을 제고하여야 한다.

(6) 경쟁자와 차별화된 사업전략을 개발한다.

개인을 대상으로 한 보건사업은 경쟁이 있을 수 있으므로 보건사업을 기획할 때는 경쟁자와 차별화된 서비스를 제공하도록 해야 한다.

(7) 전략의 실천 가능성을 높인다.

보다 현실성 있는 전략을 고려해야 한다. 반드시 전략이 실현될 수 있도록 하기 위해서는 실현가능한 전략을 개발하고, 개발된 전략의 실천성을 높여야 한다.

이를 위한 구체적 방안은 다음과 같다.

① 전략개발은 조직과 지역사회의 역량을 감안하여야 한다.
② 대상자가 문화적으로 수용하기 쉬운 전략이 실천가능성이 높다.
③ 조직의 비전-목표전략 간에 논리적 일관성이 있을 때 전략의 실천가능성이 높다.
④ 수직적(기관-부서- 팀-개인), 수평적(부서 간, 팀 간) 시너지효과가 있는 전략이 실천될 가능성이 높다.
⑤ 전략, 실천, 평가, 보상이 연계될 때 전략의 실천가능성이 높다.

3. 수행계획(집행계획)

지역사회간호에서 수행계획은 간호업무활동을 누가, 언제, 어디서, 무엇을 가지고 할 것인가를 결정하고, 설정된 목표가 효율적으로 달성될 수 있도록 계획하여야 한다. 이것은 지역사회 간호사의 능력에 달려있다. 수행해야 할 내용이 담겨 있어야 하며, 이는 향후 계획 작성자 및 사업 수행자의 행동 지표로 기능을 수행하게 된다.

수행계획을 세우기 전에 대상자의 의견을 존중하면서 고려할 사항은 다음과 같다.

① 장애요인을 해결할 수 있고 목적달성이 용이한 가장 적절한 방법인가?
② 대상자의 요구와 동원 가능한 자원의 균형이 맞는가?
③ 많은 간호방법과 수단 중에서 문제해결에 가장 적절한 것을 선택했는가?
④ 선택한 간호방법의 세부적인 활동을 규명한 것인가?

다음 내용을 중심으로 기술하며, 가능한 사업영역별로 논리모형을 제시해야 한다.

1) 누가

업무분담을 말하는 것으로 어떤 지식과 기술을 가진 어느 요원 몇 명이 담당할 것인가를 결정한다.

2) 언제

업무가 언제 시작해서 언제 끝나는지 각 업무활동 단계마다 시작시간과 끝나는 시간을 기록하여 시간표를 작성한다.

- 연간계획: 월별 분기별로 균등하게 업무를 구분하되 농촌에서는 농번기와 집단행사를 고려하여 그 사업의 성격과 지역특성에 따라 계획한다.
- 월간계획: 그 달의 업무를 구체적으로, 매주로 나누어 계획한다. 장날이나 예비군 훈련일 등의 특별한 행사가 있는 날을 고려하면 효과적이다.
- 주간계획: 주 단위의 업무를 구체적으로 매일 무엇을 할 것인가를 계획하는 것으로 자세한 월간계획이 있으면 생략할 수도 있다.

3) 무엇을

각 사업대상자에게 시행하고자 하는 보건사업 내용을 기술하고, 동일 대상자에게 2개 이상의 사업을 시행하는 경우에는 사업내용을 각각 기술한다(표 3-24).

표 3-24 사업대상자 및 사업내용

사업종류	대상자유형	대상자수	대상자 선정이유	사업목표	사업내용	비고

4) 어디서

업무활동을 수행할 지역, 즉 장소, 마을, 빌딩의 명칭을 명확히 기술한다.

5) 수행계획 작성의 예

(1) 사업의 담당부서 및 인력

① 각 인력이 담당할 역할(업무분담)을 기술하고, 보건소 현재인력 이외에 추가인력이 필요할 경우 인력의 충원계획도 함께 기술한다(표 3-25).

표 3-25 사업의 담당부서 및 인력

번호	성명	소속기관 및 부서	직위	업무내용	비고

② 보건소의 사업관련인력에 대하여 교육이 필요한 경우에는 해당인력에 대한 교육 방안을 기술한다.

(2) 필요시설 및 장비

필요한 시설과 장비의 목록을 기술하며, 현재 보유한 시설과 장비 이외에 시설이나 장비가 추가로 필요할 경우 이를 확보하기 위한 계획도 함께 기술한다(표 3-26).

표 3-26 필요시설 및 장비

사업명	시설 및 장비명	용도	수량
금연사업	흡연 패널	전시홍보용	10개
	흡연 모형	전시홍보용	2개
	CO 측정기	금연 클리닉실 상담용	2개

(3) 사업추진 일정

사업의 추진내용을 구체적 내용별로 추진일정을 명시하는 것이다(표 3-27).

표 3-27 사업추진 일정표

사업명	추진일정(월)											
	1	2	3	4	5	6	7	8	9	10	11	12
금연지도자 교육			↔									
청소년 흡연교육			↔	↔	↔				↔	↔		
금연구역 지정 및 지도 점검			↔			↔			↔			↔
금연교실 운영			↔	↔	↔	↔	↔					
금연홍보관 운영	↔	↔	↔	↔	↔	↔	↔	↔	↔	↔	↔	↔

(4) 관련 기관 및 단체의 참여 여부

관련 기관 및 단체의 참여 여부를 확인하여 기술한다(표 3-28).

표 3-28 관련 기관 및 단체의 참여 여부

기관명	연락처(담당자)	협력내용

6) 사업예산서

사업계획서에 기술된 사업에 소요될 예산을 예산편성 및 집행기준에 의거하여 작성한다.

4. 평가계획

사업을 시작하고 나서 종료할 때까지 사업의 진행과정과 사업결과를 어떻게 평가할 것인지에 대한 계획을 기술하는 것이다. 누가(평가자), 언제(평가시기), 무엇을(평가도구) 가지고 어떤 범위(평가범주)로 평가할 것인가를 결정하는 것이다. 평가란 사업수행 결과를 파악하고 측정하여 사업의 성과를 파악하는 것이므로, 평가를 하기 위해서는 이를 측정할 도구와 기준이 있어야 한다. 평가시기는 사업의 계획단계, 수행단계, 종결단계 등 다양하므로, 평가계획은 사업을 시작하기 전에 수립해야 한다(표 3-29).

1) 평가계획 구성요소

(1) 평가자

평가를 누가 할 것인가를 정하는 것이다. 예를 들어, 평가위원회를 구성할 때, 누구를 포함할 것인가를 정한다.

(2) 평가시기

평가시기는 사업이 완전히 끝났을 때와 사업이 진행되는 도중에 수시로 할 수 있다. 따라서 평가를 언제할 것인지, 즉 연말, 분기말, 월말, 주말 등 미리 일정표를 작성한다.

(3) 평가도구

무엇을 가지고 평가할 것인지를 결정하는 것으로, 평가도구는 타당성과 신뢰성이 있어야 한다. 타당성은 조사하려는 내용을 얼마나 정확하게 검사결과가 반영해 주는지, 즉 평가내용을 올바르게 평가하고 있는지를 나타내는 것이다. 신뢰성은 측정하려는 목표나 내용을 얼마나 사실과 가깝게 오차 없이 정확하게 측정하느냐를 알아보는 것으로, 같은 대상자에게 검사를 반복할 때 같은 결과가 나타날 수 있는지, 즉 평가기준이 정확한지를 나타내는 것이다.

(4) 평가범주

① 사업의 성취도

설정된 목표가 제한된 기간에 어느 정도 도달되었는지 구체적으로 파악하는 것으로 측정 가능한 용어나 숫자로 제시하면 편리하다.

표 3-29 지역사회간호사업의 지표 기준 제시 사례

사업명	사업량	실적(%)	평가기준	내용(배점)
가정방문	10점	25회	1~5회 6~10회 11~15회 16~20회 21~25회	2점 4점 6점 8점 10점
집단교육	10점	2회	교육실시 여부	• 2회 모두 계획대로 실시 – 3점 • 1회는 계획대로 • 1회는 계획보다 늦게 실시 – 2점 • 1회만 실시 – 1점 • 미실시 – 0점
			교육대상자 이해도	• 만족한다 – 2점 • 보통이다 – 1점 • 불만이다 – 0점
			교육대상자 참여도	• 1~5명 – 1점 • 6~10명 – 2점 • 11~15명 – 3점 • 16~20명 – 4점 • 21~25명 – 5점
운동 프로그램 참여	20점	2회	프로그램 참여도	• 100% 참여 – 5×2회 • 80% 이상 참여 – 4×2회 • 60% 이상 참여 – 3×2회 • 40% 이상 참여 – 2×2회 • 20% 이상 참여 – 4×2회
			교육대상자 만족도	• 매우 만족한다 – 5×2회 • 만족한다 – 4×2회 • 보통이다 – 3×2회 • 불만이다 – 2×2회 • 매우 불만이다 – 1×2회

② 투입된 노력

인적 · 물적 소비량을 보는 것으로 담당자가 사업을 위해 어느 정도 노력했는가를 측정하는 것이다. 예산보다는 간호사업을 위해 제공한 시간이나 가정방문횟수, 자원동원횟수 등을 말한다.

③ 사업의 진행 정도

수행계획에 기준하여 내용 및 일정에 맞도록 수행되었는지 또는 되고 있는지를 파악하는 것으로 잘 수행되지 않았으면 원인을 분석하여 계획을 변경하거나 원인을 제거하도록 한다.

④ 사업의 적합성

지역 주민의 요구에 부합되는 것으로 모든 사업의 실적을 산출하고 지역사회 요구량과의 비율을 계산한다.

⑤ 사업의 효율성

투입량에 대한 산출량을 보는 것으로 인적 · 물적 자원을 비용으로 환산하여 그 사업의 단위목표량에 대한 투입비용이 어느 정도인가를 산출한다.

2) 평가절차

(1) 평가대상과 기준

평가범주 중에서 무엇을 평가하며 어떠한 측정기준으로 평가할 것인가를 결정한다(표 3-30).

표 3-30 결과평가의 방법

구분	지표명	지표의의	평가기준	평가시기*	비고
구조 지표	전담조직 구성여부	사업수행의 책임과 제공, 용이성을 확보할 수 있는 사업 인력 구성 여부	• 전담조직(담당) 배치 • 프로그램 전담자 배치 • 전문인력 확보 여부	가	
	시설 및 장비 보유의 적절성	사업을 효율적으로 수행하는데 적합한 시설장비 보유 유무와 충분성 확인	• 프로그램 운영을 위한 시설장비 보유 또는 지원확보 여부	가, 나	
	예산확보의 적절성	예산이 사업목표를 달성하는데 적절한 규모인지 확인	• 사업수행 예산보유 여부	가, 나	
과정 지표	프로그램 성공률	대상자의 문제점 호전 정도 파악	• 목적사업별 상태 호전 여부 파악 • 지표에 의한 전후비교	다, 라	
결과 지표	프로그램 만족도	프로그램 참여자의 만족도 조사	• 프로그램 운영 내용 및 절차 등 전반적 만족도와 목표 달성 여부	나, 다	
	자체평가	사업시기별 자체평가 시행 여부 확인	• 평가 여부	나, 다	

※ 평가시기: 가-사업시작 전, 나-사업중간, 다-사업종료, 라-사업종료 후 추적조사

(2) 평가자료 수집

평가하기 위한 정보 및 자료를 수집하는 것이다.

(3) 비교

설정된 목표와 현재 이루어진 상태를 비교한다.

(4) 가치판단

목표에 도달했는지 또는 어느 정도 도달했는지 범위를 판단하고 그 원인을 분석한다.

(5) 재계획

미래사업의 진행방향을 결정한다. 사업을 계속할 것인지, 변화하여 수행할 것인지, 사업을 중단할 것인지 결정하는 것이다.

제4절 | 지역사회간호수행

간호과정의 4번째 단계인 수행은 목적과 목표달성을 위한 활동이다. 수행은 지역사회간호사가 담당하는 역할과 대상자가 가지고 있는 건강문제의 종류, 문제해결을 위한 지역사회의 참여도, 지역사회의 변화에 따라 간호수행의 형태가 정해져 개인이나 집단에 의해 이루어지거나, 다른 사람들과 분할하거나, 다른 사람에게 권한을 위임하기도 한다.

수행과 연관된 활동은 수행하는 데 필요한 지식과 기술을 선정하여야 하며, 수행에 대한 책임을 규정하며, 수행에서 장애요인을 확인하는 것뿐만 아니라 실제로 수행하는 데 필요한 환경 제공과 계획단계에서 수립된 활동 등을 실행하는 것이다.

1. 간호수행활동

지역사회간호사는 계획한 사업을 수행하는 데 직접간호제공, 보건교육 및 보건관리 등의 업무를 해야 한다.

1) 직접간호

지역사회에서 직접간호란 일차의료수준에서 건강사정, 증상 및 질환관리, 응급처치, 상병 악화방지 등의 건강관리와 건강증진, 질병예방 등을 포함한다.

2) 보건교육

지역사회간호사가 지역사회주민들 스스로 건강생활양식을 채택하고 유지하도록 교육하여 유용한 보건의료서비스를 합리적으로 이용하고, 상태와 환경을 개선하여 적정기능수준의 건강을 향상하고 유지하도록 하는 과정이다.

3) 보건관리

보건관리는 지역사회간호사가 계획한 활동을 수행하기 위하여 수행단계에서 요구되는 활동이다. 지역사회간호사가 수행해야 할 업무와 보건요원 및 지역사회주민이 그들의 업무를 할 수 있도록 업무활동을 조정하며, 사업의 진행을 감시하고, 활동을 감독하는 일이다.

(1) 조정

지역사회간호사는 보건요원들 간의 업무를 조정함으로써 업무가 중복되거나 누락되지 않도록 각 보건요원들 간의 관계를 명확하게 해야한다. 예를 들면 시간표, 직무기술, 수행지침 등에 대한 의사소통을 원활하게 하기 위하여 명령체계를 수립한다. 지역사회간호사는 전체 지역사회간호사업의 목적에 도달하기 위한 업무활동에서 중복이나 누락이 없도록 각 요원들의 활동을 조정하여 주된 활동을 누가 할 것인지를 구체적으로 제시하고 각 보건요원 간의 의사소통을 위해 주기적으로 공식적인 회합을 갖고 즉시 평가하여 결과 조정을 잘 해야 한다. 계획한 활동이 제때에 진행되는지를 점검하는 것으로 내용, 방법, 시간, 장소 등을 수정할 수도 있다. 예를 들어, 고혈압관리사업에 대한 홍보활동을 반상회를 통해 실시하고자 계획하였다면 그대로 이루어지고 있는지를 점검하고 조정해나가는 것이다.

① 지역사회간호계획을 변화시켜야 할 경우

- 지역사회의 상태가 변화하였을 때
- 수행내용이 시간과 자원에 비해 실현성이 희박할 때
- 수행내용이 지역사회 역량보다 지나치게 높거나 낮은 수준으로 계획되었을 때
- 더 많은 정보가 수집되어 건강문제가 수정되었을 때
- 기존의 건강문제는 해결되고 새로운 건강문제가 발생하였을 때
- 새로운 자원을 사용할 수 있을 때

② 활동을 조정하는 경우

- 계획한 목표를 재검토한다.
- 각 목표에서 필요한 활동을 재검토한다.
- 시간표상에서 일의 시작과 진행과정 및 끝을 확인한다.
- 책임자의 기술수준이나 능력에 맞게 일이 분배되었는지를 대조한다.
- 관계직원과 논의하여 대상자를 포함한 지역사회 참여방법을 결정한다.

③ 검토사항

위의 모든 사항에 대하여 왜, 누가, 누구에게, 무엇을, 어떤 접근방법으로, 어디에서, 어떻게 해야 하는지를 점검하는 것이다. 이 경우 검토할 사항은 다음과 같다.

- 프로그램 내용: 무엇이 이루어지는가? (예: 고혈압 관리사업)
- 과정 및 절차: 어떻게 이루어지는가? (예: 기술적, 행정적, 관리적 측면 등)
- 직무책임자: 누가 하는가? (예: 간호사, 행정관리, 지역대표 등)
- 시간이나 기한: 언제 이루어지는가?
- 예산내역: 비용이 얼마나 드는가?

(2) 감시

지역사회간호사업의 수행단계에서 감시는 사업의 목적을 달성하기 위하여 사업 시 계획대로 진행되어 가고 있는가를 확인하는 것이다. 업무활동표준을 유지하기 위해 업무수행수준, 절차, 결과를 점검하며 불충분한 경우는 원인을 파악한다. 감시방법으로는 계속관찰, 자원점검, 기록 검토 등이 있으며 계속적인 감시를 위하여 정보체계를 통한 감시목록을 점검하여야 한다.

① 투입에 대한 감시

- 규정에 따라 기대되는 기능, 활동 및 업무수행 여부
- 맡은 업무의 적절성 여부
- 자원의 소비와 예산의 계획에 따른 집행 여부
- 필요한 정보전달 여부
- 대상 주민이나 지역사회 참여 정도

② 과정에 대한 감시

- 규정에 따라 기대되는 기능, 활동 및 업무수행 여부
- 업무기준의 달성 여부
- 회의개최 여부 및 의사소통 여부

③ 결과에 대한 감시

- 결과의 달성 정도
- 계획에 따른 서비스 전달 정도
- 새로운 기술이나 훈련에 대한 성과 정도
- 의사결정 시기의 적절성 여부
- 기록의 신뢰성 여부
- 보고서 정기발간 여부
- 업무상 발생된 갈등해소 여부
- 대상 주민이나 지역사회의 만족도

(3) 감독

업무활동의 감독(supervising)은 감독계획을 만들어 정기적으로 지역사회를 방문하여 실시하는 것으로, 목표 진행 정도의 평가, 주어진 업무수행 수준의 관찰, 사업진행 동안에 발생한 문제와 개선점을 토의하는 활동을 의미한다. 지역사회간호사의 감독 활동은 사업목적의 적절성, 지역사회의 상태, 지역사회간호사의 수준, 자원동원가능성을 평가하고, 업무수행자들을 지원하고 격려해 주기 위한 수단으로 활용된다.

감독계획은 감독할 사업의 목록을 작성 후, 어떤 사업을, 언제 어느 정도 간격으로(빈도), 무엇을 가지고(도구), 어떻게 할 것인가를 구체적으로 작성한다. 어느 정도 자주 방문하여 감독할 것인가는 지역사회의 상태, 지역사회간호사업의 수준, 교통망과 장원의 동원 가능성에 의해 결정된다.

지역사회간호사는 감독방문을 하기 전 다음 사항을 알아야 한다.

- 지역사회가 도달해야 할 목표량
- 요원들이 해야 할 활동
- 목표량과 관련된 사업진행 정도
- 사업진행 동안 발생 가능한 문제
- 사업활동에 필요한 물품

이상의 점들을 확인한 후 지역사회를 방문하여 다음과 같은 감독활동을 한다.

- 목표가 달성되도록 잘 진행되고 있는지 보건요원이 기록한 기록부를 본다.
- 주어진 업무활동(도구소독, 물품비출, 상병자간호, 보건교육)을 어떻게 하고 있는지 관찰한다.
- 주민의 요구와 주어진 사업이 잘 부합되는지를 지역사회주민들과의 대화를 통해 사업수행에 대한 이해와 요구를 파악한다.
- 대상지역주민이나 그 밖의 가족과 동네주민들의 반응은 어떠한지(사업을 제대로 알고 이용하는지, 다른 것을 요구하는지, 주민들의 만족도는 어떠한지 등) 파악한다.
- 지역사회간호사가 발견한 문제점과 건의사항에 대해 요원들과 토의한다. 예를 들면, 지역사회 청소문제, 물품의 안전관리문제, 사업 증진 등을 위하여 개선되어야 할 문제에 대하여 토의하고 조언한다.
- 다음 방문날짜를 재확인한다.

2. 수행에 영향을 미치는 요인

지역사회간호사는 지역을 대상으로 중재를 시행하고자 할 때 수행단계에 영향을 미치는 요인을 파악하여 사업을 진행해야 한다. 이와 관련하여 고려해야 할 것은 간호수행에 관련된 지식과 기술 중에 가장 필수적인 것을 선정해야 하며, 수행에 대한 책임을 규정해야 한다. 수행하는 데 장애요인을 확인하고, 실제로 수행하는 데 필요한 환경이 제공되어야 한다.

1) 필요한 지식 및 기술 선정

계획에 따른 내용을 진행하는 데 필요한 지식과 기술을 선정하고, 이를 가장 잘 수행할 수 있는 적절한 인력을 선정해야 한다. 따라서 지역사회 특성에 맞추어 수행되는 간호중재에 참여하는 간호사는 전문적인 지식과 기술을 갖추어야 한다.

2) 책임규정

간호수행에 있어 여러 인력이 포함되므로 활동 영역과 책임 한계를 명확히 해야 하고, 그에 따른 여러 책임을 규정하는 것이 필요하다. 전문적인 역할을 수행하는 데 책임이 있는 사람은 필요한 행위를 수행하는 데 권위도 갖는다. 간호계획의 수행에 대한 책임은 지역사회간호사에게 있다. 또한 대상자를 도와줄 수 있는 다른 기관으로 의뢰하거나 다른 사람에게 임무를 위임할 때도 책임이 수반된다.

3) 장애요인 확인 및 수정

간호수행에 영향을 줄 수 있는 장애요인을 확인하고, 장애요인을 수정하거나 제거해야 한다. 수행에 적합할 것이라고 예상하여 선택한 중재방안이라도 간호문제를 해결하는 과정에서 장애요인이 확인될 수 있다. 그러므로 계획단계에서 예상치 못했거나 수행과정에서 발생된 장애가 있다면 다시 조사하는 것이 필요하다.

4) 적절한 환경제공

간호계획에 따라 수행하기 위해서는 적절한 환경이 제공되는 수준이나 정도가 간호수행에 영향을 미친다. 간호계획을 수행하는 데 적절한 환경은 대상자의 안위나 안전을 유지하고, 수행을 하는데 필요한 시간, 인원, 도구 등을 포함한 자원들을 제공하는 것이 유용하다.

5) 계획된 활동 수행

간호계획에 따라 수행을 이행하는 것이 필요하다. 지역사회간호사는 지역사회가 업무와 관련된 목표를 선택하고 달성하도록 돕는 전문가로 활동할 수 있다.

제5절 지역사회간호평가

1. 평가의 정의

보건사업의 평가란 보건사업에 관한 의사결정을 지원하기 위하여 체계적으로 정보를 수집 · 분석 · 보고하는 과정이다. 어떤 사람은 보건사업보다는 자신이 수행하고 있는 사업만 평가하려고 한다. 보건사업의 전체 평가는 사업의 결과를 평가하는 것으로, 일부 활동이 효과가 있다고 해서 전체 사업이 효과가 있는 것은 아니다. 따라서 평가는 사업이 건강수준의 변화라는 목표를 달성할 수 있도록 사업의 과정 중에 주기적으로 결과를 분석하고, 전체사업 목표 달성에서 각 부문의 활동이 어떻게 기여하고 있는가를 분석하는 체계적 과정이어야 한다.

2. 평가의 목적

보건사업을 평가하는 목적은 첫째, 사업의 목적이 달성되었는가를 알기 위함이다. 둘째, 사업이 효과적이었는지 판정하기 위함이다. 셋째, 사업개선방안을 찾기 위함이다. 사업의 개선방안은 넓게 보면 건강과 관련된 새로운 정책의 도입이 될 것이며, 보건사업팀수준에서는 보건사업영역의 전략 선택이나 새로운 개입방법의 개발이 될 것이다. 그리고 담당요원수준에서는 사업의 수행방법에 대한 개선으로 나타날 수 있다. 넷째, 사업 책임을 명확히 하기 위함이다. 다섯째, 보건사업에 필요한 새로운 지식을 획득하기 위하여 평가를 실시한다.

평가하는 사람이 누구인가에 따라 평가목적에 차이가 있다. 사업담당자들은 자기 사업이 목적을 달성하였는지에 관심이 있고, 관리자는 목적달성 여부와 사업의 책임, 사업개선방안에 관심이 있을 것이다. 반면에 예산을 지원한 지방자치단체장이나 중앙정부는 사업의 목표달성 여부나 효율성이 주요 관심사일 것이다. 학계나 연구소 등에서는 보건사업에 대한 새로운 지식의 발견에 큰 관심을 가질 것이다.

3. 평가영역

평가의 목적에 따라 평가 내용이 다르지만, 일반적으로 보건사업평가는 다음의 다섯 가지 영역을 평가하게 된다.

첫째, 보건사업을 통하여 무엇을 수행하였는가를 평가한다. 이는 주로 사업의 산출물을 평가하는 것으로 사업이 계획대로 진행되었는가를 평가하는 것이다. 평가의 목적은 사업을 통한 대상자(개인, 집단, 지역사회의 행위나 환경, 정책 등)의 변화이므로 산출물 평가는 그 자체가 아니고, 사업활동이 결과 변화에 어떤 영향을 미쳤는가이다.

둘째, 사업결과를 평가한다. 이는 사업의 목표를 달성하였는가를 평가하는 것이다. 이미 학습한 바와 같이 사업목표는 건강수준의 변화 같은 결과 목표와 지식이나 행태의 변화 같은 영향 목표로 구분할 수 있다.

셋째, 사업의 성공과 실패에 대한 이유를 분석하는 것이다. 사업평가는 실용적이어야 한다. 따라서 단순히 '목표를 달성하였다', '못하였다'가 아니라, 목표를 달성하였다면 그 이유는 무엇이고, 실패하였다면 또 그 원인이 무엇인가를 분석해야만 사업관계자들의 의사결정에 도움을 줄 수가 있다.

이상의 사업평가 결과를 바탕으로 넷째, 앞으로 사업을 계속할 것인가, 사업을 계속한다면 어떻게 개선시킬 것인가를 판단하고, 다섯째, 다른 지역이나 집단을 대상으로 이와 같은 사업을 확대해서 시행할 것인가를 질문하는 것이다. 이는 평가결과의 활용성을 높이기 위한 것이다.

4. 평가방법

1) 효과성 평가

(1) 효과성 평가의 개념

효과성 평가(effective evaluation)는 보건사업이 원래 의도했던 목적 또는 목표의 달성 정도를 분석하는 것이다. 보건사업의 목적과 목표는 상향적으로는 보건기관 또는 조직의 설립 이념이나 목적달성을 위한 수단의 구실을 한다. 또한, 하향적으로 보건사업의 목적과 목표는 대상자 목표달성을 위한 것이므로 서비스 목표와 관련이 있다. 따라서 보건사업의 효과성은 조직의 효과성과 서비스 효과성을 포함하는 개념으로 간주된다. 그러나 조직효과성은 보건사업 수행 이외의 환경적응력, 인력, 리더십, 기술, 문화 등과 수많은 영역에서 각기 다른 효과성 측정지표가 있고, 보건사업 평가보다는 기관평가의 대상이 되기 때문에 외면의 범위가 너무 넓다.

그러므로 보건사업의 효과성 평가는 보건사업 자체의 목표 달성과 대상자에 대한 서비스 목표 중심으로 이루어진다. 결과적으로 대상자에게 제공된 서비스에 중점을 두어 서비스 질이 평가의 중요한 기준이 된다. 효과성 지표는 건강수준 변화 같은 사업결과에 대한 평가를 결과평가, 전환과정과 산출물에 대한 평가를 과정평가(이는 산출물평가와 과정평가로 세분화할 수 있다), 투입에 대한 평가를 구조평가로 분류하게 된다.

보건사업은 언제 평가를 실시하는지에 따라서도 구분이 가능하다. 사업을 시작하기 전에 지역이나 대상자의 보건문제를 분석하고, 사업의 가능성을 검토하는 단계를 거치기 마련인데, 이를 기획과정에서는 현황분석이라고 한다. 이 과정은 기획의 첫 단계이나 보건문제와 사업의 시행가능성을 평가한다는 점에서 평가의 한 단계라고 볼 수 있다. 다음 단계는 사업의 실행과정 중에 이루어지는 평가로 사업의 수행상태를 파악하고 개선방안을 검토하는 평가로, 이를 과정평가라 한다. 마지막으로 사업종료 후에 사업의 개선과 지속여부를 결정하기 위하여 사업의 결과를 평가하게 되는데 이를 결과평가라고 한다(그림 3-5).

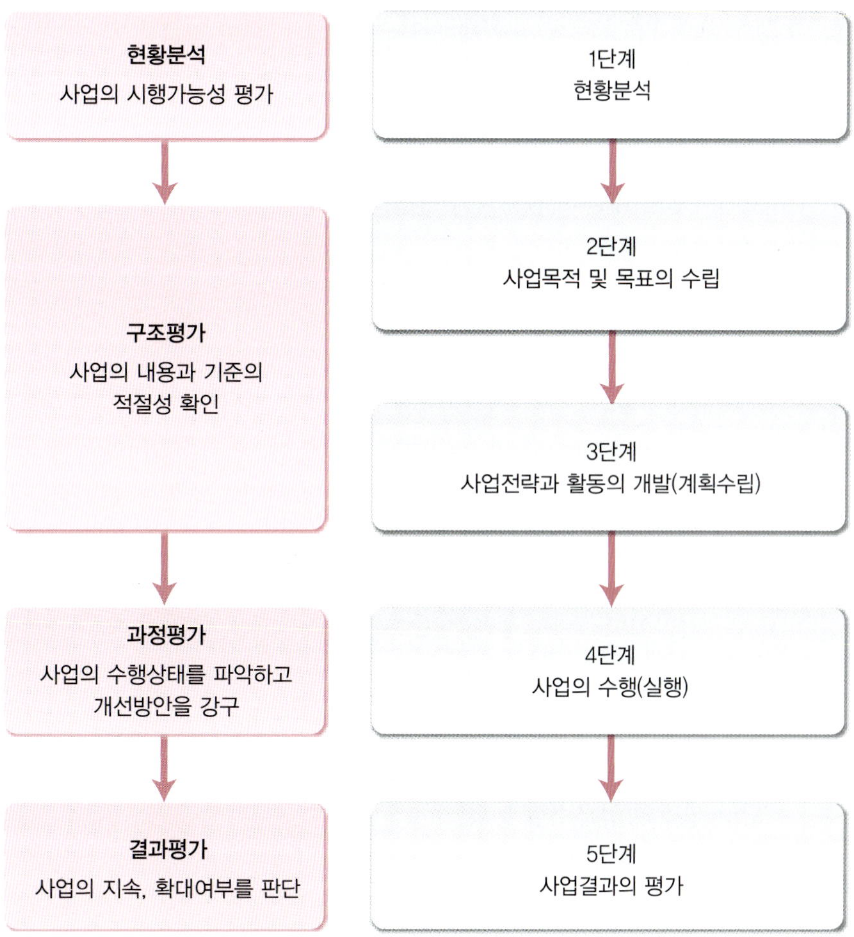

그림 3-5 평가시기에 따른 평가의 유형

(2) 구조평가

구조(structure)평가는 보건사업의 배경이 되는 보건조직 및 담당자의 특성 같은 구조적 요인들이 보건사업과 서비스의 효과성에 영향을 미치는 것을 평가하는 것이다.

따라서 구조평가는 사업인력과 시설 및 장비의 적절성에 대하여 평가하는 것이다. 구조평가는 무엇보다도 먼저 사업인력의 적정성을 평가하는 것으로 이에는 사업 인력의 양적 충분성과 사업수행에 필요한 전문성 확보를 평가한다. 사업관계자들은 전문 인력의 수만 충족되면 사업의 투입구조가 적합하다고 평가하는 경향이 있는데, 보다 중요한 것은 실제 사업에 필요한 기술을 지니고 있느냐의 여부이다. 보건사업이 복잡해짐에 따라 자격증 소지 여부가 사업에 필요한 전문성을 갖고 있는 것으로 판단되기 때문이다. 구조평가는 보건프로그램 실행을 효과적으로 할 수 있는 조직의 능력과 잠재력을 측정한다. 구조지표는 성과지표나 과정평가로 보건사업의 효과성을 평가할 수 없을 때 주로 사용할 수 있다. 구조평가에 해당하는 것들은 다음과 같다.

- 보건기관 및 시설의 적합성과 접근성
- 보건사업 서비스의 다양성과 체계성
- 보건사업에 대한 지원체계의 적절성
- 담당인력의 교육 및 훈련 참가 현황

(3) 과정평가

과정평가는 사업이 실행되는 중간에 실시하는 평가로 사업에 투입된 인적 · 물적 자원의 적절성과 효율성, 일정대로 진행되고 있는지, 프로그램이용자의 특성과 형평성 그리고 프로그램 전략 및 활동의 적합성과 제공된 서비스의 질을 평가한다. 이러한 과정평가를 통해 사업의 목표달성이 가능하도록 프로그램 내용을 조정하고, 목표달성을 저해하는 요인을 발견하여 시정하는 한편, 목표달성을 촉진하는 요인은 강화하고자 하는 목적에서 실시한다. 과정지표에 해당하는 것은 다음과 같다.

- 사업의 진행정도와 결과
- 제공된 서비스의 질과 양
- 담당 인력의 업무수행 능력
- 지역사회자원의 활용
- 다른 사업과의 연계

과정평가를 통하여 평가되는 내용은 다음과 같다.

과정평가 체크리스트

1. 사업(전략과 활동)이 계획한 일정대로 수행되고 있는가?
   사업일정표와 비교하여 사업이 계획한 대로 진행되고 있는지 평가한다.

2. 자원(인력, 시설, 장비, 정보 등)과 예산은 제대로 지원되고 있으며, 효율적으로 활용되고 있는가?
   1) 자원의 양적 충분성
      사업 담당자들에게 목표달성을 위한 자원이 충분한지, 아닌지를 평가하는 것이다.
   2) 자원의 질적 우수성
   3) 자원의 활용성
      자원의 활용성은 다음과 같은 지표를 이용하여 평가한다.
      (1) 사업 담당자가 사업에 투입한 시간 비율
      (2) 서비스 생산단위(예: 상담건수)당 투입되는 노동시간이나 비용
      (3) 자원 투입량 대비 산출량(예: 상담자 수)
      (4) 사업장비나 시설의 활용 정도: 장비나 시설의 활용 일수, 장비별 이용건수
      (5) 사업인력이나 시설당 이용 고객 수 등
   4) 자원관리체계의 적합성
   5) 예산의 충분성, 집행 시기의 적절성

3. 사업의 대상자 및 이용자는 적당한가?

4. 사업이 건강수준의 형평성을 향상시키는 데 기여하고 있는가?
   1) 이용자의 특성은 무엇인가? 목표 집단이 사업에 참여하는가?
   2) 이용의 형평성이 보장되고 있는가?

5. 제공된 서비스의 질과 대상자의 만족도는 어떠한가?
   1) 서비스의 질 수준
      고객만족도를 직접 조사하거나, 불만 건수 등을 측정하여 제공된 서비스의 질을 평가할 수 있다. 또한 이용자의 중도탈락률도 서비스의 질을 반영하는 지표이다.
   2) 과정평가에서 사업지침서의 존재 여부와 준수 정도를 평가한다.

6. 사업을 효율적 · 효과적으로 하기 위해 변화시켜야 할 사업내용은 없는가?
   1) 사업전략과 활동이 대상자에게 적합한가?
   2) 사업전략과 활동이 목표달성에 기여하고 있는가?

7. 사업목표를 수정할 필요는 없는가?
   과정평가의 마지막 단계는 사업목표의 현실성을 평가하고, 목표를 수정할 필요가 있는가를 판단하는 것이다.

(4) 결과평가

결과(outcome)평가는 사업의 종료 시 사업효과를 측정함으로써 사업의 지속이나 확대 여부를 판단하기 위해서 실시한다. 구조평가와 과정평가는 보건사업의 효과성을 측정하고 대상자에 대한 서비스의 질을 알아보는 간접적 지표이다. 이와 달리 결과평가는 보건사업이 투입되어 일정한 과정을 거쳐 산출되는 최종의 직접적 평가가 된다. 보건사업의 성과는 대상자나 보건사업 참가자의 변화를 말하며, 이 결과를 측정하기 위하여 평가를 위한 조사설계가 필요하다.

결과평가에서는 다음과 같은 내용에 관심을 가지고 평가한다.

- 사업이 목적과 목표를 달성하였는가?
- 사업에 의해 야기된 의도하지 않은 결과는 없는가?
- 사업이 사회적 형평성 달성에 기여하고 있는가?
- 조직과 지역사회의 문제해결 역량이 강화되었는가?
- 사업의 전략이 효과적인가?
- 사업의 가능한 대안은 무엇인가?
- 다른 대안과 비교할 때 사업이 얼마나 효과적인가?
- 다른 상황 하에서는 사업이 얼마나 효과적인가?
- 사업을 지속하거나 확대할 필요가 있는가?

보건사업의 특성상 결과평가의 지표로 수익성이나 유동성, 원가절감, 비용-편익과 같은 재무지표는 사용하기 힘들다. 또한 시장점유율 같은 경쟁적 성과지표도 경쟁이 없어 사용하기 힘들다. 따라서 보건사업의 결과평가는 재무지표나 경쟁적 성과지표보다는 건강수준의 변화(목표의 달성)나 건강문제해결을 위한 조직이나 지역사회의 변화 정도를 측정한다.

건강수준의 변화는 지식이나 태도, 행동 같은 건강결정요인의 변화(영향목표) 같은 즉각적인 결과와 생리적 기능 같은 중간결과 및 건강수준이나 삶의 질 같은 궁극적인 건강수준(좁은 의미의 결과목표)의 변화를 평가할 수 있다.

건강수준의 변화는 오랜 시간이 소요되며 평가를 위해서는 대규모의 자료가 필요하다. 또한 다른 요인에 의한 영향을 배제하기 위해서 실험설계방법을 활용해야 하나, 건강증진사업의 경우 윤리적 · 정치적 이유로 엄격한 실험설계방법을 적용하기 어려운 경우가 많다. 건강수준이나 기능장애, 삶의 질, 형평성 같은 건강수준의 변화를 평가하는 것이 이상적이나 실제로는 지식, 행태나 정책, 사회적 환경의 변화 같은 영향평가를 통하여 보건사업의 결과를 평가하는 경우가 많다. 우리나라의 경우 보건사업의 기간이 짧아 영향평가에 의존하는 경향이 더욱 강하다.

보건사업의 결과평가에서 반드시 고려하여야 할 또 다른 측면은 보건사업을 통하여 조직(보건소 등)과 지역사회의 문제해결능력이 얼마나 향상되었는지를 평가하는 것이다. 보건사업을 통하여 하나의 건강문제를 완전히 해결하기도 어려운데, 지역사회에 존재하는 모든 건강문제를 해결한다는 것은 요원한 일이다. 따라서 보건사업을 통해 보건요원의 능력을 향상시키고, 지역사회의 건강문제에 대한 관심과 문제해결 역량을 제고시키는 것은 단위 사업의 목표달성 여부 못지않게 중요하다.

조직과 지역사회 평가 시 질문사항

① 조직(보건소)과 직원의 건강문제 해결능력이 향상되었는가?

② 조직구성원의 보건사업에 대한 관심이 증대되고, 참여가 촉진되었는가?

③ 지역사회구성원들이 지역건강문제를 자신의 문제로 인식하고, 건강문제에 대한 관심이 향상되었는가?

④ 건강문제해결을 위해 지역사회자원이 활성화되고 있는가?

보건사업의 결과평가 시 유의사항

① 단기적 결과보다는 아닌 장기적 결과를 우선해야 한다.

② 사망률, 발생률, 유병률이 낮은 질환의 경우, 건강수준의 변화라는 결과자료를 확보하기가 쉽지 않으므로 건강수준을 대신할 수 있는 지표를 사업결과평가에서 활용하는 경우가 많다.

③ 보건사업의 경우 예측하지 않은 결과가 발생하는 경우가 있다.

④ 보건사업의 결과를 정확히 평가하기 위해서는 대규모의 실험연구가 필요하다.

2) 논리모형

(1) 논리모형의 개념

논리모형(logic model)은 보건사업 기획과 평가를 위한 도구로 보건사업의 투입, 활동, 산출, 결과 간의 관계를 논리적으로 연결해 준다. 현재 논리모형은 보건사업의 기획과 관리, 평가에서 성과관리를 위한 주요 모형으로 인정받고 있다. 특히, 논리모형은 보건사업이 진행되는 과정을 차트와 그림 등으로 표시해서 시각적으로 전체 보건사업에 대한 이해를 증진시킨다. 논리모형은 문제해결을 위해 필요한 자원의 유형과 규모를 결정하고 활동의 성격과 내용을 규정하며, 사업 수행으로 인한 산출과 대상자의 변화를 예측하도록 한다(표 3-31).

표 3-31 논리모형을 적용한 평가 예시

구분	투입	활동	산출	결과	
				단기	장기
항목	• 예산 • 인력 • 시설/장비 • 정보/자료	• 교육/상담 • 캠페인 • 방문간호 • 사례관리	• 상담횟수 • 방문횟수 • 참가자 수	• 지식, 태도의 변화 • 건강수준의 변화	• 사회적 변화 • 경제적 변화 • 환경적 변화
적용 예시	• 간호사 2명 • 예산 200만원	• 절주교실 • 캠페인	• 절주교실 참여자 200명 • 캠페인 4회	• 절주교실 종료 직후/ 1개월 후 절주자 수	• 절주교실 종료 1년 후 절주자의 수 • 절주상태, 절주자의 삶의 질 변화, 대인관계 변화
	구조평가	과정평가		결과평가	

(2) 구성요소

▪ 현황

현황(situation)은 보건사업이 시작되기 전에 개입 대상이 되는 대상자가 당면한 문제나 요구를 구체적으로 확인한다. 현황은 크게 나머지 모든 요소에 영향을 미치지만, 특히 성과에 일차적인 영향을 준다. 지역사회에서 해결되어야 할 문제 또는 특정 인구집단의 어려움 등에 대해서 구체적인 현황을 기술한다. 이때, 구체적인 수치를 제시하는 것이 바람직하다.

▪ 투입

투입(input)은 보건사업이 목표달성을 위해 사용하는 자원을 말한다. 투입요소에는 대상자의 문제나 요구를 해결하기 위해서 필요한 보건사업과 인적 · 물적 자원 등이 포함된다.

▪ 활동

활동(activity)은 투입이 산출로 전환되는 과정적 산물로 주로 보건사업 제공자들이 무엇을 하는지를 나타낸다. 활동요소는 보건사업 실행을 위한 서비스 제공 활동, 행정활동, 지역사회 활동을 포함한다. 보건사업 활동으로 인해서 산출이 발생한다.

▪ 산출

산출(output)은 투입과 활동에 의해 나타나는 일차적인 결과로 주로 보건사업 대상에 나타나는 결과로 표시한다. 활동이 보건사업 제공자의 관점에서 표현되는 행동이라면, 산출은 보건사업 참가자의 관점에서 초래되는 결과를 제시한다. 상담횟수, 민원처리 건수 등으로 표시된다.

▪ 결과

결과(outcome)는 보건사업 개입을 통해 얻으려고 하는 대상자의 상황 변화의 정도를 의미한다. 결과는 보건사업 참가자의 지식, 태도, 행동 등의 변화로 나타나며, 운동실천율과 금연율 등이 결과지표의 예가 된다.

3) 경제성 평가

(1) 경제성 평가의 개념

경제성 평가는 희소성(scarcity)이라는 경제학적인 개념을 토대로 한다. 자원은 전체적인 요구를 충족시키기에는 충분하지 못하기 때문에 어떤 대상이 서비스를 받아야 하는지를 결정해야 한다. 특정한 개입에 어떤 자원을 활용하기 위해서는 자원 할당에 대한 우선순위를 설정해야 하는데, 이때 경제성 평가를 활용해 우선순위의 설정을 명확하고 합리적인 방식으로 결정한다. 경제성 평가는 경제적 효율성에 근거하여 대안을 분석하고 기준을 제시함으로써 어려운 의사결정에서의 선택을 돕고 나아가 합리적인 자원으로서 활용된다.

경제성 평가의 목적은 제한된 자원의 최적 이용에 관한 결정을 하는 데 필요한 정보를 제시하는 것이다. 경제성 평가는 여러 가지 분석방법으로 이용될 수 있는데, 가장 대표적인 것으로 비용-효과분석과 특정개입의 비용과 성과를 고려한 비용-편익분석이 있다.

① 비용-효과분석

비용-효과분석(cost-effective analysis, CEA)은 경제성 평가의 한 방법으로 투입과 산출을 각각 비용과 효과 단위로 측정 및 평가하는 방법이다. 비용-효과성이란 프로그램 비용과 관련하여 특정 보건프로그램의 개입이 달성하는 성과의 효과성을 말한다.

비용-효과분석은 하나의 목표를 달성하기 위해 여러 대안들 중 투입된 비용에 대해서 더 많은 효과를 나타낼 수 있는 보건사업을 선정하기 위해서 수행된다. 비용-편익분석과는 달리 투입에 의해 발생되는 편익이 현금 가치로 표현되는 것도 있지만, 그렇지 않은 것도 있다. 따라서 이는 모든 편익을 화폐가치로 계량화시켜야 하는 비용-편익분석과는 달리, 비용은 계산이 되나 효과 면에서 어떤 주어진 '목적달성'을 위한 대안적인 여러 가지 개입방법들을 비교하여 그중에서 가장 효과가 큰 방법을 찾아내는 것이다. 비용–효과분석은 보건분야의 경제적 평가에서 가장 일반적으로 활용된다.

② **비용–편익분석**

비용–편익분석(cost–benefit analysis, CBA)은 비용과 편익을 화폐가치로 측정하기 때문에 특정 개입의 비용과 편익 간 직접 비교가 가능하여 가장 명료하고 표준적인 경제적 평가 방법이다. 비용–편익분석은 의사결정자들이 일정한 목표 달성을 위하여 서로 대안이 될 수 있는 보건프로그램 중에서 경제적으로 가장 타당성이 큰 방안을 판단하여 선택하는 데 도움을 주기 위한 분석기법이다.

비용–효과분석은 보건사업 간의 비교를 허용하고 투입비용에 대한 효과의 크기에 따라 보건사업의 우선순위를 정하는 데 도움을 준다. 즉 비용–효과분석은 특정한 성과를 달성하는 데 단위효과성에 따라 비용투입의 정도를 비교함으로써 효율적 보건사업과 비효율적 보건사업의 구별을 용이하게 한다.

비용–편익분석은 보건사업의 결과를 화폐적인 단위로 평가하기 때문에 평가자가 보건사업의 비용 증가와 동일한 측정단위로 측정된 결과증가를 직접 비교할 수 있는 장점이 있다. 개념적인 관점에서 비용–편익분석의 가장 큰 가치는 비용과 편익에 관하여 정리된 방식으로 생각하게 만드는 것이다. 모든 보건사업의 경우 실질적 또는 예상되는 비용을 확인하고 기대되는 편익과 비교하는 것은 아주 중요한 일이다. 보건사업의 비용–편익을 다른 보건사업의 비용–편익과 비교하여 우수한 점을 강조하는 것이 필요하다.

비용–편익분석과 비용–효과분석의 특성을 비교하면, 비용–편익분석은 많은 측면에서 비용–효과분석보다 범위가 넓다. 또한 비용–편익분석은 배분 효율성(allocative efficiency)의 문제를 알려줄 수 있다. 비용–효과분석은 특정 성과에 한정된 생산적 효율성(production efficiency)의 문제를 주로 다루지만, 비용–편익분석은 생산적 효율성뿐만 아니라 다른 특성을 가진 성과에 대한 배분적 효율성을 다룰 수 있다. 왜냐하면 희소한 자원을 다른 특성의 대안에 제공한다고 해도 각기 다른 대안에 대하여 상대적인 가치를 부여하여 어느 보건사업이 더 가치가 있는지 결정할 수 있기 때문이다.

즉, 비용–효과분석은 해당 분야의 성과 안에서만 경제적 평가가 가능한 반면, 비용–편익분석은 타 분야와도 비교가 가능하다. 또한 비용–편익분석은 성과를 화폐가치로 평가하기 때문에 해당 분야의 보건사업에 대하여 상대적인 가치를 부여하고, 더 나아가 어느 보건사업이 더 가치가 있는지 결정할 수 있다(표 3–32).

표 3-32 비용-효과분석과 비용-편익분석의 비교

유형	비용측정	결과 확인	결과 측정
비용-효과분석	화폐단위	두 대안의 해당 효과는 단일하지만 결과 달성 정도는 다름	자연단위 (예: 흡연율, 건강수명 등)
비용-편익분석	화폐단위	두 대안이 반드시 공통적이지는 않지만 단일 또는 다중 효과가 있음	화폐단위

5. 보건사업의 평가과정

보건사업의 평가는 평가의 준비단계, 평가단계, 평가결과의 활용단계로 나눌 수 있다(그림 3-6).

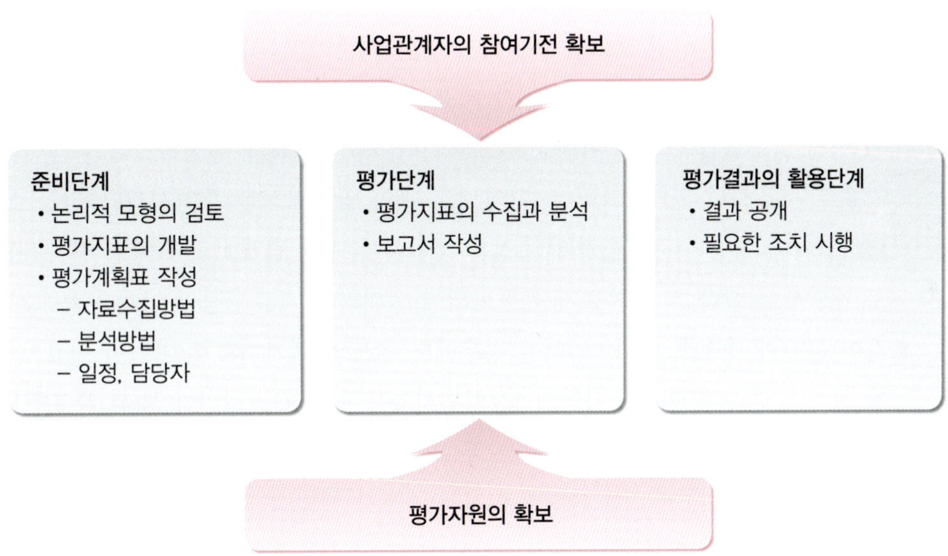

그림 3-6 보건사업평가의 단계

1) 준비단계

보건사업이 종료단계에 들어가면 결과를 평가해야 하는데, 평가 시 사업의 목표도 명확하지 않고, 평가에 필요한 자료도 수집되어 있지 않아 제대로 평가하기 어려운 경우가 대부분이다. 그래서 사업의 기획단계에서부터 평가단계를 준비해야 하는데, 이때 필요한 것이 보건사업의 논리적 모형, 평가지표, 평가계획표, 모니터링 시스템의 구축 등이다.

(1) 보건사업의 논리적 모형

논리적 모형은 사업목적 및 목표를 확인하고, 전략 및 활동의 적합성을 검증하며, 사업에 관련된 사람들의 역할과 책임을 명확히 하여 평가의 기본틀을 확정하는 것이다.

사업평가의 논리적 모형을 이해한다면 보건사업의 성공 이유와 실패 이유를 보다 체계적으로 이해할 수 있다. 보건사업이 성공하기 위해서는 투입이 사업활동을 수행하기에 적합하고, 활동이 의도한 대로 시행되어 목표한 산출물이 생산되고, 산출물이 기대한 효과를 거두어야 한다. 그러나 투입이 목표한 사업활동을 하기에 불충분한 경우(투입의 부적합성), 투입은 적절하였으나 사업의 진행과정이 부적합하여 산출물이 제대로 생산되지 못한 경우(과정의 부적합성), 투입과 과정이 적합하였으나 건강문제의 원인-결과 분석이 잘못되거나 목표에 영향을 미칠 수 없는 전략을 선택하는 등의 이유로 사업의 산출물이 기대한 효과를 가져오지 못한 경우(논리적 근거의 부적합성)에는 보건사업이 실패할 경우가 많다.

(2) 평가지표의 개발

지표는 목표가 달성된 정도를 측정하기 위한 기준이다. 사업목표가 용이하게 측정될 수 있고, 계량화되어 있다면 그 자체가 지표로 사용된다. 예를 들어 '2010년까지 ○○지역의 성인 금연율을 ○○% 이하로 감소시킨다.'라는 목표를 설정하였다면 금연율을 평가지표로 사용하면 된다. 그러나 '지역 청소년의 영양지식을 증가시킨다.'라는 목표를 수립하였다면 영양지식을 어떻게 측정할 것인가에 대한 결정이 필요하고 평가지표를 별도로 개발해야 한다. 사업목표가 계량화되어 있더라도 자료수집의 어려움 등으로 실제 측정이 곤란한 경우도 있다. 이러한 경우에도 별도의 평가지표를 마련할 필요가 있다. 예를 들어 '○○년까지 ○○지역의 10대 임신율을 50% 감소시킨다.'라는 목표를 세웠다고 하자. 실제로 지역의 10대 임신을 모두 확인할 수 있는 방법은 없다. 이런 경우는 '지역사회 병 · 의원에서의 10대 출산율'이라는 지표를 대리지표로 활용할 수 있다.

평가지표를 개발할 때는 다음 사항에 대해 유의할 필요가 있다.

- 사업의 주요영역을 포함하되 전략적 활동을 중시해야 한다.

  평가지표는 보건사업의 모든 영역에서 평가가 가능하도록 균형을 이루어야 하지만 전략적인 활동이 평가에서 부각되도록 선택적인 집중도 필요하다.

- 평가지표는 사업에 의해 변화할 수 있어야 한다.

  사업에 의한 통제가능성이 높아야 한다. 사업 담당자들의 활동이 지표에 영향을 미칠 수 있어야 하며, 그 책임이 어디에 있는가가 분명해야 한다.

- 평가지표는 타당도와 정확성이 있어야 한다.
  측정하고자 하는 목표의 변화를 제대로, 정확하게 측정하여야 한다.
- 평가지표는 신뢰성이 있어야 한다.
  우연적인 변이가 적고, 장기적인 변화예측이 가능하여야 한다. 평가지표의 변화에 의해 우리는 사업의 성패를 판단하게 되는데, 이러한 변화가 사업의 결과인지, 우연의 산물인지를 구분할 수 있어야 한다. 따라서 우연하게 변화할 수 있는 지표는 평가지표로서 가치가 적다.
- 보건사업은 엄격한 실험방법론에 입각하여 수행되기 어려우므로 결과평가를 위해서는 다른 지역이나 과거의 변화추세 등과 같은 합리적인 비교 기준이 필요하다.
  평가지표는 과거부터 측정되고 있거나, 다른 지역에서도 측정가능한 지표여야 한다.
- 측정이 용이해야 하고, 주기적으로 수집이 가능해야 한다.
  평가지표의 측정에 많은 예산을 배정하기 어려우므로 기존의 자료를 이용하여 측정할 수 있는 지표가 바람직하다.
- 사람들이 이해하기 쉽고 널리 받아들여지고 있는 지표가 더욱 바람직하다.
  평가지표의 역할은 관계자들이 사업의 성패를 판단하도록 하는 데 있다. 따라서 지표의 의미를 이해할 수 없다면 그 가치는 반감될 수밖에 없다. 누가 보아도 이해하기 쉽고, 사회적으로 널리 활용되고 있는 지표가 바람직하다.

(3) 평가계획표의 작성

평가계획이 아무리 좋아도 누가, 언제까지, 어떻게 평가를 시행하라는 구체적인 일정표를 사전에 작성하지 않으면 바쁜 일상 업무에 매몰되어 평가가 등한시될 수 있다. 따라서 세부사업 개발이 끝나면 반드시 평가계획표를 작성하는 것이 필요하다. 평가계획표는 주요 사업별로 작성하되, 세부 활동 · 목표 · 표적집단 · 평가지표 · 평가자료의 수집방법(면접조사, 전화조사, 사업대장 검토 등)과 일정 · 예산 · 담당자 등을 기록하여야 한다. 자료 분석이 복잡한 경우(입력, 통계처리 등)에는 자료분석의 일정과 예산, 담당자(외부 자문기관이나 처리기관 등) 등을 평가계획표에 포함시켜야 한다(그림 3-7).

(4) 모니터링 시스템의 구축

모니터링이란 예산 사용을 정당화하기 위해 서비스나 활동을 하는 데 있어 자원이 제대로 사용되고 있는지를 확인하는 관리적 기능이다. 사업의 질에 대한 평가를 하기 위해서 사업의 활동이 사전에 정해진 기준이나 절차에 부합되는지를 평가하는 활동을 모니터링이라 한다.

○○사업평가계획표

사업명:

작성자:

세부 활동	목표	목표집단	평가지표	자료수집과 분석			담당자	유의사항
				방법	일정	예산		

그림 3-7 보건산업평가계획표의 예

모니터링은 사업의 결과를 평가하기 위한 목적과 사업의 관리능력을 향상시키기 위한 목적을 가지고 수행한다. 후자는 과정평가의 한 요소로 간주한다.

고혈압관리사업에서 모니터링시스템을 구축하여 사업의 과정평가와 결과평가에 활용한 예로, 1990년대 초 한림대학교 사회의학연구소는 강원도 H군 보건의료원에서 고혈압관리사업을 실시하였다. 이 사업에서 지역 내 40세 이상 성인의 혈압을 측정하여 고혈압 환자를 발견하였다. 그리고 지역의료보험조합의 협조를 얻어 3개월마다 고혈압으로 의료기관을 이용한 환자의 진료비 청구명세서를 전산 입력하여 고혈압 환자들의 투약일수를 모니터링하였다. 그 결과 지속관리가 되지 않는 환자를 조기에 발견하여 집중적인 관리대상으로 선정하여 교육자료 발송, 전화상담, 가정방문 등에 활용할 수 있었다. 또한 환자들의 혈압 변화를 지속적으로 추적하여 사업의 결과를 판단하였다(그림 3-8).

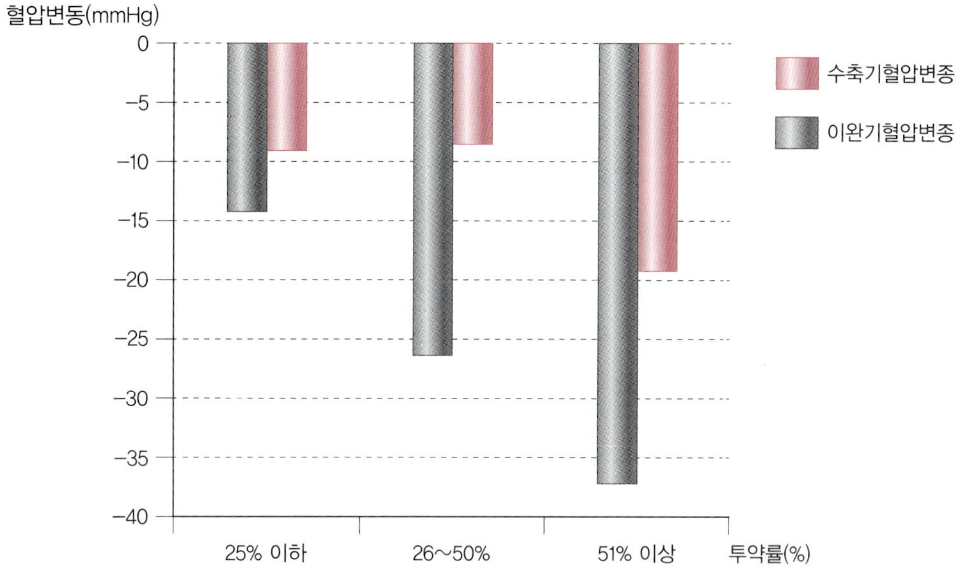

그림 3-8 고혈압관리사업에서 환자의 투약일수에 다른 혈압변동

이와 같이 고혈압 환자들의 혈압관리를 위한 활동(투약, 운동, 식이습관 조절 등)과 혈압자료의 데이터베이스를 구축한다면 관리가 되지 않는 환자를 조기발견하고, 사업요원별 실적을 평가하며, 사업의 성과(혈압감소)를 모니터링할 수 있을 뿐만 아니라 나아가 관리방식별 효과도 확인할 수 있다.

2) 평가단계

평가단계는 평가자료를 수집하는 단계와 수집된 자료를 분석하는 단계로 구분할 수 있다. 여기에서는 자료의 수집방법만 살펴보기로 한다.

평가자료의 수집은 사업에서 산출되거나 지역에 기존자료를 활용하는 방법과 평가를 위해 새롭게 자료를 수집하는 방법으로 구분할 수 있다. 먼저 기존자료를 활용하는 방법에 대해 알아보도록 한다.

(1) 기존자료의 활용

평가에 활용될 수 있는 기존 자료는 다음과 같다.

- 생전통계
- 암 등록
- 감염병 신고

- 병원이나 의원의 진료기록
- 약국의 투약기록
- 건강보험 자료
- 근로자의 인사 및 건강기록
- 소송기록 등

기존자료를 활용하면 대규모의 자료이므로 편견이 적고, 다양한 목적으로 활용할 수 있다는 장점이 있으나 사업관계자들이 관심을 두고 있는 항목이 포함되지 않을 수도 있고, 규모가 커서 분석이 어려우며, 평가자의 마음대로 가공하기 어렵다는 단점도 있다.

따라서 기존자료를 이용할 때에는 평가의 목적에 비추어 기존자료의 활용이 적합한지 평가할 필요가 있으며, 이를 위한 기준으로는 흔히 자료의 완전성, 정확성, 대표성, 조사에 포함된 시간적 범위 등을 고려하게 된다.

개인정보의 공개에 대한 법적 규제가 엄격해지면서 건강보험자료나 행정자료의 대부분을 평가에 쉽게 이용할 수 없게 되었다. 따라서 위에서 제시한 기준 이외에도 현실적으로 자료를 이용할 수 있는지, 자료 이용에 비용이 너무 많이 드는지, 윤리적 문제는 없는지 평가할 필요가 있다. 또한 자료의 입력 · 보관 형식이 쉽게 활용 가능한지, 다른 자료와 연계가 가능한지, 조사나 자료입력 지침이 이해하기 쉬운지도 평가기준으로 추가되어야 한다.

(2) 새로운 평가자료의 수집

기존의 자료를 활용하여 보건사업을 평가할 수 있으면 효율적이겠으나, 대부분 보건사업에서 기존자료가 평가항목에 부합되지 않거나 기존자료의 대표성이 부족하여 새로운 자료를 수집하는 경우가 많다. 어떤 방법을 통하여 평가자료를 수집할 것인가는 평가의 목적, 평가지표의 특성, 평가에 사용가능한 자원의 양에 따라 신중하게 결정하여야 한다.

과정평가를 위해서는 대부분 관련문헌의 검토, 사업인력과 참여자에 대한 개별 면접, 사업대상자에 대한 직접관찰 등을 통해 자료를 수집한다. 또한, 결과평가의 자료는 지역 설문조사를 통하여 자료를 수집하고 있다.

평가지표가 행태의 변화를 측정하는 경우는 설문지, 자기기입식 자료(식단일지, 운동일지 등), 신체 계측이나 관찰 등을 통해 자료를 수집하며, 기술의 변화를 측정하는 경우는 역할극이나 자기기입식 자료를 활용하게 된다. 지식을 측정하는 경우는 설문지를 이용하는 경우가 많다. 마지막으로 태도를 측정한다면 자기기입식 조사표나 개인 면접 등의 방법을 통해 평가자료를 확보하게 된다.

평가자료를 효과적으로 수집하기 위해서는 다음의 몇 가지 사항을 염두에 둘 필요가 있다.

- **평가에 꼭 활용할 자료만 수집한다.**
  한꺼번에 너무 많은 자료를 수집하면 수집된 자료의 정확성에 문제가 있을 수 있으므로 반드시 필요한 자료만 수집하는 태도를 기르도록 한다.
- **기존자료나 수집이 힘들지 않은 자료를 활용하는 것이 좋다.**
  평가자료의 수집이 사업의 실행이나 평가과정 자체를 방해해서는 곤란하다. 아무리 가치 있는 평가지표라 하더라도 자료수집에 시간이 많이 걸리고, 비용이 많이 소요되는 지표는 과감히 평가대상에서 배제하도록 한다.
- **모든 지표를 직접 측정하지 않고, 간접적인 자료수집방법을 활용하는 것도 좋다.**
  지역의 담배판매량을 이용하여 금연사업의 효과를 측정하는 것이나 주류판매량을 이용하여 절주사업의 효과를 측정하는 것 등도 간접적인 자료를 활용하는 예이다.
- **계량화가 가능한 양적 자료도 필요하지만 사업에 대한 통찰력을 높여주는 질적 자료도 필요하다.**
  양적 자료는 개방식 설문조사로, 질적 자료는 심층면접, 일지, 사업자료, 직접관찰, 포커스그룹(focus group) 등을 통하여 획득할 수 있다.

3) 평가결과의 활용단계

보건사업평가는 형식적으로 수행되고 차기 사업에 평가결과가 전혀 반영되지 않는 경우가 많다. 사업의 기획, 수행, 평가는 연속적으로 순환하는 의사결정과정이다. 평가결과를 실제로 활용할 수 있도록 평가 시 다음 사항을 고려하여야 한다.

① 처음부터 평가에 주요 이해당사자를 참여시켜야 한다.
② 사업결과를 여러 양식으로 제시하고, 다양한 경로를 통해 많은 사람에게 알리도록 한다.
③ 성취한 사업내용을 강조한다. 효과적인 사업결과를 일목요연하게 제시하여 지역사회 주민들이 사업에 대한 관심을 가지도록 한다.
④ 보고서는 조직화하여 작성한다. 보고서는 간단명료해야 한다. 그림과 표를 활용하여 시각적으로 쉽게 이해할 수 있어야 하고 복잡한 내용은 부록으로 처리하여야 한다.
⑤ 보건사업평가를 활용하도록 하기 위해서는 다음 보건사업기획 시 기존 사업결과를 반드시 반영한다. 무엇보다도 새로운 보건사업의 기획 시 기존사업결과를 반드시 참조하도록 규정할 필요가 있다.

6. 보건사업평가 시 유의사항

보건사업은 제품이 아닌 서비스를 생산하는 것이다. 서비스가 제품과 다른 것은 무형성, 이질성, 생산과 소비의 동시성, 비영구성 등으로 보건사업의 산출물을 표준화하기가 어려워서 서비스 과정의 통제가 곤란하다. 또한 서비스 이용부터 결과가 발생하기까지 오랜 시간이 걸려 최종결과(건강수준)를 성과측정지표로 이용하는 것이 어렵다. 뿐만 아니라 결과에 영향을 미치는 요인이 다양하여 실험설계에 의한 엄밀한 평가모형이 요구되나, 윤리적 이유로 이를 수행하기가 어렵다. 또한 무료서비스가 많고, 경쟁시장이 성립되어 있지 않아 경쟁적 성과나 재무적 성과를 이용하기 어렵다는 단점도 있다. 따라서 보건사업의 평가를 위해서는 보건사업의 특성에 맞는 성과측정이 필요하다.

보건사업평가를 위해서 다음 사항을 고려할 필요가 있다.

① 보건소의 전략적 목표와 부합되는 평가를 하여야 한다.
② 모든 사업이 평가 가능하지는 않기 때문에 기획단계에서 평가 가능한 사업을 결정해야 한다.
③ 지속적으로 평가자료를 수집하여야 한다.
④ 보건사업의 경우는 사업의 반응성에 유의하여야 하며, 다음의 세 가지 측면을 분석하여야 한다.
- 사업제공방법에 따른 결과의 변화: 지역 환경에 따른 사업장소의 변화 등
- 사업 환경에 따른 결과의 변화
- 사업 제공체계에 따른 결과의 변화–반응성은 사업 실행단계에서 사업일지나 비망록 등을 분석하여 평가하게 된다.

⑤ 평가결과는 반드시 사업개선에 활용되어야 한다.

오마하 문제분류체계를 이용한 사례

① 사례

이○○씨는 저소득층이 모여 사는 일명 쪽방 촌에 혼자 살고 있는 76세의 남자이다. 7월 20일에 보건소 방문간호사가 방문하였을 때 그는 아침부터 구토와 2~3회의 설사를 하였다고 하였고, 매우 지친 표정을 하고 자기 배를 쓰다듬고 있었다. 간호사가 사정한 결과 피부의 탄력이 감소되어 있고 구강건조가 보였으며, 이씨는 기운이 없고 힘들다고 호소하며 누워있었다. 냉장고는 작고 지저분하였고, 음식물을 냉장고에 넣지 않고 식사 시 편하게 밥상 위에 올려놓는다고 하였다. 집주변 환경은 골목길에서 소변냄새가 많이 났고, 쓰레기는 그대로 방치되어 파리가 많았고, 밤낮없이 모기도 많다고 하였다.

② 사례와 관련한 오마하 문제분류체계 적용

영역	문제	수정인자	증상 · 증후
환경	위생	개인, 지역사회 • 실제적 결핍	• 불결한 생활지역 • 부적절한 음식 저장 • 곤충 • 부적절한 쓰레기 처리
생리	소화와 수분	개인 · 실제적 장애	• 오심 · 구토 • 피부탄력 감소 • 구강건조
	통증	개인 · 실제적 장애	• 불편감과 통증의 호소 • 보상적인 행동 • 안면 찡그림

③ 사례와 관련된 생각나누기

- 위 사례에서 가장 우선되어야 할 간호문제는 무엇인가요?

- 사례관리자로 지역사회간호사의 역할을 할 때, 위의 사례에서는 어떤 역할이 중점이 되어야 할지 이야기해 봅시다.

참고문헌

강영미 외(1998). 최신지역사회간호학. 서울: 정담.

건강증진사업지원단(2006). 건강증진 전문인력교육: 의사소통, 홍보 보건교육.

건강증진사업지원단(2006). 건강증진 전문인력교육: 자료수집과 통계적 해석.

건강증진사업지원단(2006). 건강증진 전문인력교육: 지역사회개발과 역량 강화.

건강증진사업지원단(2007). 건강증진 전문인력교육: 건강증진 정책자료집.

건강증진사업지원단(2007). 건강증진 전문인력교육: 자료수집과 통계적 해석.

건강증진사업지원단(2007). 건강증진 전문인력교육: 지역사회개발과 역량 강화.

건강증진사업지원단(2007). 건강증진 전문인력교육: 홍보 보건교육.

고은정 외 공저(2018). 지역사회간호학. 서울: 현문사

공은숙 외(2010). 보건교육학. 서울: 훈민사.

김모임(2003). 지역사회간호학. 서울: 현문사.

김성실 외(2003). 지역사회간호학. 서울: 정문각.

김영택(2006). 지역사회현황분석을 위한 2차 자료의 종류. 건강증진사업단.

김정남 외(2011). 지역사회간호학. 서울: 수문사.

김춘미 외 공저(2017). 지역사회보건간호학. 서울: 수문사

김화중 · 윤순녕(2004). 지역사회간호학. 서울: 수문사.

김혜경 외(2009). 보건교육사를 위한 보건교육학. 서울: 한미의학.

남철현 외(2010). 보건교육사를 위한 보건교육론. 서울: 계축문화사.

배상수(2006). 기획특성과 우리나라의 보건사업계획. 건강증진사업단.

배상수(2006). 현황분석. 건강증진사업단.

배상수 · 최용준(2006). 건강증진사업의 목표설정. 건강증진사업단.

배상수(2012). 제2판 보건사업기획. 계축문화사.

배상수(2015). 보건사업기획. 서울: 계축문화사.

보건복지부(2005). 건강증진사업안내. 보건복지부.

보건복지부(2011). 제3차 국민건강증진종합계획.

보건복지부(2013). 제5기 지역보건의료계획 시행결과 및 시행수립 안내.

보건복지부 · 건강증진재단(2014). 제6기 지역보건계획수립 안내.

보건복지부 · 한국건강증진개발원(2018). 제7기 지역보건계획수립 지침

신유선 외(2004). 지역사회간호학. 서울: 수문사.

신유선 외(2005). 보건교육. 수문사.

심재형 · 고영희(1994). 교육과정의 이론과 실제. 서울: 교육출판사.

안옥희 외(2009). 보건교육학. 서울: 메디칼코리아.

양경희 외(2009). 학교보건. 서울: 현문사.

오미성 외(2017). 성과기반 지역사회간호학. 서울: 퍼시픽.

원종순 · 김남초(2015). 간호과정과 비판적 사고. 서울: 현문사.

유호신 외(2005). 지역사회간호학 Ⅰ. 고려대학교 출판부.

유호신 외(2005). 지역사회간호학 Ⅱ. 고려대학교 출판부.

윤순녕 외(2010). 보건교육방법론. 서울: 수문사.

이갑순(1998). 건강교육-간호과정의 적용. 서울: 현문사.

이정렬 외 공저(2017). 지역사회간호학 이론과 실제. 서울: 현문사

장숙랑(2006). 지역사회단위의 보건지표산출을 위한 1차 자료수집. 건강증진사업단.

정문희 외(2007). 지역사회보건간호학. 서울: 신광출판사.

정연강 외(2002). 지역사회간호학. 서울: 현문사.

최연희 외 공저(2018). 지역사회보건간호학. 서울: 수문사

최용준(2006). SWOT 분석. 건강증진사업단.

최용준(2006). 건강문제원인분석 방법. 건강증진사업단.

한윤복, 전시자, 김남초(1997). 간호과정. 서울: 현문사.

Craft-Rosenberg, M.(1999). *Diagnosis for Community Nursing. Nuts Diagn*, 10,(3), 127-8.

Fromer, Margot Joan(1983). *The Nursing Process as It applies to in community health care and the nursing process*. 2nd ed. Mosby.

Helvie, C. O.(1993). *Use of Nursing diagnosis with Groups and Communities*. Paper presented at the Sigma Theta Tau International Conference, Madrid Spain.

Martin, K. S., and Scheer, N. J.(1992). *The Omaha System In A Rocket Guide for Community Health Nursing*. W. B. Saunder Company.

Nies, M. A., & McEwen, M.(2001). *Community Assesment(Ch.5) and Community Health Planning Intervention, and Evaluation(ch6)*. In Community Health Nursing Promoting the Health of Populations. W. B. Saunder Company.

Schoneman, Doris(2002). *Surveillance as a Nursing Intervention-Use in Community Nursing Centers*. 33-47.

Stanhope, M., & Lancaster, J.(2004). *Community and Public Health Nursing*. 6th ed. Mosby.

Swanson, Janice M., & Nies, Mary A.(1997). *A Community Health Nursing-Promoting the health of Aggregates*. 2nd ed. W. b. Saunder Company.

교육과학기술부 www.mest.go.kr.

교육부 www.moe.go.kr.

법제처 www.moleg.go.kr.

보건복지부 www.mohw.go.kr.

서울특별시학교보건원 www.bogun.seoul.kr.

한국건강증진재단 khealth.or.kr.

Omaha System www.omahasystem.org/

CHAPTER 04

건강형평성 이해 및 문화적 다양성의 실무적용

학습목표

1. 건강의 개념과 건강형평성의 개념을 이해할 수 있다.
2. 지역사회간호와 관련된 문화적 다양성을 이해한다.
3. 다문화 가족을 대상으로 간호를 수행할 수 있다.
4. 취약가족 간호의 중요성 및 특성을 기술할 수 있다.
5. 취약가족의 건강문제에 따른 간호를 수행할 수 있다.

제1절 | 지역사회와 건강

1. 건강의 개념

건강이란 가장 많이 사용되는 개념이지만 복합적인 개념이기 때문에 막상 분명하게 정의하고 개념화하기는 쉽지 않다. 또한 '건강을 잃어야 그 가치를 알 수 있다'라는 말에서 보듯이 건강이란 흔히 부여받는 것으로 생각하고, 건강 자체에 대한 언급보다는 질병이나 불구와 같이 어떤 규범에서 벗어난 것으로 단정해 버리는 경향이 있다.

1) WHO의 건강정의

1948년 세계보건기구(WHO) 헌장에서 정의한 바에 의하면 '건강이란 다만 질병이 없거나 허약하지 않다는 것만을 말하는 것이 아니다. 이는 신체적 · 정신적 및 사회적으로 완전히 안녕한 상태에 놓여 있는 것이다'라고 하였다. 신체적으로 고통과 불편이 없어 편안하고, 정신적으로 불안이나 긴장 또는 걱정 없이 안정되고, 사회적으로 적합한 상태를 이상적인 건강의 수준으로 제시하고 있는 것이다. 여기서 사회적 안녕이란, 각 개인의 사회생활에서 자신의 역할을 잘 수행하고 자신에게 부과된 기능을 다하여 원만한 대인관계를 유지하고 사회규제를 잘 지켜 사회생활에 잘 적응하고 있는 상태를 말한다.

그 후 1998년 WHO 본회의에서 건강의 정의에 영적인 개념을 추가하게 되었다. 즉 '건강이란 질병이나 불구가 없을 뿐만 아니라 신체적 · 정신적 · 사회적 및 영적으로 완전히 안녕한 역동적인 상태(Health is a Dynamic State of Complete Physical, Mental, Social and Spiritual Well-Being and not Merely the Absence of Disease or Infirmity)'라고 정의하였다.

2) 간호학적 건강 개념

스미스(Smith, 1981)는 간호학 내에서 건강의 본질에 대한 기본적인 개념을 여러 문헌을 통하여 분석한 결과, 네 가지 개념을 제시하였다. 네 가지 개념은 임상 개념(clinical conception), 역할수행 개념(role performance conception), 적응 건강 개념(adaptation health conception), 행복론적 개념(eudaemonics conception)이다.

(1) 임상 개념

이 개념은 최신 의학에서 개발되었다. 건강의 연속선상으로 볼 때 한쪽 끝은 질병의 증상이나 증후가 없으며 의학적으로 불구가 없는 상태이고, 그 반대의 끝은 질병의 증상이나 증후가 있는 상태이다.

(2) 역할수행 개념

이 개념은 사회의학 및 구조기능주의자인 파슨스(Parsons, 1964)의 저서에 기초를 두고 있다. 건강이란 인간이 자신에게 기대되는 역할에 대한 최고의 결과로 사회적 역할을 수행하는 상태이며, 상병이란 자신에게 주어진 일상적인 역할을 수행하지 못하는 상태이다. 건강의 연속선상으로 볼 때 한쪽 끝은 최고의 성과를 거두는 사회적 역할의 수행이고, 그 반대의 끝은 역할수행의 실패이다.

(3) 적응 건강 개념

이 개념은 듀보(Dubos, 1965)의 저서에 기초를 두고 있는데, 건강에 대한 생각은 의학적인 개념에서 발전하였으나 질병의 치료를 넘어서까지 확대되었다. 건강이란 유기체가 환경에 대해 유연하게 적응을 유지하며 최대의 이익을 얻는 방향으로 환경과 상호작용을 하는 상태이며, 상병이란 이러한 적응의 실패이다. 건강의 연속선상으로 볼 때 한쪽 끝은 유기체가 환경과 융통성 있게 적응을 유지하고 환경과 상호작용하는 것이고, 그 반대의 끝은 유기체가 환경으로부터 소외되거나 자기교정적인 반응을 하는 데 실패하는 것을 의미한다. 이 개념에 의하면 개인이 질병이 없다고 해서 건강한 상태라고 할 수 없으며 의학적인 치료는 유기체가 그 자신의 적응 기전을 이용하는 능력을 복원하도록 하는 것이 목적이다.

(4) 행복론적 개념

이 개념은 고대 그리스 의학과 플라톤 및 아리스토텔레스의 도덕 철학에 근거를 두고 있다. 또한 인간의 본성에 대한 여러 가지 관점을 취합하여 건강을 일반적인 안녕과 자아실현까지로 확대하였다. 매슬로우(Maslow, 1920)는 그의 저서에서 건강을 이상적인 본성과 개성으로 표현하였다. 이상적인 인간은 최고의 지성과 열망으로 측정할 수 있으며, 최고의 열망이란 실현과 완전한 발달을 지향하는 것으로 내적인 잠재력에 의해 개발된다. 건강의 연속선상으로 볼 때 한쪽 끝은 안녕과 자아실현의 상태이며, 그 반대의 끝은 무기력 · 쇠약의 상태로 보며, 치료는 개인의 자아실현을 돕는 것이 궁극적 목적이다.

3) 지역사회간호학에서 건강의 정의

지역사회간호학에서는 질병이 없거나 해부 · 생리적 이상이 없는 상태에 건강의 개념을 두지 않고 이를 초월한 기능적 모형으로 정의하였다. 즉, 해부학적으로 결손이 오고 생리적으로 제 기능을 못한다 하더라도 그가 건강문제를 스스로 해결하면서 살아간다면 이를 건강하다고 보았다.

건강을 간호대상자의 적정기능수준 향상으로 정의하였다. 지역사회간호학에서의 건강의 정의는 극히 질병중심적인 것에서부터 지역사회의 잠재능력을 실현하는 데 초점을 둔 정의에 이르기까지 그 범위가 매우 넓다. 개인 · 가족 · 지역사회의 건강은 서로 밀접하게 관련되어 있고, 환경의 변화는 그들이 하는 일에 변화를 주며 건강한 환경은 건강한 삶을 보장한다. 이제는 건강을 질병이 없는 것 이상으로 강조한다. 긍정적인 지역사회건강은 지속적인 지역사회 특성분석, 지역사회가 지니고 있는 자원과 해결해야 할 건강문제와의 연결, 지역사회 리더십의 개발과 권한부여, 조직화된 사회적 공동노력, 지역사회주민의 건강 관련 의사결정 참여 등이 역동적으로 실현될 때 가능해진다.

2. 건강의 결정요인

건강의 결정요인이란 어떤 특정한 인구집단이나 개인의 건강수준을 높이거나 낮추는 요인을 총칭한 것이다. 건강의 결정요인들은 몇 가지 특성을 가지고 있다(표 4-1).

표 4-1 건강의 결정요인

• 개인생활양식	• 사회경제적 요인
• 사회적 요인	• 문화적 요인
• 생활 및 근로 요인	• 환경적 요인

출처: Australian Institute of Health and Welfare(AIHW). Australia's health 2006.

1) WHO의 건강결정요인

개인과 지역사회의 건강은 여러 가지 요인이 조합되어 동시에 영향을 받는다. 어떤 인구집단이 건강한가 또는 건강하지 않은가는 그 인구집단이 처한 사정과 환경에 의해 결정된다. 거주하는 장소, 환경의 객관적 상태, 유전적 특질, 수입과 교육수준, 이웃이나 가족과의 관계 등 여러 요인이 복합적으로 건강에 큰 영향을 미친다. 반면에 보건의료서비스에 대한 접근이나 서비스의 이용 같은 요인은 일반적으로 생각되는 정도보다는 그 영향이 의외로 낮다. 구체적인 건강결정요인은 다음과 같다.

(1) 대 요소

WHO는 건강의 결정요소를 크게 사회경제적 환경, 물리적 환경, 사람의 개인적 특성과 행동의 세 가지로 제시했다.

(2) 세부 요소

위에 열거한 대 요소를 세분하여 다음과 같이 세부적 요소를 제시했다.

- 수입과 사회적 신분: 고수입과 높은 사회적 지위는 좋은 건강상태와 연계되어 있다. 부유층과 빈곤층 간에 격차가 클수록 건강의 차이가 그만큼 크다.
- 교육: 낮은 교육수준은 나쁜 건강상태, 더 많은 스트레스, 자신감의 부족과 연계되어 있다.
- 물리적 환경: 안전한 물, 깨끗한 공기, 건강에 이로운 작업장, 안전한 가옥, 안전한 지역사회, 안전한 도로 등은 모두 좋은 건강에 기여한다.
- 고용과 작업조건: 작업이 있는 사람은 없는 사람에 비하여 더 건강하고, 자신의 작업조건을 보다 더 많이 통제할 수 있는 사람들은 특히 더 건강하다.
- 사회적 지지망: 가족, 친구, 지역사회 등으로부터 지지를 더 많이 받는 것도 좋은 건강상태와 연계되어 있다.
- 문화: 가족과 지역사회의 관습과 전통, 신념도 건강에 영향을 미친다.
- 유전적 특질: 유전형질은 수명, 건강상태, 특정한 질환의 발현가능성을 결정하는 데 일정한 몫을 한다.
- 개인의 행동과 대처방법: 균형 잡힌 식사, 계속되는 활동, 흡연, 음주, 스트레스와 도전을 다루는 방법 등도 개인건강에 영향을 미친다.
- 건강서비스: 질병을 예방하고 치료하는 서비스에 대한 접근과 이용 역시 건강에 영향을 미친다.
- 성(性): 사람은 성에 따라, 즉 남성인가 또는 여성인가에 따라 각각 상이한 질병으로 고통을 당한다.

2) 유럽의 건강결정요인

European Health Report(2002)에서는 유럽 국가를 대상으로 다음과 같은 건강결정요인을 논의하고 있다. 주요 건강결정요인으로는 사회경제적 요인, 건강생활방식요인, 물리적 환경요인으로 분류하여 제시했다. 사회경제적 요인으로 빈곤 · 사회심리적 요인, 고용, 교육, 성을 고려하였으며, 건강생활방식요인으로 영양, 운동, 흡연, 음주, 약물 오남용을, 그리고 물리적 환경요인으로 공기오염, 식품안전, 물, 주거, 작업장, 교통, 국제적 환경을 고려하였다.

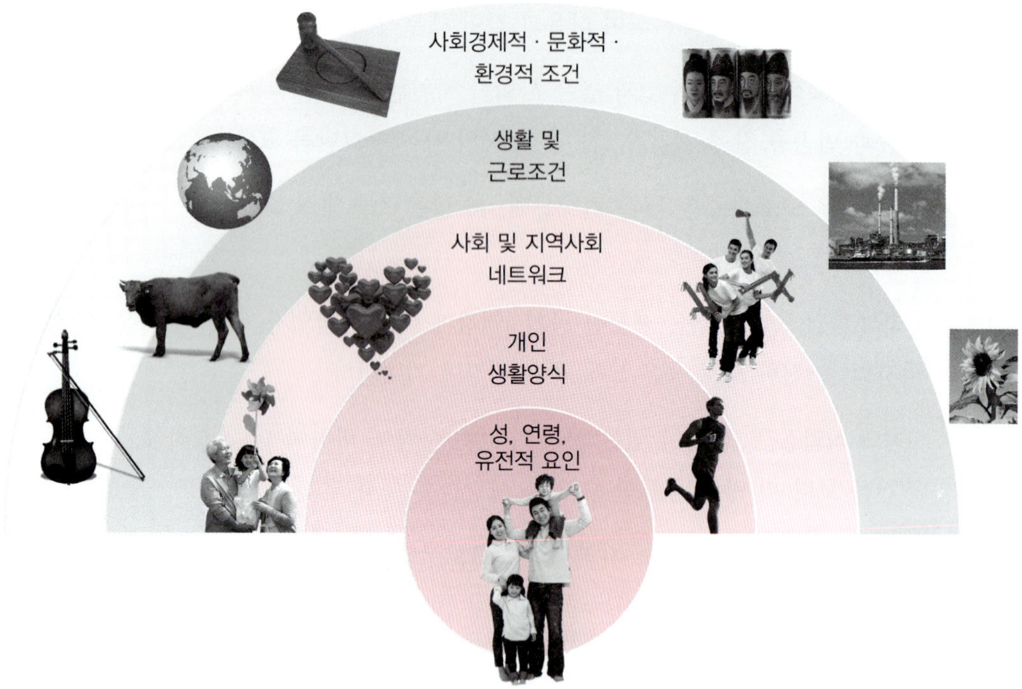

그림 4-1 건강의 주요 결정요인

출처: Whitehead M, Dahlgren G.(1991). What can be done about inequalities in health? The Lancet 1991:338:1059~1063.

표 4-2 European Health Report의 건강결정요인 관련 연구결과

건강결정요인	항목
사회경제적 요인	빈곤, 사회심리적 요인, 고용, 교육, 성
건강생활방식요인	영양, 운동, 흡연, 음주, 약물 오남용
물리적 환경요인	공기오염, 식품안전, 물, 주거, 작업장, 교통, 국제적 환경

출처: European Health Report(2002).

한편, European Commission(2003)에 의하면, 건강결정요인을 사회경제적 요인, 건강행태요인, 물리적 환경요인, 건강증진요인, 보건의료서비스요인으로 분류할 수 있다.

표 4-3 European Commission의 건강결정요인 관련 연구결과

건강결정요인	항목
사회경제적 요인	거시경제적 결정요인, 교육, 가족 및 기타 사회적 네트워크, 고용, 실업
건강행태요인	흡연, 음주, 약물 남용, 부적절한 다이어트 및 영양, 신체활동, 성행위
물리적 환경요인	공기 · 수질오염, 소음, 식품오염, 오존파괴
건강증진요인	건강보호중재, 질병예방, 리스크 접근, 주요 세팅에서의 건강증진
보건의료서비스요인	보건의료공급을 위한 자원 및 지출, 인적자원, 보건의료시설, 기술자원

출처: European Commission(2003).

유럽에서는 건강문제의 주요 결정요인을 건강행태, 환경조건, 사회경제적 요인, 건강증진, 질병예방, 보건의료서비스 공급 등 포괄적으로 고려하는 한편, 이러한 주요 건강결정요인이 서로 복잡한 경로를 통해 건강수준에 복합적으로 영향을 미치고 있음을 지적하고 있다.

3. 건강-질병 연속성과 질병예방수준의 관계

1) 건강-질병 연속성

테리스(Terris, 1975)는 건강상태나 상병상태는 어떤 절대치가 아니고 정도의 차이를 가지고 연속된 상태이므로 WHO의 건강 정의에서 '질병(disease)'이란 용어 대신 '상병(illness)'이라고 하는 것이 타당하다고 하였다. 그 이유는 임상적으로 전혀 앓지 않고도 질병을 가지고 있어 건강과 질병은 공존할 수 있지만, 건강과 상병은 배타적인 까닭에 건강-상병을 정도의 차이로 그 연속성을 가지고 표현할 수 있기 때문이라고 하였다.

프레시만(Freshman, 1979)은 기능연속지표에서 긍정적으로 영향을 주는 기능과 부정적으로 영향을 주는 기능으로 분류하였다. 2개의 대비되는 기능의 중심을 중앙에 둔 기능의 연속선상에서 특정 건강수준이 주어지면 그 건강수준은 긍정적 기능인 적정기능수준과 부정적 기능인 기능장애 사이에 놓이게 된다. 자기인식은 한 대상자가 있는 장소 및 그들에게 일어나는 일을 이해할 수 있는 것을 말한다. 대처는 현재 발생된 문제를 처리할 수 있는 능력을 말하며, 성장은 상황에 적합한 태도의 변화를 의미하고, 자아실현은 지역사회의 상황에 맞게 적절히 성취하고 이를 유지하는 것을 의미한다(그림 4-2). 지역사회간호사는 기능연속선상에서 부정적 · 긍정적인 기능요소를 동시에 조사하여 긍정적인 방향을 향해 나가도록 도와주는 역할을 한다.

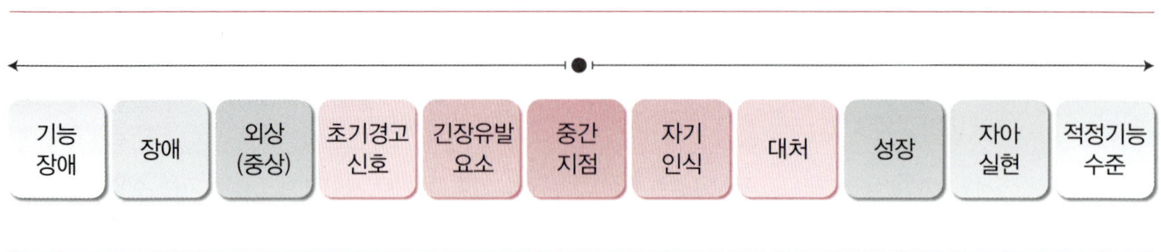

그림 4-2 Freshman의 기능연속선

출처: Freshman(1979). Community Health Nursing.

2) 질병예방수준

리벨(Leavell, 1965)은 질병의 자연사 단계에 따른 질병예방 및 관리방법을 제시하였다.

(1) 1차 예방

질병발생을 억제하는 것으로 질병의 자연사 단계 중 1단계와 2단계를 위한 예방이다. 질병을 예방하기 위해서는 생활조건 개선 · 체력증강을 통한 환경적응 · 생리적 기능향상 및 보건지식 습득을 통하여 건강을 증진시키며, 예방접종 · 환경개선 · 영양섭취 · 안전관리 등 특수대책을 강구하고 건강을 저해하는 인자를 제거하여 건강을 보호하도록 한다.

(2) 2차 예방

질병의 조기발견과 조기치료가 이루어지며 질병의 자연사 단계 중 3, 4단계를 위한 예방이다. 감염성 질환인 경우에는 질병의 전파를 막고 치료기간을 단축시키기 위해 감염기회를 최소화하며, 비감염성 질환은 질병의 조기발견 및 조기치료로 치료기간을 단축시키고 생존율을 증가시킬 수 있다.

(3) 3차 예방

자연사 단계 중 5단계를 위한 예방으로 건강회복 및 재활, 합병증 예방이다. 질병으로 인한 신체적 · 정신적 손상에 대한 후유증을 최소화하고, 신체의 기능회복 · 기능장애를 최소한으로 경감시켜 정상적인 사회생활을 영위할 수 있도록 한다.

3) 적정기능수준

지역사회간호 목표는 적정기능수준 향상이다. 적정기능수준은 '고려될 수 있는 모든 요인에 대하여 최대한으로 이룩할 수 있는 기능'을 말한다. 다시 말하면, 기능을 수행하는 데 영향을 미치는 모든 조건을 고려하여 최대한으로 수행할 수 있는 기능이다. 그러나 우리가 살고 있는 세계는 기능을 성취하는 데 영향을 주는 요인보다는 제한하는 요인이 많으므로 적정

기능수준까지 도달하기란 쉽지 않다. 그러므로 불구자나 불능인을 포함하여 어떠한 대상자든지 기능을 향상시킬 뿐 아니라 지역사회 전체의 기능이 적정수준에 도달하도록 노력하여야 한다. 이러한 노력은 지역사회 전체를 높은 수준의 안녕상태(high level of wellness)에 도달하도록 하는 것과 직결된다.

적정기능수준에 영향을 미치는 요소를 살펴보면 다음과 같다.

■ 정치적 요인

적정기능수준에 도달하는 데 미치는 영향요소로 우리가 사는 사회적 풍토를 들 수 있다. 정치적 통제는 지역사회관리를 위한 권한과 권력을 활용하며 이들은 사회의 안정 또는 압박을 유도한다. 범죄나 지역사회 안정의 결핍 정도에 따라 지역사회의 적정기능수준 향상이 달라진다. 또한 정치적으로 억압받는 소수집단 또는 불균형한 정치제도에 의하여 차별받고 있는 집단 등도 정치적 영향으로 적정기능수준에 도달하지 못하고 있다.

■ 습관적 요인

적정기능수준에 도달하는 데 미치는 또 다른 영향요소로서 물리적 · 문화적 · 윤리적인 요소와 관련된 습관을 들 수 있다. 예를 들면 흡연, 운동 부족, 약품의 남용 등이다.

■ 유전적 요인

유전적인 영향으로 형성된 노력과 잠재력은 수정하기가 어렵다. 다만, 유전학의 발달로 유전적인 영향을 최소한으로 줄일 수 있도록 노력하고 있다. 현재 유전적인 영향 요인에 대한 상담을 통하여 많은 효과를 얻고 있으나, 아직도 인구집단의 요구를 충족시키기 위해서는 더 많은 연구가 필요하다.

■ 환경적 요인

환경위생(오염)도 건강에 영향을 미치는 요인 중의 하나이다. 대기오염은 폐암이나 폐기종(emphysema)과 관련이 있고, 수질의 화학적 오염은 식생활을 크게 위협하고 있다. 이러한 환경적인 영향은 지역사회의 적정기능수준을 성취하고 유지하는 데 방해 요소로 작용하고 있다.

■ 사회 · 경제적 요인

지역사회의 문제점을 쉽게 파악하고 해결하는 방법으로 그 지역사회를 떠나는 이주민에 대한 조사가 효과적이라고 보는 견해도 있다. 이는 그 지역사회의 사회 · 경제적인 측면에 대한 문제가 주민의 안녕과 직결되기 때문이다.

■ 보건의료전달체계

지역사회의 적정기능수준 향상에 보건의료전달체계가 영향을 준다. 만약에 보건의료전달체계가 질병중심체계라면 지역사회중심체계보다 지역사회의 적정기능수준 도달이 어려울 것이다. 건강을 유지하고 증진하는 지역사회조직의 증가 및 건강보험 가입률의 증가는 지역사회의 질병예방과 건강증진을 도모하고 지역사회의 적정기능수준 향상에 도움을 주는 보건의료전달체계라고 할 수 있다.

4. 건강형평성

1) 건강형평성의 개념

'건강불평등' 또는 건강불평등과 유사하게 사용되고 있는 '건강비형평성'에 대해서는 다양한 정의가 있을 수 있지만, 대표적으로 많이 이용되고 있는 정의는 다음과 같다. 우선, 화이트헤드(Whitehead, 1992)는 '불필요하면서(unnecessary) 회피가능하고(avoidable), 공정하지 않은(unfair, unjust) 건강상의 차이'를 '건강비형평성'으로 정의한 바 있다. 또한, 국제건강형평성학회(International Society for Equity in Health)에서는 건강형평성을 '사회적 · 경제적 · 인구학적 · 지리적으로 구분된 인구집단 간 하나 또는 그 이상의 측면에서 잠재적으로 치유가능한 건강상의 체계적 차이가 없는 것'으로 규정한 바 있다.

한편 불평등과 형평성에 대해 한국건강형평성학회에서는 '어원적으로 불평등(inequality)은 같지 않음을 의미한다. 개념적으로 차이(difference), 격차(disparity), 변이(variation)도 같은 의미이다. 비형평성(inequity)은 불평등 현상에 대한 윤리적 가치판단을 필요로 한다. 불평등 현상이 정의(justice)에 입각할 때 공정한지(fairness)를 판단하게 된다', '불평등은 현상 기술적 성격이 강하고, 형평성은 이데올로기적 지향을 갖는 용어이다. 하지만 우리나라에서는 불평등이라는 용어가 '이데올로기적 환경의 영향에 더 민감하다'와 같이 구분하여 서술하고 있다.

아울러 한국건강형평성학회에서는 '건강형평성 또는 건강불평등은 교육수준, 직업계층, 소득수준, 재산 등과 같은 사회경제적 위치(socioeconomic position)에 따른 건강상의 차이를 의미한다.'라고 하였으며, '일반적으로 지역 간 건강수준의 격차도 건강불평등 현상으로 이해하고', '건강에서의 개인 간 변이가 아닌 사회경제적 위치지표에 따른 건강수준의 차이를 나타내는 용어로 사회경제적 건강불평등이 사용될 수 있으며, 건강형평성은 이러한 사회경제적 건강불평등을 의미'하는 것으로 정의하고 있다.

2) 건강형평성의 중요성

국가 전체의 건강수준을 향상시키기 위해서는 국민 개개인의 건강수준을 향상시키는 것이 가장 중요할 수 있지만, 인구집단 간 건강불평등을 감소시키는 것도 중요한 문제라고 할 수 있다.

보건분야에서 가장 많은 자원을 투입하고 있음에도 가장 비효율적인 성과를 나타내고 있는 것으로 알려진 미국의 경우, 국민의 건강수준 향상을 위해 막대한 국가재정을 투입하고 있음에도 이를 나타내주는 각종 지표에서 좋은 성과를 보이지 못하는 이유 중의 하나로 인종을 비롯한 인구집단 간 건강수준의 격차가 큰 것을 지적할 수 있다.

우리나라의 경우 지난 2005년에 수립된 제2차 국민건강증진종합계획을 통해 보건복지부는 '건강형평성 제고'를 '건강수명' 연장과 함께 계획의 두 가지 목표 중 하나로 설정함으로써 그 중요성을 가지고 있다. 이 때 보건복지부는 '건강형평성은 소득수준, 교육정도 등에 의해 구분되는 사회경제적 계층 간에 존재하는 건강수준의 격차를 완화함으로써 제고될 수 있음'을 설명하고 있다.

국가적인 수준에서 건강불평등을 감소시켜야 하는 이유는 도덕적인 측면에서 뿐만 아니라 건강정책적인 측면과 국가 자원 활용의 효율성 측면에서도 충분한 이유가 있을 수 있다. 우드워드(Woodward) 등(2003)은 건강불평등을 감소시켜야 하는 이유로 건강불평등은 그 자체로서 불공평하고, 모든 국민에게 영향을 미치며, 불평등은 회피할 수 있고, 마지막으로 불평등을 감소시키려는 시도들이 비용효과적인 경우가 많기 때문이라고 주장한 바 있다.

한편, 센(Sen, 1983)은 건강의 가치에 대해 '그 자신이 가치 있다고 여기는 삶을 선택할 수 있도록 기능하는 기본적인 능력'이라고 하였으며, 마못(Marmot, 2010)은 『The Marmot Review』에서 '건강불평등은 사회적 불평등의 산물'이라고 설명하였다. 이는 전통적 의미에서의 건강의 중요성에 더하여 사회정의와 관련된 건강의 사회적 가치를 주장한다는 측면에서 의미가 있으며, 이들의 주장에 따르면 건강불평등은 건강의 사회적 가치에 역행하는 결과를 초래할 수 있음을 유추해 볼 수 있다.

건강형평성은 국가 전체의 건강수준 향상을 위해 중요한 정책목표가 될 수 있다. 때문에 WHO에서는 전체 인구집단의 건강수준 향상은 물론 인구집단 간 건강격차 해소를 개별 국가별로 권고하고 있다.

3) 우리나라의 건강형평성 현황

(1) 건강행태

① 흡연

- 성인의 현재 흡연율

  현재 흡연율(만19세이상, 표준화)은 2016년 남자 40.7%, 여자 6.4%이며, 2015년 담뱃값 인상 이후 감소했던 남자흡연율이 1.3% 증가하였지만 담뱃값 인상 전에 비해서는 낮은 수준이었다. 연령별로는 남자는 30대(51.5%)와 40대(43.9%), 여자는 20대(7.2%)와 30대(7.6%)에서 높았고, 소득수준별로는 가구 소득수준이 낮을수록 높았다.

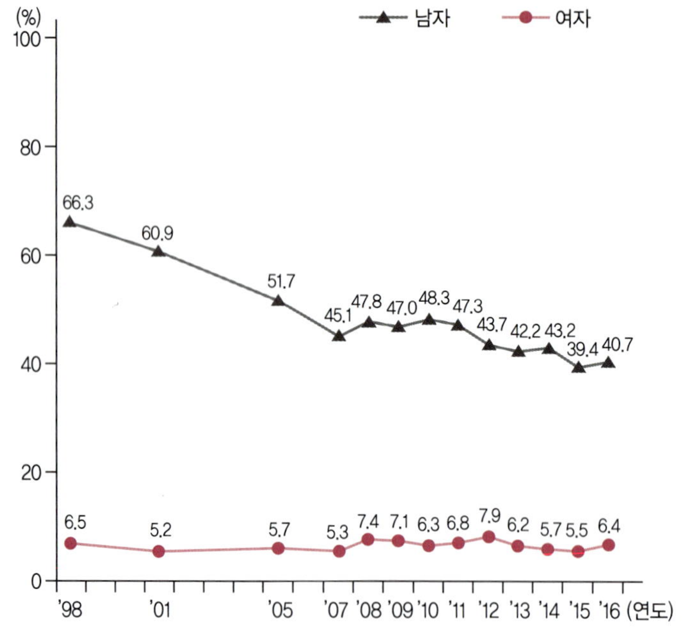

그림 4-3 현재 흡연율 추이

※ 2005년 추계인구로 연령표준화; 출처: 보건복지부(2017). 2016 국민건강통계.

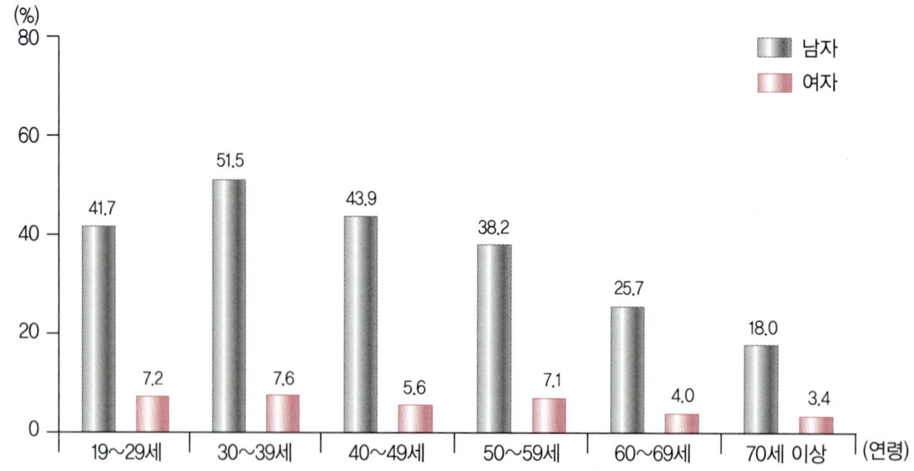

그림 4-4 연령별 현재 흡연율 추이

※ 2005년 추계인구로 연령표준화; 출처: 보건복지부(2017). 2016 국민건강통계.

표 4-4 소득수준별 흡연율 추이

(단위: %)

구분	2012		2013		2014		2015		2016	
	n	분율 (표준오차)	n	분율 (표준오차)	n	분율 (표준오차)	n	분율 (표준오차)	n	분율 (표준오차)
하	1,348	23.9 (1.7)	1,298	28.7 (1.6)	1,248	27.5 (1.6)	1,308	24.5 (1.6)	1,487	25.6 (1.5)
중하	1,393	27.1 (1.7)	1,344	25.3 (1.6)	1,313	25.0 (1.5)	1,338	23.3 (1.5)	1,504	24.4 (1.5)
중상	1,378	22.0 (1.6)	1,312	22.3 (1.5)	1,307	24.6 (1.9)	1,371	22.7 (1.5)	1,504	23.3 (1.6)
상	1,407	23.6 (1.7)	1,356	20.4 (1.4)	1,305	19.8 (1.3)	1,357	19.6 (1.7)	1,501	22.2 (1.6)

출처: 보건복지부(2017). 2016 국민건강통계.

② 음주

■ 성인의 현재 음주율

월간 음주율(만19세이상, 표준화)은 2016년 남자 75.3%, 여자 48.9%로 남자는 2015년과 비슷한 수준이었으나 여자는 2.4% 증가하였다. 연령별로는 남자는 30

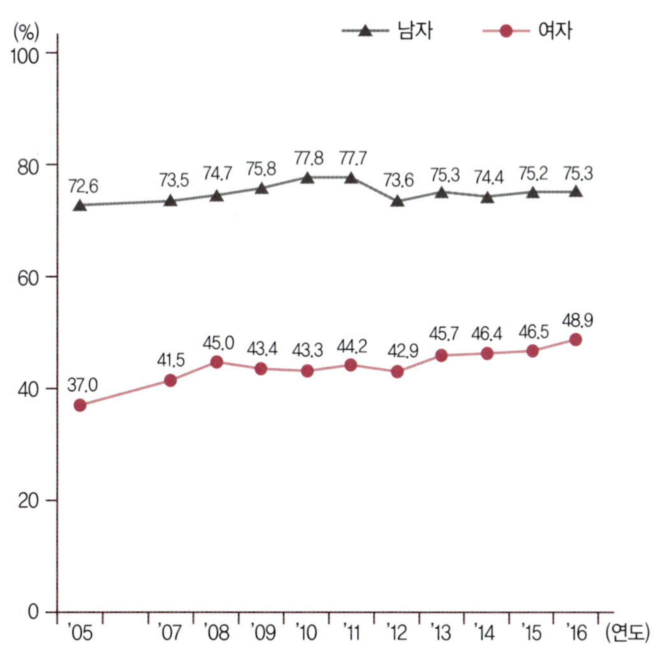

그림 4-5 월간 음주율 추이

※ 월간음주율: 최근 1년 동안 한 달에 1회 이상 음주한 분율, 만19세 이상; 2005 년 추계인구로 연령표준화

출처: 보건복지부(2017). 2016 국민건강통계.

표 4-5 연령별 월간 음주율 추이

(단위: %)

성별	연령(세)	2012		2013		2014		2015		2016	
		n	분율(표준오차)	n	분율(표준오차)	n	분율(표준오차)	n	분율(표준오차)	n	분율(표준오차)
남자	19~29	253	74.9 (2.6)	312	81.2 (2.7)	239	77.1 (2.7)	335	76.9 (2.7)	304	76.8 (2.9)
	30~39	389	79.0 (2.4)	386	78.5 (2.6)	378	79.0 (2.1)	299	80.0 (2.5)	457	82.6 (2.1)
	40~49	401	73.8 (2.7)	446	78.7 (2.3)	365	77.8 (2.3)	397	79.3 (2.2)	500	76.5 (2.2)
	50~59	434	75.6 (2.7)	416	74.9 (2.4)	400	72.1 (2.2)	485	74.0 (2.3)	451	74.1 (2.1)
	60~69	432	64.8 (2.7)	380	67.4 (2.9)	406	65.0 (2.8)	460	65.0 (2.6)	442	68.2 (2.6)
	70 이상	400	58.8 (3.0)	319	47.6 (2.9)	367	57.6 (3.1)	379	57.8 (2.8)	439	55.8 (2.7)
여자	19~29	384	57.7 (3.1)	389	62.3 (2.8)	355	60.3 (2.8)	347	56.6 (3.1)	391	64.1 (2.8)
	30~39	571	48.0 (2.6)	552	56.4 (2.3)	526	53.9 (2.9)	446	50.6 (2.6)	621	55.5 (2.3)
	40~49	557	44.6 (2.3)	594	43.1 (2.5)	536	50.4 (2.4)	554	52.9 (2.3)	624	52.3 (2.1)
	50~59	633	35.7 (2.4)	598	39.1 (2.2)	596	36.6 (2.6)	647	42.1 (2.4)	641	42.0 (2.2)
	60~69	572	23.2 (2.3)	471	20.3 (2.3)	514	21.1 (2.1)	532	29.3 (2.6)	558	26.0 (2.1)
	70 이상	565	16.3 (1.8)	482	15.3 (1.9)	518	20.3 (2.1)	532	13.8 (1.4)	589	13.5 (1.5)

출처: 보건복지부(2017). 2016 국민건강통계.

표 4-6 소득수준별 음주율 추이

(단위: %)

구분	2012		2013		2014		2015		2016	
	n	분율(표준오차)	n	분율(표준오차)	n	분율(표준오차)	n	분율(표준오차)	n	분율(표준오차)
하	1,349	74.1 (1.6)	1,301	70.4 (1.4)	1,249	74.5 (1.4)	1,313	71.5 (1.3)	1,488	75.8 (1.5)
중하	1,392	77.4 (1.5)	1,344	76.5 (1.5)	1,316	77.1 (1.4)	1,340	77.9 (1.3)	1,505	77.7 (1.4)
중상	1,378	78.5 (1.5)	1,314	79.1 (1.2)	1,310	80.3 (1.2)	1,371	82.1 (1.2)	1,505	79.8 (1.1)
상	1,407	79.3 (1.4)	1,358	81.9 (1.2)	1,306	80.7 (1.2)	1,358	82.3 (1.2)	1,500	83.2 (1.0)

출처: 보건복지부(2017). 2016 국민건강통계.

대(82.6%), 20대(76.8%), 40대(76.5%) 순으로 높았고, 여자는 20대(64.1%), 30대(55.5%), 40대(52.3%) 순으로 높았다. 소득수준별 음주율은 남녀 모두 소득수준이 높을수록 음주율이 증가하였다.

(2) 사망수준

사망수준은 한 나라의 건강수준과 건강불평등을 보여주는 대표적인 지표 중의 하나이다.

2015년도 연령 · 교육수준별 사망률의 차이를 살펴본 결과, 남녀 모두 전 연령에서 중졸 이하의 사망률이 가장 높고, 대졸 이상이 가장 낮은 것으로 나타났다. 교육수준별 사망률 비는 젊은 연령층에서 가장 높고(30대 남자 9.6배, 여자 13.8배), 연령이 증가할수록 사망률 비가 점차 감소하는 양상을 보였으며, 2015년 교육 수준별 사망률 비(중졸 이하/대졸 이상)는 남자(9.1배)보다 여자(20.2배)의 사망률 비가 더 큰 것으로 나타났다.

최근 5년간의 연령 · 교육수준별 사망률 비의 추이를 살펴보면, 30세 이상 연령대에서 남자(8.4→9.1배)와 여자(18.4→20.2배) 모두 상승하는 양상을 보였다. 30세 이상 연령대에서 대졸 이상 사망률은 남자 3.0명, 여자 0.9명으로 유사하였으나, 중졸 이하 사망률은 남자 2.4명(25.3→27.7명), 여자 2.7명(16.4→19.1명)으로 증가하는 양상을 보였다.

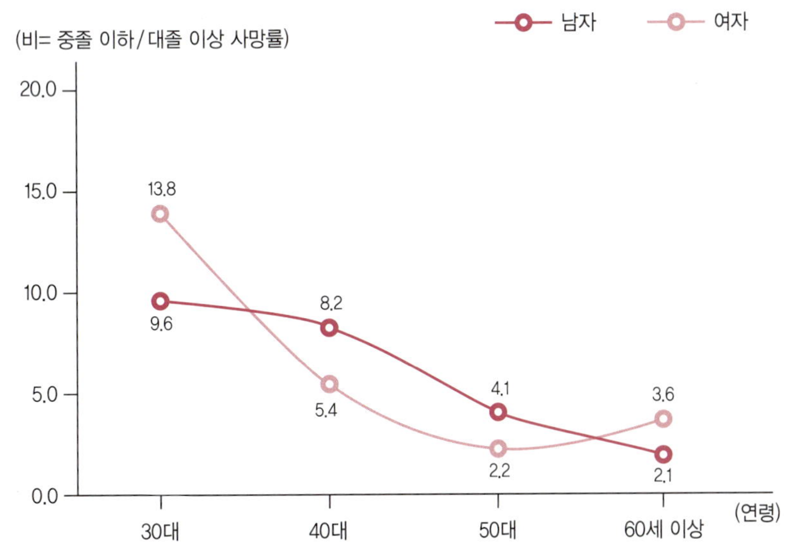

그림 4-6 2015년 연령 · 교육수준별 사망률 비(30세 이상)

출처: 통계청(2017). 교육수준별 인구동향조사.

표 4-7 연령 · 교육수준별 사망률 추이

(단위 : 해당인구 1천 명당 명)

연도	연령	남자					여자				
		전체	중졸 이하 (A)	고졸	대졸 이상 (B)	비 (A/B)	전체	중졸 이하 (A)	고졸	대졸 이상 (B)	비 (A/B)
2000	30세 이상 전체	10.4	24.4	5.0	3.1	7.9	8.1	14.8	1.3	0.8	17.7
	30대	1.7	7.3	1.5	0.8	9.7	0.7	2.0	0.6	0.4	5.1
	40대	4.4	9.5	3.1	1.6	5.9	1.5	2.1	1.0	0.7	2.9
	50대	10.0	13.6	7.5	5.5	2.5	3.5	3.9	2.5	2.0	1.9
	60세 이상	40.4	47.4	26.3	24.1	2.0	29.5	30.9	11.7	10.7	2.9
2005	30세 이상 전체	9.3	25.5	5.2	2.8	9.0	7.3	15.8	1.5	0.8	20.0
	30대	1.3	7.0	1.5	0.6	11.1	0.6	3.3	0.6	0.4	8.7
	40대	3.4	9.9	2.9	1.4	7.2	1.3	2.4	1.0	0.6	3.8
	50대	7.5	11.6	5.9	3.7	3.2	2.6	3.1	2.0	1.6	1.9
	60세 이상	34.6	42.2	23.1	21.6	2.0	25.2	27.2	10.2	8.1	3.4
2010	30세 이상 전체	9.0	25.3	5.8	3.0	8.4	6.9	16.4	1.8	0.9	18.4
	30대	1.1	5.6	1.5	0.7	8.6	0.6	3.9	0.8	0.4	10.0
	40대	2.9	9.8	2.9	1.4	7.0	1.1	2.6	1.0	0.7	3.6
	50대	6.3	10.9	5.1	3.2	3.4	2.1	2.8	1.6	1.4	2.0
	60세 이상	30.7	38.0	21.3	20.9	1.8	22.2	25.0	8.9	7.7	3.2
2015	30세 이상 전체	8.9	27.7	6.4	3.0	9.1	7.1	19.1	2.2	0.9	20.2
	30대	0.9	5.5	1.2	0.6	9.6	0.5	5.0	0.7	0.4	13.8
	40대	2.2	9.8	2.6	1.2	8.2	1.0	3.5	1.0	0.6	5.4
	50대	5.2	11.3	4.7	2.7	4.1	1.8	2.7	1.5	1.2	2.2
	60세 이상	27.6	36.8	19.1	18.0	2.1	21.2	25.3	8.2	7.0	3.6

표 4-7 연령 · 교육수준별 사망률 추이(계속)

(단위 : 해당인구 1천 명당 명)

연도	연령	남자					여자				
		전체	중졸 이하 (A)	고졸	대졸 이상 (B)	비 (A/B)	전체	중졸 이하 (A)	고졸	대졸 이상 (B)	비 (A/B)
5년간 증감 (2010~ 2015)	30세 이상 전체	−0.1	2.4	0.6	0.0	−	0.2	2.7	0.4	0.1	−
	30대	−0.2	−0.1	−0.3	−0.1	−	−0.1	1.2	−0.0	−0.0	−
	40대	−0.7	−0.0	−0.2	−0.2	−	−0.1	0.9	0.0	−0.1	−
	50대	−1.1	0.4	−0.5	−0.4	−	−0.3	−0.1	−0.1	−0.2	−
	60세 이상	−3.1	−1.2	−2.2	−2.9	−	−1.1	0.4	−0.7	−0.7	−
15년간 증감 (2000~ 2015)	30세 이상 전체	−1.5	3.3	1.4	−0.1	−	−0.9	4.4	0.9	0.1	−
	30대	−0.8	−1.8	−0.3	−0.2	−	−0.2	3.0	0.1	−0.0	−
	40대	−2.2	0.3	−0.5	−0.4	−	−0.5	1.4	−0.0	−0.1	−
	50대	−4.8	−2.3	−2.9	−2.8	−	−1.7	−1.2	−1.0	−0.8	−
	60세 이상	−12.8	−10.6	−7.2	−6.2	−	−8.3	−5.6	−3.5	−3.7	−

출처: 통계청(2017). 교육수준별 인구동향조사.

4) 우리나라의 건강형평성 정책과 과제

건강수준은 보건의료서비스 외에도 개인의 사회 · 경제적 위치, 환경요인, 생활습관 등과 연관되어 있으므로 건강 격차 해소를 위해서는 총체적 접근이 필요하다. 특히, 우리나라의 보건의료정책과 건강증진사업 전반에 걸쳐 건강형평성 제고를 위한 시각으로 재조명 해 볼 필요가 있다.

최근 들어, 점차 심화될 조짐을 보이고 있는 건강불평등 해소를 위해서는 먼저 우리 사회의 건강불평등에 대한 정확한 상황을 파악하고 이를 근거로 한 정책 목표를 세우는 것이 중요하다. 실제 건강불평등이 정부의 정책의제로 채택되지 못한 가장 큰 이유로 건강불평등에 대한 객관적인 증거 부족과 이를 파악하려는 정부의 의지부족을 들 수 있다. 특히 건강불평등은 소득, 교육수준, 주거 및 근로환경, 보건의료서비스 등 다양한 발생기전이 복합적으로 영향을 미쳐 발생되는 만큼 건강불평등을 해소하기 위한 대책도 다양한 측면에서 검토될 수밖에 없다. 때문에 영국의 블랙보고서와 같이 중앙정부 차원에서 건강불평등 현황을 파악할 수 있는 종합적인 보고서가 반드시 필요하다.

더 나아가 산출된 지표가 건강불평등 해소 노력과 연계되기 위해서는 지표와 건강정책과의 연계가 매우 중요하다. 예를 들어, 건강불평등 지표 영역의 기본은 WHO의 모형을 바탕으로 하고 있는데, 이 모형은 다시 디드릭센과 할크비스트(Diderichsen& Hallqvist, 1998)의 모형에 기초하고 있다(표 4-8).

표 4-8 디드릭센과 할크비스트 모형에서의 각 단계별 정책 진입 시점

건강결정요인	항목
사회적 계층화에 영향을 주는 정책	• 가장 근본적인 수준의 건강불평등 정책으로, 사회적 계층화에 영향을 미치는 요인, 사회적 불평등을 낳는 요인에 대한 중재를 고려할 수 있으며, 평등한 교육 기회의 제공, 분배적 복지제도의 개혁 등이 여기에 해당함 • 건강불평등을 낳는 사회경제적 질서 자체를 재편한다는 측면에서 잠재력이 크고 가장 근본적인 답이 될 수 있지만, 건강과의 인과 고리가 매우 길기 때문에 정책결정자들이 쉽게 받아들이기 어렵고, 정책의 효과를 단시간 내에 판단하기도 어려움 • 대부분의 정책들이 보건의료 영역을 벗어나 있다는 점에서 보건 분야가 주도적으로 논의를 이끌어가기 어렵다는 현실적인 어려움도 존재함
폭로의 불평등 감소와 차별적 취약성 완화	• 사회계급과 계층에 따라 위험요인의 폭로수준이 다르기 때문에 건강불평등이 발생하는 경우로서, 불평등한 질서 자체를 바꾸지는 못하더라도 폭로의 차이를 완화하는 방안이 여기에 해당함 • 정규직과 비정규직 노동자의 건강 격차가 나타났을 때, 문제의 근본적 원인이라 할 수 있는 비정규 고용 자체를 철폐하지는 못한다 해도 제도적 보완을 통해 비정규직이 차별적인 환경에 노출되는 것을 막는 것을 예로 들 수 있음 • 똑같은 위험요인에 폭로되었다 해도 낮은 사회계급의 취약성이 더 크기 때문에 사회계급이 낮은 아동이나 노인의 차별적 취약성을 완화하기 위한 정책이 필요하며, 유년기 부모의 보살핌, 정신 건강, 사회적 지원 등의 방안이 필요함
결과의 불평등 완화	• 이미 질병에 이환되거나 건강문제가 발생했을 때 그로 인해 발생하는 사회적 영향의 격차를 최소화시키는 방안으로 결과의 불평등 완화를 기대할 수 있으며, 지불 능력이 아니라 필요에 따라 질 높은 의료서비스를 받을 수 있는 의료보장제도를 확립하는 것 등이 해당함 • 건강불평등의 발생기전과 직접 닿아있지 않지만, 보건의료분야 정책 결정자들이 통제 가능하다는 것과 정책의 효과성에 대한 판단이 비교적 쉽다는 것이 장점이라 할 수 있음

디드릭센과 할크비스트는 사회적 맥락에서 사회적 계층화로 개인의 사회적 지위가 만들어지고, 사회적 계층화는 결국 건강상태에 따라 차별적인 노출과 차별적인 취약성에 노출되며, 결국 취약계층이 병에 쉽게 걸리는 등 차별적인 결과를 가져옴을 설명하고 있다. 이와 같은 사회계층별 건강격차를 해소하기 위해서는 사회적 계층화가 차별적인 건강결과에

이르는 각 단계별로 정책적 개입이 필요함을 역설하고 있다.

WHO CSDH(World Health Organization, Commission on Social Determinants of Health)는 건강불평등 완화전략으로 크게 세 가지를 권고했다. 첫째, 일상의 생활조건을 개선하고, 둘째, 권력 · 금전 · 자원의 불평등한 분포를 개선하며, 셋째, 문제를 이해하고 측정하며 조치에 대한 영향을 평가하라는 것이다. 이 중 첫 번째 권고는 사람들의 일상생활이야말로 불평등이 구체적으로 발생하고 경험되는 공간이라는 점에서, 건강불평등 완화정책의 직접적인 표적이 되어야 한다는 점을 분명히 했다. 즉 건강불평등을 완화하기 위해서는 태어나고, 성장하고, 살아가고, 일하며, 나이 들어가는 생애 전 과정에 걸쳐 일상생활의 조건을 개선하는 것이 중요하다는 것이다. 이는 다시 생애과정과 장(場)이라는 측면에서 다음과 같은 다섯 가지 세부 주제로 나누어진다.

- 초기 아동기에 대한 적극적 투자를 통해 보다 평등하게 삶을 시작할 수 있도록 한다.
- 건강한 장소에서 사람들이 건강하게 살 수 있다는 점을 고려하여 번성하는 거주환경 건설을 위한 조치를 취한다.
- 공정한 고용관계를 구축하고 안전하고 건강한 일터를 만든다.
- 전 생애과정에서 발생할 수 있는 다양한 사회적 위험에 대처할 수 있도록 가족정책, 연금, 고용보험 등 보편적인 사회적 보호조치를 취한다.
- 보편적인 보건의료서비스를 보장한다.

이러한 권고를 이행하기 위해서는 다양한 측면의 경제 · 사회정책들을 연계해야 하며, 이를 한마디로 표현하면 '모든 정책에 건강을(Health in All Policies, HiAP)' 이라는 전략을 취해야 한다는 것이다.

우리나라는 건강형평성 정책 추진을 위해 첫째, 무엇보다도 점차 악화되고 있는 사회 전반적인 불평등의 완화를 위한 대안 마련이 시급하다. 한국사회의 사회경제적 불평등과 빈곤은 날로 심화되어 경제개발협력기구 국가들 중에서도 낮은 위치를 차지하고 있다. 비정규직으로 대변되는 취약한 노동시장과 불충분한 재분배 정책 · 사회보장 프로그램이 그 핵심요인이라 할 수 있다. 이러한 상황은 만일 우리가 아무런 조치도 취하지 않는다면 건강불평등이 향후 더욱 심화될 수 있음을 시사한다. 특히 WHO CSDH의 권고에 따라 초기 아동기에 대한 적극적 투자와 더불어 괜찮은 일자리와 작업장 안전보건을 확보하는 것은 무엇보다 중요하다고 할 수 있다. 또한 생애과정에 걸쳐 소득보장과 의료보장을 비롯한 적절한 사회보장체계를 갖추는 것이 절실하다. 의료보장이 유일한 건강형평성 정책이 되어서는 안 되겠지만, 불건강의 차별적인 여파를 예방함으로써 불평등의 악순환을 차단한다는 점에서 여전히 중요한 부분이라 할 수 있다.

5. 건강권 보장

세계인권선언과 경제적 · 사회적 및 문화적 권리에 관한 국제규약은 건강할 권리를 인류의 주요한 권리로 언급하고 있다. 세계인권선언 제25조에서 '모든 사람은 먹을거리, 입을 옷, 주택, 의료, 사회서비스 등을 포함해 가족의 건강과 행복에 적합한 생활수준을 누릴 권리가 있다.'라고 선언했다. '경제적 · 사회적 · 문화적 권리에 관한 국제규약'은 제12조 1항에서 '이 규약의 당사국은 모든 사람이 도달 가능한 최고 수준의 신체적 · 정신적 건강을 향유할 권리를 가지는 것을 인정한다.'라고 구체화하였다.

일반적으로 건강권 보장 평가에 이용되는 지표는 다음과 같다.

첫째는 '가용성'이다. '건강할 권리' 보장을 위해서는 한 국가 내에 제대로 기능하는 공공보건의료시설, 재화, 서비스 및 프로그램이 충분하고 이용 가능해야 한다.

둘째는 '접근성'이다. 보건의료시설, 재화, 서비스 및 프로그램이 차별 없이 누구에게나 접근가능하여야 한다. 이는 물리적 접근성, 경제적 접근성, 정보 접근성, 비차별의 원칙을 포함한다.

셋째는 '수용성'이다. 모든 보건의료시설 · 재화 · 서비스가 의료윤리를 존중하여야 하며, 개인 · 소수자 · 민족 · 공동체의 문화를 존중하는 등 문화적으로 적절하여야 하고, 젠더와 생명주기의 필요에 민감해야 하며, 이용자의 비밀유지와 건강상태 개선을 위해 계획되어야 한다.

넷째는 '질'이다. 보건의료시설, 재화, 서비스가 문화적으로 수용가능하여야 할 뿐만 아니라, 과학적 및 의학적으로 적절하여야 하며 양질이어야 한다. 이러한 권리 보장을 위해서는 국가의 역할이 중요하다. 국민의 건강할 권리를 충분히 보장하기 위해서는 많은 자원이 동원되어야 하고, 그러한 일련의 과정이 정책적으로 뒷받침되어야 하기 때문이다.

제2절 문화적 다양성과 지역사회간호

1. 다문화사회

1) 다문화사회의 배경

문화란 일반적으로 인간의 생활양식을 뜻하며, 한 민족의 생활양식에 대한 총체적인 표현이며, 공통된 생활양식으로 인하여 타 민족과는 구분되어 변화되고 발전하는 것으로서, 인류학자와 사회학자에 의해 다양한 방법으로 정의되고 있는 복합적인 개념이다.

영국의 인류학자인 테일러(Tylor, 1871)는 문화를 '지식, 신앙, 예술, 도덕, 법률, 관습 등 인간이 사회 구성원으로서 획득한 능력 또는 습관의 총체'라고 정의하였다. 학문영역에 따라 문화에 대한 정의를 달리하고 있지만, 문화는 인간사회의 보편적인 특징이며, 어떤 특정한 사회와 지역의 문화로 볼 수 있다.

넓은 의미에서 문화의 개념은 인간의 '적응체계'와 '관념체계'로서 이해할 수 있다. '적응체계'로서의 문화는 문화를 자연환경에 대한 적응체계로 간주함으로써 생태학적으로 유용하고 사회적으로 전달되는 행동양식으로 여겨 문화의 변화를 적응하는 과정으로 보는 것이다. '관념체계'로서의 문화는 문화를 사람들의 지각, 신념, 평가, 행동에 관한 일련의 기준으로 여김으로써 자연환경적 요인보다 인간의 정신활동을 중시한다. 따라서 인간을 대상으로 하는 학문인 간호학에서 문화에 대한 개념적 접근을 할 때는 대상자를 이해하고 중재적 활동을 균형 있게 해야 하기 때문에 적응체계로서의 정의와 관념체계로서의 정의를 결합하여 개념화할 필요가 있다.

다문화사회를 형성하게 된 배경은 다문화주의(multiculturalism)이다. 다문화주의의 '다문화'라는 의미는 '많을 다(多)'자에 '문화(文化)'라는 말을 합한 뜻으로 하나 이상의 복수 문화를 말하며, '여러 나라의 생활양식'을 의미한다. 즉 여러 유형의 이질적 문화가 하나의 제도권 안에서 상호 교류를 통하여 형성되는 것을 의미하며, 이는 인종 · 민족 · 언어 · 종교 · 성 · 장애 등을 포괄한다.

다문화주의에 입각한 다문화사회는 미국이나 캐나다처럼 국가를 형성한 시점부터 다양한 민족과 문화를 공유하며 시작된 경우와 영국, 프랑스, 독일처럼 근대화로 인하여 부족해진 노동력을 외국인근로자로 대체하면서 다문화사회로 변화한 두 가지 차원으로 분류할 수 있다. 한국의 다문화사회는 유럽 국가와 같은 후자에 속하며 세계 최저의 출산율과 노인 인구의 증가, 3D(dirty, difficult, dangerous) 업종에 대한 기피 현상으로 인한 노동력 부족으로 인해 제3세계로부터 외국인근로자를 유입시킨 결과라고 볼 수 있다. 1980년대 말부터 외국인근로자가 증가하였고, 1990년대 중반부터 국제결혼이 급증하면서 다문화사회로의 변화가 급속히 진행되고 있는 것이다.

2) 다문화사회의 특성

우리나라에 거주하고 있는 외국인 주민은 급격하게 증가하여 2016년 말 전 인구의 3.96%로 확인되었다. 이들은 결혼이주자, 외국인근로자, 북한이탈주민, 다문화가정 자녀, 유학생 및 난민 등 다양한 형태로 구성되어 있으며 각기 다른 상황에서 한국으로 들어와 새로운 생활의 적응에 많은 어려움을 겪는다. 우리사회는 단일민족이라는 의식으로 인한 타 민족에 대한 배타심과 차별, 이들에 대한 정책의 미비 등으로 인한 인권 침해, 임금 체불과 착취 등이 심각한 사회적 문제로 대두되고 있다.

한국이 다문화사회가 되어가는 과정의 특징은 다음과 같다.

첫째, 외국인의 유입으로 다문화사회에 대한 인식이 시작된 것은 1990년대부터였으나 실제로 다문화사회를 구성하는 체류 외국인의 입국이 많아진 것은 10여 년 안팎으로 다문화사회로의 이행기간이 짧은 편이다.

둘째, 다문화사회에 대한 공감대 형성이 느리다.

셋째, 다문화사회에 대한 정책이나 활동이 정부위주로 진행되고 있다(최연희 외, 2014).

한국 사회가 다문화사회로 진입하게 된 배경은 '세계화에 따른 노동력의 이동', '저출산, 고령화 현상', '국제결혼의 증가' 등에서 찾아볼 수 있다.

우리나라의 경우도 저출산, 고령화사회로의 전환에 따라 노동력 부족 현상이 초래되었으며, 이에 따라 외국인근로자와 결혼이주자 등이 대거 유입되었다.

신자유주의적 경제 변화에 따라 도시와 농촌의 경제적 격차가 심화되면서 농촌에서는 성비의 불균형이 초래되고, 우리나라의 전통적인 남아선호사상으로 남성 비율이 높아짐에 따라 여성 결혼이민자의 수요를 늘려 국제결혼의 증가와 다문화가정의 확산을 더욱 가속화시키고 있다.

외국인주민의 증가는 새로운 문화 형성과 다문화사회로의 변화를 의미한다. 따라서 지역사회 구성원을 대상으로 다문화사회에 대한 이해를 증진시키고 이주민과 그 자녀에 대한 차별을 없애고 건전한 사회적 통합을 이루기 위한 노력을 강화해야 한다.

(1) 다문화 현황

2016년 말 기준 국내 체류외국인은 2,049,441명으로 2015년 대비 7.8%(149,922명) 증가하였고, 최근 5년간 매년 9.2%의 증가율을 보이고 있다. 전체 인구 대비 체류외국인 비율은 2012년 2.84%에서 2016년 3.96%로 매년 증가하고 있다.

표 4-9 우리나라 인구대비 체류외국인 추이

(단위: 명)

구분	2012	2013	2014	2015	2016
체류외국인	1,445,103	1,576,034	1,797,618	1,899,519	2,049,441
인구	50,648,272	51,141,463	51,327,916	51,529,338	51,696,216
인구대비 체류외국인비율	2.84%	3.08%	3.50%	3.69%	3.96%

출처: 통계청(2017). 주민등록인구통계.

국적 · 지역별로는 중국이 1,016,607명(49.6%)으로 가장 많았고, 베트남 149,384명(7.3%), 미국 140,222명(6.8%), 태국 100,860명(4.9%) 등의 순이다(그림 4-7).

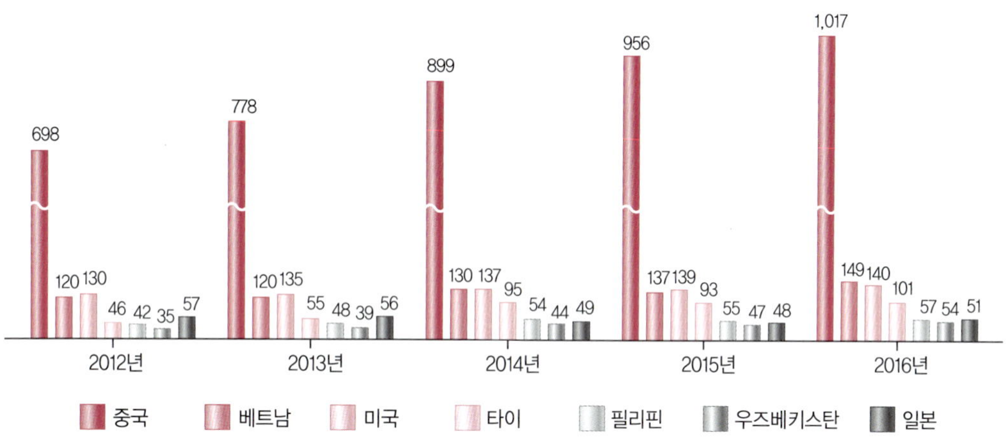

그림 4-7 주요 국적 · 지역별 체류외국인 추이(단위: 천명)

출처: 법무부 출입국 외국인 정책본부 이민정보과(2017). 2016 출입국 · 외국인 정책 통계연보.

2012년 이후 전체 혼인 중 국제결혼이 차지하는 비율은 지속적으로 감소하여, 2012년 8.7%에서 2013년 8.0%, 2014년 7.6%로 낮아졌다. 2016년 외국인과의 혼인은 총 20,591건으로 2015년보다 683건(3.2%) 감소하였으며, 전체 혼인 중 외국인과의 혼인 비중은 7.3%로 전년보다 0.3% 증가하였다. 외국인 아내의 국적은 베트남(36.3%), 중국(28.3%), 필리핀(5.8%) 순이며, 외국인 남편의 국적은 중국(25.4%), 미국(23.9%), 캐나다(9.8%) 순이다(표 4-10).

표 4-10 국가별 국제결혼 현황 추이

(단위: 명)

구분	2008	2009	2010	2011	2012	2013	2014	2015	2016
국제결혼 총 건수 한국남자	36,204	33,300	34,235	29,762	28,325	25,963	23,316	21,274	20,591
한국남자 + 외국여자	28,136	25,142	26,274	22,265	20,637	18,307	16,152	14,677	14,822
중국	13,203	11,364	9,623	7,549	7,036	6,058	5,485	4,545	4,198
베트남	8,282	7,249	9,623	7,636	6,586	5,770	4,843	4,651	5,377
필리핀	1,857	1,643	1,906	2,072	2,216	1,692	1,130	1,006	864
일본	1,162	1,140	1,193	1,124	1,309	1,218	1,345	1,030	838
캄보디아	659	851	1,205	961	525	735	564	524	466
태국	633	496	438	354	323	291	439	546	720
미국	344	416	428	507	526	637	636	577	570
기타	1,502	1,597	1,532	1,796	1,899	1,640	1,710	1,801	1,789
한국여자 + 외국남자	8,041	8,158	7,961	7,497	7,688	7,656	7,164	6,597	5,769
일본	2,743	2,422	2,090	1,790	4,582	1,366	1,176	808	381
중국	2,101	2,617	2,293	1,869	1,997	1,727	1,579	1,434	1,463
미국	1,347	1,312	1,516	1,632	1,593	1,755	1,748	1,612	1,377
캐나다	377	332	403	448	505	475	481	485	398
호주	164	159	194	216	220	308	249	254	197
기타	939	936	1,050	1,188	1,331	1,572	1,931	2,024	1,953

출처: 통계청(2017). 2016년도 혼인·이혼 통계.

외국인과의 이혼은 7,700건으로 전년대비 600건, 6.9% 감소하여 최근 5년 연속 감소추세이며, 외국인 여자와의 이혼은 전년대비 100건, 2.3% 감소, 외국인 남자와의 이혼은 전년대비 400건, 17.6% 감소하였다(그림 4-8).

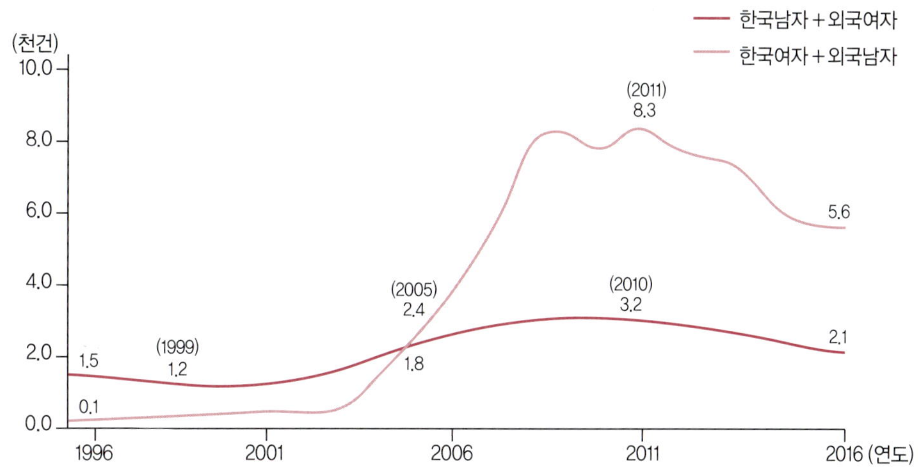

그림 4-8 외국인과의 이혼 건수 추이

출처 : 통계청(2017). 2016년도 혼인·이혼 통계.

외국인근로자는 베트남, 필리핀, 태국, 몽골, 인도네시아, 스리랑카, 중국, 우즈베키스탄, 파키스탄, 캄보디아, 네팔, 미얀마, 키르키즈스탄, 방글라데시, 동티모르 등의 국적이며, 업종별 비율은 제조업(84.6%), 농축산업(8.9%), 어업(3.6%), 건설업(2.6%), 서비스업(0.3%)으로 제조업의 비율이 가장 높게 나타났다. 또한 글로벌 우수인재 유치정책의 지속적인 시행에 따라 특정 활동(E-7) 등의 자격을 지닌 전문인력이 증가하였다.

표 4-11 외국인 자격별 · 체류 현황 추이

(단위: 명)

구분	2012	2013	2014	2015	2016
계	1,445,103	1,576,034	1,797,618	1,899,519	2,049,441
사증면제(B-1)	41,934	47,890	93,619	95,427	112,323
관광통과(B-2)	91,324	87,908	96,113	104,287	118,566
단기방문(C-3)	123,630	131,951	146,357	154,105	190,443
단기취업(C-4)	377	460	593	685	594
유학(D-2)	64,030	60,466	61,257	66,334	76,040
기술연수(D-3)	3,854	3,648	3,507	3,497	2,950

표 4-11 외국인 자격별 · 체류 현황 추이(계속)

(단위: 명)

구분	2012	2013	2014	2015	2016
일반연수(D-4)	22,195	23,005	27,000	31,810	41,592
종교(D-6)	1,557	1,770	1,855	1,727	1,719
주재(D-7)	1,563	1,659	1,593	1,492	1,631
기업투자(D-8)	7,122	6,053	3,026	5,924	5,999
무역경영(D-9)	4,854	8,272	8,856	7,236	5,697
교수(E-1)	2,631	2,637	2,664	2,612	2,511
회화지도(E-2)	21,603	20,030	17,949	16,144	15,450
연구(E-3)	2,820	2,997	3,195	3,145	3,174
예술흥행(E-6)	4,528	4,940	5,162	4,924	4,302
특정활동(E-7)	17,451	18,213	19,109	20,299	21,498
비전문취업(E-9)	230,237	246,695	270,569	276,042	279,187
선원취업(E-10)	10,424	12,163	14,403	15,138	15,312
방문동거(F-1)	52,684	60,927	71,203	85,759	103,826
거주(F-2)	63,362	39,704	37,504	38,881	39,681
동반(F-3)	18,795	20,150	21,809	22,652	22,828
재외동포(F-4)	189,508	235,953	289,427	328,187	372,533
영주(F-5)	84,140	100,1741	112,742	123,255	130,237
기타(G-1)	3,079	7,003	9,053	13,169	17,278
방문취업(H-2)	238,765	240,178	282,670	285,342	254,950
기타	139,646	191,191	193,383	191,446	209,120

출처: 법무부 출입국 외국인 정책본부 이민정보과(2017). 2016 출입국 · 외국인 정책 통계연보.

북한이탈주민이란 북한에 주소, 직계가족, 배우자, 직장 등을 두고 있는 자로서 북한을 벗어난 후 외국의 국적을 취득하지 아니한 자를 말한다. 우리나라에서 북한이탈주민에 대한 용어는 여러 번 바뀌었다. 1993년 이전에는 귀순자 · 귀순용사로, 1994~2004년까지는 탈북자로, 2005~2008년까지는 새터민으로, 2008년 이후에는 북한이탈주민으로 불리고 있다.

북한이탈주민은 90년대 중반, 북한의 식량사정 악화를 계기로 꾸준히 증가하기 시작하였으며 2002년 1,000명을 넘어선 이래 2005년 이후 지속적으로 증가 추세를 유지하다가 2012년 이후부터 연간 1,500명대 이하로 입국인원이 감소하였으나 2016년도에 1,418명이 입국하여 다시 증가세를 보였다. 2017년 기준 총 31,339명 입국(남 8,993명, 여 22,346명)으로 보고하고 있다(통일부).

표 4-12 북한이탈주민 입국자 수 추이

(단위: 명)

구분	2009	2010	2011	2012	2013	2014	2015	2016	2017
남	662	591	795	404	369	305	251	302	188
여	2,252	1,811	1,911	1,098	1,145	1,092	1,024	1,116	939
계	2,914	2,402	2,706	1,502	1,514	1,397	1,275	1,418	1,127

출처: 통일부(2018).

우리 사회에서 다문화가정이 증가함에 따라 그 자녀의 수도 급증하고 있다. 우리나라는 1977년 국적법이 개정되어 국제결혼가정에서 태어난 자녀들도 한국 국적을 가지고 내국인과 동일한 권리를 갖게 되었다. 다문화가정의 자녀들은 크게 국제결혼가정 자녀와 이주노동자 자녀로 구분하고 있으나 그 밖에 북한이탈주민, 유학생, 난민의 자녀도 포함된다.

행정안전부의 2017 외국인주민 현황에 따르면 다문화가족 자녀 수가 2010년 121,935명, 2011년 151,154명, 2012년 168,583명, 2013년 191,328명, 2014년 204,204명, 2015년 197,550명, 2016년 201,333명, 2017년 222,455명으로 매년 증가 추세를 나타내다가 2016년 감소하였고, 2017년도에 다시 증가한 것으로 나타났다. 부 또는 모의 출신국적을 보면 베트남 71,864명(32.3%), 중국 43,197명(19.4%), 한국계 중국인 38,090명(17.1%), 필리핀 22,270(10%), 캄보디아 9,448(4.2%)의 순으로 나타났다.

연령분포를 살펴보면 만 6세 이하가 115,085명(51.7%), 초등학교 연령인 만 7~12세가 81,826명(36.8%), 중 · 고등학교 연령인 만 13~18세가 25,544명(11.5%)로 나타나서 아직 대부분의 다문화가족 자녀가 초등학교 취학 연령 이하의 어린 자녀임을 알 수 있다(표 4-13).

표 4-13 다문화가족 자녀의 연령별 현황(2017)

합계 \ 연령	만 6세 이하	만 7~12세	만 13~18세
222,455(명)	115,085	81,826	25,544
100(%)	51.7	36.8	11.5

출처: 행정안전부(2018). 2017 지방자치단체 외국인주민 현황.

(2) 다문화사회의 문제점

이주 초기 결혼이민자 여성들은 언어적인 어려움을 가장 많이 경험하는 것으로 나타났으며, 시간이 지날수록 언어적 어려움과 의식주의 불편함은 어느 정도 극복되는 반면, 경제적 어려움과 가족관계의 어려움이 이주 초기에 비해 급증한다.

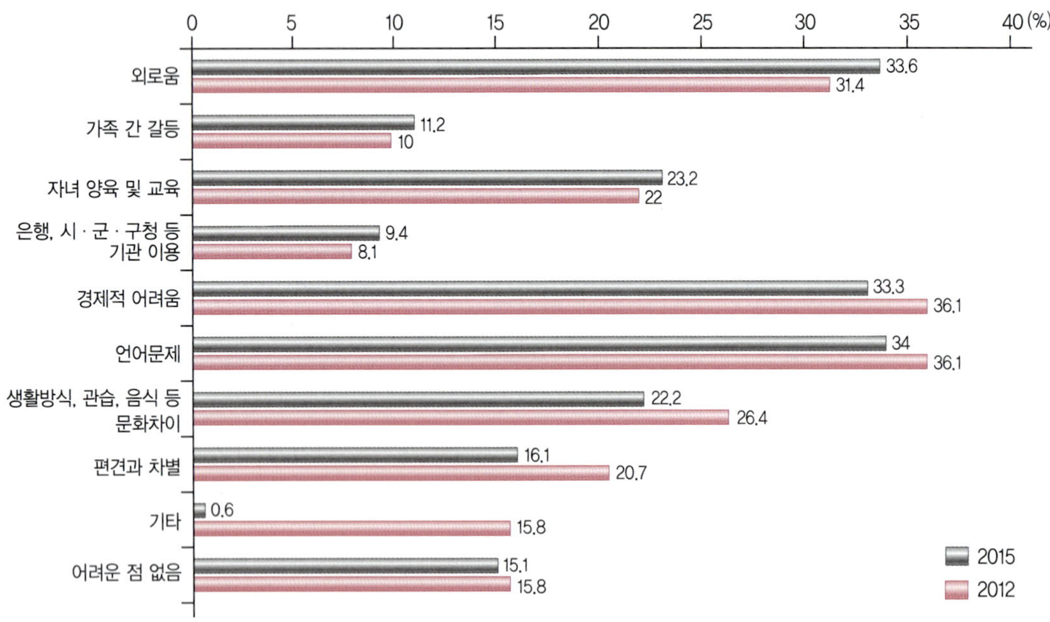

그림 4-9 결혼이민자 · 귀화자 등의 한국생활 어려움(복수응답, 2012/2015)

※ 2012년 조사에서 '음식', '기후차이' 응답은 기타로 분류함

출처: 여성가족부(2016). 2015 전국다문화가족실태조사 분석.

우리나라에서 외국인근로자는 향후 지속적으로 증가할 것으로 전망된다. 그러나 외국인근로자는 그동안 미등록 체류자, 불법체류자로 규정하여 산업 현장에서 차별 대우, 인권 침해, 산업 재해 등의 생존권 위협을 받으며 살아온 것이 사실이다. 외국인근로자들은 의료 · 건강관리 및 산업재해에 관하여는 고가의 진료비와 언어소통의 어려움이 가장 큰 것으로 알려져 있다.

북한이탈주민은 북한이라는 사회주의 체제에서 성장하고 생활해 온 사람들이므로 자본주의 체제는 생소하고, 단절된 기간만큼이나 언어와 사고의 차이로 인하여 다양한 문화적 스트레스를 경험하고 있다. 북한이탈주민후원회(2005)는 북한이탈주민의 사회 · 심리적 특성을 다섯 가지로 구분하여 설명하고 있다. 첫째, 행동 의지의 적극적인 표현이다. 목숨을 건 탈북을 단행했을 만큼 결단력과 추진력이 강하다는 점이다. 둘째, 자기중심적인 인식과 태도를 가지고 있다. 이는 의사결정과정에서 타인의 의견이나 충고를 받아들이기보다 자신의 생각과 주관이 강하여 다양한 의견을 수렴하지 않는 특성이 있음을 의미한다. 셋째, 정부의 보호와 지원에 대하여 당연하다는 태도를 갖고 있다. 사회주의 체제에 익숙한 그들은 국가에 의한 정착금이나 지원금 등의 지원을 당연시여기고, 책임과 의무보다 권리를 주장하는 경향이 강하다. 넷째, 심리적인 정체성 혼란을 겪고 있다. 자신의 신분에 대한 자아정체성의 혼란을 경험함으로 인하여 우리 사회에서 적응하지 못하고 이방인으로 머물게 되는 요인으로 작용할 수 있다. 다섯째, 안전에 대한 욕구가 강하다. 북한에 남은 가족에 대한 처벌과 보복에 대한 걱정을 하며, 신분 노출에 대한 거부감이 강하다.

다문화가정의 자녀는 지속적으로 증가하고 있다. 그러나 다문화자녀는 부모의 국적과 출생 상황에 따라 개인별 · 문화적 특징이 다양한 데 반해, 교육체계는 획일화되어 있기 때문에 적응하는 과정에서 여러 어려움을 경험하고 있다. 다문화자녀가 경험하는 공통적인 문제는 의사소통의 문제, 정체성 혼란, 사회적 편견, 소외 및 배제, 차별, 학교 부적응 등이 있다. 특히 다문화자녀의 성장과정에서 사회화 과정이 시작되는 시기의 학교 교육은 매우 중요하다. 그러나 학교에서는 소통과 교류를 통하여 다문화학생을 포용하기보다 편견과 차별, 집단 따돌림 등으로 소외감과 이질감을 느끼게 하는 경우가 있어 이 같은 학교생활 부적응의 문제는 심각한 사회문제로 대두되고 있다.

위에 언급된 외국인주민이 우리 사회에 미칠 영향은 크게 세 가지로 지적되고 있다(한국보건사회연구원, 2008).

- 외국인주민의 증가는 특히 농촌 지역 출산율을 증가시킴으로써 저출산 · 고령화 현상을 억제 또는 보상하는 기제로 작용할 것으로 예상되고 있다.
- 노동시장 및 국가 간 교류 영역에 이중 언어 구사 능력 및 다문화적 감수성을 갖춘 유능한 글로벌 인재를 제공할 가능성이 높다. 즉 결혼이민자와 그 자녀는 출신 국가와 우리 사회를 잇는 가교 역할을 수행할 잠재적 인재로 볼 수 있다.
- 외국인에 대한 사회적 차별이 지속되고 결혼이민자와 그 자녀가 사회적으로 소외될 경우 심각한 사회 갈등요인으로 작용할 우려가 크다. 즉 민족주의와 인종주의에 따

른 차별 대우와 외국인 배척 현상이 지속될 경우, 선진국에서 먼저 경험한 문제가 재현될 수 있다.

이 외에도 외국인주민은 언어적 · 문화적 차이, 사회문화적 부적응, 사회적 편견, 법적 · 제도적 차별, 가족 갈등, 가족 해체 등의 각종 위험에 노출될 가능성이 많다(조원탁 외, 2012).

2. 다문화사회의 건강정책

1) 다문화가족정책의 기본계획

우리사회는 국제결혼의 증가에 따라 다문화가족이 우리사회의 주요한 가족형태로 등장하고 있으며 대다수 다문화가족은 언어, 문화갈등, 경제적 어려움, 사회적 편견 등으로 가족 간 갈등과 사회적 소외를 경험하고 있다. 이에 2011년 다문화가족정책 기본계획의 법적 기반을 마련하게 되었으며 다문화가족정책 기본계획은 「다문화가족지원법」 제3조의 2에 따라 다문화가족 지원을 위하여 5년마다 수립하고 있다.

2009년 다문화가족지원정책의 총괄 · 조정을 위해 민 · 관 합동의 '다문화가족정책위원회'가 구성되어 제1차 다문화가족지원정책 기본계획(2008~2012)을 5대 영역 61개 세부과제를 통해 마련하였다. 2차 기본계획(2013~2017)은 6대 영역 86개 세부과제로 구성하여 다문화가족지원정책의 토대를 구축하였다. 2017년 4월부터 한국여성정책연구원, 전문가 및 관계기관이 참여하는 세미나, 자문회의 등을 열고 제3차 기본계획(2018~2022)이 마련되었다. '모두가 존중받는 차별 없는 다문화사회 구현', '다문화가족의 사회 · 경제적 참여 확대', '다문화가족 자녀의 건강한 성장 도모'의 3대 목표 아래 5개 대과제, 17개 중과제 및 70개 소과제로 구성되었으며, 법무부와 교육부 등 17개 중앙행정기관 및 기관이 참여하여 추진하고 있다.

■ 5대 영역

- 다문화가족 정착지원
- 결혼이민자의 사회 · 경제적 참여 확대
- 다문화가족 자녀의 안정적 성장지원과 역량강화
- 상호존중에 기반한 다문화 수용성 제고
- 협력적 다문화가족 정책 운영을 위한 추진체계 강화

비전: 참여와 공존의 열린 다문화사회

목표

- 모두가 존중받는 차별 없는 다문화사회 구현
- 다문화가족의 사회 · 경제적 참여 확대
- 다문화가족 자녀의 건강한 성장 도모

정책 과제

정책 과제	세부 과제
다문화가족 장기정착 지원	① 결혼이주여성 인권보호 강화(가정폭력예방 및 대응체계 구축) ② 국제결혼 피해예방 지원 ③ 안정된 가족생활 지원 ④ 서비스 연계 활성화
결혼이민자 다양한 사회참여 확대	① 자립역량 강화 ② 취업과 창업 지원 서비스의 내실화 ③ 사회참여 기회 확대
다문화가족 자녀의 안정적 성장지원과 역량 강화	① 안정적 성장을 위한 환경조성 ② 학업 및 글로벌 역량 강화 ③ 진로준비 및 사회진출 지원 ④ 중도입국자녀 맞춤형 지원
상호존중에 기반한 다문화 수용성 제고	① 정책환경에 대한 주기적 모니터링 실시 ② 다문화 이해교육 활성화 ③ 다문화 수용성 제고를 위한 미디어 환경 조성 ④ 지역 환경 조성 및 참여 · 교류 프로그램 활성화
협력적 다문화가족 정책 운영을 위한 추진체계 강화	① 정책추진체계간 협력 강화 ② 다문화가족 지원체계 내실화

그림 4-10 제3차 다문화가족정책 기본계획

출처: 여성가족부(2018).

구분	1차 및 2차 정책	3차 기본계획(2018~2022)
국제결혼	• 결혼이민관 파견 후 중지 • (女현지사전교육) 대면 • (男국제결혼안내프로그램)	• 결혼이민관 파견 추진 • 교육방식 다변화(전화, 우편 등) • 시수 확대 및 인권 · 상호 존중교육 추가
가정폭력피해 이주여성 지원	• (상담소) 없음 • (보호시설) 운영, 외국인 등록 후 입소 가능 • (퇴소 후) 임대주택 지원 • (자립지원금) 없음	• 종합상담소(상담, 법률, 의료, 치유, 통역 등) 신규 설치 추진 • 확대 추진, 외국인 등록여부 무관하게 입소 가능 • 확대 추진 • 신설추진
다문화가족	• 가족관계 프로그램 운영 • 다문화가족이 직접 정책과정에 참여하는 '다문화가족 참여회의' 운영(5개 권역 대표) • 한국국적 배우자가 있어야 근로 · 자녀 장려금 신청 가능	• 가족관계 증진 프로그램의 다양화, 사례관리 사업 및 정착단계별 지원 패키지 확대 • 다문화가족 참여회의의 지역 대표성 확대(16개 시 · 도 대표) • 한국국적 자녀를 양육하는 한부모 외국인에 대해서도 근로 · 자녀 장려금 지원 가능
다문화가족 자녀	• 한국어 능력 향상, 학교생활 초기 적응 지원(예비학교 확대, 기초학력 향상 지원 등) 중심	• 청소년 성장지원 사업(자녀성장지원 프로그램, 이중언어 인재 양성 사업, 글로벌 브릿지 사업 등) 중점 추진 • 성장배경이 특수한 중도입국자녀 지원 강화(레인보우스쿨 확대 및 운영 방식 다양화, 취업사관학교 운영 · 훈련과정 확대)
다문화 수용성	• 대상별(공무원, 경찰, 종사자 등) 다문화 교육 실시 중점	• 일반국민 대상 찾아가는 다문화 이해교육 활성화 및 부처간 이해교육 협업체계 강화 • 지역사회 다문화 우수 프로그램 발굴 및 포상, 사회적 공감대 형성 프로그램 확산
정책 추진체계	• 다문화가족정책위원회를 통한 총괄 · 조정 기능 강화	• 위원회 간(다문화가족정책위원회 – 외국인정책위원회) 연계 강화 • 다문화가족지원센터의 내실화(처우개선, 지역 여건별 통합 추진, 서비스 역량 제고)

그림 4-11 1차 및 2차 정책과 제3차 기본계획 비교

출처: 여성가족부(2018).

2) 다문화가족지원센터

지역사회의 다문화가족을 대상으로 한국어 교육, 가족교육 · 상담, 통번역, 자녀교육 지원 등의 등 종합 서비스를 제공하기 위해 다문화가족지원센터(211개소)를 건강가정지원센터(151개소)와 통합하여 '가족통합지원센터(가칭)'로의 개편을 추진하고 있다. 새로운 정책지원 대상(한부모 등 소외가족과 중도입국자녀 등) 서비스 등 종합적인 가족정책서비스를 제

공하고 있으며 외국인주민센터 및 외국인근로자지원센터, 북한이탈주민 지역적응센터 등과의 연계 · 협업을 통해 급변하는 사회환경에 대처할 수 있는 전달체계를 구축하기로 한다.

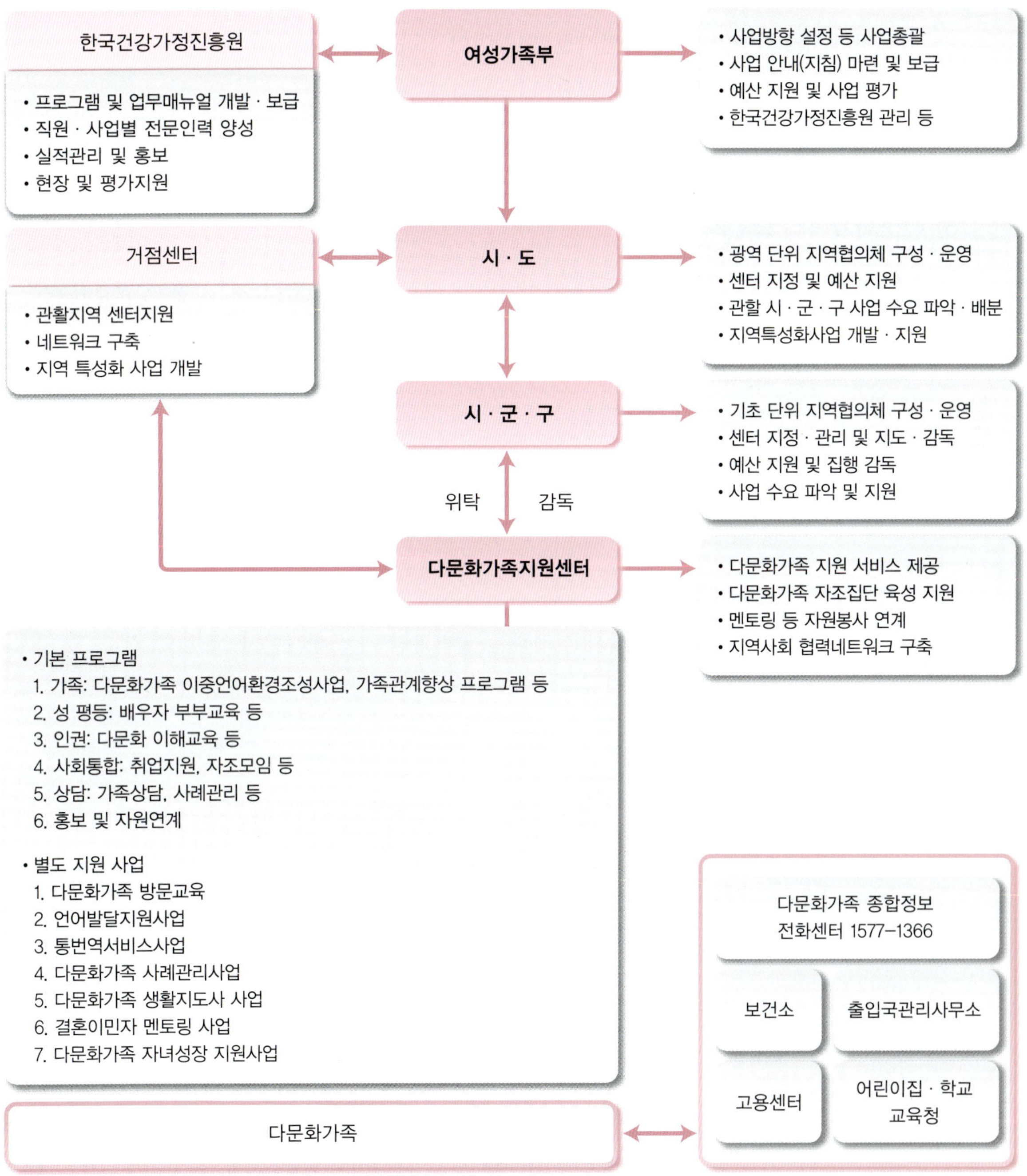

그림 4-12 다문화가족지원센터 사업추진체계도

출처: 다문화가족지원포털, 다누리(2017)

■ 주요사업

- 가족상담 및 교육: 가족관계 개선을 위한 상담, 부부교육, 부모자녀교육 등
- 방문교육서비스: 한국어 교육, 부모교육서비스, 자녀생활서비스
- 한국어 교육: 1~4단계
- 자녀 지원: 언어(한국어)발달지원, 이중언어 가족환경조성, 자녀성장지원사업 등
- 통번역서비스, 멘토링, 자조모임, 나눔봉사단 운영 등
- 다누리홈페이지: http://liveinkorea.kr

3) 다문화가족의 보건사업

다문화가족을 대상으로 현재 정부에서 지원하고 있는 사업 중 임신, 출산 및 국민건강보험에 대하여 살펴보고자 한다.

(1) 임신

임산부를 대상으로 실시하고 있는 임산부가 받아야 할 검사 항목 및 내용, 임산부를 위한 보건소 서비스, 임신 · 출산 진료비 지원사업은 다음과 같다.

① 임산부가 받아야 할 검사

임산부의 건강관리를 위해서 실시하는 일반적인 검사 항목은 표 4-14와 같다. 이 밖에도 임산부나 태아의 건강상태에 따라 한층 더 정밀한 검사를 받을 수 있다.

표 4-14 임산부가 받아야 하는 일반적인 검사 항목

항목		내용
혈액검사	일반 혈액검사	혈액 안에 있는 혈색소, 적혈구, 백혈구의 숫자나 모양을 통하여 빈혈 여부나 에이즈, 풍진 등의 질병 여부를 검사한다.
	혈액형검사	ABO혈액형과 Rh인자를 검사한다.
	매독검사	태아사망 및 유산을 초래하는 매독을 검사한다.
	간염검사	간염 여부를 검사한다. 산모가 간염이 있을 때는 신생아도 감염될 위험이 크다.
소변검사		당과 단백질 검사를 통하여 임신중독증이나 당뇨병 등을 진단하고, 요로감염 여부도 검사한다.
초음파검사		자궁 내부를 보면서 태아의 성장발육 정도, 태아의 위치나 모양, 기형 유무 등을 확인한다.

② 임산부를 위한 보건소서비스

여성 결혼이민자는 임신을 하면 보건소에서 무료로 건강관리를 받을 수 있다. 외국인 등록증을 가지고 보건소에 방문하면 된다. 특히 고위험 임산부는 반드시 보건소나 의료기관의 관리가 필요하다(표 4-15).

표 4-15 고위험 임산부의 범위

구분	내용
고위험 임산부	어리거나 나이가 많은 임산부(20세 미만 및 35세 이상)
	고혈압, 당뇨병 등 질병이 있는 경우
	미숙아 및 선천성 이상아를 낳은 적이 있는 임산부

- 무료 산전검사

  임산부는 보건소에서 임신 조기진단검사, 소변검사(당뇨 · 단백질검사), 혈액검사(혈색소 · 적혈구 · 백혈구검사, 혈청매독검사, 간염검사, 혈액형검사)를 받을 수 있다. 임산부 산전검사는 보건소 등록만으로 혜택을 받을 수 있다.

- 임산부 철분 영양제 지원

  모든 임산부에게 임신 5개월부터 분만 전까지 철분 영양제를 보건소에서 지원한다.

- 출산준비교실 등의 교육 실시

  모유수유교실, 임산부 체조교실, 출산준비교실, 아기마사지교실 등을 운영하고 있으며 임신 · 태교 · 분만 관련 서적 및 CD, 비디오 등을 대여한다.

- 보충 영양관리사업

  영양이 좋지 않은 임산부와 저소득층 여성결혼이민자와 영유아는 균형 잡힌 영양과 건강을 유지하도록 돕는 영양교육과 필요한 보충 영양식품을 지원받을 수 있다(표 4-16). 현재는 일부 보건소에서만 임산부와 영유아 보충 영양관리사업을 시범사업으로 실시하고 있으므로 거주지역에서 혜택을 받을 수 있는지를 먼저 확인해야 한다. 보건소 방문이나 전화 문의를 통하여 안내받을 수 있다.

③ 임신 · 출산 진료비지원사업(국민행복카드)

보건복지부와 국민건강보험공단은 2015년 5월 1일부터 국민행복카드를 출시하였다. 기존의 고운맘카드와 맘편한카드를 하나의 카드로 통합하였으며, 산모 · 신생아 건강관리지원사업, 가사간병방문서비스 등을 비롯한 각종 사회서비스 사업의 바우처카드도 단계적으로 통합할 계획이다.

표 4-16 영양관리사업의 지원

구분	내용
지원 대상	• 소득이 최저생계비 대비 200% 미만 가구 • 임산부 · 출산수유부 · 영유아(6세 이하) • 영양적 위험요인(빈혈, 저체중, 성장부진, 영양섭취상태 불량)을 한 가지 이상 가진 자
지원 내용	• 보충 영양 식품 패키지 무료 지원 • 쌀, 감자, 달걀, 당근, 우유, 검정콩, 김, 미역, 참치통조림, 귤 등 대상자의 영양상태에 따라 적합한 식품 제공 • 무료 영양교육 • 개별상담 및 집단교육, 가정방문교육을 함께 시행 • 최소한 1달에 1번 이상의 만남을 원칙으로 시행 • 바쁜 직장인을 위하여 야간이나 주말에도 시행
신청 방법	• 접수처: 보건소 • 필요한 서류 – 거주지 확인 서류: 주민등록등본 또는 외국인등록증이나 가족관계증명서, 건강보험증 사본 – 소득확인 서류: 건강보험료 납부영수증 또는 국민기초생활보장대상 증명이나 의료급여 수급자 증명 등

국민건강보험공단에서 실시하는 임신 · 출산 진료비지원사업은 임신이 확인된 임신부의 임신 · 출산 진료비를 50만 원 지원하며, 1회 진료 시 최대 6만 원씩 사용할 수 있다(표 4-17).

표 4-17 임신 · 출산 진료비지원사업 내용

지원 범위	임신 · 출산 진료비 및 출산에 따른 입원 비용과 출산 전후 산모의 건강관리 비용까지 임신부가 지정 요양기관에서 진료받은 급여, 비급여(초음파검사 등)
지원 방법	국민행복카드를 이용하여 지정 요양기관에서 본인 부담금 결제
지원 내용	50만 원 한도(다태아임신부는 70만 원)의 국민행복카드(구 고운맘카드)로 지원

다문화 대상 임신 지원을 포함한 전 국민의 임신 · 출산 진료비지원으로, 임신이 확인된 모든 산모는 임신 · 출산 진료비지원 전용카드(국민행복카드)를 통하여 의료기관에서 초음파검사, 양수검사 등의 비급여검사 비용 중 본인 부담금을 국민행복카드로 결제할 수 있다. 이러한 혜택은 임신부가 선택적 진료를 받을 수 있는 진료 접

근성과 편의성을 제공한다. 또한 병의원 등 의료시설을 이용하는 임신부에게 진료비 비교 등을 통한 자유로운 선택이 가능하도록 비급여 진료 · 검사 관련 비용을 해당 의료기관 및 인터넷 등에 게시하고 있다.

■ 신청 절차

- 1단계: 요양기관(산부인과)에서 건강보험 임신 · 출산 진료비지원신청 및 임신확인서를 발급받는다.
- 2단계: 임신부 본인 또는 그 가족이 건강보험 임신 · 출산 진료비지원신청 및 임신확인서 1부를 지참하여 신청한다.
- 3단계: 신청 후 본인 확인, 카드 종류, 카드 수령지 등을 확인한 후 15일 이내에 카드가 배송된다.
- 4단계: 임신 · 출산 진료비지원카드(국민행복카드) 수령 후부터 분만 예정일 다음날로부터 60일까지 사용가능하다.

(2) 출산

보건소에서 산전관리를 받았던 임산부라도 출산은 일반 병 · 의원에서 해야 한다. 출산과 관련된 정책으로는 출산지원사업과 보건소 예방접종사업이 있으며, 가까운 다문화가족지원센터, 보건소, 외국인근로자지원센터, 이주여성긴급지원센터 등 도움을 주는 기관에 연락을 하면 통 · 번역지원서비스를 이용할 수 있다.

① 출산지원사업

■ 출산 축하금 지원

출산 장려를 위하여 10개 광역자치단체 및 138개 기초자치단체에서 출산 축하금을 지급하고 있다. 지원금액과 지원대상(자녀 수)은 기초자치단체마다 차이가 있다.

■ 신생아 장애예방검사

신생아 장애예방을 위하여 모든 신생아를 대상으로 선천성 대사이상 6종에 대한 검사를 아이가 태어난 산부인과에서 무료로 실시하고 검사비는 보건소에서 지원한다.

■ 미숙아 · 선천성 이상아 의료비 지원

4인 가구 기준 월평균 소득 523만 원 이하의 가정을 대상으로 미숙아 및 선천성 이상아 자녀에 대하여 최고 1,000만 원까지 의료비를 지원한다.

■ 영 · 유아 건강검진 지원

건강보험 가입자 및 의료급여 수급자 대상 가정의 영 · 유아는 만 6세가 될 때까지 건강검진 6회(4~6개월, 9~12개월, 18~24개월, 30~36개월, 42~48개월, 54~60개월) 및 구강검진 3회(2세, 4세, 5세)를 지정된 인근 병원에서 무료로 받을 수 있다. 건강검진 지정 병원은 건강보험공단에서 조회할 수 있다.

- 난임부부 체외수정 및 인공수정시술 비용 지원

  2인 가구 기준 월평균 소득 471만 원 이하 및 만 44세 이하 여성의 난임 가정에 1회 체외수정시술 비용 중 1회당 180만 원씩 3, 4회차는 100만 원을 지원하며, 인공수정시술 시에는 1회당 50만 원씩 3회 지원해 준다. 단, 기초생활보장 수급자는 300만 원씩 3회까지 지원해 준다.

- 산모 도우미 서비스

  도시 근로자 가구 월평균 소득 50% 이하의 가정을 대상으로 하며 다문화가정에 대한 우선권은 없다. 4인 가구 기준 월평균 소득 195만 원 이하 출산 가정(유산 및 사산 포함)에 대하여 12일 동안 산모 도우미를 파견하여 산모 · 신생아 관련 가사 활동을 도와준다.

- 임산부 · 영유아 영양플러스

  4인 가구 기준 월평균 소득 265만 원 미만 가정의 임산부와 영유아를 대상으로 영양평가를 실시하고, 위험요인이 발견되면 최장 1년간 월 2회 영양교육을 실시하고 있다. 단, 영유아의 경우 지원 기간을 연장할 수 있다.

- 의료기관 외 출산 시 출산비 지급

  병의원이나 조산원이 아닌 곳에서 출산을 한 경우에는 건강보험관리공단에서 25만 원의 출산비를 지급해 준다.

- 산전 · 후 휴가

  여성 근로자가 출산을 할 경우 출산을 전후하여 90일 간의 산전 · 후 휴가를 받을 수 있고, 여성 근로자가 임신 16주 이후에 유산 또는 사산을 하였을 경우에도 임신 기간에 따라 휴가를 받을 수 있다. 또한 배우자가 출산을 한 남성 근로자의 경우 출산 휴가를 3일간 받을 수 있다.

② 예방접종

예방접종이란 감염성 질환을 예방하기 위하여 감염성 질환 예방 주사제를 아기에게 투여하는 것을 말한다. 예방접종의 종류와 접종 시기 및 횟수는 표 4-18과 같다.

③ 보건소 예방접종사업

보건소에서는 필수 예방접종군에 대한 예방접종을 무료로 실시한다. 보건소 방문 시 모자보건수첩(산모수첩, 어린이건강수첩)을 지참하면 된다.

표 4-18 예방접종의 종류와 접종횟수 및 시기

<table>
<tr><th>분류</th><th colspan="2">대상 감염병</th><th>백신</th><th>횟수</th><th>시기</th></tr>
<tr><td rowspan="13">국가 필수 예방 접종</td><td colspan="2">결핵</td><td>BCG</td><td>1회</td><td>생후 4주 이내</td></tr>
<tr><td colspan="2">B형 간염</td><td>HepB</td><td>3회</td><td>0, 1, 6개월</td></tr>
<tr><td colspan="2" rowspan="2">디프테리아, 파상풍, 백일해</td><td>DTaP</td><td>기초 4회, 추가 1회</td><td>2, 4, 6개월(3회)
추가 15~18개월
만 4~6세</td></tr>
<tr><td>Td</td><td>추가 1회</td><td>추가 만 11~12세</td></tr>
<tr><td colspan="2">소아마비(폴리오)</td><td>IPV</td><td>기초 3회, 추가 1회</td><td>2, 4, 6개월(3회)
추가 만 4~6세</td></tr>
<tr><td colspan="2">홍역, 유행성이하선염, 풍진</td><td>MMR</td><td>기초 1회, 추가 1회</td><td>12~15개월(1회)
추가 만 4~6세</td></tr>
<tr><td colspan="2">일본뇌염</td><td>JEV
(사백신)</td><td>기초 3회, 추가 2회</td><td>12~24개월(2회)
2차 접종
12개월 후 3차 접종
추가 만 6세, 12세</td></tr>
<tr><td colspan="2">수두</td><td>VAR</td><td>1회</td><td>12~15개월</td></tr>
<tr><td>인플루엔자</td><td>우선접종
권장대상자</td><td>Flu</td><td>6개월~9세 미만 2회,
이후 매년 1회</td><td>6개월 이상</td></tr>
<tr><td rowspan="2">장티푸스</td><td rowspan="2">고위험군에
한하여 접종</td><td>경구용</td><td>3~4회</td><td>6세 이상</td></tr>
<tr><td>주사용</td><td>기초 1회, 추가 1회</td><td>2세 이상</td></tr>
<tr><td colspan="2">신증후군출혈열</td><td>–</td><td>3회</td><td>0개월</td></tr>
<tr><td colspan="5"></td></tr>
<tr><td rowspan="3">기타 예방 접종</td><td colspan="2">B형 헤모필루스
인플루엔자</td><td>Hib</td><td>4회</td><td>2, 4, 6개월,
12~15개월</td></tr>
<tr><td colspan="2">A형 간염</td><td>HepA</td><td>기초 1회, 추가 1회
(기초접종 후 6~12개월 후)</td><td>1~16세</td></tr>
<tr><td colspan="2">폐구균폐렴</td><td>PCV</td><td>1~4회</td><td>2, 4, 6개월
추가 12~15개월</td></tr>
</table>

■ 영유아 국가필수예방접종 지원

전국 보건소에서는 BCG, B형 간염, 소아마비, 홍역, 유행성 이하선염, 풍진을 포함한 11종의 백신을 무료로 접종하고 병의원에서 하는 접종에 대해서도 예방접종

약품비를 지원하므로 병의원에서 접종하는 경우 행위 수수료만 부담하면 된다.

- B형 간염 수직감염 예방사업

B형 간염에 걸린 산모에서 태어난 신생아는 간염에 걸릴 위험이 높다. B형 간염에 걸린 산모에서 태어난 신생아는 간염 예방을 위한 면역글로불린 1회 접종, B형 간염 예방접종 3회 및 항원 · 항체검사에 필요한 비용을 지원받을 수 있다.

- 신청방법

정부에서는 'B형 간염 예방수첩'을 전국의 산부인과 등을 통하여 배포하고 있으며, 쿠폰이 포함되어 있다. 임산부가 B형 간염 항원 양성 검사 결과지를 제출하면 이 수첩을 받을 수 있고, B형 간염 임산부는 신생아에게 예방접종 시 쿠폰을 의료기관에 제출하면 접종을 무료로 받을 수 있다.

④ 기타 서비스

기타 서비스로는 영유아 건강검진, 영유아 발달검사, 치아관리, 시력관리, 아기마사지교실, 이유식교실, 응급처치교실과 같은 프로그램이 있다. 이러한 서비스는 보건소마다 실시 여부가 다르므로 미리 보건소에 문의해야 한다.

(3) 국민건강보험

정부는 소득에 따라 매달 일정 금액의 보험료를 납부하는 건강보험제도를 실시하고 있다. 국민건강보험에 가입하면, 아프거나 출산할 때 저렴한 비용으로 의료기관을 이용할 수 있고 정기적으로 건강검진을 받을 수도 있다. 모든 국민은 건강보험에 가입해야 하지만 의료급여 수급자는 제외된다.

건강보험가입자는 직장가입자와 지역가입자로 구분된다. 모든 사업장의 근로자 및 사용자와 공무원 및 교직원은 직장가입자가 된다. 직장가입자와 그 피부양자를 제외한 자는 지역가입자가 된다. 직장가입자의 경우 건강보험 가입은 회사에서 처리하며, 보험료의 50%는 회사가, 나머지 50%는 본인이 부담한다. 건강보험가입자가 병원에서 진료를 받으면 보험기금에서 진료비 중 일부를 부담하므로 차액만 본인이 부담하면 된다.

① 국민건강보험 가입 대상 외국인

외국인 등록을 한 자로서 직장가입자 적용 사업장에 근무하는 자와 공무원 · 교직원으로 임용 또는 채용된 자는 직장가입자가 된다. 외국인 등록을 한 자로서 직장가입자에 해당하지 않는 경우에는 본인의 신청에 따라 지역가입자가 된다. 이 경우 국내에 3개월 이상 거주한 외국인에 한하여 신청할 수 있다. 다만, 국내에 3개월 이상 거주하지 아니한 재외국민 또는 외국인이라도 유학 · 취업 등의 사유로 3개월 이상 거주할 것이 명백한 자는 건강보험에 가입할 수 있다.

② 가입방법

직장에 다니는 배우자가 건강보험에 가입되어 있는 경우에는 배우자의 국민건강보험에 피부양자로 등록하면 된다. 직장에 다니는 외국인의 경우 자동적으로 건강보험에 가입된다. 자영업이나 일용직 등에 종사하여 한국인 배우자와 외국인이 모두 직장에 다니지 않는 경우는 지역에서의 건강보험 가입이 가능하다. 가입 방법은 거주지 관할 국민건강보험관리공단 지사를 방문하여 외국인 등록증과 신청서를 제출하면 된다.

③ 가입자 혜택

병 · 의원, 한의원에서 진찰이나 치료를 저렴하게 받을 수 있다. 단 진찰, 치료 비용의 일부는 본인이 부담하며 건강검진의 혜택을 받는다. 건강검진은 연령에 따라 차이가 있지만, 보통 2년마다 1번씩 받는다.

④ 보험료 납부

직장가입자인 경우 보험료는 매월 가입자에게 지급되는 월급에서 미리 공제하여 사용자가 납부한다. 지역가입자인 경우 보험료는 매달 부과하고, 재외국민 및 국내에 입국 후 3개월이 경과한 날부터 해당 월의 보험료를 그 직전 달 25일까지 납부한다. 출입국관리법 시행령에 따른 F－1, F－2와 F－5 체류자격을 가진 외국인은 내국인과 동일한 보험료 부과 기준으로 매월 납부한다.

3. 다문화 관련법

1) 국적법

이 법은 1948년 12월 20일 제정된 법으로 '대한민국의 국민이 되는 요건을 정함'을 목적으로 한다. 국적법 제2조에는 출생에 의한 국적 취득에 대해 ① 출생 당시 부 또는 모가 대한민국의 국민인 자 ② 출생하기 전에 부가 사망한 경우에는 그 사망 당시에 부가 대한민국의 국민이었던 자 ③ 부모가 모두 분명하지 아니한 경우나 국적이 없는 경우에는 대한민국에서 출생한 자 ④ 대한민국에서 발견된 기아는 대한민국에서 출생한 것으로 명시되어 있다.

2) 출입국관리법

이 법은 '대한민국에 입국하거나 대한민국에서 출국하는 모든 국민 및 외국인의 출입국 관리를 통한 안전한 국경관리와 대한민국에 체류하는 외국인의 체류관리 및 난민(難民) 인정절차 등에 관한 사항을 규정함'을 목적으로 한다.

3) 재한외국인 처우 기본법

이 법은 재한외국인에 대한 처우 등에 관한 기본적인 사항을 정함으로써 재한외국인이 대한민국 사회에 적응하여 개인의 능력을 충분히 발휘할 수 있도록 하고, 대한민국 국민과 재한외국인이 서로 이해하고 존중하는 사회 환경을 만들어 대한민국의 발전과 사회통합에 이바지함을 목적으로 한다.

- 재한외국인: 대한민국의 국적을 가지지 아니한 자로서 대한민국에 거주할 목적을 가지고 합법적으로 체류하고 있는 자를 말한다.
- 재한외국인에 대한 처우: 국가 및 지방자치단체가 재한외국인을 그 법적 지위에 따라 적정하게 대우하는 것을 말한다.
- 결혼이민자: 대한민국 국민과 혼인한 적이 있거나 혼인관계에 있는 재한외국인을 말한다.

4) 다문화가족지원법

이 법은 대한민국 국민과 혼인한 적이 있거나 혼인관계에 있는 재한외국인과 국적법에 의해 대한민국 국적을 취득한 자로 이루어진 '다문화가족'을 지원하기 위한 법으로, 다문화가족구성원이 안정적인 가족생활을 영위하고 사회구성원으로서의 역할과 책임을 다 할 수 있도록 함으로써 이들의 삶의 질 향상과 사회통합에 이바지함을 목적으로 한다.

- 다문화가족: 다음 각 목의 어느 하나에 해당하는 가족을 말한다.
  가. 「재한외국인처우기본법」 제2조제3호의 결혼이민자와 「국적법」 제2조부터 제4조까지의 규정에 따라 대한민국 국적을 취득한 자로 이루어진 가족
  나. 「국적법」 제3조 및 제4조에 따라 대한민국 국적을 취득한 자와 같은 법 제2조부터 제4조까지의 규정에 따라 대한민국 국적을 취득한 자로 이루어진 가족

5) 결혼중개업 관리에 관한 법

이 법은 국제결혼 당사자의 권익을 보호하고 인권을 존중하는 중개 절차를 마련하기 위하여 결혼중개업을 규제하고 건강한 국제결혼문화 형성을 위함을 목적으로 한다. 2007년 12월 14일에 결혼중개업의 관리에 관한 법률이 특별법으로 제정되어 2008년 6월 15일부터 시행되고 있다.

6) 북한이탈주민의 보호 및 정착지원에 관한 법

이 법은 1997년 귀순북한동포보호법을 폐지하고 제정된 뒤 2017년 3월 21일 14608호까지 3차례 개정된 것으로, 군사분계선 이북지역에서 벗어나 대한민국의 보호를 받으려는 북한

이탈주민이 정치, 경제, 사회, 문화 등 모든 생활영역에서 신속히 적응 · 정착하는 데 필요한 보호 및 지원에 관한 사항을 규정함을 목적으로 한다.

- **북한이탈주민**: 군사분계선 이북지역(이하 '북한'이라 한다)에 주소, 직계가족, 배우자, 직장 등을 두고 있는 사람으로서 북한을 벗어난 후 외국 국적을 취득하지 아니한 사람을 말한다.

7) 난민법

이 법은 2012년 2월 10일에 제정되어 2013년 7월 1일부터 시행된 난민의 지위와 처우 등에 관한 법률로, 「난민의 지위에 관한 1951년 협약」(이하 "난민협약"이라 한다) 및 「난민의 지위에 관한 1967년 의정서」(이하 "난민의정서"라 한다) 등에 따라 난민의 지위와 처우 등에 관한 사항을 정함을 목적으로 한다.

- **난민**: 인종, 종교, 국적, 특정 사회집단의 구성원인 신분 또는 정치적 견해를 이유로 박해를 받을 수 있다고 인정할 충분한 근거가 있는 공포로 인하여 국적국의 보호를 받을 수 없거나 보호받기를 원하지 아니하는 외국인 또는 그러한 공포로 인하여 대한민국에 입국하기 전에 거주한 국가(이하 "상주국"이라 한다)로 돌아갈 수 없거나 돌아가기를 원하지 아니하는 무국적자인 외국인을 말한다.

4. 다문화사회의 건강특성

1) 다문화건강 관련 이론

문화간호이론의 창시자라고 할 수 있는 레닌저(Leininger, 2006)는 횡문화 간호이론(transcultural nursing theory)을 발표하였다.

레닌저의 문화간호이론은 간호학과 인류학 등의 다학제적 관점으로부터 도출되었기 때문에 다양한 문화적 건강체계에 모두 적용이 가능하다는 장점이 있다. 그녀는 간호학적 관점에서의 돌봄 개념과 인류학적 관점의 횡문화 개념을 결합시켜 횡문화 간호이론을 만들었다. 이 이론의 개념적 틀은 돌봄과 횡문화의 결합된 개념에 기초하고 있으므로 돌봄을 제공함으로써 문화적 차이가 있는 대상자들에게 간호 및 치료 효과를 극대화할 수 있다는 것이다.

(1) 해돋이 모형

레닌저는 문화적 차이를 간호의 시각에서 인식하고 연구하여 횡문화 이론의 본질적인 요소들을 구체화하고 점차 발전시켜 해돋이 모형(sunrise model)을 개발하였다(그림

4-13). 위쪽 반원은 기술적, 종교적 및 철학적, 친족 및 사회적 요인, 문화적 가치관 및 생활방식, 정치적 및 법적, 경제적, 교육적 요인의 7가지가 개인, 가족, 집단의 건강과 질병에 영향을 미친다고 하였다. 가운데 반원은 문화적 건강체계, 돌봄의 표현, 간호체계의 영향요인과의 상호관계를 나타내고 있으며, 이 두 개의 반원이 모여 하나의 큰 태양을 이루는 구조적 형태를 가지고 있다.

해돋이 모형에서는 인류가 자신들이 살아온 문화적 배경과 사회구조, 그 문화 속에서 살면서 배우거나 습득한 세계관, 환경적 배경, 가치관 등과 절대 분리되거나 다른 문

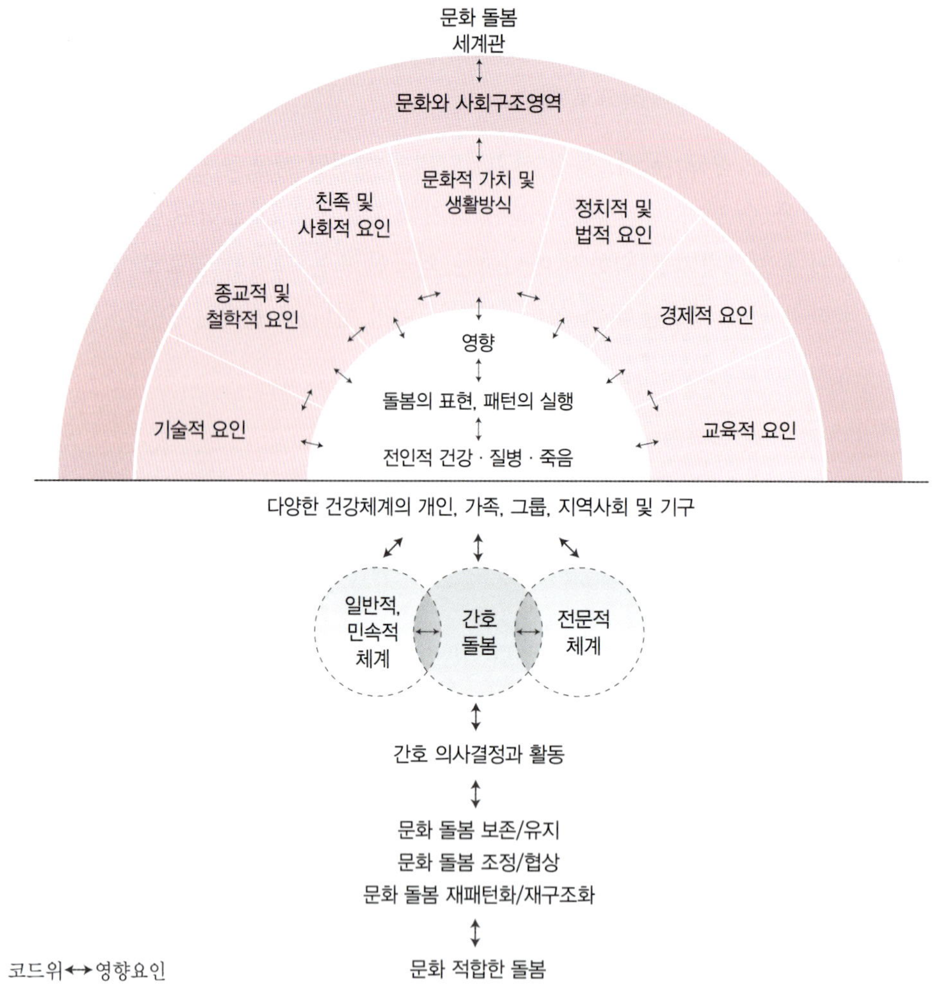

그림 4-13 해돋이 모형

Leininger's Sunrise enabler to depict the Theroy of Cultural Care Diversity and Universality

출처: Leininger, M. M., & McFarland, M. R.(2006). Culture care diversity and universality: A worldwide theory for nursing(2nd ed., p.25). Sudbury, MA: Jones & Bartlett, Publishers.

화적 가치 등을 쉽게 받아들일 수 없다고 설명한다. 따라서 해돋이 모형이 광범위한 우주를 상징하고 있으며, 인류학적인 측면 및 횡문화까지를 포함한 모형임을 인식해서 반드시 적절한 문화적 간호 및 건강을 고려한 간호를 제공해야 할 것이다. 간호는 각 민족의 특유한 문화체계의 영향 아래 있으므로, 문화체계와 전문적 건강체계 사이의 연결고리를 가지고 있어야 대상자들에게 필요한 건강간호를 제공할 수 있다.

이처럼 간호를 수행하는 과정에서 해돋이 모형의 민속영역과 전문적 건강체계 사이의 연결고리로써, 레닌저는 문화적 돌봄의 보존과 유지, 문화적 돌봄의 조정/협상, 문화적 돌봄의 재패턴화와 재구조화의 세 가지 형태의 간호활동이 작용한다고 주장하였다. 즉 핵심은 해돋이 모형을 통하여 문화 돌봄의 의미가 완전히 파악될 수 있으며, 이를 통하여 개인 · 가족 · 집단의 복지와 건강관리가 예견될 수 있고 문화적으로 적합한 돌봄을 제공할 수 있다는 것이다.

2) 다문화사회의 건강문제

다문화가족 및 외국인근로자의 의료 · 건강관리 및 산업재해에 관하여는 고가의 진료비와 언어소통의 어려움이 가장 큰 것으로 알려져 있다.

외국인근로자는 가족과 떨어져서 지내는 것, 과도한 업무량, 거주의 불안정성, 저임금, 언어장벽 등으로 신체적 질병뿐만 아니라 정신건강에도 우울 및 불안 수준이 높은 것으로 나타났다(이윤석, 2012).

결혼이주여성에 대한 조사 결과에 의하면 결혼이주여성은 임신과 출산 시 '임신 · 출산 관련 교육 및 정보의 부족', '의료진과의 의사소통문제'로 많은 어려움을 겪고 있으며, 베트남 출신 결혼이주여성은 우리나라의 가임기 여성과 비교할 때 빈혈 유병률과 기생충 감염률이 높고, B형 간염 보균율과 B형 간염 항체 양성률이 낮아 간염 예방접종이 필요한 대상이 많은 것으로 파악되었다.

북한이탈주민들은 이질적인 우리 사회에서 적응하기에 경제적 · 문화적 · 사회적 · 심리적 차원에서 상당한 어려움을 경험하고 있다.

다문화가족에게 건강문제가 발생했을 때 주로 이용하는 의료기관은 병 · 의원이 73.3%로 높게 나타났으며, 그 다음이 약국(13.0%), 한의원(5.9%), 보건소(4.6%) 등의 순으로 나타났다.

다문화가족의 건강문제는 향후 우리나라 전체 국민의 건강수준에 영향을 미치는 중요한 과제라 할 수 있다. 다문화가족에 대한 보건의료서비스는 건강상태를 지속적으로 모니터링하여 건강요구에 부응하는 보건의료서비스를 제공하는 등 이주민들의 건강권 확립과 전체 국민의 건강수준 향상을 위하여 정책적 차원에서 강화되어야 한다.

5. 다문화가족의 지역사회간호

1) 다문화간호의 중요성

대상자가 건강관리체계 내에서 자신의 건강에 대한 정신적 또는 신체적 변화를 인지하거나, 그것이 사소한 문제인지 중요한 문제인지를 평가할 때, 그리고 치료과정을 이해하거나 받아들여서 건강행위를 결정할 때는 누구나 문화의 영향을 많이 받는다. 문화의 영향에 따라 개인의 이해와 반응이 달라지는데, 개인은 문화를 주관적으로 인지하여 자신의 반응 및 행동을 선택적으로 조절한다는 것이다. 따라서 개인에게 질병이 발생하여 치료를 해야 하는 경우라도, 각 개인의 사회문화적인 실재 구조와 일치해야만 치료를 선택하게 된다는 것이다. 의료 전문인과 대상자 사이에 문화적 불일치가 존재할 때, 대상자는 심한 불편감을 느낀다. 대상자는 지시하는 대로 하다가도 의료인이 없는 상태에서는 자신들의 방식대로 돌아가곤 한다(김혜련, 2010).

간호학 교과과정에서도 증가하는 다문화 인구에 대비하기 위해서 문화적 특성에 따른 다양한 사정과 이해방법을 학습하여야 한다. 글로벌 보건의료환경의 변화에 대비하여 간호학과 및 보건의료 관련 학과는 다양한 문화에 대한 역량을 강화하여 대상자의 문화에 적합한 간호기술을 제공하고 간호과정을 적용할 수 있어야 할 것이다. 세계적으로 다문화간호에 대한 관심이 높아지고 실제적 수행이 이루어지고 있는 가운데, 우리나라에서는 다소 늦은 감이 있기는 하지만 다문화간호에 대한 접근을 실무 프로그램 개발과 함께 발전시켜서 글로벌 시대의 간호에 발맞추어야 한다.

간호학의 기본 개념인 돌봄 없이는 치료가 불가능하나, 레닌저가 주장하듯이 모든 인류 문화는 특유의 간호지식과 경험, 전문적인 지식 등이 문화에 따라 다양하므로 간호사는 문화간호의 가치, 표현, 유형을 잘 알고 개인이나 집단에게 지식을 활용해야만 문화에 일치하는 간호가 가능할 것이다. 과학의 발전과 더불어 사회적인 변화와 발전도 매우 빠른 속도로 진행되는 현시대에 문화적인 요소를 중요하게 받아들여 적절한 문화간호를 수행하지 않으면 역량 있는 간호사가 되기 어렵다. 그러므로 우리나라 의료체계를 이용하고 있는 다문화 구성원이 건강문제를 호소할 때, 각 대상자별 문화적 차이를 인식하고 수용하여 그들의 문화에 맞는 적절한 간호를 수행해야 할 것이다. 문화적 차이를 인정하지 않고 우리나라의 전통적인 간호 방식만 고집한다면 대상자의 건강을 유지 및 증진시키고 질적으로 우수한 삶을 추구하기는 어려울 것이다.

앞으로 우리나라에는 다문화 구성원이 계속 증가할 것이다. 현재도 160여 개국에서 온 다국적 민족이 어우러진 문화집단으로서의 면모를 갖추어가고 있는 상황이므로, 간호사들은 이러한 시대적 변화를 빨리 읽어내고 수용하며 타국의 문화적 다양성을 존중하여 그에 맞는 적절한 문화간호를 수행해야만 다문화 대상자들에게 접근할 수 있을 것이다.

건강을 돌보는 간호사들이 다문화 구성원의 언어를 비롯한 문화, 가치관, 행동양식 등을 존중하여 선진문화 돌봄을 실천함으로써 간호에서도 문화적 역량을 최대한 발휘한다면 대상자에 따른 간호의 질은 높아질 것이다.

2) 다문화간호과정

다문화간호를 위해서는 문화적 특성을 파악하기 위해서는 문화사정이 기본이 된다.

문화사정은 간호사가 대상자를 돌보는 상황, 간호활동 내, 간호와 다른 분야 간의 전문적 상호작용 가운데 적용될 필요가 있다.

간호사는 인구집단을 위한 보건의료프로그램을 개발하고 수행할 때와 마찬가지로 개인이나 가족을 돌보는 데 있어서도 문화적 개념을 통합해야 한다. 간호사가 현장에서 생의학적 · 전문적 · 조직적인 문화 내에서 효과적으로 기능을 수행하고, 집단의 보건의료를 개선하기 위해서는 그들의 문화를 수용할 수 있어야 한다. 이를 위해 간호사는 문화사정을 통해 그들의 특별한 신념, 가치, 행위에 대한 지식을 가져야 한다.

(1) 문화사정의 원리

문화를 사정하는 데에는 다음과 같은 네 가지 기본 원리가 있다.

- 대상자들이 성숙해 온 상황에서의 문화를 살펴본다. 문화적인 실천은 인간이 처한 상황에서 문제를 해결하기 위한 것이다.
- 문화적으로 결정된 신념과 행위를 야기한 잠재된 전제를 검토해 본다. 그 행위는 언제부터 무슨 목적으로 시행되었는가? 아직도 그 목적달성에 유효한가?
- 독특한 문화상황에서의 행위에 대한 의미와 목적을 해석한다.
- 문화 내의 변화를 위한 잠재력을 인식한다.

(2) 문화사정 시 고려할 사항

문화사정을 할 때는 여러 면에서 다양한 고려사항을 섬세하게 파악해야 한다. 그 내용으로는 생체적 · 신체적, 정신적, 물리 · 환경적인 면, 통역요구면, 사회문화적인 면, 행위면, 보건의료면, 보건의료제공자와 시스템 활용면 등을 들 수 있다(Clark, 2008).

① 생체적 · 신체적 고려사항

생체적 · 신체적으로 성숙과 노화, 유전학, 생리적 기능면 등을 고려해야 한다.

- 성숙과 노화
  - 문화집단에서 노인인구 비율이 얼마나 되는가?
  - 그 문화에서 나이와 노화에 대한 태도는 어떠한가? 이러한 태도가 건강과 보건의료에 어떤 영향을 주는가?

- 그 문화에서는 몇 살부터 성인으로 대하는가?
- 문화적인 성인의례 등이 있는가?

■ 유전학

- 그 문화에서의 성별 구성은? 문화적으로 성차별은 있는가?
- 그 문화에서는 성별이 보건의료제공자에 대한 수용성에 영향을 주는가?
- 그 문화에서는 구성원들의 유전적인 신체적 외모나 생리적 차이가 있는가?
- 그 문화에서는 구성원들이 정상적인 생리기준에서 차이를 보이는가?(예: 헤마토크릿, 신장)
- 그 문화에서는 그 문화집단에 유전적으로 많은 질병이 있는가?

■ 생리적 기능

- 문화집단 내에 흔한 신체적 건강문제는 무엇인가?
- 신체부분이나 생리적 기능에 대한 문화적 태도는 어떠한가? 이러한 태도는 건강과 보건의료 전달체계에 어떤 영향을 주는가?
- 구성원들은 건강과 질병을 어떻게 정의하는가?
- 구성원들은 질병의 원인을 무엇으로 보는가?
- 문화 내에서 질병을 어떻게 분류하는가?
- 문화와 연결된 증상은 무엇이고, 어떤 특징이 있는지 인식하는가?

② 정신적인 고려사항

■ 문화는 개인주의적인가? 집단주의적인가?

■ 문화집단구성원들이 개인 · 가족 · 집단의 복지 및 목적에 대한 우선순위를 어떻게 선정하는가?

■ 구성원들은 스트레스의 범위를 어떻게 보는가? 흔한 스트레스 원인은 무엇인가?

■ 스트레스 대처법에 특징이 있는가? 문화집단 내에 스트레스를 야기할 세대 간의 갈등이 있는가?

■ 구성원들은 변화를 어떻게 인식하고 어떻게 적응하는가?

■ 구성원들이 단념하고 운명론적인 태도를 보이는가? 이것이 보건의료서비스 이용에 어떤 영향을 주는가?

■ 구성원들의 정신 건강과 질병에 대한 태도는 어떠한가? 정신질환을 앓는 개인이나 가족에 대한 낙인이 있는가?

③ 물리 · 환경적 고려사항

■ 구성원들은 그들과 환경과의 관계를 어떻게 인식하는가?

- 구성원들은 개인적 공간을 어떻게 인식하는가?

  예) 공적인 거리: 3m 이상, 사회적 거리: 1~3m, 개인적 거리: 30cm~1m, 친밀한 거리 30cm 이내(Spector, 2004)
- 구성원의 시간관념은 어떠한가?
- 구성원은 물리적 환경 내에서 어떤 변화를 경험하는가? 이들 변화는 구성원의 건강상태에 어떤 영향을 주는가?(예: 난민 어린이가 교통 안전지도를 받지 못했을 경우 대도시에서의 교통사고율이 높음)

④ 통역요구에 대한 사정

- 대상자는 집에서 어떤 언어로 말하는가?
- 대상자는 주로 쓰는 언어를 얼마나 사용하여 왔는가?
- 대상자의 모국어와 현재 주요 문화의 언어수준은 어떠한가?
- 대상자는 어떤 언어로 읽는가?
- 대상자는 어떠한 경우에 통역자를 필요로 하는가?
- 대상자는 직원에게 지시할 사항을 현지 언어로 바꾸어 말할 수 있는가?

⑤ 사회문화적 고려사항

사회문화적으로 고려할 사항으로 초자연적인 것과의 관계, 모든 역할과 관계, 보건의료제공자들과의 관계, 사회와의 관계, 사회경제적 상태, 인생체험 등을 들 수 있다.

- 초자연적인 것과의 관계
  - 구성원들은 초자연적인 힘을 무엇이라고 인식하는가?
  - 초자연적인 힘은 건강과 질병에서 어떤 역할을 하는가?
  - 구성원은 어떤 종교를 갖고 있는가? 종교의 주요교리는 무엇인가?
  - 종교적 소속이나 영성은 보건의료 신념과 실천에 어떤 영향을 주는가?
  - 종교지도자는 문화집단 내에서 건강과 질병에 관해서 어떤 역할을 하는가?
  - 초자연적인 힘이 문화집단 내의 건강과 질병에 대해 불가사의한 영향을 미치는가?
- 역할과 관계
  - 문화집단 내에서 기대되는 성(性)역할은 무엇인가?
  - 부모, 자녀, 노인 등 다양한 지위에서 가족구성원에게 기대되는 역할은 무엇인가?
  - 문화집단 내의 대표적인 가족구조는 무엇인가? 이 구조는 최근 생활사건으로 변화되었는가? 그렇다면 가족구조의 변화가 건강에 미친 영향은 무엇인가?
  - 가족 중 누가 결정에 대한 책임을 지는가? 대규모 문화집단 내에서는 누가 결정에 대한 책임을 지는가?

- 문화집단 내외의 다른 사람들과의 상호작용에서 기대되는 행위는 무엇인가?
- 문화집단의 주요 언어는 무엇인가? 구성원 간에 지배적인 문화의 언어 유창성은 어느 정도인가?
- 문화집단구성원에 의해 주로 사용되는 의사소통의 다른 형태는 무엇인가? (예: 가까이 오라는 손짓의 모양은 문화별로 차이가 있다.)
- 문화집단구성원에게 기대되는 절제수준은 무엇인가? (예: 개인이나 가족의 정서와 관련된 문제, 특히 수입이나 성과 관련된 문제 등에 대한 질문은 치료를 위한 보건의료전문가에게는 예외일 수 있지만 불편해할 수 있으므로 조심스럽게 접근해야 한다.)

■ 보건의료제공자들과의 관계

- 구성원은 보건의료제공자와 어떤 관계를 기대하는가?
- 제공자는 대상자와 어떤 관계를 기대하는가?
- 제공자와 대상자 간 관계에 대한 기대가 서로 얼마나 일치하는가?

■ 사회와의 관계

- 사회와 문화집단구성원 간의 상호작용의 질은 어떠한가?
- 지배적인 문화집단구성원들의 문화집단에 대한 태도는 어떠한가? 문화집단구성원들의 지배적인 문화에 대한 태도는 어떠한가?
- 문화집단구성원들은 어느 정도 편견, 인종차별, 적대감, 괴롭힘의 대상이 되어 있는가?

■ 사회경제적 상태

- 문화집단구성원들의 물질적인 부와 소유에 대한 태도는 어떠한가?
- 문화집단구성원의 전형적인 교육수준은 어떠한가? 집단교육에 대한 태도는 어떠한가?
- 문화집단구성원의 전형적인 사회경제적 상태는 어떠한가?
- 사회경제적 상태는 건강과 보건의료서비스 접근성에 어떤 영향을 주는가?

■ 인생체험

- 문화집단구성원의 성에 대한 신념과 태도는 어떠한가?
- 성 인식 차이에 대한 구성원의 태도는 어떠한가?
- 문화집단구성원의 임신과 피임에 대한 태도와 실천은 어떠한가?
- 문화집단의 임신, 출생, 산욕기에 대한 태도, 신념, 실천은 어떠한가?
- 문화집단 내 특별한 성인식 예절이 있는가? 이 예절이나 실천이 건강에 미친 영향은 무엇인가?

- 문화집단 내 결혼에 대한 인식은 어떠한가? 결혼은 주로 몇 세에 하는가?
- 문화집단구성원들은 어떤 배우자가 적절하다고 보는가? 결혼은 어떻게 이루어지는가?
- 부부 간에 기대되는 역할과 책임은 무엇인가? 그들은 다른 가족구성원과 어떻게 상호작용하기를 기대하는가?
- 죽음에 대한 집단의 태도, 신념, 실천은 어떠한가?
- 사후에 대한 문화적인 신념이 있는가? 이 신념은 죽음과 죽어감에 대한 태도에 어떤 영향을 주는가?
- 집단은 임종 환자 돌봄, 애도, 장례 시 어떤 전형적인 문화적 실천을 하는가?
- 문화집단구성원들은 이민 같은 의미 있는 생활사건을 경험한 적이 있는가? 이민은 자발적인가? 아니면 강요된 것인가? 이민 경험은 구성원 건강에 어떤 영향을 주는가?

⑥ 행위에 대한 고려사항

- 구성원들의 주요 식습관은 어떠한가? 어떤 음식을 선호하는가? 대체적으로 어떻게 조리하는가? 금기시하는 식품이 있는가?
- 구성원들에게 종교적인 의미를 갖는 식품이나 식습관이 있는가?(예: 금식)
- 식습관에 대한 문화 획득의 효과는 무엇인가?(예: 햄버거 등)
- 구성원들의 다른 소비패턴(예: 담배, 알코올, 카페인 등)은 무엇인가?
- 구성원들은 건강과 안전행위를 어느 정도 실천하는가?

⑦ 보건의료 실천에 대한 사정

- 구성원들은 건강증진과 질병예방을 위해 어떤 실천을 하는가?
- 구성원들은 건강문제 해결 시 어떤 가정의약품을 활용하고 있는가?
- 구성원들이 소매점을 통해 구하는 약은 무엇이고, 무엇을 위해 어떻게 사용하는가?
- 구성원은 어떤 제공자가 처방한 약이나 치료법을 사용하는가? 누가 처방을 하는가? 다양한 제공자가 처방한다면, 모든 제공자들은 이 사실을 아는가?
- 구성원들은 처방된 치료양식 중 어떤 타입을 선호하는가?(예: 마사지, 물약 또는 정제)
- 구성원이 장기적인 건강문제의 치료성과를 측정하기 위해 사용하는 척도는 무엇인가?(예: 통증완화, 활동제한)
- 구성원들이 택한 건강실천이나 치료 중에서 잠재적으로 해로운 것이 있는가?

⑧ 보건의료제공자와 시스템 활용에 대한 사정

- 구성원들이 건강증진과 질병예방을 위한 충고를 누구로부터 구하는가?

- 구성원들이 가장 먼저 건강문제에 협조를 구하는 이는 누구인가?
- 구성원들은 어떤 유형의 건강문제일 때 협조를 구하는가?
- 구성원들은 문제에 따라 다른 제공자를 찾는가? 그들은 어떤 문제에 누구를 찾는가? 제공자를 선택하는 근거는 무엇인가?
- 집단 내에서 보건의료제공자로 인정된 사람은 누구인가?
- 그들은 어떤 타입의 보살핌을 제공하는가? 구성원들이 활용하는 범위는 무엇인가?
- 구성원들은 어떤 특성의 제공자를 선호하는가?(예: 의사보다 전문간호사를, 특정 성별의 제공자를, 서양의사보다 한의사를) 어떤 신념과 태도가 이런 선택의 근거가 되는가?
- 보건의료제공자로 특수한 타입을 이용하는 데 장애가 있는가? 그 장애는 무엇인가?
- 구성원들이 다양한 제공자를 활용한다면, 제공자는 이 사실을 아는가? 모른다면 그 이유는 무엇인가?

제3절 | 취약가족과 간호

1. 취약가족간호의 중요성과 특성

스미스와 폰타나(Smith & Fontana, 1981)는 취약가족을 미혼모가족, 미성년가족 등 비합법적 동거 같은 불완전한 가족, 긴장과 갈등이 습관화되고 활기가 없는 가족, 정서적으로 유리된 빈 껍질 같은 가족, 자녀의 가치와 삶의 목표형성에 대한 교육능력이 부족하여 자녀의 사회교육을 제대로 못하는 가족, 배우자나 자녀에게 정신적 · 신체적으로 학대하는 가족, 실직, 저임금, 과소비 등으로 심리적 · 정서적인 긴장감이 있는 재정적 위기가족, 부부갈등의 문제해결방안으로 이혼을 고려하고 있는 가족으로 설명하였다. 그리고 프리만(Freeman, 1981)은 경제적으로 매우 가난한 가족, 많은 문제를 가지고 있는 가족, 이민가족, 부적절하게 기능하는 가족, 불완전한 가족구조를 지닌 가족, 어머니가 홀로 직장을 다니고 있는 가족, 유전적 소인이나 장애를 가진 가족이라고 했다. 우리나라 취약가족의 경우는 만성질환자가족, 장애인가족, 빈곤가족, 결손가족, 폭력가족, 다문화가족이 될 수 있다. 이러한 취약가족은 가족 내 체계 유지와 가족구성원의 역할에 영향을 미치므로 집중적인 간호로 가족의 어려움을 확인하고, 정상적으로 잘 발달하고 기능할 수 있도록 도와줌으로써 가족에게 해로운 결과가 발생하지 않도록 예방하는 데 초점을 두어야 한다.

2. 취약가족별 간호

1) 만성질환자가족

(1) 특성

우리나라에서 만성질환자 수는 해마다 증가하고 있다. 가족은 만성질환자의 치료행위 이행에 영향을 미치며, 또한 질병사건에 대한 가족의 지각은 대처능력에 영향을 미친다.

(2) 문제

가족 내 환자 발생으로 가족은 긴장을 느끼고 여러 가지 스트레스를 경험한다.

- 고위험 신생아를 출산한 가족은 예측할 수 없는 경과에 대한 불안이나 생존가능성과 합병증 발생에 대한 두려움 등으로 인해 스트레스를 경험함
- 암환자 가족구성원은 암환자보다도 높은 스트레스를 경험함

- 만성질환으로 의존적인 노인을 돌보는 가족구성원은 장기간의 돌봄에 의한 스트레스로 부담감을 경험함
- 신체적 건강문제와 좌절감, 고립감, 감정억압, 역할긴장 등의 정신적 · 사회적 문제를 경험함

이러한 긴장이나 스트레스가 장기간 지속될 때 가족은 부담감을 갖게 되고, 가족의 반응은 가족마다 다르게 나타난다. 즉 역기능적으로 되는 가족이 있는 반면에 적응하는 가족이 있다. 역기능적 가족은 문제해결능력과 대처능력이 저하되고 고갈되어 결국은 가족이 부적응한다. 이는 가족마다 질병발생에 대한 해결방법이나 대처, 가족의 탄력성, 질병사건에 대한 가족의 인지적 평가, 소유한 자원 등에 따라 다르기 때문이다. 따라서 가족구성원이 각자에게 기대되는 변화된 역할에 적응하는 것이 중요하다.

2) 치매환자가족

(1) 특성

노인인구의 증가에 따라 치매노인이 증가하게 되고 또 그에 대한 부양부담이 늘어나고 있다. 치매노인의 출현율은 나이가 많아질수록 점점 증가하여 80~85세에서는 노인 7~8명당 1명꼴로, 85세 이상에서는 노인 4명당 1명꼴로 발생하고 있다. 다른 신체의 질병과는 달리 치매는 증상을 객관적으로 보기가 어렵다. 또한 치매환자의 정신심리증상으로 인해 부양자의 부담이 증가되고 있다.

(2) 문제

가정에서 치매노인의 간호를 주로 담당하고 있는 가족간호자는 교대 없이 1일 24시간, 1년 365일 동안 계속 간호를 하지 않으면 안 되는 경우가 일반적이다. 이런 상황에서는 아무리 건강한 사람이라도 심신의 피로가 누적될 수밖에 없다. 더욱이 가족간호자가 나이가 많거나 고혈압, 당뇨병, 심장병 등의 지병을 갖고 있는 경우에는 간호하는 데 필요한 기본체력이 부족하거나 약화되기 쉬우므로 간호자 자신의 건강마저 보장할 수 없게 된다. 그렇게 되면 치매환자에 대한 간호가 뒷전으로 밀려날 수밖에 없다.

치매노인이 발생하면 누군가가 치매노인을 돌보아야 하므로 돌보지 않는 사람과 갈등이 일어날 수 있다. 치매노인에 대한 간호는 대부분의 경우 며느리라든가 딸 또는 부인, 주부의 몫이 된다. 이렇게 되면 집안 분위기가 어둡게 되거나 경우에 따라서 간호자 자신의 자녀들에게 많은 관심을 쏟지 못하게 됨으로써 자녀들이 불만을 토로하는 경우도 있고 간호자의 건강에 이상이 생기는 등 여러 가지 문제가 발생한다. 그리고 경우에 따라서 치매노인을 돌보고 있는 가족간호자의 고충과 어려움에 대해 주위의 다른 가족들이 인정하지 않게 되면 정신적 · 육체적 부담감이 더욱 가중되게 된다. 돌보는 방법에

대해서도 사람에 따라 각각 주관이 달라서 실제로 돌보고 있지 않은 가족이 현재 간호를 담당하고 있는 다른 가족의 돌보는 방식이나 내용에 대해 아쉬움이나 불만을 갖게 되면 가족간호자와 다른 가족 간에 갈등이 생긴다.

궁극적으로 치매노인의 대부분은 치료보다는 보호가 필요하므로 이러한 보호서비스는 가족이나 지역사회와 격리되지 않은 상태에서 이루어지는 것이 바람직하다. 그렇게 하기 위해서는 치매관련기관이 서로 역할을 분담하면서 상호 보완적인 관계를 갖고 우리 사회의 전통적인 가족중심의 치매노인에 대한 보호시스템을 유지 · 발전시켜 나가야 할 것이다.

3) 장애인가족

(1) 특성

우리나라의 장애인구는 매년 증가추세이며, 교통사고 · 재해 · 환경오염 등으로 인한 장애발생은 계속 증가할 것으로 예상된다. 가족 내 장애아동의 발생은 가족에게 만성적 스트레스와 지속적인 보호, 장기적 보건의료 등의 부담을 초래하며 또한 대인관계의 위축이나 자존감의 저하 등 심리적 어려움을 동반한다.

(2) 문제

장애아동의 부모는 자녀가 장애라는 특수 상황에 있기 때문에 뒤따르는 부모의 역할로 어려움을 경험하게 된다. 즉 장애아동을 일생동안 지속적으로 보살펴야 되므로 신체적으로 체력이 소진될 뿐만 아니라 개인적으로 시간적 여유를 갖지 못하는 등 많은 스트레스를 경험한다. 또한 장애자에 대한 사회적 편견으로 어려움은 가중된다. 장애아동의 출산이나 가족의 생활주기상에서 가족구성원의 장애 발생은 부모에게 위기상황을 초래하며, 위기상황에 대한 정서적 반응은 다양하게 나타난다.

부모는 처음에는 자녀의 장애상태를 거부하고 불신하며, 장애가 된 것에 대한 분노를 타인에게 전이하고, 자신에 대한 죄의식과 원망으로 우울해지고 슬픔에 빠진다. 그러다가 무엇인가 할 수 있는 일이 생기면 부모는 자녀의 장애를 수용하고 실제적인 일을 하려고 한다.

장애아동에 의한 가족의 스트레스는 자녀의 성장, 발달과 가족의 생활주기에 따라 스트레스의 내용이 달라질 수 있다. 즉 취학 전에는 자녀가 비정상이라는 것에 대한 두려움과 공포가 있을 수 있으며, 학령기 · 청소년기에는 학습진도를 따라가지 못하거나 또래 친구로부터 받는 놀림이나 따돌림 등에 대한 스트레스가 발생한다. 그리고 성인이 된 후에는 결혼과 출산에 대한 걱정을 하며, 노년기에는 부모의 사망 후 장애아의 보호나 감독의 부재로 인한 스트레스를 받는다. 그리고 전 생활주기에 걸쳐 가족은 경제적 어려움을 경험할 수 있다. 장애가족구성원을 돌보기 위해 부가적인 비용이 발생하기도 하고 또한 경제적 활동에 제약을 받아 가족구성원의 수입이 감소하기도 한다.

장애가족을 위해서는 국가 차원에서의 소득보장 · 고용 · 교육 · 주거 · 환경 등의 정책이 요구되며, 지역사회 임상서비스 차원에서는 간호 · 의료 · 상담 · 복지 등의 통합적 접근이 필요하다. 장애가족에게는 무엇보다도 서비스를 통하여 역량을 구축할 수 있도록 돕는 것이 중요하다. 즉 부모 스스로 장애자녀의 잠재 능력을 키울 수 있는 관계가 형성되도록 하고, 가족이 이미 가지고 있는 자원을 활용하여 가족의 기능을 강화한다. 예를 들면, 부모는 장애자녀의 발달적 요구가 무엇인지 알고 자녀가 스스로 할 수 있는 일을 찾고, 그 일을 수행하도록 하며, 수행한 일에 대해서는 칭찬을 한다. 또한 장애가 있는 성인자녀가 결혼한 경우는 배우자로부터의 지지가 중요한 자원이 될 수 있으며, 궁극적으로 그들의 삶의 질을 향상시킬 수 있다.

4) 빈곤가족

(1) 특성

빈곤문제는 모든 사회에서 나타나는 공통적인 것으로 사회문화적 배경에 따라 그 양상은 다양하며, 절대적 빈곤수준으로 그 기준을 사용하고 가구 단위로 측정한다. 우리나라의 경우, 과거에는 대체로 가족 수 또는 가구주의 나이가 많거나, 가구주의 학력수준이 낮은 것이 빈곤가구의 특징이었다.

(2) 문제

일반적으로 빈곤가족은 낮은 교육수준으로 불건전한 생활습관을 가지며 무기력감이나 절망감, 패배감으로 자존감이 낮고 부적합한 주거환경에 거주하고 있다. 그리고 자녀나 배우자의 학대, 약물중독, 범죄행위, 사고의 위험에 노출되어 있다. 예를 들면 청소년기 자녀가 경제적 독립을 위해 가족을 떠나는 경우, 부모의 역할이나 지지가 없기 때문에 범죄 · 약물 등의 위험에 빠질 수 있다. 그리고 질병에 걸릴 확률이 높고, 질병에 감염된 경우에도 경제적 이유로 질병이 악화되어 아주 견디기 힘든 정도가 되어야 병원을 찾게 된다. 따라서 더 많은 질병치료비 때문에 빚을 지고, 빈곤이 이어지는 악순환을 거듭한다. 또한 낮은 교육수준은 질병에 대한 지식 및 정보부족으로 이어지고, 민간요법이나 비과학적 방법으로 시간적 · 경제적 낭비를 하기도 하며, 질병치료에 대한 자가관리능력이 낮고, 치료를 중도 포기하는 경우가 많다. 이와 같이 빈곤문제는 가족의 생계를 위협할 뿐만 아니라 질병에의 위험, 가족관계 및 기능의 악화, 자녀양육자원의 결핍, 가족기능의 약화 등 다양한 문제를 동반하기 때문에 포괄적이고 종합적인 접근이 필요하다.

5) 폭력가족

(1) 특성

폭력은 학대와 구분하기도 하고, 동일하게 적용하기도 한다. 따라서 폭력가족은 그 정의에 따라 달라질 수 있으나, 일반적으로 가정 내에서 폭력이 발생한 모든 경우를 말한다. 따라서 배우자폭력, 아동학대, 노인학대 등을 포함한다.

폭력의 본질적인 원인에는 여러 가지가 복합적으로 작용한다. 즉, 남성과 여성 간의 오랜 불평등한 권력관계, 공공 부문과 민간 부문 모두에서 만연된 여성에 대한 차별, 가부장제에 기초한 권력 격차, 차별적인 문화 규범과 경제적 불평등, 여성에 대한 폭력 등이 여성의 힘과 성에 대한 남성의 지배를 지속시키는 주요 방법 중 하나로 작용한다.

(2) 문제

여성가족부의 '2016년 가정폭력 실태조사'에 의하면, 아동(만 18세 이전)의 가정폭력 경험은 손바닥이나 종아리 폭력 경험 48.1%, 욕설이나 무시하는 말로 인한 폭력경험은 29.6%, 손과 발로 구타당하는 비율은 18.3%로 나타났다. 지난 1년 간 배우자로부터 여성이 경험한 폭력은 12.1%로 신체적 폭력, 정서적 폭력, 경제적 폭력, 성적 폭력 등으로 배우자를 가해하는 것으로 나타났다. 이러한 부부 및 가정 폭력의 주된 원인은 성격 차이와 경제적인 이유가 많았다.

조사 결과, 48.1%로 남성이 주로 가해하는 것으로 나타났으며, 부부폭력을 경험한 여성의 경우, 자신에 대한 실망감, 무력감, 자아상실, 매사에 불안과 우울, 가해자에 대한 적대감이나 분노 등으로 정신적 고통을 심하게 경험한다고 한다.

지난 1년 간 유형별 폭력행위 중 1회 이상의 피해 또는 가해를 경험했다고 응답한 부부폭력 발생률은 45.5%였다. 폭력이 시작되었을 때 폭력에 대한 대응은 '그냥 당하고 있었다'가 66%로 가장 많았고, '자리를 피하거나 도망'한 경우가 24.1%, '서로 폭력했다'의 경우가 8.1%, '주위 도움 요청'이 1.0%로 나타나 폭력에 대한 대응이 다양하게 나타나기는 했으나, 적절하고 충분한 대응이라고 보기는 어려운 실정이다. '주위 도움 요청'을 한 경우는 대부분 가족이나 친척, 이웃, 친구 등에 도움을 요청하고 있다고 나타나 경찰 신고 등 폭력대응지원체계의 활성정도가 미흡한 것으로 나타났다.

가정폭력의 유형은 물건을 집어던지고 어깨, 목을 움켜잡거나 칼 또는 흉기로 신체를 위협하고 다치게 하거나, 혁대나 몽둥이 사용 또는 사정없이 마구 구타하는 신체적 폭력은 지속적으로 나타나고 있었다. 이러한 유형은 남성도 배우자로부터 폭력 피해를 경험하고 있는 것으로 나타났는데, 신체적 폭력이 정서적 폭력보다 더 높은 것으로 나타났다.

현재 가정폭력률, 폭력피해실태, 가정폭력에 대한 국민의 인식과 가정폭력 관련 법제도 인지 등 가정폭력전반에 걸친 사회문제를 제도적 개입을 통해서 피해자를 보호하고 관련 수사 및 사법기관 지원체계 강화가 필요하다.

가정폭력의 경우 함께 생활하며, 강한 정서적 유대감으로 얽혀져 있기 때문에 폭력에 노출되었을 때 도움을 요청하기가 쉽지 않다.

브라운과 하버트(Browne & Herbert, 1997)에 의하면, 가정폭력은 개인수준에서 발생한 폭력이 가족에게 대물림이 되는 사이클을 형성한다. 즉 가정폭력의 유형은 성인에 의한 폭력, 자녀에 의한 폭력, 아동과 성인에 의한 학대로 구분할 수 있으나, 이 모든 학대가 서로 영향을 미치며 폭력행위의 연속성을 나타낸다. 예를 들면 배우자 폭력을 목격한 자녀들은 그들이 성장했을 때 폭력적인 성향을 보이며, 성장한 자녀가 결혼한 후 배우자에게 폭력을 행사하고 그들 자신의 부모가 노인이 되었을 때 학대한다는 것이다. 배우자 폭력은 남편이 부인에게 또는 부인이 남편에게 행할 수 있지만, 일반적으로는 남편이 부인에게 폭력을 행사하는 경우가 더 많다. 이러한 피해여성들의 공통점은 자존감이 낮으며, 공포나 분노를 부인하면서 죄의식으로 고통을 받고, 심리적 · 신체적 증상호소와 더불어 심한 스트레스 반응을 보인다.

가정폭력을 예방하고 관리하기 위해서는 사회문화적 차원, 가족관계 차원, 개인적 차원 모두에서 통합적으로 접근해야 할 것이다.

6) 결손가족

(1) 특성

결손가족은 가족의 구조적 측면에서 문제가 발생한 경우라 할 수 있으며, 그 예로서 한부모가족, 조손가족 등을 들 수 있다. 한부모가족(single-parent families)은 가족생활주기의 어느 시기에나 발생할 수 있다. 즉 가족이 스트레스 상황에서 적절히 문제에 대처하고 적응하면 가족은 보다 성숙될 수 있는 기회를 갖게 된다. 그러나 가족구성원 간의 역할수행이나 의사결정을 민주적으로 수행할 능력과 자원이 부족하여 갈등과 긴장이 지속되면, 가족의 병리현상으로 가족이 해체되어 이혼으로 이어지게 된다.

(2) 문제

조손가족은 인간의 수명이 길어짐에 따라 최근에 볼 수 있는 형태이다. 즉 80대의 조부모가 자녀 부부의 이혼, 가출, 사망 등으로 손자를 돌보는 형태이다. 조부모는 노년기로서 신체적 기능이 저하된 상태에서 손자에게 부모역할을 겸해야 되는 부담감을 느끼면서 대부분 빈곤으로 인한 경제문제를 함께 지니게 된다.

부모의 이혼으로 한부모가족이나 재혼가족이 형성되며, 가족기능수행에 미치는 영향은 가족생활주기에 따라 다르다. 예를 들면, 청소년기 자녀의 경우에는 부 또는 모가 자녀의 심리적 독립을 저해하고 오히려 부 또는 모가 자녀에게 정서적 지원을 요구한다. 한부모가족은 양부모가족과 마찬가지로 같은 발달과업을 성취해야 하나, 모든 자원이 있는 것이 아니다. 따라서 남아있는 가족 성원은 경제문제, 정서적 문제, 대인관계문제, 자녀문제, 역할재조정문제 등의 부담감을 갖는다. 또한 이혼 부모는 자녀에게 성적 동일시 대상을 잃게 됨으로써 미치는 영향을 고려해야 한다. 한부모가족의 부 또는 모가 자녀의 갈등과 상처에 대해 함께 노력하고 올바른 부모의 역할을 지속시키기 위해서는 스트레스 관리, 대처기술 및 사회적 지지강화 등의 교육프로그램이 요구된다.

한부모 그 자체 또는 조부모와의 동거 자체가 문제가 되는 것은 아니며, 그로 인하여 가족에게 발생되는 문제에 초점을 맞춰야 한다. 즉 가족의 구조적 요인에 의하여 가족의 기능수행이나 가족성원의 성장과 발달에 영향을 미치게 되므로 종합적이고 통합적인 접근이 요구된다.

7) 성 건강문제 취약가족

(1) 특성

최근 우리나라는 청소년의 가출, 혼전임신, 성매매, 성폭력 등 성과 관련된 다양한 문제에 노출되어 있다. 이러한 문제들이 사회적으로 대두되면서 성폭력 상담소, 청소년 성건강클리닉 등 성폭력 피해자 지원시설의 운영으로 성 건강 정보 및 상담을 제공하며, 임신검사 · 성병검사 등 무료로 제공되는 국가적 사업이 실질적으로 시행되고 있다. 미혼모가족, 조부모가족, 재혼가족, 폭력가족 등 성 건강증진을 위하여 보다 적극적인 접근이 이루어져야 한다.

(2) 문제

혼전성관계 및 임신, 임신중절수술, 분만 경험 등 성 건강과 관련된 여러 가지 문제점이 늘어나고 있다. 최근 우리나라는 출산 아기에 비해 낙태되는 아기의 수가 훨씬 높은 것으로 보고되고 있다. 성 개방에 대한 사회적인 분위기는 무방비상태로 성에 노출되게 하며, 원치 않은 임신에서부터 낙태나 미혼모의 상황에 휩쓸려 성 건강문제가 심각한 사회문제로 대두되고 있다. 사회 · 경제가 발전함에 따라 생활이 윤택해지고, 신체의 성장이 빨라짐에 따라 초경 연령이 낮아짐으로써 임신이 가능한 나이가 어려지고 있다. 어린 나이에 임신은 임신성 고혈압, 빈혈, 자궁기능부전, 저체중아 출산, 선천성 기형, 신생아 사망률 증가 등을 들 수 있는데, 어린 나이에 임신을 하게 되는 경우 신체적 · 심리적인 불안이나 고통과 함께 도덕적인 죄책감으로 영양섭취부족과 산전관리부재 등 산모의 건강이 심각하게 악화되는 문제점이 있다.

성폭력의 경우에 개인의 자유로운 성적 결정권을 침해하는 범죄로 강간, 추행, 성희롱 등 모든 신체적, 언어적, 정신적 폭력을 포괄하는 광범위한 개념에서 상대방의 의사를 침해하여 이루어지는 모든 성적 접촉을 성폭력으로 볼 수 있다. 성폭력의 유형에는 강간, 성희롱, 성추행, 사이버성폭력 등을 들 수 있으며, 성폭력을 아동이 겪었을 경우 악몽에 시달리며 공포와 야뇨증 등 퇴행증상과 함께 신경과민증상이 있어 신체성장에도 좋지 않은 영향을 미치게 된다. 더하여 남성을 혐오한다든가 죄책감, 자기혐오, 불면증, 대인관계부적응, 약물이나 알코올 중독, 자기파괴, 자기존중감 저하가 올 수 있으며, 더 심한 경우 자살시도까지 나타날 수 있다. 혼전임신과 성폭력의 문제가 가족건강문제에 영향을 미칠 수 있으므로 이들의 건강을 위하여 정신적인 위로와 격려 또는 가족의 용서와 수용이 요구되며 법적, 윤리적 기반을 마련할 필요가 있다.

다문화간호 사례

① 사례

방글라데시에서 온 대상자 A씨는 한국에 온지 3년째이며, 한국에서 돈을 많이 벌어서 고국에 있는 가족(부모님과 아내, 다섯 자녀)을 부양하겠다는 부푼 꿈, 그야말로 코리안 드림을 이루고야 말겠다는 굳은 의지를 가지고 한국에 온 남성이다. 그는 1년 전쯤부터 간헐적인 복부 통증을 느껴왔는데, 병원에 가고 싶었지만 주 6일 근무로, 토요일도 저녁까지 일해야 했으므로 시간적 여유도 없었을 뿐만 아니라 병원비 걱정이 앞서 꾹 참았다. 하루에 12~14시간 정도의 고된 작업을 하는 A씨의 작업장은 독한 화공약품 냄새가 나서 두통이 심하였다. 호흡할 때 가슴이 따끔거리는 통증이 있었으며, 심지어 어지럽기까지 하였다. 한 번 작업을 시작하면 움직이지 못하게 하여 약 6시간 동안은 물도 마시지 못하였다. 심지어 화장실 가는 것도 참으라는 강요를 받는 등의 매우 열악한 환경이었다. 고된 노동으로 건강상태가 나빠지고 있었지만, 5명의 자녀를 둔 가장으로서 다른 선택이 없었다. 그러던 중 그는 근무 중 복부 및 허리 통증이 참을 수 없을 만큼 심해져 병원에 실려 갔는데, 신장결석 진단을 받았다. 응급수술을 권유받아 수술 전 검사를 받는 과정에서 폐결핵이 동반되어 있음을 알게 되었다. 수술비용도 걱정이었으나 폐결핵 때문에 수술 후에 휴식을 취해야 한다는 담당의사의 말에 그는 사형선고를 받는 기분이었다. 건강보험이 없어 500만 원에 가까운 병원비가 나왔고, 지불능력이 없는 A씨는 200만 원을 35%의 사채를 빌려 병원에 지불하고, 나머지 금액은 매달 갚아나가기로 합의한 후 퇴원하였다. 생활비와 자녀 교육비 마련을 위해 수술 전에도 이미 과다노동을 하고 있던 A씨는 더 많은 일을 해야 했으나, 결핵에 걸렸다는 이유로 회사로부터 해고 통보를 받았다.

② 사례와 관련한 간호과정 제시: 사정 – 중재 – 자원연계

<table>
<tr><th colspan="2">영역</th><th>문제목록</th><th>중재전략</th><th>자원연계</th></tr>
<tr><td rowspan="7">대상자</td><td rowspan="6">신체적</td><td>신장결석
(복부 및 허리의 심한 통증)</td><td rowspan="6">• 수술 및 치료
• 약물치료
• 영양섭취
• 원인규명을 위한 진단적 검사
• 충분한 수분섭취</td><td rowspan="7">• 외국인노동자전용의원(이주민의료센터)
• 의료공제회
• 외국인노동자지원센터
• 다문화가족지원센터
• 건강가정지원센터
• 정신건강증진센터
• 보건소(진료센터)</td></tr>
<tr><td>폐결핵</td></tr>
<tr><td>심한 두통</td></tr>
<tr><td>호흡 시 따끔거리는 흉통</td></tr>
<tr><td>어지러움</td></tr>
<tr><td>작업 시 탈수증상</td></tr>
<tr><td>정신적</td><td>응급수술 상황 직면</td><td>• 지지체계 확보</td></tr>
</table>

다문화간호 사례(계속)

<table>
<tr><th colspan="2">영역</th><th>문제목록</th><th>중재전략</th><th>자원연계</th></tr>
<tr><td rowspan="6">대상자</td><td rowspan="6">사회 · 경제적</td><td>수술, 치료비용 부담</td><td>• 취업을 통한 수입 증대</td><td rowspan="14">• 고용노동부
• 외국인노동자전용의원(이주민의료센터)
• 의료공제회
• 다문화가족지원센터
• 금융기관의 지원
• 외국인노동자지원센터
• 취업지원센터
• 취약계층지원프로그램</td></tr>
<tr><td>수술 후 휴식 필요로 인한 휴직</td><td>• 정서적 · 경제적 지원</td></tr>
<tr><td>고금리의 사채비용</td><td>• 저금리 금융자원 활용</td></tr>
<tr><td>생활비와 자녀 교육비 마련</td><td>• 취업을 통한 수입 증대</td></tr>
<tr><td>해고 통보로 인한 충격</td><td>• 인권 및 노동상담</td></tr>
<tr><td>낮은 임금 수준</td><td>• 임금체불, 저임금 조정</td></tr>
<tr><td rowspan="3">가족</td><td>부모님</td><td rowspan="3">방글라데시에 부모님, 아내, 다섯 자녀 등 부양가족 8명 거주</td><td rowspan="3">• 취업을 통한 수입 증대
• 부양 의무비중을 줄임</td></tr>
<tr><td>아내</td></tr>
<tr><td>자녀</td></tr>
<tr><td rowspan="3">환경</td><td rowspan="2">사회적</td><td>과잉노동(평균 주6일, 일일 12~14시간)</td><td rowspan="2">• 인권보호와 지지
• 노동상담</td></tr>
<tr><td>생리현상(배뇨)도 참아야 하는 열악한 작업조건</td></tr>
<tr><td>물리적</td><td>화공약품 냄새가 나는 작업환경</td><td>• 근로환경개선
• 산업재해 예방</td></tr>
</table>

③ 사례와 관련된 생각나누기

- 위의 사례에서 가장 우선 되어야 할 문제는 무엇일까요?
- 사례관리자로 지역사회 간호사의 역할을 할 때에 위의 사례에서는 어떤 역할이 중점이 되어야 할지 토론해 보세요.
- 다문화간호에서 더욱 발전되어야 할 부분을 생각해 봅시다.

참고문헌

교육부. 국가평생교육진흥원 중앙다문화교육센터(2013). 다문화 이해하기.

김동진(2013). 우리나라 건강형평성 현황 및 대책. 보건 · 복지 Issue & Focus, 194, 1-8.

김동진(2014). 우리나라의 건강형평성: 현황과 과제. 보건복지포럼, 210(4), 37-47.

김동진 외(2013). 한국의 건강불평등 지표와 정책과제. 한국보건사회연구원.

김성혁 · 안옥희 · 최혜정 · 박연숙 · 백선숙 · 전미순(2012). 다문화의 이해와 건강. 서울: 정담미디어.

김정근 외(2012). 다문화정책 동화에서 융화로. CEO Information, 서울: 삼성경제연구소.

김해성(2012). 외국인근로자 건강관리 실태.

김혜련(2010). 다문화가족의 건강 및 보건의료실태와 정책과제. 보건복지포럼, 7, 46-57.

노재철(2010). 미등록 외국인근로자의 문제점과 해결방안. 노동법논총 제8집.

법제처(2011). 다문화가족지원법. 보건복지부.

보건복지가족부(2008). 다문화가족 생애주기별 맞춤형 지원 강화대책.

설동훈(1999). 외국인노동자와 한국사회. 서울: 서울대학교 출판부.

설동훈 · 서문희 · 이삼식 · 김명아(2009). 다문화가족의 중장기 전망 및 대책 연구: 다문화가족의 장래 인구추계 및 사회 · 경제적 효과분석을 중심으로. 서울: 보건복지부.

안양희 외(2009). 지역사회간호학 I. 서울: 정담미디어.

안옥희 · 최혜정 · 송미승 · 전미순 · 황윤영 · 이경숙(2014). 다문화와 간호. 서울: 정담미디어.

양순옥 · 이성은 · 권명순(2012). 다문화 가족건강. 서울: 도서출판 소화.

여성가족부(2005). 2013년 가 정폭력 실태조사. 여성가족부.

여성가족부(2014). 제2차 다문화가족지원정책 기본계획(2013~2017). 2014년도 시행계획.

여성가족부 보도자료(2014). 국민 대통합을 위한 다문화가족정책 개선방안.

여성부(2005). 2004 전국 가정폭력 실태조사. 여성부.

오미성 외(2015). 지역사회간호학. 서울: Pacific Book.

이은희(2009). 생활스트레스에 대한 여성결혼이민자의 적응 연구. 한국가족복지학, 14(1), 73-94.

정영호 외(2006). 우리나라 건강결정요인 분석. 한국보건사회연구원 건강증진기금사업단.

정진경 · 양계민(2004). 문화적응이론의 전개와 현황. 한국심리학회지, 일반, 23(1), 101-136.

조원탁 · 박순희 · 서선희 · 안효자 · 송기범 · 이형하(2012). 다문화사회의 이해와 실천. 파주: 양서원.

최연희 · 이지현 외(2014). 지역사회보건간호학. 서울: 수문사.

최홍, 이동원, 박준(2010). 다문화사회 정착과 이민정책. 서울: 삼성경제연구소.

출입국 · 외국인정책본부(2013). 2012년도 출입국 통계연보.

통계청(2013). 인구동태통계연보.

통일부(2013). 2013년 북한이탈주민 정착지원 실무편람.

한국보건사회연구원(2008). 다문화시대를 대비한 복지정책 방안 연구－다문화가족을 중심으로－. 2008－14.

AIHW(Australian Institute of Health and Welfare)(2006). *Australia's Health 2006*. AIHW.

Barksdale, D. J.(2009). *Provider Factors Affecting Adherence: Cultural Competency and Sensitivity*. Ethnicity and Disease, 19(5), 3–7.

Berry, J.(1997). *Immigration, Acculturation, and adaptation*. Applied Psychology: An International Review, 46(1), 5–34.

Betancourt, J. R., Greem, A. R., Carrillo, J. E., Ananeh－Firempong,O.(2003). *Defining Cultural Competence: A Practical Framework for Addressing Racial/Ethnic Disparities in Health and Health care*. Public Health Report, 118 (4), 293－302.

Browne, K., & Herbert, M.(1997). *Preventing Family Violence*. Chichester, Wiley & Sons.

European Commission(2003). *The health status of the European Union: Narrowing the health gap*.

Freshman, R.P.(1979). *Community Health Nursing*. Duxbury Press, 3~9.

Leininger, M. M., & McFarland, M. R. (2002). *Transcultural Nursing: Concepts, theories, research and practices*. New York: McGraw–Hill.

Leininger, M. M., & McFarland, M. R. (2006). *Culture care diversity and universality: A worldwide theory for nursing(2nd ed.)*. Sudbury, MA: Jones & Barrlett, Publishers.

Margaret M. Andrews & Joyceen S. Boyle(2012). 간호에서의 다문화 개념(이은희 · 서길희 · 소애영 외 역). 수문사.

Smith, J. A.(1981). *The Idea of Health: Philosophical Inquiry*. Advances in Nursing Science, 3, 43~50.

Taylor, C. (1992). *Multiculturalism and The Politics of Recognition*. Princeton: Princeton University Press.

Ward, C., Bochner, S. & Furnham, A. (2001). *The Psychology of Culture Shock*. East Sussex: Routledge.

Well, M. I.(2000). *Beyond Cultural Competence: A Model for Individual and Institutional Cultural Development*. Journal of Community Health Nursing, 17(4), 189–199.

Whitehead, A & Dahlgren, G.(1991). *What Can Be Done about Inequalities in Health?*. The Lancet, 338, 1059~1063.

WHO(2014). *World Health Report*. Geneva: WHO.

World Health Organization(1993). *Health for All Targets: The Health Policy for Europe, Updated Ed. WHO*. Regional Office for Europe, Copenhagen.

Community Health Nursing

UNIT 2
보건사업기획 및 자원활용

Community Health Nursing

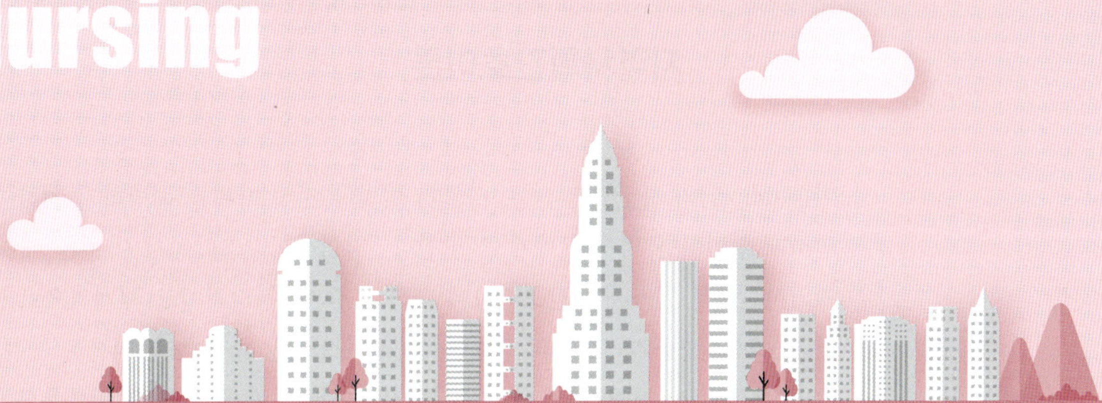

CHAPTER 05

보건사업기획

학습목표

1. 지역사회간호이론의 주요개념을 설명하고, 이론을 적용한 사례를 제시한다.
2. 보건사업기획을 이해하고 과정을 인지한다.
3. 지역사회보건사업에 정보기술을 활용한다.
4. 지역사회간호과정을 계획하여 수행하고, 평가할 수 있어야 한다.
5. 보건간호사업의 질 관리 전략과 수행절차, 평가기준과 평가도구를 설명한다.

제1절 지역사회간호이론

이론(theory)의 사전적 정의는 '사물의 이치나 지식 따위를 해명하기 위하여 논리적으로 정연하게 일반화한 명제의 체계'를 말한다. 지역사회간호학에서 이론을 배워야 하는 이유는 지역사회에서 일어나는 간호현상에 대하여 좀 더 논리적이고 체계적으로 이해하기 위함이다. 간호이론 중 지역사회의 간호분야에서 활용가능성이 높은 이론은 체계이론, 기획이론, 뉴만의 건강관리체계이론, 오렘의 자가간호이론 등이 있다. 체계이론은 지역사회간호를 위한 간호이론개발에 가장 많이 활용된 이론이다. 기획이론은 미래지향적 · 목표지향적이며, 목표 달성을 위한 최적의 전략을 제시해 주는 과정을 제시하기 때문에 지역사회간호사가 지역사회보건사업을 기획하는 데 필요하다. 뉴만의 건강관리체계이론은 건강관리체계 모형을 이해함으로써 보다 효과적인 지역사회건강을 관리할 수 있으며, 오렘의 자가간호이론은 인간의 삶과 건강을 유지하고, 질병과 손상관리에서 스스로의 자가간호능력에 대한 관심과 관리를 위해 지역사회간호에 필요한 이론이라고 할 수 있다.

1. 체계이론

1) 개요

체계이론은 하나의 체계와 그 주변의 체계와의 상호관계, 그리고 하나의 체계에 있어서 투입과 산출의 계속적인 과정을 설명해 주는 이론으로, 생물학자인 베르탈란피(Bertalanffy, 1968)가 발표한 '체계이론(general system theory)' 이래 여러 학문분야에서 논의되고 적용되어 왔기 때문에 그 범위가 대단히 광범위하다.

베르탈란피는 모든 유기체를 하나의 체계로 상호작용하는 여러 구성 요소로 이루어진 복합물이라고 보고, 체계를 환경과 상호작용하는 요소들의 집합체라고 정의하였다. 체계는 개방체계와 폐쇄체계로 나뉘며, 개방체계는 경계를 통해 환경과 상호 교환되는 요소들의 집합체로 끊임없이 물질, 에너지, 정보가 투입과 산출작용을 거쳐 또 다시 회환되어 체계의 항상성을 유지한다. 폐쇄체계는 환경과의 상호관계가 닫혀있는 요소의 집합체이며, 투입에 의한 산출의 최종결과가 초기의 조건에 따라 나타난다.

체계는 상위체계와 두 개 이상의 하위체계로 구성되어 있는 계층적 구조를 가지고 있다. 이들은 구조 내에서 각 부분들이 상호 관련되어 있으며, 역동적인 상호작용으로 통합된 전체로서 기능하고, 이렇게 통합된 전체는 각 부분들의 합보다 크다.

체계이론은 간호이론개발에 가장 많이 활용되었다.

2) 주요 개념

(1) 경계

경계는 외부체계로부터 투입되고 산출되는 에너지, 정보, 물질 등의 흐름을 여과시키는 기능을 하며 체계들 간의 영역을 결정한다. 경계는 체계를 환경으로부터 구분하는 것으로 투과성에 따라 체계의 개방성 정도가 결정경계를 통해 환경과 상호작용하므로 이러한 정도에 따라 개방적 또는 폐쇄적이라 할 수 있다.

(2) 계층

모든 체계는 구조적 패턴을 지니고 있으며, 상호 연결되어 있고 체계의 구성요소들 간에는 논리적인 관계가 형성된다. 계층 혹은 위계(hierarchy)의 배열은 계층적 위계질서와 하위체계의 계속적 활동으로 체계 유지 계층의 구조를 지키면서 목표(goal)를 수행하게 된다.

(3) 투입

투입과정은 물질, 에너지, 정보가 체계 내로 유입되는 것이다. 일종의 속성(attributes)이라고 생각되는 체계의 부분이나 요소들의 특성을 의미하는 구성물(component), 자원 등을 체계과정에 투입하게 된다.

(4) 변환

물질, 에너지, 정보가 체계 내에서 서로 상호작용(interaction)을 하는 것이다. 체계에서 일어나는 상호작용으로 에너지의 교환이 일어나며, 체계의 생존에 중요한 역할을 하게 된다.

(5) 산출

체계 내 구성물과 자원이 상호작용을 통하여 만들어낸 결과를 말하며, 단순한 결과라기보다는 성과를 의미한다.

(6) 피드백

산출의 일부가 재투입되는 것을 말한다.

(7) 물질, 에너지, 정보

물질 · 에너지 · 정보는 공간에 존재하며, 어느 한 형태에서 다른 형태로 변환이 가능하다. 엔트로피는 전환될 수 없는 체계 내 에너지로 체계의 무질서, 혼란, 소멸을 일으키며 환경으로부터 고립되어 있지만 네겐트로피는 변환이 가능한 에너지로 체계의 질서를 통해 발달과 진화가 이루어진다. 따라서 개방체계는 물질, 에너지, 정보 유입으로 네겐트로피가 감소하고 질서가 증가하며 조직화가 가능해진다.

(8) 항상성

체계 내에서 현재 상태를 유지하고 변화에 저항함으로써 평형상태를 이루려는 1차 자가 조절기능과 피드백에 의해 이루어지는 것으로 체계가 균형을 이루는 것이다.

(9) 형태안정성

체계의 안정을 유지하기 위한 과정으로 체계의 형태, 구조, 상태를 유지 · 보존하려는 것이다.

(10) 형태발전성

체계를 변화 · 성장시키도록 하는 과정으로 체계의 형태, 구조, 상태를 보다 발전시키고 변화시키려는 것이다.

(11) 동일귀착성

시작이 서로 다르게 출발되었거나 다른 방법과 다른 과정이 적용되었다 하더라도 최종 산물은 같다는 것으로 1차 조절기능(항상성)과 2차 조절기능(피드백)에 의하여 이루어진다. 개방체계에서는 역동적인 상호작용에 의한 피드백으로 설명된다.

3) 체계의 속성

체계의 기능은 체계에 의해 행해지는 활동으로 에너지를 필요로 한다. 에너지는 물질 · 정보의 형태로 존재하며, 일반적으로 개방체계는 체계 내로 에너지가 유입되는 과정인 투입(input), 체계 내 보유되지 않는 에너지를 배출하는 과정인 산출(output), 체계 내에서 에너지 · 정보 · 물질을 사용하는 과정인 변환(throughput), 체계가 완전한 기능을 발휘하기 위해 산출일부가 재투입되는 과정인 회환(feedback)이 일어나는데, 이를 그림으로 나타내면 그림 5-1과 같다. 개방체계는 보다 복잡하게 여러 형태의 투입이 유입되고 역동적 전환과정과 내적 회환을 거쳐 산출이 이루어지며, 이는 다시 체계 밖의 회환을 거치게 된다. 유기체는 계속적인 성장을 하기 위하여 이러한 과정을 계속 반복한다. 그러나, 이러한 상호작용과정이 소멸하게 되면, 체계로서의 기능을 하지 못하게 된다.

4) 주요 명제

- 체계 전체는 부분의 합보다 크다.
- 체계를 구성하는 하부체계는 상호 관련이 있다.

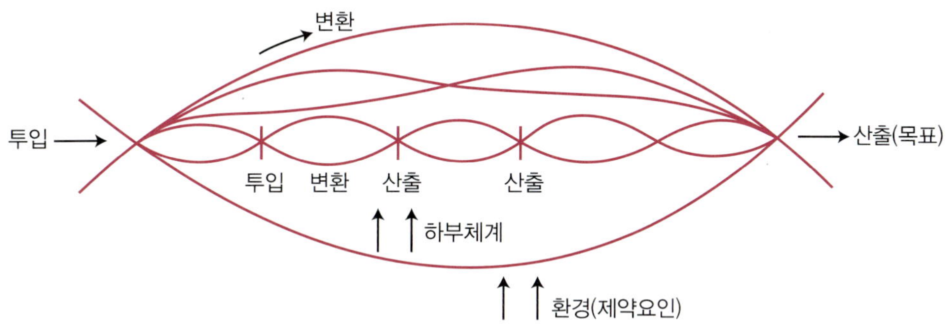

그림 5-1 이론의 체계과정

- 체계는 안정상태를 유지하기 위하여 항상성과 회환이 이루어진다.
- 체계는 시간이 흐름에 따라 투입, 변환, 산출, 회환에 의해 분화 · 성장한다.

5) 체계로서의 지역사회

체계로서의 지역사회는 일종의 개발적 체계라고 할 수 있다. 지역사회는 물리적 경계를 가지고 있을 뿐만 아니라 각각의 지역사회구성원들이 가지고 있는 규범, 가치, 태도 등에 의해 독특한 신념이나 문화가 경계를 이루며 다른 지역사회와의 상호 교환을 촉진하거나 억제하는 기능을 한다. 하위체계인 가족과 지역사회주민은 서로 연결되어 있으며, 경계 내에서 구조적 관계로서 질서를 유지하며 지역사회의 환경과 끊임없이 상호작용을 한다. 따라서 통합된 전체로서 지역사회가 나타내는 산출물은 지역사회의 순기능을 이루는 것이며, 이는 곧 지역사회의 목표를 달성하는 것이다.

2. 기획이론

1) 기획의 개념

기획이란 계획을 수립하는 과정으로 어떤 사업이나 일을 진행할 때 체계적으로 의사결정을 해나가는 과정을 말한다. 기획을 함으로써 일이나 사업의 구체적인 단계와 방법에 보다 쉽게 접근할 수 있게 된다.

그러므로 기획은 미래지향적이고, 목표지향적이며, 목표 달성을 위한 최적의 전략을 제시해 준다. 뿐만 아니라 의사결정을 체계적으로 할 수 있게 하며, 변화하는 상황에 대처할 수 있는 능력을 갖게 한다.

(1) 효과적 기획의 원칙

기획을 성공적으로 잘하려면 기획을 하는 데 중요한 요인인 정치적 · 문화적 · 자연적인 환경의 영향을 이해하여 보건사업의 관리자는 환경요인들을 잘 연구하고 조사해야 한다. 또한 보건관리자가 기획을 할 때는 다음과 같은 사항을 고려해야 한다.

- 연속적인 과정이므로 일반적인 추세나 여건에 따라 재검토되어야 한다.
- 계획된 기획도 사회 제반 여건에 따라 변화되어야 한다.
- 현실에 적응할 수 있는 적응력을 갖도록 추진되어야 한다.
- 목적이 아니라 수단으로 이용되어야 한다.
- 미래에 대한 관리이므로 과학적인 방법으로써 체계적이고 논리적이어야 한다.
- 특수한 절차나 기술을 이용하여 사전에 면밀히 조정되어야 한다.

(2) 기획 시 주의점

기획을 효과적으로 수립하기 위해서는 다음과 같은 상호보완적 성격을 가진 여러 가지 원칙을 준수해야 한다.

① 목적성의 원칙

기획은 목표를 성취하기 위한 노력의 과정이므로 잘못된 기획은 비능률적 절차와 행정 및 재정의 낭비로 이어지기 때문에 미연에 방지하기 위해서는 목표를 명확하고 구체적으로 기술해야 한다.

- 과감하고 통합된 기획 수립을 용이하게 해준다.
- 모든 조직구성원들에게 운영상의 목표, 임무, 성과기준을 제시함으로써 능률적이고 경제적인 행동을 기대할 수 있게 한다.
- 효과적인 업무 목적과 그에 따른 기준은 세부계획의 지표로써 활용된다.
- 목표는 운영상의 통제를 위한 불가결의 조건으로 기능한다. 즉 계획상의 성과를 확보하도록 운영과정을 통제하는 데 필요한 것이다.

② 간결성의 원칙

기획과정을 통하여 수립된 계획은 명확할 뿐만 아니라 간결하게 표현되어야 한다. 미사여구의 나열이나 지나친 수식어 사용은 피하며, 복잡하고 난해한 전문용어를 피하고 평이하게 작성되어야 한다.

③ 탄력성의 원칙

기획은 그것이 수립될 때까지 상황이나 미래 예측에 기반을 두는 것이다. 이러한 점을 고려하여 계획은 처음부터 융통성 있게 수립해야 하며, 불필요한 세부규정 때문에 집행 조직의 창의성을 저해시키는 일이 있어서는 안 된다.

④ 안정성의 원칙

기획이 목적한 결과를 달성하기 위해서는 안정성을 가져야 한다. 안정성이 높은 계획일수록 효과적이고 경제적인데, 수집된 정보의 질과 양, 예측의 정확성이 풍부하고 높을수록 계획은 안정적인 것이 된다.

⑤ 예측정확성의 원칙

기획은 미래에 대한 정확한 예측에 기반을 두어야 한다. 미래에 대한 철저한 예측에 입각한 기획이 가장 현실적인 기획이며, 기획의 진가는 이러한 예측의 정확성 여하에 달려 있다.

⑥ 포괄성의 원칙

기획에는 필요한 제반 요소가 포함되어야 하며, 인적 자원, 물적 자원, 시설, 재정 등을 충분히 검토해야 한다.

⑦ 균형성의 원칙

기획은 계획 및 사업과 적절한 균형 및 조화를 이루어야 하며, 다른 제반 요소와 상호균형과 조화가 이루어져야 한다.

⑧ 경제성의 원칙

사용가능한 것은 최대한으로 활용하되 그 자원의 경제성을 고려하여 계획에 반영하여야 한다.

⑨ 필요성의 원칙

기획이 정당성에 근거를 둔 것으로서 사업 자체의 필요성과 그 사업을 달성하기 위해 불필요한 자원을 낭비하지 않는다.

⑩ 계층성의 원칙

계획은 가장 큰 것으로부터 시작하여 구체화 과정을 통해서 점차적으로 작은 계획을 파생시키며, 계획의 계층화를 염두에 두고 계획되어야 한다. 간혹 상향적 계획이 이루어지기도 하지만 기본 계획의 실효성은 그것을 지원하는 다른 관련 파생계획의 건실성에 의해 좌우된다.

2) 기획을 위한 전략의 개발

- 국가가 해결해야 하는 건강보건 과제와 밀접한 관련성이 있어야 한다.
- 환경에 따라 적절한 변화를 기해야 한다.
- 원리와 원칙에 입각해야 한다.
- 직 · 간접적으로 보건의료전달체계에 영향을 충분히 발휘할 수 있도록 한다.
- 보건 전체 분야의 발전이 효과적으로 추진될 수 있도록 해야 한다.

3) 기획과정

기획과정은 학자에 따라 여러 단계로 구분하여 수행되고 있다. 일반적으로 기획은 기획과정, 집행과정, 평가과정으로 구분되며, 로비넷(Robinett, 1970)은 ① 사업철학 ② 사업이 개입되지 않았을 때의 미래 예측 ③ 목적 설정 ④ 자료수집 ⑤ 목표 설정 ⑥ 방법의 분석 ⑦ 전략의 선택 ⑧ 업무 및 사업 ⑨ 시간 계획 ⑩ 예산 ⑪ 관리 및 조정 ⑫ 평가 및 재계획 등의 단계로 기획과정을 구성하기도 하였다.

기획과정이란 계획을 수립하여 시행하고 그 결과를 평가하는 다음의 계획에 반영하는 하나의 순환과정이라 볼 수 있다. 일반적으로 기획은 사업의 진전과 사업의 결과를 어떻게 측정할 것인가 하는 과정으로 전제조건의 사정, 보건현황의 분석, 우선순위 결정과 각종 사업방법의 연구, 계획의 작성, 사업수행계획 및 수행, 평가 및 재계획의 단계를 거치며, 순환과정을 갖는다(그림 5-2).

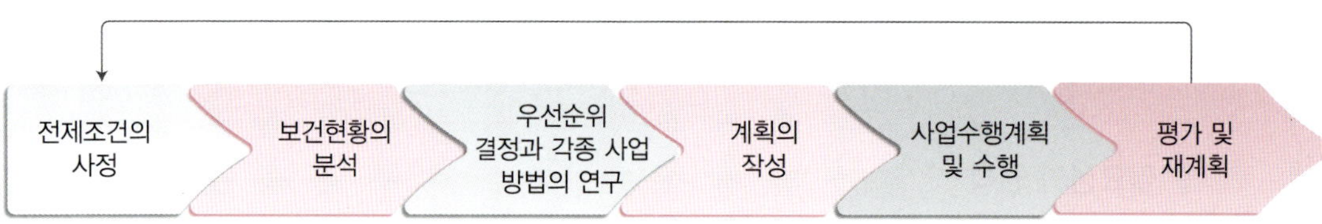

그림 5-2 기획과정

(1) 전제조건의 사정

기획을 하기 전에 기획을 할 수 있는 상태인지 아닌지를 결정하는 준비단계로 보건기획을 위한 정부의 관심, 법적 뒷받침, 기획을 위한 담당기구 및 행정능력 등을 사정하는 단계이다.

(2) 보건현황의 분석

보건사업에 대한 전제조건을 사정한 후 현재의 보건문제, 보건의료사업, 각종 자원들에 대한 정보를 수집하고 분석하는 단계로 보건사업의 수요와 공급을 결정하고, 사업 경향과 사업의 제약점 등을 고려하는 단계라 볼 수 있다.

(3) 우선순위 결정과 각종 사업방법의 연구

보건현황분석의 기본 자료를 토대로 어느 사업을 우선으로 할 것인가에 대한 것을 선정하고 보건사업을 위한 각종 수단과 방법을 선택하는 단계이다.

(4) 계획의 작성

보건기획을 할 수 있는 기획환경을 고려하고, 전제조건 사정, 우선순위 설정, 각종 수단과 방법을 어떻게 할 것인가에 대한 구체적인 계획서를 작성하는 단계이다.

(5) 사업수행계획 및 수행

사업목표를 달성하기 위해 구체적인 수행을 계획하고 실제 수행단계로서 보건사업을 수행하는 각 요원의 역할과 기능이 충분히 발휘될 수 있도록 사업계획을 작성하고 수행하는 단계이다.

(6) 평가 및 재계획

기획의 마지막 단계인 동시에 첫 단계로 수행된 사업결과를 일정한 기준에 의하여 평가하고, 평가된 결과에서 목표를 달성하지 못한 경우, 다음의 기획단계에서 결과를 고려하여 재계획에 반영해야 한다.

3. 뉴만의 건강관리체계이론

서로 도와가며 살아가는 것이 기본철학이었던 뉴만(Neuman)은 체계적 사고와 전체주의를 합성하여 건강관리체계 모형을 만들었다. 뉴만의 건강관리체계이론은 대상자의 요구를 통합적으로 관리하기 위한 것으로, 간호를 위한 포괄적인 체계접근법을 제공한다. 이 이론은 개인경험, 개방체계이론, 스트레스이론(Selye), 전체주의, 게슈탈트이론, 환경과 개인 상호작용이론을 근간으로 개발되었다.

뉴만은 30년간 이 이론을 지속적으로 발전시켰다. 간호과정이 임상실무에 적용된 1980년부터 간호이론의 사용을 촉진하였으며, 환경의 중요성이 대두되고 영적 측면의 변수로 인해 '환자'라는 용어보다는 '대상자'라는 용어가 사용되는 등 간호구성요소들 간의 관계가 중요하게 인식되었다. 뉴만은 개인, 그룹, 가족 또는 지역사회체계를 대상자라고 정의하였으며 모든 대상자는 서로 긍정적인 방향으로 대상자가 있는 내 · 외부의 환경, 만들어진 환경과 호혜적으로 상호작용한다. 뉴만의 건강관리체계이론에 필수적인 다섯 개의 변수는 생리적 변수, 심리적 변수, 발전적 변수, 사회문화적 변수, 영적 변수이며 여기에 개인 간의 상호작용이나 외부 환경의 스트레스 요인이 대상자에게 잠재적 또는 실제적 반응으로 영향을 줄 수 있다.

뉴만의 건강관리체계이론에서는 시스템이 안정되어 있을 때를 가장 좋은 건강으로 보기 때문에 체계가 필요로 하는 것보다 더 많은 에너지를 저장하고 있을 때를 대상자가 건강하다 보고, 반대로 체계 에너지가 고갈된 상태를 질환상태로 본다. 따라서 간호의 주요 목표는 대상자가 최적의 건강을 획득하여 보유 및 유지하는 것으로 안정을 이루는 것이다. 체계가 안정되도록 대상자, 환경, 건강, 간호 간의 연결고리를 만드는 역할을 간호사가 해야 하며 간호중재는 3차예방까지 나누어진다.

1) 개요

뉴만의 건강관리체계이론의 목표는 '완전한 체계로서의 대상자 전체를 위한 부분, 하위 부분, 그리고 그것들의 관계를 묘사하는 구조를 만드는 것'이다. 그림 5-3과 같이 뉴만의 건강관리체계이론은 에너지, 변수, 시스템 경계, 환경의 기본 구조를 체계의 핵심 하위 부분으로 하고 있다.

그림 5-3과 같이 에너지자원이 중심에 위치하고 있으며 지속적인 에너지 교환이 대상자 체계와 환경 사이에서 일어난다. 대상자는 체계안정을 유지하고 증대시키기 위해 긍정적인 힘으로 여겨지는 에너지를 사용하는데, 이와 같이 대상자체계가 지속적인 변화상태의 개방체계로 여겨지기 때문에 대상자체계의 안정성은 정적인 것이 아니라 적응과 발전으로 해석된다. 또한 보호고리들은 중심구조를 둘러싸고 있는 체계를 환경 스트레스 요인으로부터 보호하는 역할을 맡고 있다.

기본구조는 다섯 가지로 구성되며, 체계가 개인적 수준인지 지역사회수준인지에 따라 다를 수 있다.

① 생리적 변수: 본래 구조의 기능으로, 개인체계의 생리적 변수의 예로는 신체적 증상, 심장박동 등이 될 수 있으나, 지역사회체계인 경우에는 통계, 사망률, 환경상태를 포함한다.
② 심리적 변수: 정신적인 과정과 상호작용 하는 환경을 포함한다.
③ 발달적 변수: 삶의 발달단계와 관련 있는 발달과업을 의미하며, 예를 들어 결혼한 자녀를 둔 부모에게 나타나는 빈둥지증후군이 있다.

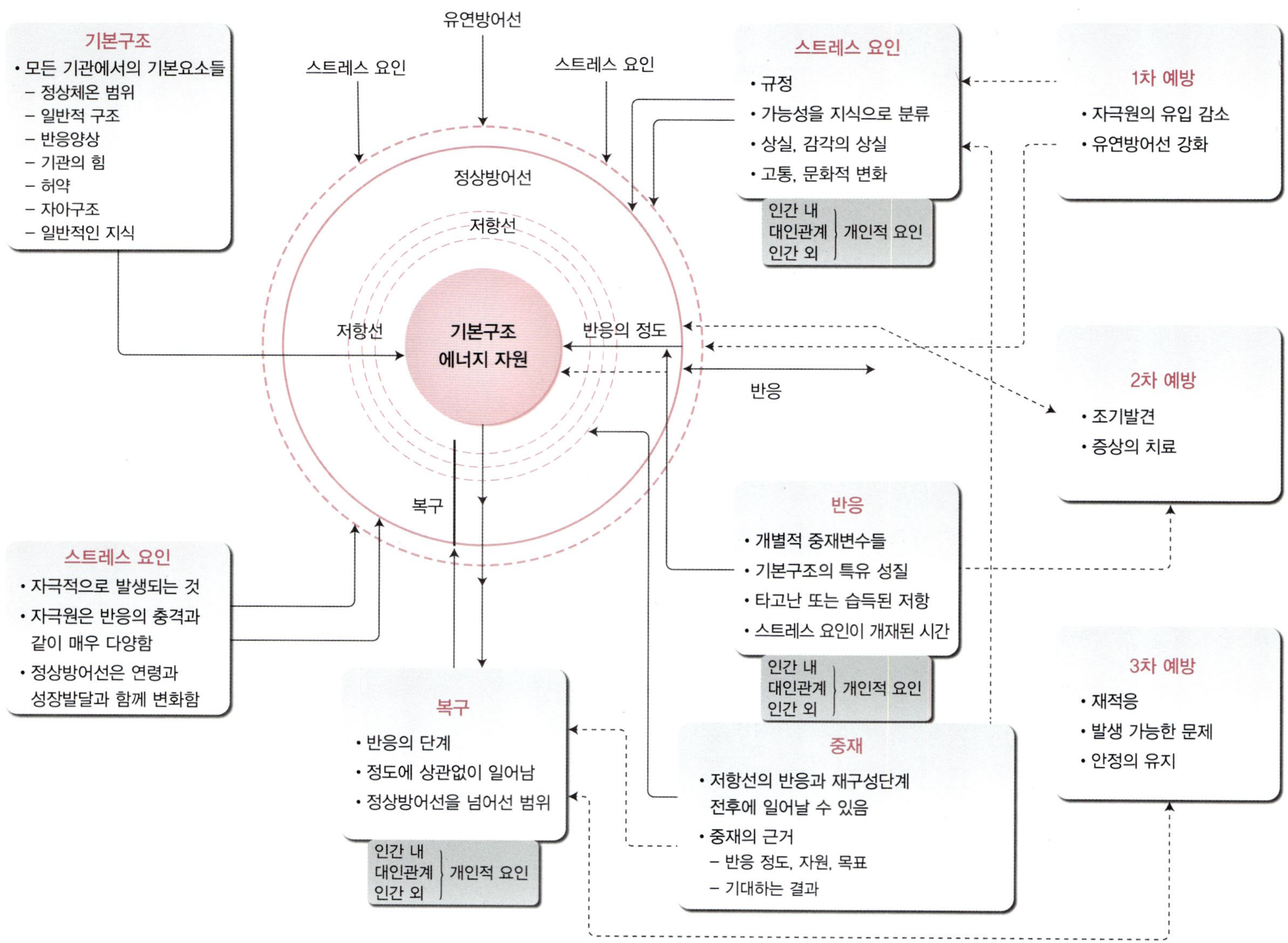

그림 5-3 Newman의 건강관리체계이론의 대상자체계

Neuman, B. & Fawcett, J.(2002). 뉴만 체계 모형. (4th Ed., P.15). Upper Saddle River, Nj: Prenice Hall.

④ 사회문화적 변수: 사회문화적 영향이나 기능의 조합으로 문화와 건강에 대한 생각이 이에 해당한다.
⑤ 영적 변수: 신념, 종교, 문화 등이 해당한다.

2) 주요 개념

모형의 중심에는 뉴만이 '생존요인'이라고 구성한 대상자의 기본구조가 있고, 기본 구조 내에 다섯 개의 상호작용 변수(생리적 변수, 심리적 변수, 사회문화적 변수, 발전적 변수, 영적 변수)가 있다. 예를 들어 대상자로서의 개인은 핵심체계 안정에 필수적인 조직구조와 기능, 정신상태, 대처기전 같은 일반적인 자원을 보유하고 있다. 그러나 가족으로서의 대상자는 에너지자원과 안정을 제공하는 특정한 역할, 태도, 문화적 신념을 포함하는 기본구조를 가지고 있다.

(1) 스트레스 요인

뉴만의 스트레스 요인은 대상자의 체계 안정성에 영향을 주는 내 · 외부의 환경요인을 말한다. 스트레스 요인의 영향이 긍정적인지 부정적인지를 파악하여 스트레스에 대한 대상자의 인식에 의존하도록 하였는데, 만일 기본구조 안에 있는 체계 변수 다섯 가지의 상호작용으로 인하여 스트레스 요인이 없어지거나 약화되면 체계가 안정되지만, 스트레스 요인이 유연방어선과 정상방어선을 침투한다면 저항선이 활성화되고 에너지 고갈과 체계 불안정이 발생하게 된다. 이렇듯 대상자체계의 안정에 영향을 줄 수 있는 스트레스 요인은 세 가지로 분류된다. 첫 번째 '개인 내부 스트레스 요인'은 대상자체계 경계 내에서 생기는 내부 스트레스 요인이다. 두 번째 '개인 간 스트레스 요인'은 대상자체계의 경계 밖이지만 가까이 있는 외부환경으로 인하여 일어나는 스트레스 요인으로 가족 내에서의 대상자의 역할, 간호제공자의 인식, 친구관계 등이 그 예에 속한다. 마지막으로 대상자체계 경계에서 원심적으로 발생하는 스트레스 요인을 '개인 범위 밖 스트레스 요인'이라고 한다. 개인 범위 밖 스트레스 요인으로는 대상자 개인의 고용문제나 지역사회의 재정 · 자원상태 등이 있다. 이러한 세 가지 스트레스 요인은 인간의 복잡성 때문에 모든 대상자에게 나타나며 간호사는 이것을 관찰해야 한다.

뉴만의 건강관리체계이론은 간호실습을 받을 때 어떠한 환경에라도 적용이 가능하다. 간호사는 각각의 간호상황에서 실제적 · 잠재적인 요인, 대상자의 변수, 경계 영향의 전체적인 사정을 해야 하므로 목적을 분석 · 종합하고 주제 데이터를 수집하기 전에 대상자의 시각을 결정하며, 대상자의 강점 · 약점 · 자원을 고려해야 한다.

뉴만의 건강관리체계이론은 대상자의 안정과 최적의 건강 결과가 간호사의 인식과 대상자의 인식 간의 부조화 때문에 위태롭게 될 수 있다는 사실에 근거하여 간호사의 인식과 대상자의 인식을 확인하고 그 차이를 확인할 것을 요구한다. 또한 부조화를 피하기 위해서는 간호사와 대상자 간의 인식을 상호보완하는 것에 기초한 간호 또는 파트너십을 형성해야 한다. 목표에 기초한 간호의 공동계획은 이러한 보완적인 파트너십의 결과로 나타난다. 또한, 인식이 대상자의 반응과 스트레스 요인에 대한 저항에 영향을 줄 수 있기 때문에 그들의 잠재적인 인식 차이를 반드시 해결해야 한다. 뉴만의 건강관리체계 이론은 대상자의 시각에 관한 구체적이면서 주관적인 자료수집을 포함한 공식화된 간호과정을 제공하는 데, 자료의 수집이 완료되면 간호사가 수정된 자료를 분석 · 종합하고 대상자와 함께 간호진단, 목표, 결과, 중재를 결정한다.

뉴만이 기술한 대상자체계로부터의 실제적이거나 잠재적인 스트레스 요인 반응에 기초한 중재나 간호행동에는 세 가지가 있다. 그 중재는 역동적이고 순환하며 1차 · 2차 · 3차 예방 중재라는 이름이 붙어 있다. 간호사는 시너지 효과를 얻기 위해 세 가지 중재 양식을 동시에 사용한다.

대상자체계가 스트레스 요인에 반응하기 전에 스트레스 요인의 침입을 방지하기 위해서 간호행위는 유연방어선을 강화시키기 위한 1차 예방 중재를 해야 한다. 예방 간호행위는 대상자체계의 건강을 유지시킨다. 건강한 영양과 운동을 통합하는 건강프로그램의 제공과 같은 간호행위는 1차 예방 중재의 한 예이다.

(2) 방어선

정상방어선은 대상자체계가 스트레스 요인에 반응하면서 기본구조를 보호하는 일반적인 부분으로 대상자의 기본적인 건강수준을 의미한다. 저항선과 기본구조를 둘러싸고 있는 실선을 방어선이라고 보면 된다. 시간흐름에 따른 다섯 변수의 상호작용을 기본 건강수준이라고 하며 대상자가 스트레스를 받을 때 반응하여 일반적인 건강수준(정상방어선)을 유지 · 증가 또는 감소시킨다.

정상방어선은 유연방어선이라는 개방적인 본성을 가진 환경과 체계의 지속적인 상호작용을 암시하는 점선에 의해 둘러싸인다. 대상자가 받을 수 있는 보호에 따라서 유연방어선은 확장이나 축소가 가능한데, 건강한 생활방식과 효과적인 대처기전이 유연방어선을 확장시키는 인자로 기능하여 스트레스 요인이 대상자 또는 대상자체계에 침투하지만 그 선에 의해 완충되면서 대상자가 그 스트레스 요인으로부터 자유롭게 해준다. 유연방어선과 정상방어선 간의 거리는 대상자체계의 보호에 비례한다.

뉴만은 환경의 개념을 명시하고 확장하여 체계에 영향을 주는 상호작용을 하는 세 개의 환경을 포함하도록 하였으며, 대상자 또는 대상자체계와 상호작용을 하는 내외부의 요인이 어떻게 환경부분으로 간주되는가에 대해서 기술했다. 이를 살펴보면 개인 내부 환경은 시스템 내의 영향을 포함하는 '내부환경', 개인 간과 개인 범위 밖의 것들을

'외부환경'이라 했다. 뉴만의 환경 구성개념 중 독특한 점은 '만들어진 환경'으로 뉴만은 이것을 대상자에 의해 무의식적으로 만들어지는 '체계 전체의 상징적 표현'이라고 하였으며 개인과 관련된 요인은 모두 만들어진 환경의 부분들이며 목적 있는 체계 안정의 유지는 내부환경, 외부환경, 만들어진 환경과의 지속적인 에너지 상호 교환을 포함한다고 하였다. 대상자가 고통 같은 삶의 사건을 처리할 때는 고통을 겪었던 과거 경험에 기초하게 되는데 그것은 내부환경, 외부환경, 만들어진 환경이 상호작용한 것이며 과거에 겪었던 고통, 유도된 대처기전, 결과는 현재 상황의 해석을 위한 밑거름이 되어 현실에 대한 반응에 영향을 준다. 만들어진, 지각 있는 현실(만들어진 환경)은 고통을 겪고 있는 대상자의 반응에 영향을 준다.

(3) 저항선

대상자의 기본구조는 저항선에 의해서 보호된다. 내부나 외부의 환경요인이 대상자체계에 스트레스를 주었을 때 대상자에 의해서 활성화되는 방어로써, 기본구조를 선회하는 점선을 말한다. 내부 면역 시스템은 개인이 감염된 경우 저항선 내에서 활성화하는 생리적 변수의 예이다. 대상자체계는 그 저항선이 내부와 외부의 자원을 효과적으로 가동할 때마다 건강과 에너지 보존 및 재구성을 위해 다시 안정되며, 최종적으로 에너지 고갈과 사망은 저항선이 효과적이지 않은 경우에 발생하게 된다. 개인이 광범위한 화학요법(외부 스트레스 요인)을 받은 경우 비효과적인 저항선이 나타나게 되며 결과적으로 면역 시스템이 심하게 손상되는데, 이러한 것이 체계 에너지 고갈을 보여주는 현상이다. 외부 자원의 투입(예: 수혈)은 대상자의 내부 자원을 돕고 저항선을 강화시킨다. 결과적으로 대상자는 생리적으로 더욱 안정된 상태가 된다.

(4) 재구성

2차 예방이란 에너지 보존과 내부 자원, 외부 자원의 이용을 통해서 재안정(재구성)을 달성하기 위해서 대상자체계에 필요한 간호행위라고 말할 수 있다. 그 중재는 체계의 기본구조를 보호한다. 간호사는 스트레스 요인의 반응이 일어나고 증상이 있을 때마다 2차 예방을 하게 되는데 예를 들어 고혈압의 치료가 바로 2차 중재를 말하는 것이다. 저항선이 강화될 때마다 역동적인 체계 안정이 달성되고 기본구조가 보호된다. 또한 재구성은 2차 중재의 입력과 출력으로부터의 피드백이라고 볼 수 있는데, 만일 2차 중재가 체계 반응의 균형을 맞추기 위해서 또는 대상자체계를 재구성하는 데 성공적이지 않다면 대상자가 사망할 수 있다.

(5) 예방

치료와 재구성 후 대상자체계 안정의 유지는 3차 예방 중재에 의해서 이루어진다. 고혈압을 가진 대상자의 재구성을 유지할 수 있는 영양, 운동, 투약에 관한 교육과 강화 같은 간호행위는 3차 예방의 예이다.

3) 지역사회간호에서의 적용

뉴만의 건강관리체계이론에 기초한 임상실무지침은 현재 미국간호협회의 간호실무표준(① 사정 ② 진단 ③ 결과 확인 ④ 계획 ⑤ 수행 ⑥ 평가)과 일치한다. 2개의 간호과정 서술은 단순히 직선적 과정이 아니라 반복되고 중복되는 상호의 하위 과정이라고 해석된다. 표 5-1은 비판적 사고와 뉴만의 건강관리체계이론, 간호과정 간의 관계를 나타낸 것이다.

표 5-1 뉴만의 건강관리체계이론의 간호과정 적용

비판적 사고의 초점	간호과정	간호사-대상자 파트너십 관계
개념화, 분석, 관찰, 반영, 커뮤니케이션	**간호진단:** 다음 구성요소들을 위한 생리적 · 심리적 · 발전적 · 사회문화적 · 영적 변수 상호작용의 사정 • 기본구조와 기능, 강점, 자원 • 건강관리체계와 다른 사람들로부터의 주요 스트레스 분야, 생활 패턴의 변화, 종전의 대처패턴, 현재의 대처 행위, 예측되는 결과, 자신을 위한 기대를 포함하는 잠재적이거나 실제적인 환경 스트레스 요인(개인 내부, 개인 간, 개인 범위 밖) • 대상자의 유연성 있는 방어선과 정상적인 방어선, 저항선, 잠재적이거나 실제적인 반응의 정도, 재구성	대상자에 의한 지속적인 파트너십과 인지, 간호사와 대상자 간 모든 차이의 해결과 더불어 간호사에 의한 면담, 신체검사, 진단이 일어난다.
종합, 추론, 커뮤니케이션	**간호사정:** 건강으로부터의 분산이 확인되고, 적용할 수 있는 간호, 응용이론들이 사정된다. 대상자체계로부터의 데이터, 체계의 수준이나 하위 부분의 반응, 변수, 스트레스 요인의 출처, 스트레스 유형에 기초해서 진단이 확인되고 순위가 매겨진다.	예방 중재와 인식된 효험의 이행과 평가가 파트너십 내에서 대상자에 의한 수용으로 진행된다. 간호사와 대상자 간의 모든 개념적 차이의 해결과 간호계획에서 필요한 수정이 이행된다.
	간호목적: 간호사는 관련 요인, 대상자의 인식, 최적의 체계 안정을 증진시키기 위한 자원에 기초해서 구체적인 결과 목표와 1차 · 2차 · 3차 예방 중재 양식을 만든다.	대상자에 의한 지속적인 파트너십과 인지, 간호사와 대상자 간의 모든 개념적 차이의 해결에서 결과 목표와 중재가 만들어진다.
종합, 분석, 평가, 관찰, 반영, 커뮤니케이션	**간호결과:** 간호사는 1차, 2차, 3차 예방 중재를 이행하고 대상자 체계 안정에 기초해서 평가하고 수정한다.	-

뉴만의 건강관리체계이론에 기초한 사정단계는 간호사에게 모형의 각 구성요소(대상자의 시각, 변수, 기본구조, 환경 스트레스 요인, 경계)를 파악하고 대상자의 현 상태를 정확하게 진단하기 위해 필수적이다. 간호사와 대상자 간의 관계는 파트너십으로 정의하며 그 파트너십을 통해서 간호사는 대상자가 어떤 시각을 가지고 있는지 파악하고 서로의 모든 시각 차이를 해결한다. 또한 간호사는 사려 깊고 상호작용하는 의사소통기술을 활용하여 간호 과정의 각 단계에 걸쳐 그 관계를 유지해야 하며 대상자체계에 대한 환경적 스트레스 요인의 잠재적 혹은 실제 영향도 수집해야 한다.

뉴만의 건강관리체계이론은 포괄적인 진단을 가능하게 하고 그에 따른 적절한 중재 및 결과를 평가하기 위한 기본틀을 제공한다. 대상자와 함께 간호이론을 바탕으로 한 진단과 중재, 목표를 만들어서 논리적인 결과를 이끌어내고 대상자체계가 얼마나 안정적인지 파악한다.

또한 뉴만은 뉴만의 건강관리체계이론과 오마하시스템을 상호보완적이라고 판단하여 뉴만 건강관리체계 모형이 일반적인 체제를 제공하게 하고 오마하시스템을 통하여 더 세밀하게 문제를 확인하고, 중재 및 결과를 제공하여 상호보완이 가능하다고 하였다. 뉴만의 가이드라인은 대상자체계(개인, 가족, 그룹, 지역사회), 반응수준(1차, 2차, 3차), 하위체계의 다섯 가지 반응, 스트레스 요인의 출처(체계 내부 · 사이 · 외부), 스트레스 요인의 다섯 가지 유형까지 총 5개의 카테고리로 구성되어 있으며 뉴만의 건강관리체계이론과 간호과정의 종합적인 사용은 간호사의 비판적 사고력을 촉진한다.

4) 뉴만의 간호관리체계이론의 지역사회간호 적용 사례

뉴만의 간호관리체계이론을 지역사회간호에 적용하는 것은 쉬운 일은 아니다. 그러나 미국에서는 이미 지역사회간호와 노인간호에 적용하고 있고, 개인 · 가족 · 집단을 대상으로 하는 가족치료, 보건, 재활 등의 영역에서도 적용하고 있다고 한다. 한국에서 이를 지역사회에 적용하기 위해서는 뉴만이 개발한 nursing process format을 지역사회 실정에 맞게 수정 · 보완하여 적용해야 할 것이다. 그러나 현실적으로 지역사회 보건소에서 대상자를 중심으로 동일하게 이 모형을 적용하기는 어렵다. 그러나 대상자를 관리함에 있어서 뉴만의 기본 개념을 이해하고, 개인이나 가족, 지역사회가 가지고 있는 기본구조와 이에 영향을 주는 스트레스 요인과 반응요인을 파악하고, 중재를 함에 있어 어떻게 1, 2, 3차 예방단계를 적용하여 방어선을 복구하고 유지할 것인가 하는 것은 지속적인 연구와 개발을 통해서 가능하다고 본다. 예를 들면 흡연예방을 위한 프로그램 개발, 지역사회 만성질환관리 적용에 가능하다고 본다.

4. 오렘의 자가간호이론

1) 개요

자가간호이론은 오렘(Orem, 1956)이 자가간호개념을 가지고 개발하기 시작한 이론으로, 자가간호개념을 현장에서 발생하는 현상으로 기술하고 형성하는 과정을 통해 이론으로 발전시켰다. 자가간호이론은 실무에서 가장 자주 사용되는 간호이론 중 하나로 오렘은 이 이론의 목적을 크게 두 가지로 정하였다. 첫 번째는 삶과 건강을 유지하고, 질병과 손상에서 회복하며 질병으로 인한 결과에 대응하기 위하여 인간의 자가간호활동과 자가간호에 대한 관심과 관리가 지속적인 방향에서 이루어지도록 하는 것이며, 두 번째는 인간의 제한점을 극복하는 것이다. 이 이론의 요점은 다음과 같다(그림 5-4).

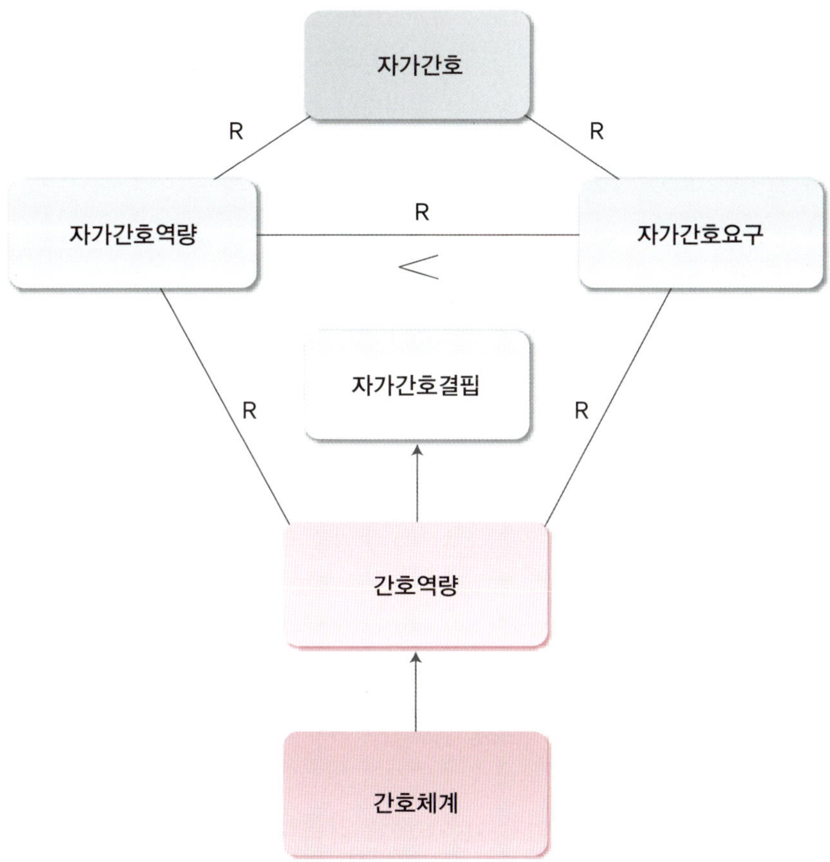

※R: 관계, <: 관계결핍

그림 5-4 Orem의 자가간호이론의 틀

출처: Green L. WTomey A. M.(1994). Nursing theorists and their work. Mosby.

인간은 자신의 삶, 기능, 안녕을 위해 자신의 기능을 조절하도록 자신이나 환경에 스스로 실천하는 자가간호를 수행할 수 있는 존재로 파악했다. 오렘과 학자들은 자가간호개념을 간호현장에서 발생하는 현상으로 기술하고 형성하는 과정을 통해 이론으로 발전시켰다.

오렘은 다음 3개의 중심이론으로 간호를 기술하고 있다.

- 인간이 가진 제한점으로 인해 자가간호의 수행이 어려울 때 간호가 필요하게 된다(자가간호결핍).
- 성숙한 성인은 의도적으로 자신의 생존을 보호하고, 삶의 질을 추구하며, 안녕하기 위한 행위를 학습하고 수행한다.
- 간호활동의 결과는 간호체계로, 간호사는 이것을 가지고 간호과정을 이용하여 환자의 자가간호요구를 충족하도록 돕고 그들이 자신의 자가간호 혹은 의존적 간호능력을 개발할 수 있도록 도와준다(간호체계이론).

즉 오렘의 자가간호이론에서는 그림 5-5에서 보는 바와 같이 자가간호역량이 자가간호요구보다 큰 경우에는 간호가 개입할 필요가 없으며, 자가간호역량이 자가간호요구보다 적으면 간호가 개입되어 자가간호능력을 길러주는 것을 의미한다.

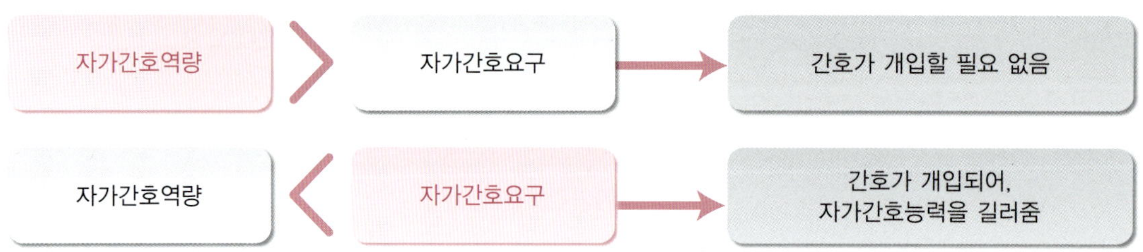

그림 5-5 자가간호 개입

2) 주요 개념

간호실무에 오렘의 자가간호이론을 적용하는 것은 간호에 접근하는 새로운 접점을 만들어 내는 것이며, 이를 통하여 새로운 간호중재를 만들어 내기 위해 실험적이면서 과학적인 지식을 적용하는 작업이다. 이러한 간호중재를 이끌어주는 지식은 경험을 통한 지식과 예전부터 내려오는 지식을 바탕으로 한다.

여기서 말하는 경험을 통한 지식은 건강과 안녕의 부분과 관련이 있는 구체적인 현상이나 경험한 상황을 바탕으로 한 것 또는 직접 경험하고 관찰하여 그 의미를 해석하며 어떤 행위가 요구되는지 그 관련성을 조사하는 것이다. 예전부터 내려오는 지식이란 이미 검증된 지식, 조건, 상황을 의미한다.

오렘은 간호실무를 이해하기 위해 여덟종류의 지식이 필요하다고 하였다. 첫 번째로 간호중재에 관한 지식인 간호과학을 알아야 한다고 하였으며, 사회학 · 전문직업론 · 법학 · 역사학 · 윤리학 · 경제학 · 행정학과 같은 다른 과학이나 학문분야에서 도출된 것이 필요하다고 하였다. 이러한 지식들은 간호사에 의해 만들어진 것으로, 과학적 접근을 통하여 간호분야를 이해하고 간호실무의 근간을 제시하며, 특히 간호과학은 간호실무에 초점을 둔 지식을 개발해야 한다. 이렇게 지식은 자신과 타인을 객관적으로 볼 수 있는 지표가 되고 자신과 타인에 대한 현실적인 오리엔테이션을 이루어낸다. 나아가 간호의 특성인 '나누어줌'을 형성할 수 있는데, 이것이 곧 돌보고 책임지고 존중하는 것을 말한다.

오렘의 자기간호이론에서는 주요 개념인 자가간호를 자기의 생명, 통합된 신체, 정신 · 사회적 기능 및 안녕을 위한 기능을 조절하기 위하여 자신이 수행하는 활동으로 규정하고, 다음과 같은 개념으로 정의하고 있다.

(1) 자가간호요구

자가간호요구는 인간이 개인의 안녕 · 삶 · 건강을 유지하기 위한 기능화와 발달에 영향을 미치는 환경적 요소나 자신의 요소를 조절하기 위하여 스스로가 수행할 활동이며, 오렘은 자가간호요구를 세 가지 종류로 구분하였다. 첫째, 음식(영양) · 배설 · 휴식과 활동 같은 일반적 자가간호요구, 둘째, 성장에 필요한 자가간호, 예를 들면 배변 훈련 · 개인위생 훈련 등 발달과정에서 발생할 수 있는 자가간호요구를 의미하며, 마지막 세번째로 질병상태 · 진단 · 치료와 관계된 비정상적 상태에서 스스로를 보호하기 위한 건강이탈 자가간호요구로 분류하였다.

(2) 자가간호역량

자가간호역량이란 인간을 자가간호능력을 가진 존재로 보고, 자가간호를 시작하고 유지시키며, 자가간호에 참여할 수 있게 하는 개인의 능력을 가리킨다. 개인이 생의 건강과 안녕을 유지하기 위해 건강활동을 시도하고 자가간호를 수행할 수 있는 지식, 기술과 태도, 신념, 가치, 동기화 등이 포함된다.

(3) 자가간호결핍

자가간호결핍의 의미는 개인이 자가간호역량과 치료적인 자가간호요구 간의 관계를 나타낸 것으로, 개인에게 필요한 자기관리능력이 부족한 것을 의미한다. 이때 간호의 개입이 필요하다(Roberson & Kelley, 1996).

(4) 간호역량

간호역량의 의미는 자가간호결핍이 일어난 사람들에게 자가간호요구의 종류와 정도에 따라 대상자를 위해 간호의 개입 정도를 정하고, 간호사가 제공하는 간호능력을 말한다.

(5) 간호체계

간호체계는 자가간호요구를 충족시키고 자가간호역량을 조절하여 이를 극복하도록 돕는 간호활동이다. 전체적 보상체계 · 부분적 보상체계 · 지지적 · 교육적 체계가 있으며,

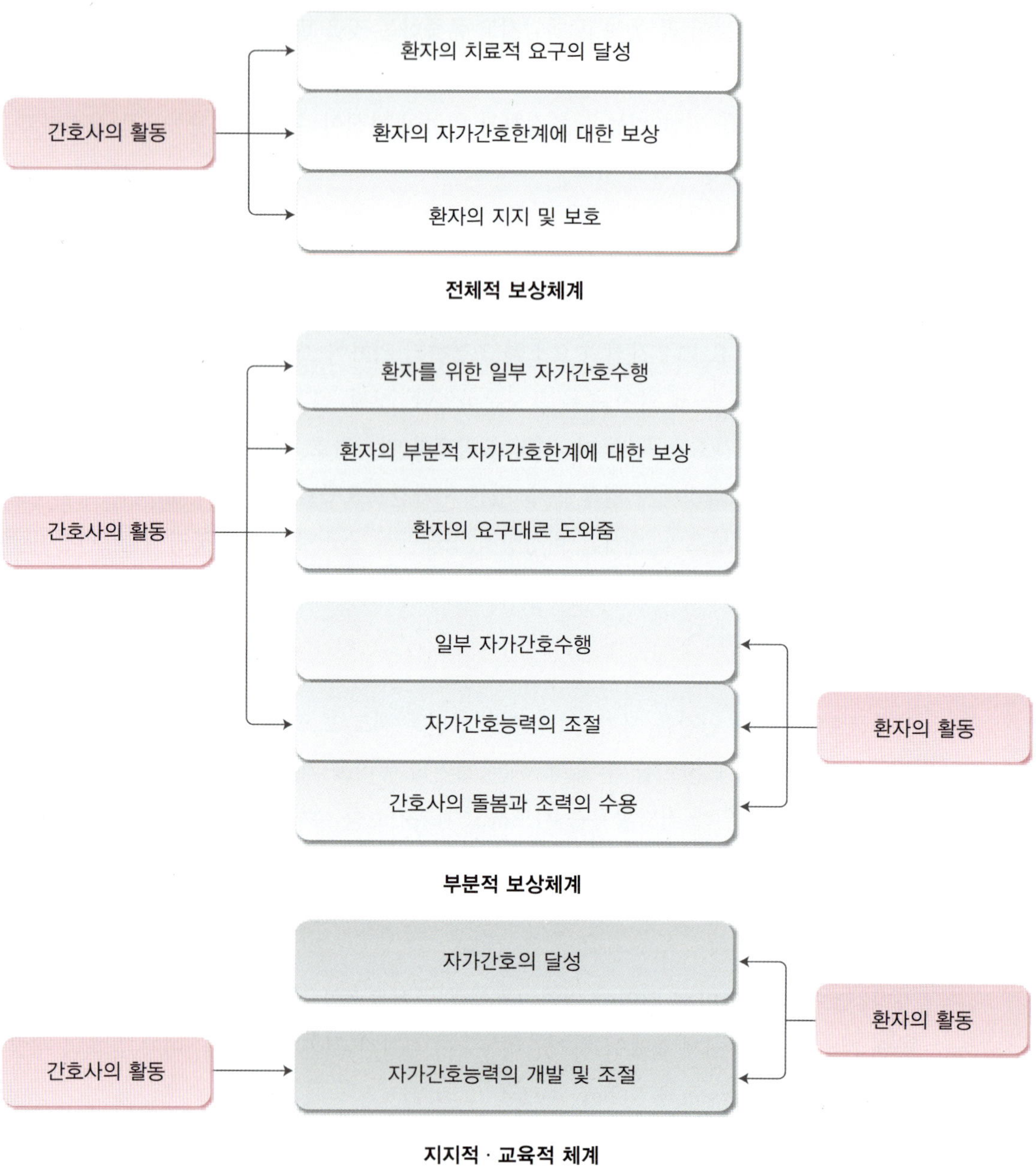

그림 5-6 Orem의 간호체계

이러한 간호체계는 그림 5-6에서 보는 바와 같이 대상자의 상태에 따라 환자와 간호사의 활동 개입이 결정될 수 있다.

3) 지역사회간호에 적용

오렘의 자가간호이론에서 전제하는 가정을 보면 첫째, 인간은 자신의 건강에 책임을 지며 건강관리에 대해 선택할 능력이 있으며, 둘째, 인간은 자신의 안녕과 건강을 위한 건강관리를 선택할 능력이 있으며, 셋째, 자가간호는 습득되어지는, 목표지향적 활동이며, 넷째, 인간은 자가간호에 필수적인 인지적 · 실재적 기술을 발전시킬 잠재력이 있으며, 다섯째, 자가간호 수행방법은 문화적 특성을 지니며, 개인과 사회집단에 따라 다양하며, 여섯째, 자가간호는 심사숙고된 행위이며, 일곱째, 자가간호의 수행은 자신을 관리할 능력을 요구하며, 마지막으로 자가간호의 수행은 개인의 삶, 건강, 안녕을 위한 가치에 영향을 받는다는 것이다. 그렇기 때문에 환자간호, 부모교육, 지역사회 교육에 오렘의 자가간호이론 적용이 가능하다.

오렘의 자가간호이론을 적용하기 위해서는 진단적 행위, 처방적 행위, 규범적 행위, 조정행위 같은 인지적 행동이 요구되며, 이들은 각 단계에서 적용된다. 또한 각각의 행동 순서는 상황별로 매우 다르기 때문에 가장 좋은 자가관리를 위한 체계를 만들기 위해서는 상황에 맞도록 순서를 정하는 것이 중요하다. 이 인지적 행위는 상호보완적이기 때문에 자가관리를 하거나 도와주는 사람에게는 의사결정에 도움을 주는 정보를 제공한다(표 5-2).

(1) 진단적 행위

진단적 행위는 환자와 간호사의 관계를 형성하는 것에서부터 시작된다. 이 단계는 치료적 자가간호요구에 관해 상담하고 문제를 확인하는 일에 대한 계약을 맺게 된다. 환자 개인의 기본조건을 확인하고, 환자의 일반적이고 발달적인 건강 이상 영역의 자가간호요구와 관련된 자가간호행위를 파악하고 자료를 분석하여 치료적 자가간호요구를 도출한다. 자가간호주체자는 자가간호행위 정도와 제한점, 능력, 인지정도, 기술정도, 의지력 등을 평가받는데 적정성 및 잠재력을 평가받으며 자가간호능력을 진단받고 능력이 제한되는 경우 자가간호결핍이 된다.

(2) 처방적 행위

처방적 행위단계에서는 각각의 자가간호요구에 대한 이상적인 정도를 결정하여 주변의 도움과 환자의 기본상태, 가장 효과적인 도움방법 등을 고려하여 환자와 함께 가장 적절한 행위를 상담하고 효율적인 방법을 준비한다. 치료적 자가간호요구 사이의 우선순위를 정하고 환자와 간호사는 기대효과를 설정하여 환자의 발달에 지지적인 방법임을 확인하게 된다.

표 5-2 오렘의 자가간호이론의 주요 행위

진단적 행위	
치료적 관계형성	• 관계를 형성하고 유지한다. • 현존 또는 예상되는 치료적 자가간호요구의 분석과 확인을 위한 협조체제를 확인한다. • 대상자의 기본적인 요인을 사정한다. • 현존 또는 예상되는 일반적 문제, 발달적 문제 및 건강이상 문제를 평가한다. • 각 영역의 상태와 예상되는 변화의 상태를 측정한다. • 대상자의 기본적인 요인과 문제 간의 관계를 살펴본다. • 자가간호행위를 확인하고 기술한다. • 대상자의 단점과 장점을 확인한다. • 대상자의 단점과 장점이 자가간호행위 수행에 미치는 영향을 추론한다. • 추론의 타당성을 확립한다. • 치료적 자가간호요구를 만족할 수 있는 지식, 기술, 의도의 적합성을 확인한다. • 자가간호능력의 개발 잠재성을 예측한다.
현존하는 또는 예상되는 자가간호결핍 진단	• 자가간호를 제공할 수 있는 능력의 정도를 판단한다. • 대상자에게 자가간호결핍의 정도를 알려준다.
처방적 행위	
이상적인 치료적 자가간호요구 측정	• 가능한 보조방법을 알아본다. • 각 방법이 대상자에게 적절한지에 대한 타당성을 확인한다. • 가장 적절한 방법을 확인한다. • 대상자와 가족에게 보조방법을 알려준다. • 보조방법의 수행법을 대상자와 가족에게 알려준다.
치료적 자가간호요구 디자인	• 시간, 비용, 노력 정도 및 대상자의 적합성을 고려한다. • 새로운 방법에 적응하는 과정을 계획한다.
치료적 자가간호요구 우선순위 결정	우선순위를 결정하면서 다음과 같은 기준을 적용한다. • 삶에 가장 우선적인 것 • 개인의 손상을 예방하고 건강의 이상을 예방하는 것 • 건강을 유지하고 증진하는 것 • 안녕(Well-Being)을 추구하는 것
대상자의 역할과 간호사의 역할 처방	• 대상자가 반드시 해야 할 것과 하지 말아야 할 것 그리고 의도를 가져야 할 것을 확인한다. • 자가간호능력 발전의 잠재력을 알아본다.
규제적 행위	
처방된 치료적 자가간호요구를 위한 간호체계 디자인	• 대상자의 나이, 발달상태, 건강상태, 의료서비스 상태를 알아본다. • 치료적 자가간호요구들 간의 관계를 형성하여 효과적인 규제방법을 제공한다. • 대상자와 간호사가 만나는 횟수, 정도와 그 이유를 확인한다. • 간호사, 대상자, 그 밖의 다른 사람들의 활동을 확인한다. • 효과적 또는 비효과적인 관계를 확인한다.
규제적 행위를 위한 계획	• 주요 책임을 확인하고 시간과 순서를 정한다. • 구체적인 시간, 장소, 환경, 기구, 개인적인 생필품의 종류와 숫자를 구체화한다.

표 5-2 오렘의 자가간호이론의 주요 행위(계속)

규제적 행위	
규제적 행위 수행	• 자가간호과제를 수행하고 조정하며, 필요시 대상자를 도와준다. • 자가간호행위들 간의 관계를 잘 조직한다. • 자가간호가 성공적일 경우 칭찬한다. • 자가간호역량을 발휘할 수 있도록 가이드하고, 방향을 제공하고 지지적 관계를 맺는다. • 대상자가 자가간호에 관심을 가지도록 자극을 준다. • 대상자의 학습을 지지하고 안내한다. • 현재 나타난 자가간호문제를 해결하는 경험을 하도록 유도한다. • 자가간호수행 정도를 모니터링하도록 대상자를 도와주거나 관찰한다.
조정적 행위	
규제적 행위의 적합성 관찰 및 평가	• 자가간호의 정도와 그 질을 판단하고 자가간호역량의 발전 정도, 그리고 간호의 도움 정도를 판단한다. • 자가간호행위가 대상자의 안녕(Well-Being)에 미치는 효과를 분석한다. • 간호체계의 수정사항을 평가하고 수행한다. • 간호의 규제적 행위가 디자인과 동일하였는지 판단한다. • 간호의 수행이 처방된 대로 대상자의 상황이나 환경과 일치했는지 판단한다. • 간호수행이 타당한지 판단한다. • 대상자의 기능을 규제하는 것이 달성되었는지 판단한다. • 발전적 변화가 있었으며 적절했는지 판단한다. • 감소된 자가간호능력에 대상자가 적응했는지 판단한다.

출처: Orem, D. E., Taylor, S. G., & Renpenning, K. M. L. (2001). Nursing: Concepts of practice. St. Louis: Mosby.

(3) 규범적 행위

규범적 행위에 따라 간호체계를 디자인 · 계획 · 생성할 수 있도록 처방적 행위에서 도출된 내용을 사용하여 건강상태, 시점, 행위, 협조의 정도에 관한 결정이 이루어져야 한다. 이후 빈도, 도구, 개인적 요구같이 구체적인 내용들이 결정된다. 규범적 행위는 이러한 단계를 통하여 자가간호역량의 개발, 학습증진, 자신의 안녕에 관한 인식과 자가간호를 하겠다는 관심이 증가되어야 한다.

(4) 조정행위

조정행위단계에서는 규범단계의 효과와 환자의 결과를 예측하고 규범적 행위가 적절하게 이루어졌는지를 평가하는 등 주로 평가가 이루어지는 단계로 환자의 결과를 평가하고 발달의 변화와 적응상태를 알아보아야 한다.

오렘의 자가간호이론은 『Nursing: Concepts of Practice』(1971)의 초판에 기술

된 이후 그 유용성이 분명하게 나타나고 있다. Nursing Development Conference Group(NDCG)은 이론을 실무에 처음 적용하였는데, 초기 학생들의 교육을 위해 이론을 적용하였다가 점차 실무에도 적용하기 시작하였다. 이들은 현장의 리더들이었기 때문에 이론을 실무에 적용시킬 수 있도록 하는 능력이 있었으며 자가간호의 개념화를 지지하고 간호실무의 체계화를 위한 개념 정립이 중요하다고 하였다. 초기에는 존스홉킨스 병원이 이론을 실무에 적용하였고, 1976년에는 미시시피의 병원에도 적용되었다.

이후 다양한 실무현장에서 점진적으로 간호실무를 통한 이론의 발달이 이루어졌다. 1980년대의 문헌을 살펴보면 자가관리결핍간호이론을 실무현장에 적용하기 위한 지속적인 노력이 이루어지면서 다양한 실무현장에 적용되기 시작했다. 1990년대에 접어들면서 자가관리결핍간호이론이 적용되는 간호실무들이 다양한 환경과 상황에서 사용되었는데 규격화된 처방을 통한 구체적인 실무활동에 대한 관심이 강조되었으며 이론이나 모형의 개발을 위한 방법론도 주목을 받았다.

또한 1990년대에는 구체적인 자가관리결핍간호이론의 실무 모형들을 공유하는 다양한 포럼들이 International Orem Society(IOS) for Scholarship과 Nursing Science의 지원으로 열렸다. IOS에서 발표된 실무 모형들은 자가관리결핍간호이론을 사용한 간호중재의 신뢰성을 검증하였고, 새로운 간호정보의 적용, 간호실무의 재형성, 노인간호를 위한 가족의 참여, 노숙자 클리닉, 차세대 간호전달체계를 위한 새로운 비전 등을 보여주었다.

4) 오렘의 자가간호이론의 지역사회간호 적용 사례

최근 간호실무에 다른 이론들보다 더 많이 기초이론으로 활용되고 있다. 보건소의 심뇌혈관예방관리사업에서 혈압이 130/90mmH인 79세(남) 고혈압 환자가 보건소를 방문하였을 때 어떻게 오렘의 자가간호이론을 적용하는지 살펴보기로 하자.

이 이론을 적용하기 위해서는 우선 환자의 상태를 정확히 사정해야 한다. 환자상태의 사정요소에는 현 병력과 환자의 혈압관리 능력을 정확히 파악해야 한다. 현 병력에는 고혈압 이환기간, 약물복용 여부, 자기 혈압 인지 여부, 혈압관리를 위한 운동, 식이조절, 음주, 흡연 등 생활습관이 어떠한가를 파악해야 한다. 여기서 중요한 것은 앞서 설명한 자가간호를 하기 위한 오렘의 자가간호이론을 적용하기 위한 진단적 행위, 처방적 행위, 규범적 행위, 조정행위 같은 인지적 행동이 어느 정도인지를 파악하여 환자간호역량과 자가간호의 결핍의 정도에 따라 간호의 개입과 자가간호를 활성화할 수 있는 대안을 마련하는 것이다. 예를 들어 이 환자인 경우 혈압약을 복용하고 있지만 왜 혈압약을 아침에 복용하고, 저염식이가 왜 필요하며, 금연 · 절주가 왜 필요한지를 모르고 있다면, 고혈압을 관리하는 데 자신의 자가간호능력이 매우 부족한 상태라고 파악되기 때문에 필요한 자가간호결핍을 충족시키기 위한 간호의 개입이 많아지게 된다. 반대로 이러한 모든 행위가 어느 정도 가능하다면 자가간호능력을 지속적으로 유지할 수 있도록 지원하는 것이 필요하다.

오렘의 자가간호이론은 개인을 대상으로 할 때 유용하지만, 지역사회주민 전체를 대상으로 할 때도 적절한 사정을 통해서 자가간호프로그램을 개발하여 응용하기에 적합한 이론이다.

제2절 | 보건사업기획

1. 보건사업기획의 이해

1) 보건사업기획의 정의

기획(planning)이란 의도된 미래의 상에 맞추기 위해 현재를 변화시키기 위한 방법으로, 현재의 상태와 미래에 원하는 방향(목적), 원하는 변화를 달성하기 위한 방법(전략과 세부사업), 성과의 모니터링과 목적달성의 확인 방법(모니터링 및 평가계획)이 기본적인 구성요소로 포함되어야 한다(WHO, 2006: 배상수, 2015). 또한, 기획은 계획을 수립하는 과정이며 업무의 목적과 목표달성을 위한 절차와 과정을 중요시하는 반면에 계획(plan)은 기획과정을 통해 산출되는 결과로 예산과 일정에 비중을 두고 구체적으로 문서화된 업무 수행계획을 중요시한다.

보건기획은 보건의료가 국민의 요구와 변화에 효과적으로 부응하고, 국민들의 건강문제를 해결하기 위한 과제들을 다룰 수 있는 틀을 제공하므로, WHO는 보건기획(Health planning)이 '국가가 국민들의 보건의료수요를 충족하기 위해 자원을 활용하여 보건사업을 체계적으로 개발하는 것'이라고 하였다. 건강에 대한 관심의 증가로 보건의료의 중요성이 강조되고 있고, 보건의료기관의 역할변화에 따라 지역보건의료계획 및 건강증진사업을 추진하기 위해 효과적인 보건사업기획이 요구되고 있다.

2) 보건사업기획의 특성

(1) 기획은 목표 지향적이며, 미래 지향적이다.

기획은 미래에 대한 불확실성을 최소화하며 미래를 목표에 맞게 변화시키고자 하는 수단으로 미래의 행동에 관한 것이다.

(2) 기획은 목표달성을 위한 최적의 수단을 제시한다.

기획은 목표에 도달하기 위한 최적의 수단을 계획적으로 제시하는 것이다.

(3) 기획은 권한과 자원을 동반하며 행동 지향적이다.

기획은 성공적인 수행을 위해 기획자에게 권한을 부여하고 계획을 성공적으로 수행할 수 있도록 한다.

(4) 기획은 체계적인 일련의 의사결정과정이다.

기획은 연속적인 과정으로 이루어지며 기획과정의 여러 단계는 체계적으로 연결되어 상호 영향을 미친다.

3) 보건사업기획의 유용성

보건사업기획을 시작하기 위해서는 보건사업기획의 유용성에 대하여 사업 담당자들이 먼저 자각해야만 한다. 보건사업기획의 유용성은 조직 차원과 개인 차원으로 나누어 생각할 수 있으며, 조직 차원에서 기획의 유용성은 다음과 같다.

(1) 지휘의 수단

기획과정은 조직의 목표와 전략적 요소에 대해서 조직 내의 주의를 집중시킴으로써 조직에서 지휘의 수단으로써 중요성을 갖는다.

(2) 효과적 통제의 수단

보건사업기획은 조직의 목표를 결정할 뿐만 아니라 일정한 시간과 공간의 범위 내에서 수행되어야 할 업무를 명확하게 확인해 줌으로써 구성원에 대한 효과적 통제가 가능하다.

(3) 가용자원의 효율적 사용

보건사업기획에 의해서 가용자원 상태와 그 사용에 대한 계획이 모든 구성원에게 의사전달되므로 조직 내의 가용자원이 최대한 효과적으로 사용되며 제반경비가 절약된다.

(4) 업무수행능력의 강화

보건사업기획은 동기부여, 성과증진을 위한 프로그램 개발 등의 다양한 자극을 통해 구성원들의 업무수행역량을 증진시키는 역할을 한다.

(5) 미래에 대한 대비

보건사업기획은 미래에 발생할 가능성이 높은 사태에 대처하는 전략을 준비하도록 해준다.

개인 차원에서 보건사업기획은 자아실현의 수단이 될 수 있으며, 조직의 발전뿐만 아니라 자신의 발전을 위해서도 필요한 것이다.

2. 보건사업기획 과정

보건사업기획 과정의 각 단계별로 수행해야 할 사항을 제시하는 기획 모형은 여러 가지가 있는데, 각 모형이 가장 적합하다고 단정할 수 없다. 보건사업이 실시되는 지역사회의 현장 상황에 따라 각 모형을 적절하게 변형시켜 실정에 맞게 사용할 수 있다. 다음은 보건사업에 일반적으로 사용되는 기획모형이다.

1) 보건사업기획 모형

(1) PRECEDE–PROCEED 모형

PRECEDE–PROCEED 모형은 건강문제에 영향을 주는 요인을 분석한 후 이를 바탕으로 보건사업을 기획하는 데 지침이 될 수 있는 모형이다. 이 모형은 1974년 그린(Green)과 그의 동료들이 교육적 진단을 목적으로 개발한 PRECEDE(predisposing, reinforcing, enabling constructs in education/environmental diagnosis evaluation)에서 시작되었다. 1990년 크루터(Kreuter)는 PRECEDE 모형에 행정적 진단단계인 PROCEED(policy, regulatory, organizational constructs in education/environmental Development)를 연결하여 정책개발 및 사업수행과정과 평가과정의 연속적인 단계를 제시해주는 PRECEDE–PROCEED 모형으로 발전시켰다. RECEDE–PROCEED 모델의 단계들은 건강교육 프로그램을 계획할 때 사회, 역학, 행위, 교육, 행정에 대한 진단과정을 통해 프로그램을 제작하고 수행 및 평가할 수 있도록 설계하는 데 지침이 된다. ① 사회적 사정 ② 역학적 · 행위적 · 환경적 사정 ③ 교육 · 생태학적 사정 ④ 행정적 · 정책적 사정과 계획 ⑤ 프로그램 수행 ⑥ 과정평가 ⑦ 영향평가 ⑧ 결과평가의 단계로 이루어진다. 모형의 세부과정에 대한 설명은 제7장 제5절의 건강증진 개념의 이해에서 '건강증진 관련 이론'을 참조한다(그림 5–7, Chapter 7. 3절 참고).

(2) PATCH 모형

PATCH(planned approach to community health) 모형은 미국 질병통제예방센터(Centers for Disease Control and Prevention, CDC)에서 개발한 지역사회보건사업 기획지침이다. 이 모형은 5단계로 ① 지역자원의 동원 ② 자료수집 및 분석 ③ 우선순위 결정 ④ 실행사업 개발 ⑤ 평가의 단계로 이루어지며, 지역사회에서 보건사업을 위한 실무팀을 구성하고 이들 지역에서 위 단계에 따른 보건사업기획과정을 돕는다(그림 5–8).

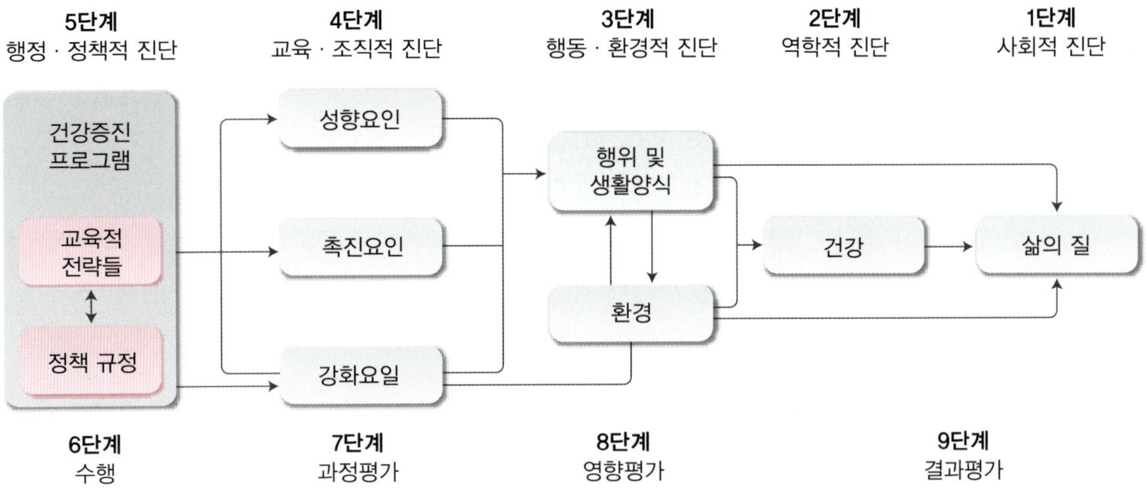

그림 5-7 PRECEDE-PROCEED 모형

출처: Green, L. W & Kreuter, M. W. (1991) : Health promotion planning, Mountain View, CA: Mayfield.
Green L. W. & Kreuter M. W. (2005). Health program planning.

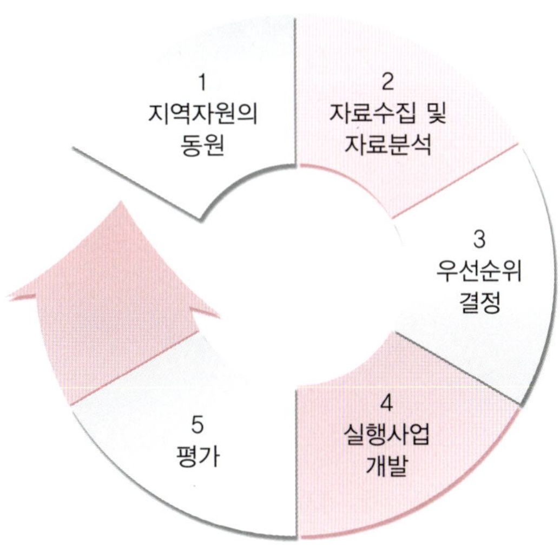

그림 5-8 PATCH 모형의 5단계

출처: Centers for Disease Control Prevention(2003). Planned Approach to Community Health.

(3) MAPP 모형

MAPP(mobilizing for action through planning and partnerships) 모형은 미국의 NACCHO(National Association of City and County Health Officials)와 CDC가 공동개발한 지역사회건강증진을 위한 보건사업기획 모형이다. MAPP 모형은 지역사회보건체계가 총체적으로 지역사회의 보건현황을 파악하고, 보건문제에 대응하는 역량개발에 초점을 맞추고 있다. ① 보건사업기획의 성공을 위한 조직화와 파트너십 개발 ② 비전 제시 ③ 지역사회사정 ④ 전략적 과제의 확인 ⑤ 목표와 전략의 개발 ⑥ 기획-실행-평가의 순환적 행동의 6단계로 이루어지며, 실제적으로 유용성이 있는 기획의 하나로 인정받고 있다(그림 5-9).

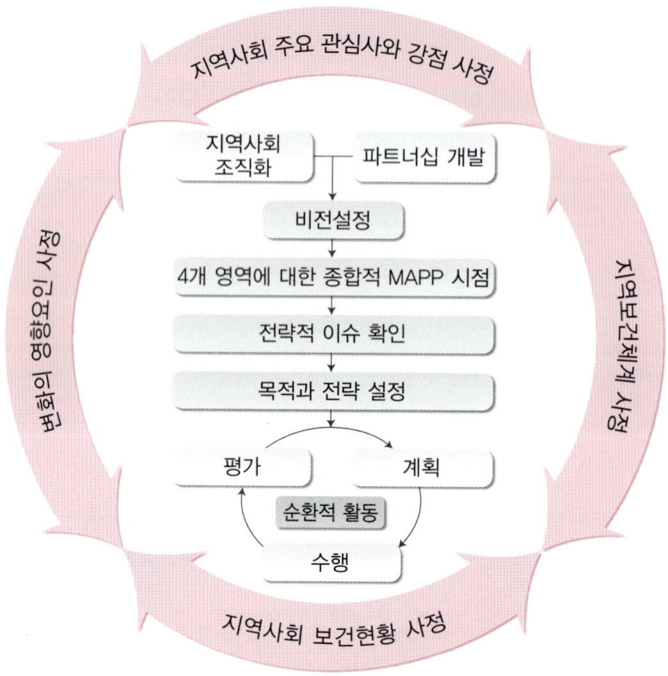

그림 5-9 MAPP 모형의 6단계

출처: MAPP Basics-Introduction to the MAPP Process(2013);
NACCHO(National Association of City and County Health Officials)

■ 1단계: 지역사회보건을 위한 조직화와 파트너십 개발

MAPP 모형을 통한 지역사회 보건기획은 지역보건체계의 리더십 개발과 지역사회 구성원의 참여를 강조하고 여러 영역에 대한 종합적 평가에 근거한 전략적 기획을 지향하므로, 지역사회 요구진단(need assessment)에서 시작되는 다른 모형에 비해

기획 과정에 참여할 조직 및 단체들을 파악하고 동참시킬 수 없는 지역사회 주도형 기획과정의 구성에서 시작한다.

- 2단계: 비전설정

  지역사회가 공유할 수 있는 비전을 세우며, 비전은 건강한 지역사회의 의미와 특성 및 5~10년 후 변화될 모습을 포함한다.

- 3단계: 종합적 MAPP 진단

  '지역사회의 관심사와 장점', '지역보건체계', '지역사회의 건강상태와 보건 현황', '지역사회와 지역보건체계에 영향을 미치는 영향 요인'의 4가지 영역에 대해 포괄적이고 심층적인 지역사회 진단을 실시한다.

- 4단계: 전략적 이슈 선정

  진단결과에 따라 지역사회 보건의 우선순위 과제를 선정한다.

- 5단계: 목적과 전략 선정

  우선순위 과제에 대한 구체적인 목적과 전략을 설정한다.

- 6단계: 순환적 수행

  보건사업 및 프로그램을 계획하고 실시하며 평가한다.

(4) MATCH 모형

MATCH(multi-level approach to community health) 모형은 보건사업전략을 생태학적인 여러 차원에 단계적인 영향을 주도록 고안된 모형이다. 개인의 행동과 환경에 영향을 주는 요인을 개인에서부터 조직, 지역사회, 국가 등의 여러 수준으로 나누어 보건사업을 기획한다. 이 모형은 5단계로 ① 목적설정 ② 중재계획 ③ 보건사업개발 ④ 실행준비 ⑤ 평가의 단계로 이루어진다. 이 모형은 질병이나 사고에 대한 위험요인과 예방방법이 알려져 있고, 우선순위가 정해져 있을 때, 실제 수행을 위한 보건사업을 개발할 때 적합한 모형이다(그림 5-10).

(5) NIBP 모형

NIBP(needs/impact-based planning) 모형은 캐나다의 MTDHC(Metropolitan Toronto District Health Council)가 개발한 보건사업기획방법으로 건강문제의 크기(need)와 해결방법의 효과(impact)를 기준으로 우선순위를 평가하는 방법이다. 이 모형은 ① 문제의 발견 ② 보건사업 전략의 효과 평가 ③ 보건사업의 우선순위 결정 ④ 보건서비스의 수급 불균형 분석 ⑤ 자원의 배분 ⑥ 보건사업 실행 ⑦ 모니터링과 결과의 평가의 7단계로 이루어지며, 3단계의 우선순위 결정단계에서 건강문제의 크기와 해결방법의 효과를 추정한 정도에 따라 보건사업을 반드시 수행해야 할 문제, 수행해야 할 문제, 연구를 촉진해야 할 문제, 프로그램 수행을 금지해야 할 문제로 구분한다.

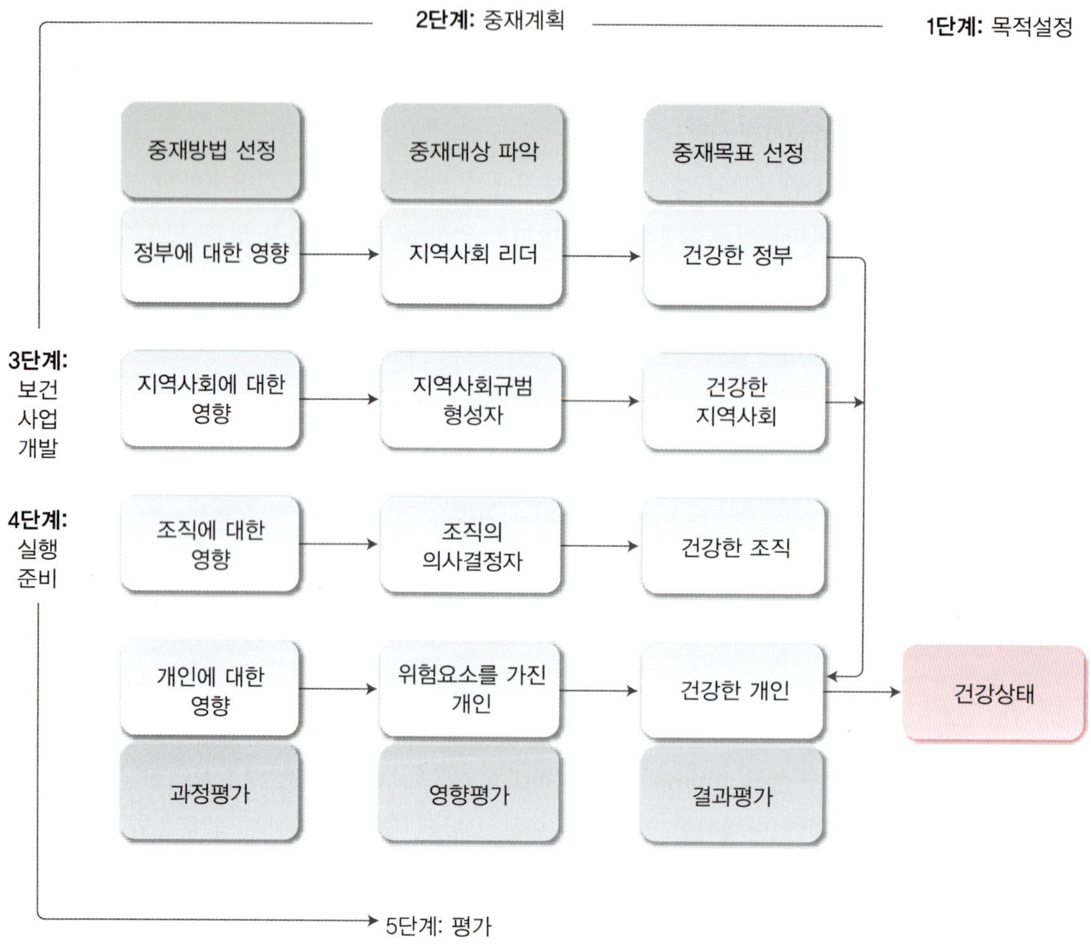

그림 5-10 MATCH 모형

출처: Simons-Morton B. G. & Greene W. H., Gottlieb N. H.(1995). Introduction to Health Education and Health Promotion.

2) 보건사업기획에서 이해관계자의 참여

보건사업기획을 위해 가장 선행되어야 할 단계는 지역사회의 이해관계자(stakeholder)가 참여한 기획팀을 조직하는 것이다. 이해관계자는 '사업을 기획 · 실행 · 평가하는 사람 또는 조직', '사업 기획, 실행 및 평가에 없어서는 안 될 파트너', '사업에 의해 영향을 받는 사람 또는 조직', '프로그램에 관심이 있는 사람 또는 조직'과 같이 보건사업에 포함되어 있거나, 사업결과에 흥미를 느끼고 사업결과로 무엇이 행해질지에 대한 이해관계를 지니고 있는 사람 또는 조직을 말한다. 그러나 모든 이해관계자가 기획과정에 적극적으로 참여할 수 없으므로, 참여 정도에 따라 핵심집단, 참여집단, 지지집단, 주변집단 등으로 구분한다.

이해관계자들을 보건사업기획과정에 참여시키는 이유는 보건사업의 우선순위 결정단계에서 주민의 실제 욕구에 부합되고 우선순위가 높은 사업을 선정할 수 있게 하고, 사업 실행단계에서 지역사회 참여와 역량 강화 등 이해관계자의 관점이 보건사업기획 및 평가의 모든 단계에 영향을 미치기 때문이다. 따라서 보건사업기획에 참여하는 이해관계자들과 보건사업기획의 과정을 함께 공유하며, 유형에 따라 이해관계자를 확인하고 역할을 분담하여 보건사업기획과정의 각 단계마다 필요한 의사결정이 원활히 이루어지도록 해야 한다.

(1) 이해관계자의 유형

- 사업을 기획, 실행, 평가하는 사람(조직) 및 이러한 활동 수행에 없어서는 안 될 파트너: 관리자, 직원, 협력자, 재원 조달 기관, 연합 구성원
- 사업을 이용하거나 사업에 의해 영향을 받는 사람(조직): 환자 또는 대상자, 옹호그룹, 지역사회 구성원, 선출된 공무원
- 사업에 관심이 있는 사람(조직): 정책/행정당국자, 협력자, 재원 조달 기관, 연합 구성원, 옹호자/기관, 납세자 또는 프로그램에 대한 의사결정을 하는 지위의 사람들

(2) 이해관계자의 역할과 참여수준

① 핵심집단

핵심집단(Core: on the planning team)은 참여집단이나 지지집단의 인사 중 지역 보건문제에 관심이 매우 높거나 사업 계획 및 평가의 신뢰성을 높이고, 사업의 실행 및 결과의 확산을 위해 필요한 인물로서 보건사업기획팀에 반드시 포함시켜 활동해야 한다. 핵심이해자의 선정은 다음 기준에 의한다.

- 사업의 신뢰성을 높여 줄 수 있는 사람(기관)은 누구인가?
- 사업의 실행에 도움을 주는 사람(기관)은 누구인가?
- 사업에 필요한(사업의 유지나 확대를 위해) 변화를 옹호해 줄 사람(기관)은 누구인가?
- 사업의 예산, 합법화, 확대를 위한 권한을 가진 사람(기관)은 누구인가?

② 참여집단

참여집단(involved: frequently consulted or part of the planning process)은 지역의 보건관계 전문단체나 건강관련 시민단체를 대표하는 인사들로서 기획 및 평가과정의 필요에 따라 참여시키거나 자문을 얻어야 한다.

③ **지지집단**

지지집단(supportive: provide some form of assistance)은 보건사업기획 및 평가의 필요성에 대한 지지, 사업의 계획에 대한 실행을 위한 사회적 지지 등 여러 형태의 지지를 제공하는 집단으로 여론지도층이 포함되어야 한다.

④ **주변집단**

주변집단(peripheral: need to be informed)은 보건사업기획의 정보를 잘 알도록 해야 하는 이해관계자로 보건사업의 이용자나 보건사업이 시행되는 지역의 일반 주민이 이에 해당된다.

3) 보건사업기획 과정

앞의 모형에서 살펴본 바와 같이 보건사업의 기획과정은 전문가에 따라 조금씩 상이하지만, 일반적으로 이해관계자가 참여하는 기획팀을 조직한 이후의 기획과정은 ① 지역사회의 현황분석 ② 우선순위 설정(주요 건강문제의 선정) ③ 목적과 목표의 설정 ④ 전략(대안)과 세부사업계획의 수립 ⑤ 수행(실행) ⑥ 평가의 단계로 진행하되는 것이 일반적이다.

지역사회의 현황분석과 목적의 설정은 순서가 뒤바뀌기도 한다. 사업 관계자들이 지역의 보건문제 현황에 대한 이해가 깊은 경우는 굳이 지역사회의 현황을 분석하기 위해 시간을 투입하기보다는 사업의 목적을 결정하고 측정하기 위한 수단으로 건강문제 자료를 이후에 수집할 수도 있다. 한편, 좋은 보건사업기획 중에는 문제해결을 위한 전략으로 이론적 탐색이나 벤치마킹을 예로 들 수 있으며, 이 경우는 전략의 개요를 먼저 세우고 이를 구체적 사업으로 만들기 위해 다시 현황분석부터 진행하는 경우이다.

이처럼 보건사업기획은 반드시 순서대로 진행해야 하는 것은 아니지만, 보건사업기획 과정에서 강조되는 것은 이 과정이 일회적이거나 단편적인 의사결정이 아닌, 연속적이며 상호 영향을 미치는 과정이라는 것이다. 따라서 보건사업기획의 평가는 과정의 마지막 단계이지만 끝을 의미하지는 않으며, 더 나은 기획과 관리를 도모하기 위한 단계라고 할 수 있다.

(1) 지역사회 현황분석

지역사회 현황분석은 지역사회간호진단과 유사한 과정이지만, 현황분석은 지역의 건강문제 또는 간호문제뿐만 아니라 지역의 장점, 자산, 문제해결능력을 동시에 분석하는 과정이므로 다소 차이가 있다. 현황분석에 포함되어야 할 내용은 보건사업지침마다 다르게 제시되고 있으나, 여기에서는 미국의 NACCHO와 CDC가 함께 개발한 지역보건사업 기획지침인 MAPP에서 제시한 내용을 중심으로 현황분석에 포함되어야 할 내용을 설명하고자 한다.

① 지역의 건강수준평가

- 인구 · 사회학적 특성: 인구의 크기, 연령별 · 성별 인구, 노인가구 및 노인인구 비율, 부양비, 합계출산율 등과 연도별 인구지표의 변화, 소득, 교육수준, 직업 등
- 건강수준과 질병부담: 사망수순의 측정(사망률, 특수사망률, 주요 사인, 신생아사망률, 모성사망률 등), 상병수준의 측정(주요 질환별 유병률과 발생률 등), 신체기능상태(장애수준)의 측정(ADL, IADL, 기능손실 장애일수), 정신적 건강수준의 측정(스트레스 인지율, 우울증, 자살시도율 등), 건강수준의 측정(기대수명, 건강수명, 보정생존연수 등), 삶의 질, 의료비, 지역의 특수 건강문제
- 건강결정요인: 생물학적 요인, 건강행태, 지역사회 네트워크, 생활 및 작업환경, 보건의료자원과 이용, 사회적 · 경제적 · 문화적 환경, 건강관련 정책
- 건강격차/ 건강형평성: 사회경제학적 특성에 따른 건강수준 및 결정요인의 격차, 지리적 분포에 따른 건강수준 및 결정요인의 격차

② 지역사회의 관심과 장점

다음과 같은 내용을 조사하여 지역사회의 이슈나 관심사 등에 대해 파악할 수 있다.

- 건강한 지역사회의 가장 중요한 특징은 무엇이라고 생각하는가?
- 지역사회에 대해 가장 자부심을 느끼는 것은 무엇인가?
- 지역사회에서 건강수준의 향상이나 삶의 질을 높이기 위해 노력하는 주민이나 집단의 예를 알고 있는가?
- 지역사회의 건강수준과 삶의 질을 높이기 위해 해결해야 할 가장 중요한 문제는 무엇이라고 생각하는가?
- 지역의 건강수준과 삶의 질 향상을 위한 지역사회의 노력을 방해하는 요인은 무엇인가?
- 지역사회를 만들기 위해서는 어떠한 활동이나 정책, 예산의 우선순위가 필요하다고 생각하는가?
- 지역사회의 개선을 위하여 적극적으로 참여할 만큼 관심을 끄는 활동은 무엇인가?

③ 지역보건체계의 평가

현재 시행되고 있는 지역보건사업의 현황과 평가, 보건기관의 건강문제 해결능력의 평가(SWOT의 내부역량 분석을 활용하여 지역사회의 보건기관조직이 가지고 있는 강점과 약점을 분석)

④ **건강문제와 해결능력에 영향을 미치는 환경의 변화**

SWOT의 외부환경 분석을 활용하여 지역사회주민의 노력과 상관없이 통제할 수 없는 환경적 요인으로 조직에 도움이 되는 기회(opportunities)와 조직에 나쁜 영향을 줄 수 있는 위협(threat)으로 구분하여 조사한다. SWOT은 강점(strength), 약점(weakness), 기회(opportunity), 위협(threat)으로 어떤 사업에 관한 조직의 강점과 약점, 조직을 둘러싼 외부환경의 기회요인과 위협요인을 확인하고 평가하는 현황분석의 한 방법이다. SWOT 분석을 통해 보건소 조직이나 지역사회가 처한 건강문제에 대한 인식을 할 수 있으며, 보건프로그램 개발 전략을 수립하기 위한 중요한 자료로 사용될 수 있다.

- **내부역량 분석**: 조직의 강점과 약점을 분석하는 과정으로 보건소 등의 조직 분석에 활용할 수 있으며 조직의 노력여하에 따라 바뀔 수 있다.
- **외부환경 분석**: 기회와 위협의 분석으로 조직의 노력과 상관없어 조직이 통제할 수 없는 미래의 환경적 요인으로, 조직에 도움이 되는 기회와 나쁜 영향을 줄 수 있는 위협으로 구분된다.
- **전략방향의 도출** : 보건사업의 성공적 수행과 관련 있는 조직의 강점과 약점, 외부환경의 기회요인과 위협요인을 분별하여 기술하고 이를 바탕으로 전략방향을 설정해야 한다. 전략방향은 SO, ST, WO, WT 4가지로 도출된다.

표 5-3 SWOT 분석

	외부기회 (O)	외부위협 (T)
내부강점 (S)	강점–기회 전략(S–O) • 조직의 어떤 강점이 기회를 극대화하기 위해 사용될 수 있는가? • 공격적 전략: 사업구조, 영역, 시장 확대	강점–위협 전략(S–T) • 확인된 위협을 최소화하기 위해 조직의 강점을 어떻게 사용할 것인가? • 다각화 전략: 새로운 사업 진출, 새로운 시장, 새로운 기술, 새로운 고객
내부약점 (W)	약점–기회 전략(W–O) • 조직의 약점을 최소화하기 위해 확인된 기회를 활용하여 어떤 행동을 취할 수 있을까? • 국면전화 전략: 강점 보완, 구조조정	약점–위협 전략(W–T) • 위협을 회피하기 위해 조직의 약점을 어떻게 최소화할 것인가? • 방어적 전략: 사업의 축소나 폐기

(2) 우선순위 설정

우선순위 설정(priority setting)이란 여러 가지 문제나 대안 중에 어떤 것을 먼저 선택할 것인가를 결정하는 것을 의미한다. 모든 기획과정에서 우선순위를 고려하여 결정을 내리고 있으나 특히, 보건사업기획은 다수에게 영향을 미치게 되므로, 보건사업기획에서 사용할 우선순위의 기준은 이해당사자들이 모두 동의할 수 있는 기준이 되어야 한다(제3장. 지역사회간호사정 참조).

(3) 목적과 목표의 설정

① 목적과 목표

- 목적(goal)이란 보건사업이 궁극적으로 달성하고자 하는 것에 대한 일반적 기술이며, 건강한 지역사회에 대한 조직의 비전에서 출발한다.
- 목표(objectives)란 보건사업의 목적을 달성하기 위해 필요한 변화에 대한 구체적인 기술이다.

즉, 목적은 장기적이며, 그 자체가 관리나 평가의 대상이 되는 경우는 드물다. 또한 목표는 구체적이고 단기적인 경우가 많고, 관리의 대상이 되며 평가에도 직접 활용된다.

② 목표설정

목표가 사업의 방향을 제시하고 평가과정에서 유용하려면 다음의 SMART 기준에 근거하여 명료하게 기술해야 한다.

- 구체성(specific): 목표는 무엇을(건강문제, 위험요인 등), 언제까지(목표 달성 기한), 어디에서(대상 지역), 누구에게 또는 누구의(대상자), 얼마나(목표수준) 등 구체적으로 기술한다.
- 측정 가능성(measurable): 목표는 측정 가능해야 한다. 목표수준은 숫자로 설정하며, 현 건강문제가 실제로 측정 가능한 것이어야 한다.
- 실현 가능성(aggressive and achievable): 목표는 성취 가능한 현실적인 것이어야 한다. 그러나 노력 없이 자연적으로 달성되는 소극적 목표는 안 된다.
- 관련성(relevant): 목표는 사업목적 및 문제해결과 직접 관련성(인과관계)이 있어야 한다.
- 목표달성 시기(time limited): 목표달성의 기한과 시점을 밝혀야 한다.

③ 표적집단의 선정

우선 사업의 대상자를 내부적으로는 동질성을, 외부적으로는 이질성을 가지도록 인구학적 특성, 지리적 특성, 심리적 특성, 행태 특성을 이용하여 세분화한다. 보건사업의 경우 행위변화단계이론에 근거하여 분류가 가능하다. 즉, 보건사업 대상자가 행위변화에 대한 고려 이전, 고려, 행동준비, 실천, 유지, 종료 과정의 어디에 위치하고 있는지를 파악하는 것이다. 이러한 세분화는 대상자에게 어떻게 접근해야 하는지를 알려주는 중요한 정보를 제공할 수 있다.

보건사업의 대상자를 몇 가지 유형의 동질적 그룹으로 세분화하고 나면, 이들 중 어떤 그룹을 사업의 대상자로 할 것인지를 결정하는데, 이 과정을 표적집단의 결정(targeting)이라고 한다. 보건사업의 표적집단 결정을 위해 사용할 수 있는 기준은 다음과 같다.

- Impact-ability: 대상 집단의 크기
- Benefit-ability: 대상 집단으로부터 얻을 수 있는 효과
- Access-ability: 대상 집단에 대한 접근의 용이성
- Achieve-ability: 대상 집단의 변화를 위해 극복해야 할 어려움의 정도, 사업실행의 용이성
- Response-ability: 대상 집단의 반응 정도, 대상 집단의 변화에 대한 의지
- Account-ability: 대상 집단 변화에 대한 책임성

(4) 전략과 세부사업계획의 수립

보건사업의 효율과 성공을 위해 전략을 수립하고 전략의 구체적인 내용과 수행방법을 명시한 실천방안인 세부사업계획을 수립해야 한다.

① 전략개발

사업전략은 사업목적과 목표를 달성하기 위한 수단으로, 표적집단을 선정한 후 맞춤식 전략이 필요하다. 인간의 행동에는 다차원적 요인들이 영향을 미치므로, 개인과 환경, 건강사이의 상호관계를 이해하기 위해서는 사회생태학적 모형의 적용이 필요하며, 보건사업의 성공을 위해서 각 수준에 영향을 미치는 전략을 다양하게 사용하는 것이 바람직하다. 사회생태학적 모형에 의하면 개인 또는 집단의 행태는 개인적 요인, 개인 간 관계 및 1차집단, 조직 요인, 지역사회 요인, 정책 요인의 상호작용에 의해 영향을 받는다(McLeroy 등, 1988).

가. 개인적 차원의 전략

건강관련 행동에 영향을 미치는 개인의 지식, 믿음, 태도, 기질을 변화시키기 위해 교육, 상담, 유인 제공 등의 전략을 사용한다.

- **교육**: 강좌, 세미나, 워크숍 같은 공식적인 교육과정을 통해 정보를 제공함
- **행태개선 훈련**: 소수를 대상으로 집중적으로 제공되는 정보제공, 기술훈련과 동기강화를 위한 훈련일지 작성, 시뮬레이션, 소집단 통의 등

- **직접 서비스 제공**: 예방접종, 조기검진, 진료, 재활, 방문간호 등 대상자의 건강 상태에 따라 보건의료제공자가 직접 서비스를 제공함.
- **유인과 불이익 제공**
  - **유인(incentives)**: 활동의 기대가치를 증가시키거나, 참여를 조장하거나, 프로그램 참가자들에게 그들이 내린 행동변화의 결단과 목표를 상기시켜줌
    - **사회적 유인**: 상급자, 동료, 강사 등으로부터의 특별한 인정, 칭찬, 격려 등
    - **물질적 유인**: 저렴한 물품의 제공, 추가 검진, 마일리지 점수, 보너스, 작업시간 단축 등
  - **불이익(disincentives)**: 흡연자에 대한 추가 보험료 부과, 특별세 부과, 벌금 부과, 특정장소 이용금지 등

나. 개인간 수준의 전략

가족, 친구, 직장동료, 이웃 등 개인에게 영향을 미칠 수 있는 사람들을 함께 관리함

- **기존 네트워크 활용**: 네트워크의 강화, 네트워크 구성원에 대한 지지 제공, 지도자에 대한 기술훈련 등
- **새로운 네트워크 개발**: 짝짓기, 후견인 제도(mentoring system), 동아리 조직
- **자생적 지도자의 활용**: 지역사회에 자생적으로 존재하는 지도자를 비전문가 보건인력으로 활용하여 이들이 자신이 속한 네트워크 구성원들에게 사회적 지지를 제공하도록 함

다. 조직 차원의 전략

개별 학교나 직장과 같은 조직에 대한 접근은 조직개발 이론과 조직관계 이론에 근거를 두고 수행됨.

라. 지역사회 차원의 전략

- **이벤트**: 사람을 동원하여 현장에서 실시하는 모든 활동 형태를 말함. 보건사업에서의 대표적 이벤트로는 건강박람회, 걷기대회 등이 있음
- **홍보**: 어떤 소식이나 정보를 널리 알리는 것으로 방송, 신문, 뉴스, 사설, 공익광고, 게시판, 소책자, 우편물, 대면을 통한 정보제공 등을 말함
- **사회마케팅**: 대상집단에게 행동을 실천함으로써 얻을 수 있는 혜택을 알려주고, 활동실천에 장애가 되는 요인을 줄이도록 하며, 프로그램 활동 참여를 설득하여 사람들이 자발적으로 행동할 수 있도록 조장하는 과정을 말함

- **환경개선**: 환경에 변화를 줌으로써 개인의 인지, 지식, 태도에 영향을 미치려고 하는 활동, '행동을 유도하는 환경의 조성'과 '대상자에게 건강 메세지나 특정 행동에 대한 계기나 단서를 제공'하는 활동이 있음
- **지역사회의 규범개선**: 지역사회 문화나 규범을 바꾸어 개인이나 집단의 행태에 영향을 미치도록 함
- **지역사회 개발**: 건강과 관련된 요인에 대한 의사결정에 지역사회가 밑으로부터 참여할 수 있도록 하는 과정을 말함

마. 옹호(advocacy) 및 정책개발

- **정책**: 정부가 제정하는 정책, 규제, 법 등과 민간단체(학교, 기업 등)의 공식적 · 비공식적인 규정이나 합의를 포함한다. 담뱃값 인상, 금연구역 설정, 음주운전에 대한 벌칙 강화 등 건강에 해를 끼치는 행동을 억제하거나 제한하기 위한 규제와 안전벨트 및 안전모 착용의 의무화, 비 흡연자에 대한 보험료 감면 등 건강행동을 촉진하기 위한 정책이 있다.
- **옹호**: 정책 채택을 가능하게 하기 위한 로비, 민원 편지 발송, 정책 당국자와의

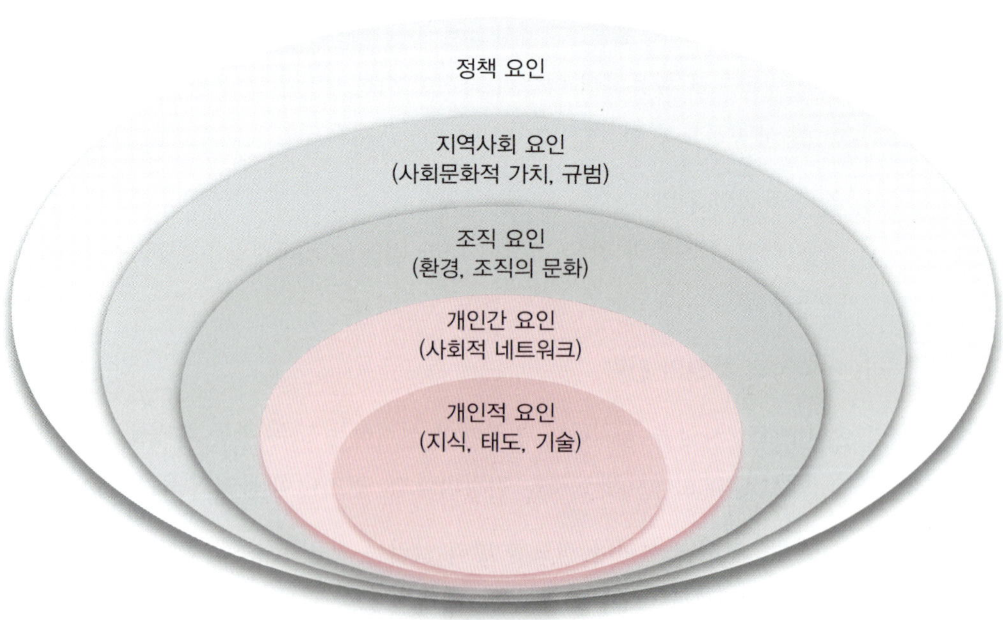

그림 5-11 사회생태학적 모형에 따른 건강에 영향을 미치는 요인

원저: http://www.balancedweightmanagement.com/TheSocio-EcologicalModel.htm
출처: 배상수(2015). 보건사업기획. 계축문화사.

표 5-4 사회생태학적 모형에 따른 전략의 종류

단계		종류
개인적 수준		교육, 행태개선 훈련, 직접 서비스 제공, 유인제공
개인간 수준		기존 네트워크의 활용, 새로운 네트워크의 개발, 자생적인(비공식적) 지도자(natural helper)의 활용
지역사회 수준	조직 요인	조직개발 이론과 조직관계 이론의 적용
	지역사회 요인	이벤트, 매체 홍보, 사회마케팅, 지역사회 역량강화
	정책 요인	옹호, 정책개발

출처: Rimer and Glanz(2005). Health Behavior and Health Education.

면담, 지역사회 집회 등을 옹호라고 한다. 지역사회 주민들이 그들의 일상생활에 영향을 미치는 제도나 의사결정에 참여하는 과정이라고 할 수 있다.

바. 연구와 기술개발

새로운 건강문제를 해결하기 위한 연구, 인적자원 개발, 정보체계의 개발과 운영, 보건의료서비스 제공체계의 개선 등도 건강문제를 해결하기 위한 전략의 하나이다.

② 세부사업계획 수립

세부사업계획에는 다음과 같은 내용이 포함된다.

- **보건사업의 추진체계**: 해당 보건사업의 운영주체, 내부와 외부의 참여인력과 역할
- **보건사업 담당자와 개인별 구체적인 업무**: 보건사업에 참여하는 개인별로 어떠한 책임과 권한을 가지고 있는지 명확히 기록, 필요한 경우 지침서(manual) 및 서식으로 작성
- **필요한 예산과 자원**: 보건사업에 필요한 세부 활동별 예산과 자원 산출, 예산과 자원의 확보방안 마련
- **일정계획**: 전략의 준비, 시작시기와 종료시기 결정, 또는 전략실행의 책임자 및 팀을 결정하여 '누가, 무엇을, 언제까지 할 것인가'를 명확히 함
- **모니터링 및 평가 방법**: 사업의 진행정도를 평가하기 위한 모니터링을 반드시 준비해야 함. 활동방안마다 기대성과와 평가기준을 명확히 하여 사업의 평가가 가능하도록 함

(5) 수행

보건사업의 수행은 계획에 의해 정해진 우선순위의 전략과 계획을 통해 수행된다.

① 보건사업의 홍보
② 정책적 지지와 재원 마련
③ 보건사업 지원조직 개발
④ 시범사업 운영
⑤ 보건사업 제공자의 능력 강화
⑥ 타 분야와의 협력 강화 계획

(6) 평가

① 보건사업평가 목적

사업평가란 사업에 관한 의사결정을 지원하기 위해 체계적으로 정보를 수집 · 분석 · 보고하는 과정으로 보건사업을 평가하는 목적은 다음과 같다.

- 사업의 실행을 개선하기 위해: 지속적인 질 향상의 기회를 찾고 수정 및 개선활동을 하기 위해
- 사업의 효과를 알기 위해: 목적과 목표를 얼마나 잘 달성하는지, 사업이 지역사회에 얼마나 편익을 제공하는지 알기 위해
- 사업의 효율을 높이기 위해: 효과적인 사업이 지속되도록 보장하고 비효과적인 사업에 자원이 사용되지 않도록 하는 등 효율성을 높이기 위한 사업개선방안을 찾기 위해
- 책임을 명확하게 하기 위해: 보건사업의 성공과 실패의 원인을 분석하여 책임을 분명히 하기 위해
- 역량을 높이기 위해: 보건사업조직의 재원 증가 및 추가 확보, 기술향상 등을 높이기 위해
- 보건사업에 필요한 새로운 지식을 획득하기 위해

② 보건사업 평가유형

- 구조평가: 보건사업인력과 시설 및 장비의 적절성에 대한 평가로 보건사업에 투입되는 자원의 적절성을 살펴본다.
- 과정평가: 보건사업을 실행하는 과정 중에 사업계획과 진행 정도를 비교함으로써 목표달성이 가능하도록 사업내용을 조정하고, 목표달성을 방해하는 요인을 조기

에 발견하여 수정하며, 목표달성을 촉진하는 요인은 강화하고자 하는 목적에서 실시한다.

- **결과평가**: 보건사업의 종료 시 사업 효과를 측정함으로써 사업의 지속이나 확대 여부를 판단하기 위해 실시한다.
- **성과평가**: 보건사업의 성과란 보건사업 담당자가 보건서비스의 생산 및 제공을 위해 수행한 업무 · 정책 및 활동 등의 현황 또는 결과를 의미하며, 효율성과 효과성을 포괄하는 개념이다. 보건사업에서 효율성은 보건사업에 구체적으로 얼마의 비용을 들여 추진하였는지 반영하는 지표이며, 효과성은 보건사업의 결과가 얼마나 달성되었는지를 반영하는 지표이다.

③ 보건사업 평가지표

보건사업의 지표는 일반적이거나 추상적인 용어로 표시된 사업의 구성요소를 구체적이고, 관찰가능하며 측정 가능하도록 기술한 것이다. 보건사업평가 지표는 다음과 같은 요건을 갖추어야 한다.

- 타당도(Validity)와 정확성(accuracy)이 높아야 한다. 직접지표가 없거나 측정하기 어려운 경우 대리지표나 간접지표를 사용한다.
  - 예: 십대 흡연 감소의 직접지표 – 10대 흡연자 수(%), 간접지표 – 금연 교육 받은 10대의 수(%)
- 이해 가능해야 한다. 모든 사람이 지표가 무엇을 의미하는지 동일하게 이해할 수 있도록 구체적으로 기술되어야 한다.
  - 예: 지난 1년간 운동 프로그램을 시작한 사람의 수, 어떤 운동 프로그램, 어떤 사람
- 유용성과 포괄성이 있어야 한다. 보건사업 평가지표는 사업을 이해하고 개선하는 데 필요한 정보를 제공해야 하고, 지표를 통한 평가 정보가 조직의 성과에 대한 모든 측면을 반영해야 한다.
- 통제가능성이 있어야 한다. 실용성이 높은 지표가 되기 위해서는 사업 담당자들의 활동이 지표에 영향을 미칠 수 있어야 하며, 책임이 분명해야 한다.
  - 예: 지역 사망률–보건소 담당자의 노력뿐만 아니라 지역의 연령, 성, 교육수준, 소득, 문화적 요인 등에 의해 영향을 받으므로 통제가능성이 낮은 지표임
- 자료수집이 원활한 실용적 지표여야 한다. 지표측정을 위한 자료수집이 원활하고 신속하게 이루어질 수 있어야 하며, 자료수집과 분석이 용이하고, 적은 비용으로 가능해야 한다.

- 비교가능성과 검증가능성이 높아야 한다. 보건사업 평가지표가 과거의 지표나 다른 유사 사업의 지표와 비교 가능해야 하며, 근거자료를 바탕으로 검증할 수 있어야 한다.

④ 보건사업 평가 시 유의사항

- 보건사업의 특성이 평가에 미치는 영향을 이해해야 한다. 보건사업의 서비스는 산출물을 표준화하기 어려우며, 서비스 과정의 통제가 어렵고, 결과에 영향을 미치는 요인이 다양하여 서비스 이용으로부터 결과가 발생하기까지 오랜 시간이 소요되므로 최종 결과를 성과측정지표로 이용하기 어렵다. 따라서 보건사업의 평가를 위해서는 사업의 특성에 맞는 성과 측정이 필요하다.
- 보건사업을 수행하는 조직의 전략적 목표와 부합되는 평가를 해야 한다. 보건사업을 수행하는 조직의 전략적 목표가 명확하지 않으면 사업평가는 운영 효율성 평가에 그치며, 사업의 효과는 나타나지 않을 것이다.
- 모든 보건사업을 평가할 수 있는 것은 아니다. 평가가 가능한 사업은 보건사업의 기획단계에서 결정되며, 세부적인 평가계획과 평가지원체계를 기획단계에서 갖추지 못하면 제대로 된 평가를 할 수 없다.
- 보건사업 평가는 업무과정에 통합시켜야 한다. 평가자료수집을 사업정보체계에 통합시키고 평가지표를 자동 산출되게 하여 추가업무의 부담을 줄여주어야 한다.
- 보건사업 평가자료는 지속적으로 수집해야 한다. 보건사업 모니터링 시스템을 구축하고 활용함으로써 과정평가와 결과평가에 도움을 받을 수 있다.
- 보건사업은 환경에 따른 사업의 반응성 차이에 유의할 필요가 있다. 보건사업은 지역사회의 상황에 크게 영향을 받기 때문에, 특정 지역사회에서 시행된 사업을 다른 지역사회에서 시행하게 되면 동일한 결과를 얻기는 힘들다.
- 보건사업의 평가결과는 반드시 사업의 개선에 활용되어야 한다. 보건사업의 평가결과는 사업의 개선에 활용되어야 그 본래의 목적을 달성하는 것이다.

제3절 | 보건정보 및 기술활용

21세기는 정보화 시대로서 보건의료분야에서도 정보화가 빠르게 진행되고 있다. 간호사는 1차의료제공의 역할을 수행하기 위해 보건정보 및 기술을 활용할 수 있는 역량을 갖추어야 한다.

1. 보건의료정보

보건의료정보(health information)란 구두로 표현된 내용을 포함하여 어떠한 형식이나 수단으로 기록된 모든 정보를 가리킨다. 보건의료서비스 제공자, 보건의료 정책기관, 직장 고용주, 건강보험공단, 건강 관련 개인보험, 학교 등의 기관에서 생성된 정보로서, 개인의 과거 · 현재 또는 미래의 육체적 · 정신적 건강 상태, 제공된 보건의료서비스, 개인에게 제공한 보건의료의 비용지불에 관련된 정보를 말한다.

보건의료정보 관련법을 살펴보면 「보건의료기본법」 제3조 제6호에서 보건의료정보라 함은 '보건의료와 관련한 지식 또는 부호, 숫자, 문자, 음성, 음향 및 영상 등으로 표현된 모든 종류의 자료'라 규정하였다. 동법 제3조 제1호에서는 보건의료라 함은 '국민의 건강을 보호 · 증진하기 위하여 국가, 지방자치단체, 보건의료기관 또는 보건의료인 등이 행하는 모든 활동'이라 규정하고 있다. 「의료법」 제22조 제1항은 의료인에게 의료행위와 관련된 기록을 작성해야 하는 의무가 있음을 명시하고 있다.

보건의료정보에는 성명, 주소, 나이, 부모의 이름, 출생지, 출생년월일, 결혼 여부, 종교, 병역사항, 주민등록번호, 보험가입여부와 보험회사명, 병력, 주요증상, 진단결과, 사회력, 가족력, 과거의 질병치료여부와 치료방법, 신체부위의 상황, 약물중독여부, 유전정보, 음주량, 흡연량 등이 다양하게 포함된다.

보건정보시스템의 구축은 지역사회 대상자에게 간호를 제공할 때 대상자의 혈당결과를 해석하고 방문일정을 계획하고, 처방을 입력하며, 결과를 보고하고, 약물의 상호작용을 예방하는 등 환자 간호에 중요한 역할을 담당하고 있다. 즉 기술의 발전과 함께 지역사회간호사들은 컴퓨터와 정보시스템의 적절한 활용을 통해서 대상자의 간호와 건강증진을 위한 영역에서 근거에 기반한 의사결정을 내리는 데 도움을 받을 수 있게 되었다. 또한 정보시스템은 건강보호(예: 예방접종), 건강증진(예: 비만예방), 질병예방(예: 금연이나 감염병 예방을 위한 교육 프로그램), 건강상태를 추적하거나 감시하는 일(예: 중독관리 및 재활프로그램)과 관련된 공중보건활동을 지원하기 위해 널리 사용되고 있다. 지역사회간호사들은 간호 ·

행정 · 연구 · 교육 분야에서 이러한 보건정보를 이용하는 정보관리자의 역할을 충실히 수행하기 위해 정보시스템을 활용해야 한다.

건강보험심사평가원에서 실시한 요양기관 정보화 실태조사 결과에 따르면, 우리나라 전국 종합병원 및 병원의 정보화 현황은 처방전달시스템(OCS)의 경우, 1999년 종합병원에 도입이 시작된 이래로 2010년 이후 1차 의원까지 보편적으로 사용되고 있으며 현재 병원정보시스템은 모바일, 생체인식, 인공지능 기술이 결합된 형태로 진화하고 있다.

표 5-5 보건의료정보의 세부분류

세부분류	설명
원격보건 (Telehealth)	원격보건은 '상담, 자문, 진단, 처방'의 직접적 의료서비스 뿐만 아니라 공중보건, 소비자건강정보, 보건의료인력 교육 등과 같은 환자의 건강 증진과 예방활동, 교육까지 보건의료서비스에 포함하여 제공하는 것을 의미한다.
전자보건의료 (e-Health)	새로운 전자기술과 의료기술이 결합된 분야로 건강정보의 교환과 환자의 치료라는 두가지 기능을 가지고 있고 전자수단(Electronic means)에 의한 보건의료와 건강관리 자원의 교환으로 정의하고 있다.
U-Health	'Ubiquitous computing'과 'health'의 합성어로 컴퓨터, 유 · 무선 네트워크 및 무선기술 등의 IT와 전통적인 보건의료를 연결하여 시간이나 공간의 제약 없이 언제 어디서나 예방, 진단, 치료 및 사후관리의 보건의료서비스를 제공하는 것으로 정의된다.
사이버의료 (Cybermedicine)	E-mail 등의 인터넷을 통한 환자와 의사의 의료행위라 정의된다. 환자가 웹사이트, e-mail 등 온라인상에서 사이버의사라 불리는 의료전문가에게 시간의 구애 없이 진료를 받는 것으로 예방의학 분야와 공중보건 분야에서 사용되고 있다.

2. 보건소 지역보건의료정보시스템

지역보건의료정보시스템은 정부에서 보건의료서비스를 혁신하고 정보 연계를 위해 추진하고 있는 사업으로 전국 보건기관[보건(지)소, 보건의료원 및 보건진료소]별 정보시스템 운영에 따른 업무 생산성 및 효율성 개선을 목적으로 하고 있다.

2005년에 지역보건의료분야 정보화전략계획(information strategic planning)을 설정하여 단계적으로 추진하고 있다. 전국 보건기관의 업무를 정보화하고 시 · 군 · 구의 시스템과 건강보험공단의 건강보험자격 정보 등 유관 기관과 전자적 연계체계를 구축하기 위한 사업으로 추진되고 있다. 2006년에는 보건기관에서 이루어지는 40여 종의 보건행정, 보건사업 관련 기능과 지역사회주민의 진료와 진료지원 등 보건기관의 전반적인 업무를 정보화하고, 유관기관과의 연계체계 구축으로 업무의 수작업과 이중입력을 최소화하였으며, 실적보고와 통계정보를 자동 생성하는 등 생산성과 효율성을 향상시키고 정책결정에 필요한 정보를 시기적절하게 제공할 수 있는 토대를 마련하였다. 2011년 말 전국 253개 보건소의 통합정보시스템의 전국 확산이 완료됨에 따라 사용자 및 데이터 처리량이 증가하였고, 이에 따라 2012년도에는 시스템의 안정성과 성능을 향상시키기 위한 보강사업을 추진하였다. 즉, 개인별 맞춤형서비스 제공, 보건사업서비스 잠재 대상자 발굴을 위한 분석 등 기능보강을 통하여 보건기관 이용자 관리 지원서비스를 확대하였으며, 개인정보보호를 강화하였다. 2013년 이후에는 보건소 통합건강증진사업의 실시에 따라 지방자치단체가 자율적인 보건사업 조합 · 설계 및 수요자 중심의 정보 통합 등 정보시스템의 기능을 고도화하여 통합건강증진사업의 효율적 수행 지원 및 중앙의 사업관리 효율성을 향상시키고 보안강화를 통해 지역보건정보센터의 운영 안정성을 강화해 가고 있다.

3. 보건의료 정보보호

첨단과학기술의 발달은 전통적인 면대면 진료방식에서 의료진과 환자가 IT 기술을 활용하여 '의료소통'을 할 수 있는 방식으로 구현되면서 장소와 시간의 제약없이 신속하고 편리하게 보건의료서비스를 받을 수 있게 되었다. 반면 기술발달의 속도를 기존법과 제도적 장치가 따라가지 못하면서 의료인 자격요건, 책임소재, 개인정보 보호 및 보험수가 등에 대한 문제가 제기되면서 우리나라의 경우, 법체계 일부가 갖추어져 시행되고 있다.

우리나라의 경우 「개인정보 보호법」에 따라 환자의 진료정보를 규제하고 있다. 개인정보 보호법은 일반법으로서 공통적인 적용범위를 가지지만, 「의료법」 등 특수한 분야의 경우 각 분야의 특별법에 따라 법의 효력범위가 달라진다.

「의료법」에서 규정하고 있는 환자의 개인정보의 내용을 보면 동법 제19조에서 '의료인이나 의료기관 종사자는 이 법이나 다른 법령에 특별히 규정된 경우 외에는 의료 · 조산 또는 간호를 하면서 알게 된 다른 사람의 비밀을 누설하거나 발표하지 못한다'고 규정하고 있다.

동법 제22조에서는 '의료인은 각각의 진료기록부 등을 갖추고 환자의 주된 증상, 진단 및 치료 내용 등에 관하여 상세히 기록하고 서명해야 하며 전자의무기록을 포함한 진료기록부를 일정기간 보존할 것'을 의무화 하며 의료인의 진료기록부 기록 및 보존 의무를 규정하고 있다. 기존의 종이 차트로 관리되던 의무기록이 정보통신기술을 접목한 전자의무기록(Electronic Medical Record, EMR)으로 전산화됨에 따라 「의료법」 제23조에서는 '누구든지 정당한 사유 없이 전자의무기록에 저장된 개인정보를 탐지하거나 누출 · 변조 또는 훼손하여서는 아니된다'고 전자의무기록을 규정하고 있다.

한편 「의료법」 이외에도 원격의료에서 생성 및 취급되는 개인의료정보 보호에 해당하는 것은 행정기관에 책임의무를 부여하고 배상의 책임을 명시하고 있는 「공공기관의 개인정보

보호에 관한 법률」과 「개인정보 보호에 관한 규정」, 「정보통신망 이용촉진 및 정보보호 등에 관한 법률」 등에서 규정하고 있다.

그러나 발전해가는 전자의무시스템에 비하여 개인정보 보호 문제는 여전히 기술적 · 법적 장치가 불완전한 난제로 평가되고 있다. 각각의 법률에서 환자의 개인정보에 관한 규정을 두고 있지만, 대부분 의료인의 의무이며 환자의 동의절차 및 정보접근 제한 등에 관한 구체적인 법률 규정은 없는 상황이다.

표 5-6 의료 · 개인관계 사업자의 개인정보의 취급을 위한 가이드라인(일본)

- 제3자에게 환자의 의료정보를 제공할 경우에는 이용목적을 명확히 하여 환자 본인의 동의를 얻어야 한다.
- 의료정보를 새로이 취득한 때 또는 이용목적을 변경한 때에는 정보주체인 환자에게 이용목적을 통지 · 공표해야 한다.
- 의료정보 취급사업자는 정보주체가 정보게시 청구나 정정을 요구할 때 신속하게 대응하기 위하여 개인의 의료정보에 관한 창구를 설치해야 한다.
- 의료정보 취급사업자는 소속 종업원이 개인정보를 취급하는 과정에서 안전관리가 이루어지도록 해당 종업원에 대한 필요 · 적절한 감독을 하여야 한다.
- 개인 의료정보 취급의 전부 또는 일부를 위탁하는 경우 수탁자에 대하여 필요 · 적절한 감독을 하여야 한다.

표 5-7 원격의료 개인정보보완에 대한 가이드라인(미국)

- 답변시간을 미리 정해두고 응급상황인 경우에는 e-mail을 사용하지 않는다.
- 환자에게 프라이버시와 관련된 사항을 고지한다.
- 수신자가 부재 시 혹은 업무 중이라도 제3자가 e-mail을 열어볼 수 있음을 환자가 알아야 한다.
- e-mail의 메시지가 의무기록의 한 부분으로 삽입됨을 환자가 알아야 한다.
- 처리업무유형(방문스케줄의 약속, 반복처방 등과 같은 유형)을 구분하고 관련 문제의 민감 정도(에이즈, 정신 질환과 같이 문제의 민감한 정도)를 구분해서 e-mail로 허락되는 것인지를 판단한다.
- 환자에게 e-mail의 제목에 업무유형(처방, 약속, 의료상담, 의료비 등)을 명시하게 해서 필터링을 가능하게 한다.
- 본문 내용 중에 반드시 환자의 이름과 주민등록번호(등록번호)를 기재하게 한다.
- 메시지를 수신했는지를 자동으로 알려주는 옵션을 선택한다.
- 모든 메시지는 답변내용과 수신 여부까지 포함해서 인쇄한 후 반드시 환자의 차트에 꽂아 놓는다.
- 환자에게 요구사항이 종결되었음을 알리는 새로운 메시지를 보낸다.
- 환자에게 의사의 메시지 수신 여부를 자동으로 알려주는 옵션을 선택하게 한다.
- 환자의 메일 목록(mailing list)을 유지하되, 각각의 수신자가 서로 보이도록 집단 메일을 보내서는 안된다.
- 메시지 안에 제3자에 대해서 화를 내거나 냉소하거나 거친 비판, 그리고 비방하는 내용 등을 남기지 말아야 한다.

4. 보건의료분야 정보통신기술 활용동향

보건의료분야는 고도의 의료지식과 기술과 전문인력이 집중적으로 투입되는 특성이 있으며, 또한 정보의 강도(information intensity)가 높기 때문에 의료정보의 분석 및 관리가 중요하며 경영관리 및 운영 등에서 효율성 및 효과성이 요구되고 있다. 이러한 이유로 보건의료분야의 정보기술은 보건의료서비스 과정의 관리 및 업무 중심의 응용에서 시작하여 점차 임상의료정보를 분석하고 관리하며 전달하는 임상정보시스템으로 발전하여 왔다.

보건의료분야의 정보통신기술은 초기에는 단순한 정보기술의 활용, 즉 자료의 입력과 출력을 기반으로 한 업무자동화를 중심으로 시작되었고 점진적으로 자료 분석에 의한 의사결정 지원, 시스템의 연계활용, 지능적인 응용 등 복잡하고 창의적인 분야로 진화하여 왔다.

최근의 정보통신기술의 발전추세로는 인터넷 활용의 확산 및 고도화로 무선통신 및 인공지능 기술의 잠재력이 점차 가시화되어 응용되고 있다. 이에 따른 자료의 보안, 비상사태 발생 시 시스템의 지속적인 운영 또는 다른 대책을 강구하는 방안개발이 동시에 이루어져 왔다. 또한 무선통신, 멀티미디어 등 다양한 기술의 융복합이 이루어지면서 원격의료 및 원격보건에 대한 사회적 요구와 기술적 뒷받침이 이루어졌다.

특히 한국의 IT 산업의 급속한 성장과 모바일기기의 대중적인 보급으로 인해 의료분야와의 융합의 시대가 도래하였다. 광대역 인터넷, 모바일 단말기, 전자태그나 센서 네트워크 등이 의료서비스와 융합하면서 치료위주의 서비스에서 예방적 건강관리 서비스로 변화하고 있다.

또한 저출산, 고령화 사회, 만성질환자의 증가로 인해 국민의료비 상승이 사회문제로 대두되면서 이러한 문제를 장기적 관점에서 해결하고자 하는 대안으로 대두되고 있다.

의료 소비자의 건강상태를 언제 어디서나 파악하게 할 수 있는 각종 의료 · 건강서비스의 보완적 서비스는 융 · 복합시대를 맞이하여 u-Health산업은 IT(Information Technology), BT(Biology Technology), NT(Nano Technology) 등이 대표적인 신산업이자 미래 성장동력이 되고 있다. 우리나라 역시 IT강국답게 이를 뒷받침 할 수 있는 충분한 역량을 가지고 있다. 보건의료 기술은 디지털화, 통신의 광대화, 처리속도의 향상, RFID(Radio Frequency Identification)기술이 활용되면서 유비쿼터스 환경속에서 u-Health care 시스템이 빠르게 진행되고 있다.

최근 사람의 생체신호를 측정하여 취합 및 전송 후 분석과 피드백을 하는 일련의 과정이 활용되고 있으며, 그 세부분야는 u-Medical, u-Silver, u-Wellness이다.

실사례로 u-Silver 분야에 도입되고 있는 홈케어 서비스가 있다. IT기술과 의료기술의 발전으로 Home&Mobile 헬스케어와 Wellness를 중심으로 발전하고 있다.

표 5-8 보건의료분야의 정보통신사례

항목	사례
마이크로센서	• 인간의 눈으로 볼 수 없는 환경오염물질, 세균, 바이러스 등을 감지하며 공항이나 병원, 일상 가정에서 활용되고 있다. • 모바일 혈당계, 스마트 저울, 운동량 측정(운동시간, 소모 칼로리, 운동속도) 등이 센서가 관리하고 측정하여 환자의 정보를 분석하여 피드백이 이루어지고 있다. • 최근 복용하는 약에 센서를 부착하여 위액과 반응하여 1.5볼트 전류를 발생시켜 건강상태나 약 복용유무를 스마트폰으로 관리하고 있다. • 폐동맥에 cardiomems system을 삽입하여 무선으로 폐동맥압을 측정하여 의료진에게 알람을 송신한다.
블루투스	• 헬스케어 장치 간의 양방향 근거리 통신을 무선으로 구현하기 위한 근거리 무선통신기술을 총칭한다. • 광학 심박측정기기가 현재 심박수를 측정하여 음성코칭모드를 통해 운동스케쥴과 강도를 제공하게 된다.
RFID (Radio Frequency Identification)	• 보건의료 산업에서 RFID 기술은 일반적으로 의약관리, u-Health care, 의료폐기물 처리 등에 활용되고 있으며, 의료사고를 예방하고, 비용절감 및 보안을 위해 활용되고 있다. • 치매노인에게 RFID 태그를 이식하여 일정 범위 밖으로 나가는 것을 방지하게 한다. • 홈케어서비스에서 활용되는 약 복용 도우미가 있다.
사물인터넷(IoT)	• 가전제품, 전자기기뿐만 아니라 헬스케어, 원격검침, 스마트 홈, 스마트 카 등 다양한 분야에서 사물을 네트워크로 연결해 정보를 공유한다. • 심장박동 모니터링 기계는 사물인터넷의 대표적인 예로, 부정맥을 앓고 있는 환자가 기계를 부착하고 작동시키면 심전도 검사 결과가 자동으로 기록되어 중앙관제센터로 보내진다. 중앙관제센터는 검사 결과를 전문가에게 전송해 임상보고서를 작성하고, 이 보고서를 통해 의료진과 연결된다.
생체인식 서비스	• 웨어러블 시장과 생체인증 기술은 동반성장하고 있으며 대부분 생체신호를 보안인증하는 방식이 활용되었다. • 웨어러블 기기들은 생체인식 서비스로 인체에 밀착하여 인증, 감지, 활용 등을 모두 가능하게 한다.
바이오패치	• 일회용 심전도 전위센서를 몸에 직접 부착하여 생체신호를 측정하는 모듈이다. • 패치에서 측정된 심전도로부터의 건강관련 정보를 블루투스나 지그비와 같은 근거리 무선통신 기술을 통해 기록하게 된다.
로봇	• 일부 분야에서 이미 수술용 로봇이 활용되고 있고 최근 원격로봇 수술을 위해 수술용 로봇이 개발되고 있다. 이는 의사가 로봇을 컨트롤할 수 있고 끝부분에 백색광원, 소작을 위한 광섬유 레이저, 생검을 위한 겸자를 장착하게 된다. 최근 수술용 로봇의 팔이 의사의 생체신호와 상호작용하여 수술의 정확성을 높이는데 연구가 진행되고 있다.
웨어러블 헬스케어 디바이스	• 가상현실 속 몰입 컨텐츠를 사용자가 감각적으로 경험할 수 있도록 제공되는 표시장치인 디스플레이 기술이 있다. • 몰입 컨텐츠에서 사용자의 생체데이터를 실시간으로 추적하여 이를 고해상으로 구현하고 이를 지각, 인지, 조작, 입력할 수 있도록 하는 인터페이스 기술이 활용되고 있다.

제4절 | 지역사회간호사업의 질 관리

1. 질 관리의 개념

1) 정의

일반적으로 질(quality)이란 제품이나 서비스가 설정된 표준이나 기준 또는 규격에 얼마나 잘 맞는지에 대한 측정을 말한다. 그리고 질 관리(quality management)는 과정과 시스템을 향상시킴으로써 비용을 절감할 수 있는 하나의 개념 틀이며 관리 철학으로 이해되고 있다. 보건의료 서비스에서 질 관리는 서비스 내용의 우수성 또는 어떤 일정한 기준을 정하고 그 기준에 도달하는 것을 목적으로 한다. 이 가운데 보건사업의 질에 대한 정의도 현실적으로 다양한데, 이는 보건의료제공자, 환자와 지역사회 대상자, 병원행정가, 보험자 및 정부 등 각각의 입장이 다르기 때문이다. 따라서 서비스 기술의 적용에서부터 보건사업 대상자의 주관적인 만족도에 이르기까지 다양한 측면을 포함하고 있는 지역사회간호사업의 질 관리 또한 다양하게 정의되고 있다. 도나베디안(Donabedian, 1980)은 지역사회간호사업의 질을 다음과 같이 세 가지 측면으로 구분하여 설명하였다.

(1) 전문가 중심의 정의

지역사회간호사업의 담당자와 같은 전문가 입장에서의 정의라고 할 수 있으며, 건강에 대한 위험과 편익에 대해 가장 적절하게 균형을 이룰 수 있는 지역사회간호사업의 과정을 양질의 지역사회간호사업이라고 정의한다. 주로 지역사회간호사업 담당자가 이용자에게 제공하는 서비스 기술 능력에 관심을 둔다.

(2) 이용자 중심의 정의

지역사회간호사업 이용자의 요구나 기대, 가치 등에 부응하는 서비스로 정의될 수 있으며, 지역사회간호사업 이용자가 느끼는 서비스에 대한 만족도나 이용의 가능성에 관심을 둔다. 이때 개인마다 사회적인 편익과 위험에 대한 가치가 다르기 때문에 보건사업 이용자의 요구와 사회적인 의무 사이에서 갈등이 발생하기도 한다.

(3) 사회 중심의 정의

전체 인구가 얻을 수 있는 편익의 사회적 분포를 집단으로 파악하는 입장으로, 보다 많은 사람들에게 편익이 돌아가는 경우를 양질의 지역사회간호사업이라고 정의한다. 이 정의의 관점에서는 지역사회의 건강과 보건사업의 비용에 특히 많은 관심을 둔다.

이상의 정의들은 각각의 정의에 부합되는 상황 내에서는 타당할 수 있기 때문에 어느 하나를 선택하기에는 어려운 측면이 있다. 그리고 지역사회간호사업의 질에 대한 다양한 정의에서 자신이 주장하는 입장이 다르기 때문에 갈등이나 긴장이 야기되기도 한다. 현실적으로는 제한된 자원 때문에 지역사회간호사업 서비스의 분포 또는 편익이 불균등하거나 사회적인 통제를 통해 이를 해결하려고 한다.

이에 대한 대안으로 도나베디안은 지역사회간호사업의 질에 대한 윤리적 · 사회적 정의를 제안하였다. 삶의 가치는 모든 인간들에게 동등하며, 의료에 대한 접근 역시 비용을 지불할 수 있는 능력에 따라 동등하게 부여받아야만 한다. 따라서 가장 적정한 지역사회간호사업의 질은 전체 인구집단에게 최대한의 편익이 돌아갈 수 있는 수준을 의미한다.

2) 지역사회간호사업 질의 구성요소

지역사회간호사업의 질에 대한 개념과 정의가 다양하고 추상적이기 때문에 지역사회간호사업의 질을 구성하는 구체적인 요소들을 파악하는 것이 질의 개념을 이해하는 데 도움을 줄 수 있다. 지역사회간호사업의 질을 구성하는 요소에 대해서는 많은 학자들의 연구가 있었다. 가장 고전적인 정의로서 마이어스(Myers, 1969)는 접근성(accessibility), 포괄성(comprehensiveness), 지속성(continuity), 효율성(efficiency)을 들었다. 또한 Vouri(1988)는 효과성(effectiveness), 효율성(efficiency), 적합성(adequacy), 기술 수준(technical quality)을 제시한 바 있으며, WHO에서는 적합성, 효율성, 기술 수준의 세 가지 요소로 구분하였다. 지금까지 제시된 구성요소들 중 비교적 보편적인 요소들을 정리하면 다음과 같다.

① 효과성: 서비스를 통하여 목적한 바의 기대나 편익이 달성된 정도로 서비스에 의한 건강수준의 변화 또는 현재의 지식에 비추어 건강수준의 향상에 기여한다고 인정된 진료행위의 수행 정도
② 효율성: 서비스 제공에서 자원이 불필요하게 소모되지 않은 정도
③ 기술 수준: 서비스의 과학적 타당성과 적절성의 정도
④ 접근성: 시간이나 거리 등의 요인에 의하여 의료서비스 이용에 제한을 받는 정도
⑤ 가용성: 필요한 서비스를 제공할 수 있는 여건의 구비 정도
⑥ 이용자 만족도: 보건사업서비스에 대해 이용자의 기대 수준이 충족된 정도
⑦ 지속성: 지역사회간호사업 서비스의 시간적 · 지리적 서비스 종류 간의 연결 정도와 상관성
⑧ 적합성: 대상 인구집단의 필요성에 부합하는 정도

이상의 요소들에 대해서도 지역사회간호사업 서비스의 질을 정의하는 견해나 목적 등에 따라 구성요소로 포함시키는 데 논란이 있을 수 있다. 예를 들어, 접근성, 가용성, 지속성, 적합성 등은 지역사회간호사업 서비스의 직접적인 내용에 관한 상황이라기보다 지역사회간호사업 제공체계와 관련된 항목들로서 서비스 자체에 관심을 둘 경우 구성요소에서 제외될 수 있다. 또한 기술 수준이나 적합성은 효과의 세부 항목으로 포함될 수 있다. 따라서 지역사회간호사업의 질 구성요소 역시, 보건사업에 대한 시각이나 우선순위, 정책의 목적, 사회적인 조건을 감안하여 결정되는 경우가 많다.

3) 지역사회간호사업의 질에 대한 최근 개념

지역사회간호사업 서비스의 질 관리 개념이 본격적으로 도입된 것은 1980년대라고 할 수 있다. 전통적인 질 관리 개념에 대한 비판이 대두되면서 일반 기업에서 적용되고 있는 질 관리방법의 영향을 받아 새로운 접근이 시도되고 있다. 새로운 개념이 대두된 배경을 살펴보면 다음과 같다.

첫째, 비용과 질은 별도의 과제가 아니라 통합될 때 보다 효율적으로 목표를 달성할 수 있으며, 두 과제를 총괄적으로 관리할 수 있는 경영체계의 필요성이 대두되었다.

둘째, 종래의 질 관리는 주로 사업을 잘못한 지역사회간호사업 제공자 개인에게 초점을 맞추고 행위에 대한 비난으로 이어지는 경우가 많아 지역사회간호사업 제공자들이 행위를 은폐하는 경향이 있으며, 질 관리에 효율적이지 못하였다.

셋째, 지역사회간호사업추진 이후에 평가가 이루어지므로 잘못된 지역사회간호사업을 예방할 수는 없다.

넷째, 지역사회간호사업 서비스의 질은 궁극적으로 보건사업과정뿐만 아니라 전체 보건사업조직의 업무가 서로 원활하게 지원될 때 이루어지기 때문에, 사업담당자에게만 초점을 맞추는 것은 효과가 적다.

다섯째, 질 관리활동은 특정 부서의 책임과 활동이라기보다는 보건사업조직의 최종 성과를 의미하므로 전체 조직 차원에서 혁신이 동반되어야 한다.

이상의 논의들과 관련하여 최근에는 지역사회간호사업에 대한 통제의 느낌이 강한 '질 보장'이라는 용어보다는 '질 관리'를 조직이 계속적으로 해야 할 과정으로 '질 향상' 또는 '지속적인 질 향상'이라는 용어가 제시되고 있으며, '전체 조직적 차원에서의 질 관리' 또는 '종합적 질 관리체계' 등의 개념이 제시되고 있다.

2. 질 관리의 접근방법

1) 지역사회간호사업의 질 향상과정과 단계

지역사회간호사업의 질 향상과정은 활동내용에 따라 다섯 단계로 구분할 수 있다.

질 수준에 대한 평가는 일시에 모든 분야의 질을 평가하기 어렵기 때문에 먼저 보건사업 기관 단위 또는 부서 단위에서 질 향상 노력이 요구되는 심각성과 시급한 정도에 따라, 우선순위를 선정하여 접근하는 것이 효과적이다(1단계).

지역사회간호사업의 질을 향상시키기 위해서는 지역사회간호사업의 질을 평가하여 현재의 질적 수준을 파악하려는 노력이 선행되어야 한다(2단계).

질 평가결과에서 질적 수준에 문제가 있다고 판단되는 세부 영역을 발견하게 되면, 이 영역에 대한 심층평가를 통해 질 저하의 원인을 규명하고, 이를 개선시킬 수 있는 계획을 수립하여 실행하는 단계로 이어지게 된다(3 · 4단계).

마지막 단계에서는 질 향상 활동의 실행결과, 질적 수준의 개선 정도를 재평가하고 활동과정에서 제기된 문제점을 보완하여 다시 질 향상 활동으로 연결시켜 나가게 된다(5단계).

이 다섯 단계 중 1, 2, 3단계는 질 평가단계, 4, 5단계는 질 개선을 시도하는 단계로 파악할 수 있으며, 각 단계의 연계와 반복을 통해 질 향상 활동을 일상적인 활동으로 정착화시켜 나가게 된다.

2) 지역사회간호사업의 질 평가를 위한 접근

도나베디안(1980)은 질 향상 활동의 출발점으로서 지역사회간호사업의 질에 대한 다양한 측면을 평가하는 데 있어서 효과적인 평가를 위해 구조 · 과정 · 결과의 세 가지 측면에서 접근할 것을 제안한 바 있는데 이 제안이, 가장 일반적인 접근 방법으로 받아들여지고 있다.

(1) 구조

지역사회간호사업 서비스가 제공되는 시설이나 작업여건, 환경과 소요자원을 의미하며 인적 · 물리적 · 재정적인 자원이 포함된다. 구조는 지역사회간호사업 서비스 제공과 직접적으로 관련되며, 지역사회간호사업의 질과는 간접적인 관계에 있는 것으로 알려져 있다. 예를 들어, 양질의 보건인력에 의해 보다 좋은 시설에서 지역사회간호사업을 제공받으면 지역사회간호사업의 결과가 더욱 좋을 것으로 가정할 수 있으나, 모든 경우에서 이러한 가설이 성립되지는 않는다.

구조적인 요인을 나타내는 평가지표는 상대적으로 변화의 여지가 적기 때문에 측정이 용이하고 안정적인 특성을 갖지만, 지속적인 평가지표로서는 부적당하고 평가가 실제 수준보다 과대평가될 가능성이 있다. 대체로 구조에 대한 평가나 개선노력은 보건사업체계가 정비되지 못한 초기 단계에서 지역사회간호사업의 질을 관리하기 위한 기본적인 노력으로서 높은 우선순위를 갖게 된다.

(2) 과정

지역사회간호사업 제공자가 실제로 지역사회간호사업을 하는 과정과 행위의 적절성을 평가하는 것으로서 지역사회간호사업의 질 평가에서 관심이 높아지고 있는 영역이다. 과정에는 적절한 사업제공 같은 기술적인 측면에서부터 대상자들에게 바람직한 태도를 취하였는가와 같은 인간관계의 문제가 모두 포함될 수 있다. 과정에 대한 평가지표는 구조지표와 비교하여 지역사회간호사업 서비스의 질과 관련성이 높고, 지역사회간호사업의 결과를 평가하는 것보다 비용과 시간이 적게 소요된다는 장점이 있다. 반면에 합리적인 기준 설정이 어렵다는 단점이 있다.

(3) 결과

지역사회간호사업 대상자에게 실제로 제공된 지역사회간호사업 서비스로 인해 현재 또는 미래에 대상자의 건강상태가 어떻게 변화되었는지에 초점을 두는 접근방법이다. 결과지표에는 건강을 구성하는 요소로서 신체적인 결과 외에도 사회적 · 심리적 요소와 대상자 만족도가 포함된다. 결과를 지역사회간호사업의 질에 대한 평가지표로 사용하는 것은 결과가 지역사회간호사업의 궁극적인 목표가 되며, 건강수준이 향상된 결과는 양질의 지역사회간호사업이 제공되었음을 보증한다는 전제에서 출발한다.

그러나 결과는 과정보다 간접적인 지표라고 할 수 있는데, 그 이유는 건강상태의 변화가 지역사회간호사업 이외의 다른 요소들에 의해서도 영향을 받을 수 있기 때문이다. 또한 결과에 대한 접근은 지역사회간호사업의 질을 포괄적으로 보여줄 수 있는 지표라는 장점이 있는 반면, 측정하기 어렵고 시간과 비용이 많이 소요된다는 단점이 있다.

이상의 다양한 접근방법들 중 어떤 항목을 선택할 것인가 하는 문제는 지역사회간호사업의 질을 평가하는 데 실질적으로 당면하는 문제이다. 선택 시 고려해야 할 조건으로는 질 평가의 목적이나 평가에 소요되는 비용 및 시간, 측정의 용이성이나 가능성, 사회적인 윤리나 가치 기준 등이 있을 수 있다. 또한 질 평가를 위해서는 구체적으로 어떤 항목을 평가할 것인가 하는 문제와 측정결과를 어떻게 해석하고 판단할 것인가 하는 문제에 직면하게 된다. 전자가 적절한 평가항목을 설정하는 것에 관한 문제라면, 후자는 기준 설정에 관한 문제라고 할 수 있다.

3. 질 관리의 평가방법

1) 서비스 질에 관한 기준

(1) 구조적 기준

구조적 기준은 조직의 업무수행능력과 잠재력이 초점이다. 서비스 형태의 다양성, 시설의 적합성과 접근성, 교육수준과 전문자격증의 소유, 업무자의 자질, 정보와 회계시스템, 보고절차 등의 서비스 구조의 적합성 등이 해당된다.

(2) 과정적 기준

과정적 기준은 수행되어야 할 서비스의 실제적 본질에 대한 관심이다. 즉, 서비스 이용자들에게 제공된 서비스 종류와 서비스 연결의 적절성, 의뢰서비스의 성공 여부에 관한 자료 등이 지표가 된다.

(3) 성과적 기준

성과적 기준은 대상자에게 나타나는 서비스의 결과를 두고 서비스 질을 판단하는 직접적인 방법이다.

2) 서비스 질 평가의 문제점

- 객관화하여 측정하기 어렵다.
- 서비스 전달이 완료되기 전에는 검증하기 어렵다.
- 고객으로부터 데이터를 수집하는 일에 시간과 비용이 많이 소요된다.
- 자원이 서비스 전달과정 중에 고객과 함께 이동하는 경우 고객이 자원의 흐름을 관찰하게 된다.

4. 질 관리를 위한 전략

1) QA와 QI

질 관리란 보건의료서비스의 질을 평가(Quality Assessment, QA)하고 그 문제점을 개선하여 질을 향상(Quality Improvement, QI)시키는 관리기법으로, 우수한 표준에 맞게 보건의료 서비스의 질이 제공되도록 보장하는 것을 말한다. 질 관리에는 다음의 세 가지가 포함된다. 첫째, 보건의료서비스에 대한 표준을 설정한다. 둘째, 표준에 근거하여 제공된 보건의료서비스의 질을 평가한다. 셋째, 보건의료서비스가 표준과 맞지 않을 경우 개선되도록 조치를 취한다. 따라서 질 관리는 보건의료서비스 제공자의 업무성과와 책임을 중요시 하며, 대상자가 최고의 결과에 도달하도록 하는 도구이기도 하다.

질 관리는 QA와 QI를 모두 포함한다. QA는 과거에서 현재까지 수행한 어떤 업무에 대해서 소급 검토(retrospective inspection)하는 개념으로, 단순한 조사 또는 감사하는 개념으로 활용되어 끝나는 지점(end point)이 있고, 업무수행자인 사람을 대상으로 평가하거나 징계하는 의미가 있었다. 그러나 QI는 현재의 문제점을 인정하고 앞으로 이러한 문제가 재발하지 않도록 하는 예방 측면의 활동이며, 문제에 대한 동시 검토가 가능하고, 체계(system)와 업무 진행과정(process)을 조사해서 업무수행 능력을 향상시켜 나가는 활동으로 QA에 비하여 한 단계 발전된 형태이다. 이런 활동을 일회성이 아닌 지속적으로 질 향상 관리를 수행한다는 의미로 CQI(Continuous Quality Improvement)라는 용어로 발전하였고, 현재는 더 나아간 개념으로 QA & PI(Quality Assessment & Performance Improvement) 또는 QI(Quality Innovation)라는 용어도 사용되고 있다.

2) TQM와 CQI

TQM(total quality management)은 품질 방침, 목표 및 책임을 결정하고 품질 시스템 내에서 품질 계획, 품질 관리, 품질 보증 및 품질개 선과 같은 수단에 의해 이들을 수행하는 전반적인 경영기능의 모든 활동으로 산업체에서 활발히 시행하고 있는 질 관리 개념으로, 최근 들어 보건의료분야에서도 널리 적용하고 있다. TQM은 CQI로 대상자의 기대에 부응하기 위하여 지속적으로 질 향상을 추구하는 과정이다. CQI는 TQM의 하나의 지원기법으로서 이 두 용어는 동의어로 사용되고 있다.

TQM 과정은 PDCA(Plan, Do, Check, Act)의 순환적 관리기법에 의해 진행되는 것으로 내부 및 외부고객에게 제공되는 보건의료서비스의 질적 향상을 추구하기 위해 전체가 참여하여 서로를 존중하고, 서로의 존재 가치를 인정하는 가운데 지속적으로 노력하여 목표를 달성하는 새로운 개념의 시도이며 방법이다.

계획(plan) 단계는 질을 어떻게 개선할 것인지에 대한 계획을 수립하고, 이에 따른 자료수집을 계획한다. 실행(do) 단계에서는 계획된 질 향상 활동을 수행하고, 자료를 수집한다. 점검(check) 단계에서는 질 관리 향상 활동에 대한 결과치와 예측치 간의 비교분석을 통해 효과를 분석한다. 마지막으로 행동(act) 단계에서는 질 향상 활동의 개선방안을 모색한다.

미국에서는 일반적으로 PDCA를 보완한 FOCUS–PDCA Cycle이 사용되고 있다.

5. 질 관리의 수행절차

실제적으로 질 향상 활동을 수행하기 위한 사업과정을 위에서 제시한 FOCUS–PDCA Cycle

을 토대로 살펴보면 다음과 같다.

1) 준비단계

우선 부서장이나 구성원들이 질 향상활동의 필요성을 인식해야만 한다. 그리고 부서의 질 향상 활동을 이끌어갈 실무팀(task force team)을 구성한다. 실무팀이 총체적 질 관리에 대한 이론적 검토와 해당 부서와 관련되어 수행된 질 향상사례를 수집 · 분석하는 한편, 해당 부서에서는 질 향상활동의 장 · 단기 목적과 목표에 대한 합의를 도출한다.

2) 사업과정 설정단계

(1) 발견

구성원들이 모여 우선적으로 향상시킬 대상 과정을 설정한다. 이는 구성원들이 나름대로 경험을 통해 감지하고 있는 가장 문제가 많은 과정을 선정하는 것으로, 브레인스토밍 기법이 유용하게 활용될 수 있다.

(2) 조직

해당 작업과정과 관련된 작업팀을 구성한다.

(3) 명확화

구성된 작업팀이 해당 작업과정을 파악하고 분석한다. 이때 과정도(process map)를 작성해보는 것이 유용할 수 있다.

(4) 이해

작업과정 분석을 통하여 주된 문제의 원인이 무엇인지를 파악한다.

(5) 선택

파악된 작업과정과 이와 관련된 문제들 중 우선순위의 사업으로 설정될 가치가 있다고 판단되는 과제를 최종적으로 설정하고 개선방안을 수립한다.

3) 사업계획 수립단계

계획(plan)은 위에서 설정된 사업대상 과정의 문제점과 원인에 대한 가설을 검증할 수 있도록 자료수집과 분석과정을 거쳐 가설을 확정한 후 구체적인 해결방안을 수립한다.

4) 사업 수행단계

(1) 실행

실행(do)은 개선방안 수립 전의 질적 수준을 평가한 후 개선방안을 적용한다.

(2) 점검

점검(check)은 적용한 결과를 평가하여 결론을 추출한다.

(3) 행동

행동(act)은 개선방안의 표준화(업무규정화)와 수준유지(수준점 설정), 우수팀 포상(칭찬, 홍보활동), 조정의 순서로 이루어진다.

5) 사업 평가단계

(1) 평가

개선방안 적용 후 질적 수준을 실시 전의 수준과 비교 · 분석하여 개선방안의 효과를 검증하고 문제가 있을 경우 보완하여 계획단계부터 다시 반복한다.

보건사업기획 사례

① 사례

A시 보건소의 건강증진 담당부서 5년차 보건간호사인 이OO 주무관은 2018년 지역특화보건사업으로 '절주'와 관련된 보건사업을 기획하고 있다. A 지역의 월간음주율은 2017년 58.6%에서 2018년 61.8%로 증가율이 전국 최고 수준이며, 고위험 음주율은 2017년 18.8%에서 2018년 21.9%로 상승한 상태이다. 2017년에 추진했던 '절주' 관련 사업은 지역행사에서 절주 홍보관을 운영하고 절주 캠페인을 진행하였으며, 적정 음주 생활 교육을 주제로 하는 절주교육을 실시하였다. 2017년 사업은 계획에 따른 실적이 100%로 달성되었으나, 캠페인과 홍보, 1회성 교육 위주의 사업전략이 주민들의 행동변화를 이끌어 내기 쉽지가 않았던 것으로 평가되었다. 이에 이OO 주무관은 2018년 '절주' 관련 사업을 금연클리닉과 연계하여 지역 내의 여러 사업장을 대상으로 하는 금연 · 절주 프로그램을 운영할 계획을 수립 중이다.

② 사례와 관련된 생각나누기

- 위의 사례에서 보건사업기획팀에 참여시킬 수 있는 이해관계자에는 누가 있을지 토론해 보세요.

- 위의 사례에서 주민들의 행동변화를 위한 '절주' 관련 보건사업 전략은 어떤 것이 있을지 토론해 보세요.

- 금연 · 절주 프로그램을 운영할 때, 지역주민들이 프로그램에서 중도에 탈락되지 않도록 제공할 수 있는 보상은 무엇이 있을지 생각해 봅시다.

학습활동

■ 주제 ①

보건사업기획에서 지역주민의 참여와 협력의 필요성과 참여범위를 토론해 보시오.

■ 주제 ②

내가 살고 있는 지역의 건강문제를 선정하고, 이를 해결하기 위한 보건사업 전략을 토론해 보시오.

■ 주제 ③

보건교육 주제를 선정하여 보건교육 수행을 위한 보건교육 계획안을 작성해 보시오.

참고문헌

강향숙 외(2015). 지역사회간호학. 서울: 퍼시픽북스.

건강보험심사평가원(2005). 우리나라 의료정보화 수준 세계 최고–심평원의 요양기관 종별 정보화 실태조사 결과. 건강보험심사평가원 보도자료.

김동석 외(2011). 공중보건학. 서울: 수문사.

김미영 외(2006). 의료의 질 관리. 대한의무기록협회 출판부.

김인수(2011). 거시조직이론(개정4판). 서울: 무역경영사.

김종욱. 일본의 원격의료 현황. 『지역정보화』 통권 65호, 한국지역정보개발원, 2010.

김춘미 외(2017). 지역사회보건간호학. 서울: 수문사.

김춘배(2001). 의료의 질 경영. 서울: 계축문화사.

김화중 외(2010). 지역사회간호학. 서울: 수문사.

류제복 외(2004). 통계품질향상을 위한 평가지표의 개발.

문재우 외(2004). 보건행정. 서울: 계축문화사.

배상수(2015). 보건사업기획. 서울: 계축문화사.

서울의대 의료관리학교실(1996). 의료의 질. 한울.

왕명자(2010). 지역사회간호학. 서울: 현문사.

예방의학과 공중보건 편집위원회(1995). 예방의학과 공중보건. 서울: 계축문화사.

유승현. 지역사회 건강증진 협력 개발 연구의 지향 과제. 보건교육 · 건강증진학회지 2009;26(4): 83–90.

유호신 외(2011). 지역사회간호학. 서울: 수문사.

의료기기정책연구원(2011). u–healthcare 산업시장 및 기업분석–의료기기와 원격진료행위 중심.

이상일(2004). 의료의 질 관리 핸드북. 서울: 한학문화.

이소우 외(2009). 간호이론의 이해. 서울: 수문사.

임은주(2015). 고령화 사회를 대비한 공동주택 U–Health 서비스 구축방안 연구. 성균관대학교 석사학위논문.

장욱 · 이승환 · 김춘배 · 김기경. 우리나라 원격의료제도의 개선을 위한 비교법적 연구–미국, 호주, 일본의 원격의료를 중심으로. 『한국의료법학회지』, 제18권 제1호, 2010.

전유라(2017). 원격의료의 정착과 활성화를 위한 법적 정비. 국민대학교 석사학위논문.

조순자 외(2012). 지역사회간호학. 서울: 수문사.

조아라(2014). 원격의료의 전망과 법적 과제. 한국의료법학회 추계학술대회발표자료, 한국의료법학회.

최신웅 외(2007). 행정기획론. 서울: 박영사.

최연희 · 이지현 외(2016). 최신 지역사회보건간호학. 서울: 수문사.

Alligood, M. R., & Tomey, A. M.(2006). *Nursing Theory: Utilization & Application(3Rd Ed.)* St. Louis: Mosby.

Brook, R H, Kosecoff, J.B.(1988). *Competition and quality*. Health Aff; 7(3):150-161.

Donabedian, A. (1980). *Explorations in Quality Assesment and Monitoring, vol 1*.

Brook, R. H, McGlynn E A, Cleary P D(1996). *Quality of healthcare part 2: measuring quality of care*. New England Journal of Medicine 335:966-970.

Glanz K, Rimer BK, Viswanath K. *Health behavior*. San Francisco, CA: Jossey-Bass & Pfeiffer Imprints, Wiley; 2015

Green L. W. & Kreuter M. W.(2005). *Health Program Planning: An Educational and Ecological Approach, 4th*. New York: McGraw-Hill.

Hartweg, D. L.(1991). *Dorothea Orem: Self-Care Deficit Theory*. Ca: Sage.

Mcquiston, C. M. & Webb, A. A.(1995). *Foundations of Nursing Theory: Contributions of 12 Key Theorists*. Ca: Sage.

Myers, B.A.(1965). *A guide to medical care administration*. Concepts and principles, American Public Health Association.

Ontario Agency for Health Protection and Promotion. (2016). Available at: https://www.publichealthontario.ca/en/ServicesAndTools/ohpp/LearningCentre/PlanningWorkBookOnline/Step1/Pages/What-is-this-step-about.aspx

Orem, D. E., Taylor, S. G., & Renpenning, K. M. L. (2001). *Nursing: Concepts of practice*. St. Louis: Mosby.

Renpenning, K. M.(2003). *Self-Care Theory in Nursing: Selected Papers of Dorotheaorem*. Ny: Springer Publishing Company.

Von Bertanlanffy, L.(1968). *General System Theory*. N.Y.: George Braziller.

Vuori, H. V.(1982). *Quality Assurance of Health Service: Concept and Methodology World Health Organization*.

WMA(2009). *WMA Statement on Guiding Principles for the Use of Tele health for the Provision of Health*.

http://ctb.ku.edu/en/table-of-contents/participation/encouraging-involvement/identify-stakeholders/main

http://www.naccho.org/topics/infrastructure/mapp/upload/MAPPfactsheet-systempartners.pdf

http://www.balancedweightmanagement.com/TheSocio-EcologicalModel.htm

US Department of Health and Human Services, CDC. Planned Approach to Community Health-Guide for the local coordinator. available at http://www.lgreen.net/patch.pdf.

CHAPTER 06

자원활용

학습목표

1. 지역사회 가정방문활동을 이해한다.
2. 지역사회 건강관리실의 종류와 활동을 설명한다.
3. 사례관리의 정의를 기술하고, 과정을 설명한다.
4. 우리나라의 사례관리 종류를 설명한다.
5. 사례관리자의 역할을 설명한다.

제1절 지역사회간호활동

간호사는 지역사회 대상자 즉 개인, 가족, 집단 및 지역사회 등 다양한 간호단위를 대상으로 지역사회의 적정기능수준 향상을 위해 자기건강관리기능 향상을 통해 간호제공, 보건교육 및 상담, 관리와 같은 지역사회간호활동을 수행한다. 이와 같은 간호활동은 지역사회간호목표를 달성하기 위해 지역사회의 다양한 대상자에 따라 여러 간호수단을 통해 이루어진다. 대상자의 건강문제해결을 위해 이루어지는 지역사회간호수단으로는 가정방문, 건강관리실 운영, 상담, 지역사회자원 활용 및 의뢰, 매체활용 및 주민참여 등이 있다. 지역사회간호사는 간호문제해결을 위해 대상자의 상황에 적합하고 실현 가능한 가장 최선의 간호활동 및 수단을 선택하고 수행하여 대상자의 건강문제를 효과적으로 해결해야 한다.

1. 방문활동

1) 개념

방문활동은 지역사회간호사가 대상자의 가정을 직접 방문하여 간호를 제공하는 것으로 19세기에 지역사회 내 가난한 가정을 방문하여 간호서비스를 제공하는 봉사사업으로 시작되었다. 이와 같이 지역사회간호사의 방문활동은 역사적으로 볼 때 오래 전부터 활용되었고 다양한 목적에 따라 간호행위의 전달을 위해 흔히 사용되는 효과적인 간호활동 및 수단이다. 특히 지역사회간호서비스 대상인 가족의 건강문제해결을 위해 방문을 통해 대상자가 거주하는 가정에서 건강과 관련된 간호서비스를 제공함으로써 가장 포괄적인 간호를 제공할 수 있는 간호수단으로 가정방문활동은 그 효과가 높이 평가되어 실행되고 있다.

2) 목적

방문의 목적은 실제 가정환경에서 가족간호 및 지역사회간호에 관련된 자료를 수집하는 데 신뢰도를 높이고 정확한 간호진단을 내리기 위해서이다. 또한 가족의 강점과 제한점을 확인할 수 있으며, 가족의 능동적 참여를 통해 자기건강관리능력을 향상시키고, 대상자와의 협조적 분위기로 간호수행을 용이하게 하기 위해서이다.

3) 원리

성공적인 방문활동의 결과를 얻기 위해서는 다음과 같은 원리를 따른다.

- 방문은 정확한 업무계획을 기반으로 시행되어야 한다.
- 방문 시 반드시 자신의 신분을 밝히고 가정방문 중 알게 된 가족의 비밀을 지켜야 한다.
- 대상자에게 융통성 있게 접근하여 대상자가 민감한 상황이나 견해를 충분히 이해한다.
- 방문활동 시 대상자에게 시행되는 간호의 내용과 기술은 과학적이고 전문적이며 숙련되어야 한다.
- 다양한 지역사회자원을 적절히 활용하고, 타 업무 활동 분야와 연계하여 협력해야 한다.
- 대상자와 지역사회간호사가 함께 공동으로 계획하고 평가한다.
- 일반적으로 방문활동은 개인보다는 집단, 비감염성 질환보다는 감염성 질환, 만성질환보다는 급성질환에 대한 우선순위가 높아야 한다.
- 하루에 여러 대상자를 방문해야 하는 경우에는 비감염성 취약대상자부터 우선순위를 두어 방문한다.
- 기대되는 방문활동의 결과는 반드시 실현가능해야 한다.

4) 내용

효율적인 간호수행을 위해서는 병원이나 보건소 등 관계기관의 협조를 얻어 대상자들의 명단, 주소, 전화번호, 병력 등을 사전에 정확하게 파악하고 방문하는 것이 좋다.

(1) 방문 전 활동

- 대상자와 대상자 가족에 관한 전반적인 정보를 이해한다.
- 대상자의 건강문제를 중심으로 구체적인 간호계획을 세운다.
- 대상자에게 전화를 걸어 가정방문의 목적을 알리고, 방문 가능한 날짜와 시간을 상호 협의하여 정한다.
- 간호수행계획에 따라 특별히 필요한 물품 등을 소독 · 정리 · 보충하여 방문가방을 미리 준비한다.
- 가정방문 시 이용할 수 있는 교통수단을 알아보고 방문행선지, 방문목적, 방문출발시각과 돌아올 예정시각을 출장서류에 명확히 기재한다.

(2) 방문 중 활동

- 자신의 이름과 소속을 밝히고 대상자 및 가족과 우호적인 신뢰관계를 유지한다.
- 대상자의 요구를 파악한다. 신체적 건강문제뿐만 아니라 환경적 · 사회적 · 경제적 · 교

육적 측면의 문제를 포괄적으로 확인하고 건강문제 목록을 작성한 후 간호중재 목표를 설정한다.

- 동원 가능한 자원을 최대한으로 활용하여 대상자와 함께 적절한 간호계획을 세운다.
- 시행할 간호서비스에 대해 충분히 설명하고 정확하고 효과적인 방법으로 간호서비스를 제공한다.
- 대상자와 가족의 변화에 대해 평가하고 간호활동에 대한 만족도를 확인한다.
- 다음 방문에 대한 계획과 지역사회간호사와 가족에 의해 이루어질 수 있는 행동을 방문대상자 및 가족과 토의한다.
- 담당 간호사와 기관의 연락처를 남겨둔다.

(3) 방문 후 활동

- 의뢰기관과 연락을 취하고 가정방문 시 사용했던 물품 등을 정리 · 정비 · 보충한다.
- 방문활동을 통해 확인된 대상자의 특성, 건강문제 및 합의된 활동사항, 앞으로 고려해야 할 주의사항 등을 기록한다.
- 동료 및 상급자에게 가정방문결과를 구두 및 서면으로 보고하고 필요시 방문결과에 대한 평가와 토의를 정기적으로 실시한다.
- 방문활동의 진행과정, 간호수행의 적합성, 목표달성정도 등을 평가하고 반영한다.

5) 방문가방

방문가방의 내용물은 목적에 따라 다소 달라질 수 있으나 기본적으로 대상자를 위해 준비해야 할 물품은 다음과 같으며, 방문목적에 따라 그 외 약품이나 의료처치기구, 검사기구 등이 보충되어야 한다.

- **검사용구**: 혈당측정기, 채혈기, 채혈침
- **측정용구**: 줄자, 체중기, 청진기, 혈압계, 고막체온계
- **간호용품**: 소독 솜, 손상성 폐기물 전용용기, 일반 의료폐기물 전용용기
- **약품**: 비타민제, 영양제, 파스 등

6) 방문활동의 장점과 단점

(1) 장점

① 대상자의 가정에서 간호서비스가 이루어짐으로 클리닉에 있을 때보다 대상자의 긴장감이 완화되어 효과적인 의사소통과 관계형성이 용이하다.

② 대상자의 언어 및 비언어적 의사소통을 통해 대상자의 생활양상, 흥미, 태도, 가치관

등 전체적인 상황을 파악할 수 있어 대상자에게 개별화된 교육과 상담을 제공할 수 있다.

③ 대상자에 대한 가족구성원의 건강관리를 직접 관찰하고 평가할 수 있으며, 가족구성원의 참여를 촉진시키고, 대상자와 함께 간호계획을 세울 수 있다.

④ 간호대상자가 거동이 불편한 상황이거나 가정방문을 거부할 경우 선택의 기회를 준다.

⑤ 대상자를 포함하여 가족 전체를 중심으로 행하는 포괄적 건강관리가 가능하며 가족 단위의 건강교육이 가능하다.

⑥ 간호사의 방문을 통해 대상자와 우호적이고 신뢰적인 관계형성이 용이하다.

(2) 단점

① 비용과 시간이 많이 소요된다(방문 전 준비에 필요한 비용, 교통비, 대상자에 소요되는 시간 등).

② 동일한 문제를 가진 다른 사람과 경험담을 나누면서 이야기할 수 있는 기회가 적으며, 대상자가 가정방문에 대한 부담을 가질 수 있다.

③ 상담과 교육을 하는데 주위가 산만하거나 혼란스러울 수 있다(예: 전화, TV, 예상치 않은 사건, 아이들의 시끄러움, 이웃이나 친구의 방문).

④ 간호제공 시 건강관리실에서와 같이 물품이나 기구를 활용하기 어려우며 전문가의 조언을 들을 기회가 줄어든다.

7) 가정방문 시 안전을 위한 주의사항

지역사회간호사는 자신의 안전을 위하여 주의해야 한다. 가정방문 시 안전을 위협하는 사건이 발생될 수 있는 잠재적인 요소는 항상 존재하기 때문에 지역사회간호사의 안전을 위해서는 다음과 같은 주의사항이 필요하다.

① 우범지역 내 가정방문 시 요주의 대상이나 의심이 되는 경우로부터 신변을 보호해 줄 수 있는 자와 동행한다(예: 농촌인 경우 이장, 마을건강원, 청년회장 등).

② 사람을 해칠 수 있는 동물(예: 개, 고양이 등)이 있는 경우를 대비하여 출입문에서 대상자에게 먼저 확인하여 조처를 한 후 들어가도록 한다. 다음 가정방문을 위하여 기록부에 표시를 해 놓는다.

③ 대상자의 가족 중 만취자, 정신질환자 등으로 인해 공포 및 위험이 생기면 대상자에게 꼭 필요한 간호만 제공하고 빨리 나오도록 한다.

④ 응급상황에 대비하여 방문가정의 모든 출구를 미리 확인해 두고 연락할 수 있는 개인 및 기관의 전화번호를 기억해 둔다(예: 경찰서, 병원, 보건소 등). 또는 포켓이나 옷에 부착

하여 이용할 수 있는 통신을 활용한다.

⑤ 가능한 한 간호 대상자의 가족이 함께 있도록 하며, 대상자 및 가족이 이상하거나 무리한 요구를 할 때는 미리 출입구에 자리를 잡고 있다가 즉시 집에서 나온다.

2. 건강관리실 운영

건강관리실 활동은 방문활동과 더불어 지역사회간호사의 주요한 활동수단이다. 지역사회간호사는 건강관리실 활동을 통하여 개인, 가족, 집단, 지역사회 등을 대상으로 지역사회간호사업을 실시한다. 따라서 건강관리실 운영은 지역사회를 중심으로 운영하고 그 지역사회의 특성을 반영하여 많은 지역사회 대상자들의 이용을 극대화할 수 있도록 하여야 한다.

1) 건강관리실의 형태

건강관리실의 형태는 고정식 건강관리실과 이동식 건강관리실로 분류할 수 있다.

고정식 건강관리실은 대상자의 건강관리를 위해 상시 설치되어 있는 시설로서 보건소 및 보건소 내의 모성보건실과 영유아실, 결핵실, 건강증진실, 예방접종실, 진료실 등을 비롯해 학교 내의 보건실, 산업장의 건강관리실 등이 이에 해당된다.

이동식 건강관리실은 건강관리를 위해 지역을 이동하면서 지역사회의 특성과 여건에 따라 배, 버스 등을 이용하여 활동하는 일시적인 형태의 건강관리실이다. 예를 들면 이동검진차, 이동진료선, 적십자사의 헌혈 이동차 등이 있다.

2) 건강관리실의 설치장소

- 건강관리실은 대중교통이 편리하고 대상자가 찾기 쉬운 장소에 설치해야 한다.
- 건강관리실의 설치장소는 종교 및 정치와 무관한 곳이어야 한다.
- 건강관리실에는 화장실이나 수도시설, 냉 · 난방이나 환기장치가 적절해야 하며, 바닥이나 벽은 청소하기 쉬운 재료를 사용해야 청결을 유지하기가 좋다.
- 건강관리 대상자의 비밀을 보장해 줄 수 있는 공간이 확보되어 있어야 한다.
- 건강관리실은 이용 대상자의 특성을 고려하여 배치해야 한다. 예를 들면 결핵실(폐건강관리실)은 상담이 용이하도록 조용하고 분리된 공간을 마련하고 감염 가능성을 고려하여 예방접종실(영유아실)과는 먼 곳에 위치하는 것이 좋다. 가족보건실(산전관리실)인 경우 임산부가 계단을 오르내리는 불편감을 줄이도록 저층에 배치한다.
- 대기실에는 긴 의자 등의 적절한 편의시설이 필요하다.

3) 건강관리실의 운영

(1) 기구 및 물품관리

건강관리실에 비치할 기구 및 물품은 사용량과 예비 수량을 고려하여 구입해야 한다. 고정식 건강관리실에서 사용하는 물품은 소독을 하여 세트로 물품대장과 함께 비치하고, 이동식 건강관리실에서 소요되는 기구는 대부분 감염관리와 효율성을 고려하여 일회용으로 준비하는 것이 편리하다. 건강관리실에서 사용되는 기구나 기계의 사용방법, 소독방법, 소모품에 대한 관리 및 준비과정 등은 함께 일하는 내부의 보건요원과 상호 의견수렴을 통해서 함께 결정하고 그 방법을 익히도록 한다.

건강관리실의 물품관리 절차는 물품 주문, 보관, 불출, 관리 및 유지 단계가 있다.

- **물품주문**: 이전 사용량을 참고로 현재 사용량을 예측하여 필요량에 따라 목록을 작성하고 청구양식에 기록하여 주문한다.
- **물품보관**: 중앙창고에 보관하며 매일 수량을 확인하여 물품대장과 일치시킨다.
- **물품출고**: 출고목록을 기록하고 서명한 뒤 출고한다.
- **물품관리 및 유지**: 건강관리실 사용자에게 물품사용과 관리방법을 주지시켜 점검계획표와 점검표를 만든다.

(2) 대상자관리

간호대상자가 건강관리실을 방문했을 때 건강관리를 받기 위한 이용절차는 대상자가 이용하는 데 불편함이 없도록 쉽고 명확해야 한다. 예를 들면 대상자가 건강관리실에 와서 등록표를 가지고 등록실에 접수하면 지역사회간호사는 기록 내용에 따라 대상자의 건강상태를 파악하고 필요시 의사에게 의뢰하여 진료결과에 따라 검사실, 물리치료실, 운동처방실 등으로 안내한다. 그리고 제공된 모든 간호 내용과 건강교육의 내용(상담 및 지도, 다음 방문 일정 등)을 정확히 기록하여 보고하도록 한다. 또한 보건소에서 대상자의 건강관리를 위해 제작한 교육자료(소책자, 전단, 리플릿 등)를 효과적으로 활용할 수 있도록 하며, 보건교육자료는 가장 최신 내용으로 준비하여 사용한다.

건강관리실을 이용하는 지역사회주민을 위해 포괄적이고 계속적인 서비스를 제공하기 위한 추후관리 방법을 계획해야 한다. 약속된 일자에 건강관리실에 방문하지 않는 경우에는 전화, 문자, 엽서, e-mail을 통해 새로 약속 날짜를 정한다. 그러나 중요한 치료 목적으로 건강관리실을 방문해야 할 대상자가 약속을 어겼을 경우에는 즉시 연락을 취해 보는 것도 필요하다.

4) 건강관리실 활동의 장점과 단점

(1) 장점

- 건강관리실에 비치된 다양한 비품, 물품, 기구 등을 사용할 수 있다.
- 방문활동에 비해 지역사회간호사의 시간과 비용을 절약할 수 있다.
- 주위환경이 산만하지 않아서 건강관리에 집중할 수 있다.
- 특별한 상담 및 의뢰활동을 즉각적으로 실시할 수 있다.
- 동일한 건강문제를 가진 다른 대상자와 정보를 공유할 기회를 가질 수 있다.

(2) 단점

- 건강관리실에 방문하는 것이 불가능한 대상자의 접근성이 떨어진다.
- 대상자의 가정에서와 같이 심리적 안정을 기대하기 어려워 대상자가 자신의 문제를 솔직하게 드러내지 못할 경우가 많다.
- 대상자와 가족의 실제 현황을 파악하는 일과 상황에 적합한 시범을 보이기 어렵다.

3. 상담

1) 상담의 정의 및 목적

상담이란 도움이 필요한 사람(내담자)이 전문적 훈련을 받은 사람(상담자)과의 대면관계에서 생활과제의 해결과 사고, 행동, 감정 측면의 인간적인 성장을 위해 노력하는 학습과정이다. 상담을 통해 내담자들이 자신의 문제를 인식할 수 있는 힘을 얻도록 하며 문제해결방안을 스스로 찾도록 도와주는 데 목적이 있다. 다시 말해 상담은 개인이 긍정적인 방향으로 발전하고 현명한 선택을 할 수 있도록 돕는 것이다.

2) 상담의 기본원리

(1) 개별화의 원리

개별화는 모든 인간이 개별적으로 취급받기를 원한다는 전제 하에 내담자 개개인의 독특한 성질을 알고 이해하며 상담 시 개인성향에 따라 가장 적합한 상담이론이나 상담방법을 선택하여 적용해야 한다.

(2) 의도적 감정표현의 원리

상담을 진행해 가면서 내담자가 자신의 감정(특히 부정적인 면)을 자유롭게 표현할 수 있도록 도와주어야 한다.

(3) 통제된 정서적 관여의 원리

상담자는 내담자의 정서적인 변화에 민감하게 반응해야 하며, 적극적으로 관여하는 자세를 유지하기 위해 상담자 자신의 감정도 잘 파악하고 적절하게 조절할 수 있어야 한다.

(4) 수용의 원리

내담자를 하나의 인격체로서 존중해 주어야 하며, 내담자의 현 모습 그대로를 무조건적으로 수용하는 태도가 필요하다. 이는 상담자의 따뜻하고 온화한 말과 행동을 통해 나타난다.

(5) 비심판적 태도의 원리

상담자는 심판자가 아니므로 내담자의 문제에 대해 시시비비를 가리는 입장이 되어서는 안 되며, 내담자의 특성이나 가치관을 비난하지 말아야 한다.

(6) 자기결정의 원리

최종적인 판단과 결정은 내담자의 몫임을 분명히 하고, 내담자 스스로 나아갈 방향을 결정하도록 도와야 한다. 내담자의 선택과 결정을 존중해주고, 내담자의 잠재적 힘을 자극하여 활용할 수 있어야 한다.

(7) 비밀보장의 원리

「개인정보보호법」을 숙지하고 적용하며 비밀보장의 예외사항이 아닌 경우에는 어떠한 일이 있어도 내담자의 사적인 정보를 타인에게 공개하지 않아야 한다.

3) 상담과정

(1) 상담의 초기단계

상담의 초기단계에서는 편안하고 안락한 분위기를 조성하여 상담자와 내담자가 상담관계, 즉 상호신뢰관계를 만드는 것이 중요하다. 또한 대상자의 이야기를 경청하는 것 역시 이 단계에서 매우 중요하며 상담의 성패를 좌우하기도 한다. 왜냐하면 이것은 대상자에 대한 관심과 배려이며 대상자를 전체적으로 이해할 수 있어야 비로소 대상자가 적절한 해결책을 찾는 데 도움이 되기 때문이다.

(2) 상담의 중기단계

상담자는 대상자의 문제를 노출하고 탐색하며 이해하고 수용하는 과정을 통하여 바람직하지 못한 행동 패턴을 버리고 보다 바람직한 대안을 모색하도록 도와야 한다. 이 단계에서는 상담을 통하여 내담자가 자신의 문제에 직면하여 행동변화를 촉진하도록 하는 것이 중요하다.

(3) 상담의 종결단계

종결단계에 도달하면 내담자가 문제의 해결책을 찾거나 통찰하게 되어 점차 안정상태가 된다. 내담자가 자신의 문제에 직면한 후에 오는 여러 가지 바람직한 생각을 행동화하여 태도 및 행동변화를 일으키도록 도와준다. 또한 상담과정을 평가하고 이후의 내담자의 긍정적인 방향 전환에 대해 격려한다. 이러한 과정이 있어야 대상자가 상담자의 도움 없이도 자신의 문제를 해결할 수 있게 된다. 모든 상황이 상호 만족한 상태가 될 때 상담을 종결한다.

4. 지역사회자원 활용 및 의뢰

지역사회대상자의 요구 중 지역사회간호사가 직접 해결할 수 없는 요구들도 있다. 이러한 요구를 해결하기 위해서는 지역사회의 자원을 적절히 활용하여 문제를 해결하는 것이 필요하다. 그러므로 지역사회간호사는 대상자의 다양한 건강문제를 효과적으로 해결하기 위해서 지역사회의 이용 가능한 자원을 적극적으로 활용할 수 있어야 한다. 건강문제해결을 위해 지역사회자원을 적절히 활용하는 것은 지역사회 간호문제해결의 성패를 좌우한다. 그러므로 지역사회간호사는 자원개발을 위해 끊임없이 노력해야 한다. 따라서 지역사회간호사는 이용 가능한 자원의 종류를 파악하여 사업에 적절히 이용할 수 있어야 하며, 자원의 활용은 가까운 것부터 사용하고 이용에 편리한 자원과 이용 가능한 자원을 목록화하여 적절한 시기에 효과적으로 이용할 수 있도록 합리적인 지역사회자원을 구축하는 것이 바람직하다.

1) 지역사회자원의 종류

(1) 가족 및 지역사회자원

지역사회나 가족의 간호문제를 해결하고자 할 때 활용할 수 있는 가장 좋은 자원은 쉽게 이용 가능한 지역사회 및 가족이 가지고 있는 자원이다. 이 자원은 그들 스스로 문제를 해결할 수 있도록 하는 데 크게 도움이 된다. 지역사회 및 가족에게 있는 자원을 분석해 보면 다음과 같다.

① 인적 자원

지역사회 및 가족 내 인적 자원을 찾는다. 예를 들면 가족 중에서 건강문제를 해결하는 데 도움이 될 수 있는 가족구성원을 찾아서 목록을 작성하고 그들을 교육하여 간호제공자(care giver)로 활용한다(예: 가사도우미, 자원봉사자).

② 물적 자원

주민의 건강관리를 위하여 적절한 시설, 도구, 자료 등이 필요하다(예: 복지관, 보건소의 이동목욕시설, 자원봉사기관의 이동목욕차 및 환자이동차량, 건강관리를 위한 시설).

③ 사회적 자원

지역사회 내 전문직업인단체, 자원봉사센터, 각종 자조모임 등의 사회적 자원은 가족 및 지역사회의 건강에 대한 지식과 기술수준을 높이는 데 활용된다. 어떠한 건강지식과 기술을 어떤 방법을 통하여 배웠는지, 알고 있는 지식과 기술을 어떻게 활용하고 있는지 등을 파악하여 이들의 지식과 기술을 변화시키는 데 적용한다.

④ 경제적 자원

지역사회간호사업에 필요한 가족 및 지역사회의 경제적 자원은 건강문제의 종류, 지역사회 내의 기존시설 이용 가능성 여부, 총수입 및 일반적인 재정적 책임 등에 따라 다를 것이다. 지역사회간호사는 가족 및 지역사회의 건강관리 지불능력을 분석(수입, 건강보험 가입 여부, 의료급여 대상 등)하여 재정능력이 없을 경우 사회사업단체 등의 다른 재원을 고려하되, 최대한 가족과 지역사회 내에서 자체적으로 해결할 수 있도록 유도한다.

(2) 지역사회간호사의 자원

지역사회 전문인력 중 가족 및 지역사회의 간호요구 충족을 위해 지역사회간호사는 가장 중요한 자원이다.

① 건강평가 기술

지역사회간호사는 관찰이나 정보수집과 분석 등을 통하여 가족이나 지역사회가 가진 건강문제 및 간호요구를 파악한다.

② 간호 기술

가족 및 지역사회 간호요구를 숙련된 간호 기술로 충족시킨다. 예를 들면, 분만개조 및 신생아 간호 기술, 응급처치 기술, 예방접종 기술 등이다.

③ 보건교육 기술

지역사회간호사는 개인, 가족 및 지역사회가 적정기능수준의 건강을 항상 유지하는 데 필요한 지식, 기술, 태도, 습관 등을 바람직한 방향으로 변화시킬 수 있는 각종 보건교육 수단을 동원하여 건강과 관련된 교육을 한다. 즉 상담 기술, 면접 기술, 시범 및 지도 등을 행한다.

(3) 가족 및 지역사회 이외의 자원

지역사회간호사가 간호사업의 대상으로 삼고 있는 가족이나 지역사회 이외의 자원을 의미한다. 예를 들면 우리 마을을 대상으로 지역사회 간호사업을 하는 경우에 우리 마을 이외의 다른 마을이나 단체에 있는 각종 자원을 의미한다. 즉, 공공기관 및 민간기관, 종합병원 및 개인의원, 영리단체 및 비영리단체 등으로 분류할 수 있는데 지역사회간호사의 편리에 따라 분류하여 목록을 작성하여 활용할 수 있다.

2) 지역사회자원의 활용 및 의뢰

지역사회간호사업을 효과적으로 운영하려면 지역사회간호사는 여러 종류의 자원을 이용하여야 한다. 또한 자원을 유효적절하게 이용하기 위해서는 여러 가지 보건자원에 대한 정보를 잘 정리해서 보관하여 두었다가 필요시에 즉시 사용할 수 있도록 대비해야 한다.

(1) 자원활용을 위한 준비

- 이용 가능한 자원을 알아보고 목록화한다.
- 각 보건기관의 사업목적 및 임무와 제한점을 알아둔다.
- 자원에 대한 참고 서류철을 만들어둔다.
- 편리하고 간편한 의뢰방법을 정해둔다.

(2) 자원 서류철에 필요한 내용

- 자원의 명칭, 주소, 연락처(전화번호)
- 자원이 제공하는 사업의 목적 및 업무: 개인 및 공공기관의 목적 및 업무, 사회사업기관의 사업목적 및 업무, 조직기구표 등
- 접촉방법: 의뢰할 담당자, 담당자와 접촉 가능 시간, 접촉하기 위한 양식(전화, 서식, 편지 등)
- 자원을 이용할 수 있는 대상범위 및 조건: 거주지역, 연령, 경제상태 등
- 의뢰방법: 의뢰양식, 의뢰기관을 이용할 수 있는 시간, 의뢰절차 등
- 의뢰하는 개인 및 기관과의 보고방법: 보고의 종류, 보고 횟수, 보고 양식 등

(3) 의뢰 시 주의점

- 의뢰하기 전에 반드시 대상자와 먼저 의논하고, 의뢰 여부에 대한 결정은 대상자가 내리도록 한다.
- 의뢰기관과 접촉하기 전에 의뢰기관 및 대상자에 관한 모든 정보를 알아둔다.
- 의뢰할 기관 및 담당자와 접촉하여 구체적인 방법에 대해 논의한다.
- 의뢰서를 작성한 뒤, 대상자에게 먼저 연락하거나 가정방문을 통하여 의뢰서를 전달하고, 대상자가 직접 그 기관으로 방문하도록 한다.
- 의뢰할 기관을 설명해 주고 위치 및 담당자와 만날 시간과 장소를 정확히 알려준다.
- 의뢰는 가능한 개별 개인을 대상으로 하며, 의뢰 직전에 대상자의 상태를 다시 확인한다.

3) 지역사회 자원 활용의 효과

(1) 지역주민의 측면

지역사회 자원 활용을 통하여 주민 자신들의 자원봉사 개념을 터득하게 되고 사업과 관련된 많은 것을 습득하게 되어 스스로 만족감과 함께 지역사회의 활력감을 일으킬 수 있다. 공동체의식을 갖고 소속 지역사회의 발전에 기여하게 된다.

(2) 사업주관자 측면

이들의 도움으로 많은 인력, 비용, 시간을 절약할 수 있으며 사업에 대한 주민들의 이해도가 높아져서 예기치 못한 상황변화에서도 쉽게 대응할 수 있을 뿐 아니라 다른 사람들에게도 참여의욕을 고취시키게 되어 탄력효과를 가지게 된다.

5. 매체활용

1) 우편

우편은 방문 약속을 어겼을 때 다음 날짜를 알려주기 위해 사용할 수 있으나 다른 목적으로 사용하기에는 효과가 극히 제한되어 있다.

(1) 장점

- 경비가 절약된다.
- 능력 있고 독립성이 있는 가족에게는 문제해결을 위한 행동에 대하여 책임지게 할 수 있다.

(2) 단점

- 가정 상황의 관찰과 파악이 불가능하다.
- 새로운 문제를 발견할 기회가 없다.
- 수신인에게 전달되지 않을 경우에는 확인할 수 없다.

2) 전화

전화는 가장 빈번하고 광범위하게 사용되는 매체이다. 최근에는 스마트폰 사용이 활성화되면서 방문일정, 검사결과 및 공지사항 등이 문자 발송으로 이루어지고 있다.

(1) 장점

- 시간과 비용 면에서 경제적이다.
- 가정방문에서 있을 수 있는 방문객에 대한 부담감이 없다.
- 시간이 짧게 소요되므로 시간의 구애를 받지 않는다.
- 편지보다는 덜 사무적이며 훨씬 개인적이다.
- 가정방문이 필요한 가족의 선별방법이 된다.

(2) 단점

- 가정 상황에 대한 전체적인 파악이 불가능하다.
- 전화시설이 없는 곳에서는 이용이 불가능하다.
- 청각이나 언어장애가 있을 경우 사용이 제한적이다.

3) 유인물

유인물은 지역사회간호사가 지역사회주민에게 보건교육을 하는 방법 중 기억을 용이하게 하는 방법이다. 지역사회주민이 건강관리실을 방문하여 기다리는 동안에 읽거나 가정에 가져가서 필요할 때 볼 수 있도록 한다.

(1) 장점

- 대상자들이 보관하면서 보고 싶을 때 수시로 볼 수 있다.
- 보건교육을 하고자 하는 내용을 조직적이고 계획적으로 자세히 담을 수 있다.
- 다른 매체보다 신뢰성이 있다.

(2) 단점

- 글을 알지 못하거나 읽지 않으면 효과를 볼 수 없다.
- 교육자료 제작에 기술과 비용이 많이 든다.

4) 게시판

여러 사람에게 건강과 관련된 새로운 내용을 알리거나 홍보할 내용이 있을 경우, 게시판을 활용하여 이용할 수 있다.

(1) 장점

- 교육자가 없어도 게시물을 통해 내용을 전달할 수 있어 경제적이다.
- 그림과 글씨를 통하여 지역사회주민의 흥미를 유발한다.

(2) 단점

- 제작에 특별한 기술이 필요하다.
- 내용이 복잡하거나 긴 경우에는 부적합하다.
- 장기적으로 게시할 수 있는 장소와 시설이 필요하다.

5) 방송

새로운 정보나 지역사회주민의 건강관리에 대한 교육이나 전달사항이 있을 때 방송을 활용할 수 있다.

(1) 장점

- 유인물과 같은 매체에 노출되지 않는 대상자에게 인기가 있다.
- 스피커를 통하여 나가는 소리는 축제 같은 행사에 참여하는 기분이 들도록 친근감을 주는 작용을 한다.
- 가장 빠르게 많은 대상자에게 전달할 수 있다.
- 권위 있게 인식됨으로써 대상자의 주의를 집중시킬 수 있다.

(2) 단점

- 시간이 지나면서 방송내용을 잊는다.
- 방송망의 활용이 번거롭다.

6) 인터넷

인터넷은 대상자의 필요에 따라 다양한 내용을 신속하게 탐색할 수 있으며 정보를 저장하고 관리할 수 있어 보건소 홈페이지 등을 통해 보건교육이나 홍보의 매체로도 활용이 가능하다.

(1) 장점

- 업무처리가 효율적이고 속도가 매우 빠르다.
- 정보를 저장 · 관리할 수 있다.
- 자료를 송신하거나 다른 자료를 수정 · 보완하여 활용할 수 있다.

(2) 단점

- 기기의 초기 구입비용이 높으며, 활용기술과 능력이 없으면 사용 효율이 떨어진다.
- 인터넷상의 무분별한 자료에 여과 없이 노출되기 때문에 잘못된 정보에 노출될 위험이 있다.
- 사생활보호, 기밀보호 등 정보보호의 문제를 안고 있다.

7) SNS 메신저

(1) 장점

- 빠른 시간 내에 많은 대상자에게 필요한 정보를 신속하게 전달할 수 있다.
- 컴퓨터 활용에 대한 기술 없이도 사용이 가능하며 대상자들의 다양한 의견을 들을 수 있다.

(2) 단점

- 잘못된 정보에 대한 파급효과가 크다.
- 정보에 대한 판단력 부재, 정보보호의 문제 등을 가지고 있다.

6. 주민참여

1) 주민참여의 의의

일반적으로 참여란 이해당사자들이 자신들에게 영향을 미치는 의사결정과 선택에 영향을 주거나 통제를 공유하는 것을 말한다. 따라서 주민참여(community participation)는 주민에게 영향을 줄 수 있는 결정이나 계획에 대해 주민이 개입할 수 있는 기회를 제공하여 결정이나 계획에 영향을 미치도록 하는 과정으로(Glass, 1979), 사회개발지역이나 보건분야에서 많은 관심을 받고 있는 개념이다. 이때 보건의료정책결정에서 주민이란 전통적인 의사결정자 이외의 일반주민으로 서비스 제공자가 아닌 비전문가 등을 의미한다(Charles & Demaio, 1993). 넓은 의미의 주민참여는 지역보건사업의 역사와 함께 시작되었다고 할 수 있다(예: 감염병 퇴치를 위한 예방접종사업 등). WHO(1987)에서는 보건의료에서의 주민참여를 '모든 사람이 보건의료계획 및 수행에 개인적 · 집단적으로 참여해야 할 권리와 의무를 갖는 것'으로 규정하면서 주민참여의 중요성을 강조하였고, 지역사회보건사업에서도 대상자나 주민의 참여를 강조하기 시작하였다. 건강증진을 위한 제1회 오타와국제회의(1986)에서 대상자 참여를 위한 지역사회역량을 강화하였으며, 스웨덴 순스발(Sundsvall)에서 개최된 3차 회의(1991)에서는 지속가능한 개발과 주민참여, 4차 인도네시아 자카르타(Jakarta)에서 열린 회의(1997)에서는 범지구적 도전에 따른 새로운 팀워크와 민간부문 참여를 확대하여 주민참여를 강조하였다. 이와 같은 주민참여의 의의는 다음과 같다.

- 지역사회보건사업에 주민이 적극적으로 참여할 수 있어 사업수행의 성공 가능성이 높아진다.
- 보건사업 관련 행정공무원, 지역사회간호사 등에게 그 지역에서 필요한 수요를 직접 전달할 수 있다.
- 지역사회의 공동운명체를 강화시켜 다른 개발활동에도 참여의욕을 높이게 된다.
- 주민참여를 통해 정부정책이나 관련 기관의 사업내용을 직접 전달할 수 있으므로 사업진행의 이해도를 높일 수 있다.
- 사업과정 중 예기치 못한 변화가 발생했을 때 주민의 이해를 얻을 수 있다.

2) 주민참여의 형태

(1) 개별적 참여와 집단적 참여

개별적 참여는 보건사업에 대한 개인적 관심에 따라 참여하는 것이고, 집단적 참여는 그 지역의 자생적 또는 비자생적 조직을 통해 참여하는 형태로서 그 집단의 이해관계와 관련이 있다. 즉, 어떤 목적을 위해 구성된 집단이 목표달성을 위하여 함께 노력하는 것이다.

(2) 참여동기에 따른 분류

참여동기에 따른 지역사회주민참여 형태를 WHO에서는 강요된 참여(compulsory participation), 유도된 참여(induced participation), 자발적 참여(voluntary participation)라는 세 가지 형태로 분류하였다. 강요된 참여는 보건사업에 필요한 인력과 사업비를 주민 스스로의 의사에 따르기보다 전체적인 계획에 따라 강제적으로 동원하는 것이다. 이러한 형태의 지역사회참여는 흔히 동원(mobilization)으로 표현되는데, 지역사회참여의 내용을 결정하는 것에 지역사회주민의 의사보다도 보건사업의 행정적 필요가 우선시된다. 유도된 참여는 보건사업에서 가장 흔히 나타나는 참여의 형태로서 사업의 의사결정과 시행과정에서 주민의 실질적인 참여는 배제된 채 보건사업으로부터 일정한 반대급부(보상제)를 약속하고 참여를 유도하는 것이다. 그 대표적인 사례로 과거 ○○도의 A군에서는 영구불임 시술자에게 1인당 보상금을 50만 원 지급하고, 그 자녀에 대해서는 간염 예방주사를 무료로 접종해 주며, 자궁 내 장치 시술자의 경우 자궁암 검진을 무료로 실시해주는 정부의 가족계획사업이 시행되었다. 자발적 참여는 사업의 계획 및 운영에 참여하는 것으로 주민들이 지역사회 문제를 해결하기 위해 행동을 같이 하고, 지원을 하는 데 있어서 주민이 일정수준의 책임을 갖고 주도적 활동을 하는 것을 의미한다. 자발적 참여는 보건의료체계의 관리나 사업의 내용 결정에 주민이 주도권을 가지는 경우로, 지역사회참여의 가장 이상적인 형태이다.

(3) 참여결과에 따른 분류

참여결과에 따른 지역사회참여의 구분에는 실질적 참여와 형식적 참여가 있다. 실질적 참여는 보건사업계획과 조정과정에서 지역주민의 의사를 반영하는 경우로 주민참여의 이상적 형태로 내세우지만 지역사회주민들은 보건사업계획과 조정과정에 대한 참여에서 소외되고 실질적 참여인 사업시행과정에 대한 참여에만 머무르는 경우가 많다(Brownlea, 1987). 따라서 보건사업의 시행과정뿐만 아니라 보건사업의 계획 및 조정과정에서 지역주민의 의사가 얼마나 반영되었는가에 따라 형식적 참여인지 실질적 참여인지를 구별하게 된다.

3) 주민참여의 활성화 방안

(1) 정보의 공개와 홍보

지역사회주민들이 참여할 수 있는 다양한 통로를 활성화 한다. 즉, 전시회, 포스터, 벽보, 방송, 마을신문, 진료소 소식지 등을 이용하여 주민참여를 위한 정보를 제공하고 홍보한다.

(2) 여론의 정확한 수집 및 처리

국민이 가지고 있는 여론을 직접적 청취방법을 최대한 이용하여 주의 깊게 들을 뿐만 아니라, 대상자의 기분이나 비형식적(informal)인 대화에도 주의를 기울인다. 여론의 정확하고 다양한 자료수집을 위해 설문조사, 조직적 면접, 공청회 등을 이용할 수 있다. 수집된 여론을 정확하게 기록, 분석하여 누락되는 것이 없도록 처리한다. 미결된 사항을 추적하여 관리하고 처리된 결과에 대해서 회신하되, 처리되지 못한 사항에 대해서는 사유와 대안을 회신한다.

(3) 위원회의 활성화

실질적인 주민참여가 이루어지기 위한 위원회는 주민대표로 구성되어야 하고 지역사회 내의 각 집단별 대표성이 확보되어야 한다. 위원회의 구성원이 정해지면 다음으로 이들

간의 뚜렷한 권한, 의무, 책임한계 등을 명문화하고 의사결정의 전달통로를 정하기 위해 위원회를 조직한다.

위원회의 활성화를 위해서는 초기단계에 구성원 각 개인의 목적과 그룹의 목적을 명료화하는 것이 필요하다. 구성원들이 서로 자신의 배경, 처한 상황, 문제해결 능력에 대한 다양한 정보를 주고받으며 상호작용을 시작할 때 지역사회간호사는 그들의 생각과 느낌을 지지하고 참여를 유도하며 정보를 제공하고 문제를 명료화하도록 돕고, 효과적인 조직에 대해 제안하는 등의 역할을 통해 위원회를 활성화할 수 있다.

위원회의 상호작용을 통한 활동은 평가를 거쳐 다시 계획에 반영되어야 하며, 이러한 과정이 가시화됨으로써 주민들에게 나타나도록 한다.

(4) 자생적 주민조직의 활용과 조직

기존 조직 중에 주민참여를 활성화할 수 있는 조직에는 어떤 것이 있는지 파악하여 활용하는 것과 새로운 위원회를 조직하는 방법이 있다. 특성별(청소년회, 부녀회, 개발위원회), 목적별(친목조직, 경제조직, 봉사조직), 기능별(공공조직, 종교조직, 민간조직) 조직이 각 과정의 성격에 따라 효율적으로 참여하게 된다.

(5) 다른 지역과의 경쟁관계 유발

우리나라는 지역별 소속감이 강하기 때문에 타 지역사회와의 선의의 경쟁을 유발시켰을 때, 주민참여를 확대시킬 수 있다.

(6) 사회지도층의 적극적 참여

지역의 지도층에 해당되는 지식인, 유지, 공식 지도자들이 항상 주민들과 협력관계를 유지하고 지역사회주민 입장에서 지도력을 행사하면 주민참여를 적극적으로 유도해 낼 수 있다.

(7) 보건요원 양성 및 배치

지역사회주민과 보건사업 실행기관의 이해관계를 종합적으로 조정할 수 있는 보건요원을 양성하여 적재적소에 배치한다.

(8) 주민의식과 자질 고취

지역사회주민들이 역할극이나 흉내내기 놀이 등에 참여하는 경험을 통하여 무엇이 문제인지, 문제가 얼마나 심각한지, 어떻게 해결할 수 있는지 스스로 생각하고 인지할 수 있는 기회를 제공할 수 있다. 또한 바른 주민참여는 비현실적인 요구나 건의가 아니라 공동의 관심사를 가지고 해결책을 찾아 스스로 실천하는 것임을 교육할 수 있다.

(9) 지역사회 역량 구축

지역사회 역량 구축은 지역사회 내의 개인, 조직, 기관 등의 관계망이 연합되어 기능하는 다차원적이며 역동적인 과정으로, 지역사회의 모든 가능한 자원을 개발하고 활용하여 건강에 대한 자조능력을 키우고 강화해 나가는 것이다. 이와 같은 지역사회 역량 구축을 통하여 지역사회주민과 각종 지역단체나 조직은 건강관리서비스와 사회복지서비스의 의사결정과정에 직접 참여하여 지역사회주민의 건강증진과 삶의 질 향상에 기여할 수 있다.

(10) 지역사회간호사의 개발: 지식, 기술, 인격의 조화

지역사회참여를 유도하기 위해서는 지역사회간호사 자신의 리더십, 의사소통의 기술, 인간관계 형성, 조직행동 등에 대한 지식과 훈련된 기술을 갖추고 바른 인간관과 직업관을 겸비해야 한다.

4) 주민참여의 문제점과 장애요인

(1) 문제점

① 사업의 전문성과 능률성 저하 가능성

일방적인 관리자의 의사결정과 전달에 비해 주민참여 시 의사결정의 과정이 복잡해 능률이 떨어질 수 있다. 또한 전문적 견해가 부족한 주민들의 의사결정으로 인해 전문성이 저하될 수 있다.

② 시간과 비용의 소모

지역이 당면하고 있는 문제발굴에서부터 이에 대한 해결방법을 도출하기까지 주민참여과정은 상당한 시간투자와 비용소요가 있을 수 있다.

③ 지엽적 견해의 조장

편협한 사고를 가진 지도자가 참여하여 자신의 주장만 내세워서 회의를 이끌어간다거나 문제도출을 하거나 문제해결 방법을 모색할 경우 편협한 의견만이 받아들여질 가능성이 높다. 이때에는 회의를 주관하는 리더가 있어서 회의를 이끌거나 아니면 제시된 주장에 대하여 깊이 있는 토론이 이루어져서 합의된 의견제시에 따라야 할 것이다.

④ 책임회피 또는 책임소재의 불분명

지역사회간호사는 당면한 문제의 선택과 이를 해결하는 수단이나 방법의 선택, 문제해결과정에 있어서 잘못되었거나 다른 방향으로 흐를 때의 책임소재를 명확하게 하는 것이 중요하다. 여기에서 지역사회간호사는 변화 추진자로서 지역사회주민이 변화를 받아들이고 스스로 변화하여 발전을 꾀하는 데 앞장서도록 이끄는 역할을 수행해야 할 것이다.

⑤ 주민의 참여회피 경향

지역사회주민이 사업에 대한 무관심으로 참여를 회피할 가능성이 있다.

⑥ 사용전략의 문제

지역사회주민들이 너무 극적이거나 호전적 또는 급진적인 방법이나 수단을 택하는 경향이 있다.

(2) 장애요인

① 지역사회의 다양성과 내적 분화가 대변될 수 있는 집단별 대표성의 부족

지역사회는 다양한 가치가 혼재되어 있고 집단에 따라 필요한 욕구가 다르다. 지역사회의 필요 욕구는 더 큰 사회체계에서 생성되기도 하고 규정받기도 하므로 지역사회의 사회계층별, 성별, 연령집단별, 지역별, 직업별 대표성이 확보되지 않은 그룹 활동은 지역사회의 실질적 참여에 장애요인이 된다.

② 관료주의

주민참여에 대한 관료주의적 장애요인은 첫째, 보건사업의 계획 · 조정 · 평가과정이 제공자에 의해 독점되고 있어 예산배정 · 역할분담 등 주요 의사결정과정에서 지역사회주민은 소외되고 단지 시행과정에서의 참여만 수용된다는 점이다. 둘째, '보안'을 이유로 보건행정과정에 대한 정보를 독점하여 지역사회참여를 방해한다.

③ 보건행정가, 보건의료인의 동기화와 태도의 부족

전문성을 가진 보건행정가나 보건의료인은 지역사회참여가 이루어지면 업무량이 증가하고, 오히려 지역사회주민들과 분쟁의 소지가 커지며 주민의 요구사항이 많아지기 때문에 보건의료인은 주민 참여에 대한 태도가 냉담할 수 있다.

④ '의료전문주의'의 문제

의료인이 보건의료의 제공체계와 지식을 독점하고 의료 내부 문제에 대한 외부의 관여를 배제하며, '주민은 보건의료에 대해 무지하다'는 편견을 가지는 것은 지역사회참여의 장애요인이 될 수 있다.

⑤ 제도적 장치의 부족

보건사업의 의사결정과정(우선순위의 결정, 자원분배의 결정, 역할분담의 결정)에도 지역사회주민이 참여할 수 있는 제도적 장치가 필요하다.

⑥ 주민의 참여역량 부족

지역사회주민이 스스로 어떤 일에 있어서 얼마만큼 또는 어떤 것을 위해서 참여해야 하는지에 대한 인식이 부족하거나 당면한 문제에 대하여 잘 알지 못할 때 참여가 제대로 이루어지지 않는다. 또한 자신의 생각이 옳다고 표현을 못 하거나 회의 시 자신의 의견에 대한 발언권 행사를 할 줄 모르는 사람이 많아 비공식적 회의를 통하여 서로 의견을 교환하는 것에서부터 시작하여 의견의 일치를 가져오는 방법을 시범적으로 운영하여 주민참여를 활성화해야 할 것이다.

제2절 사례관리

1. 사례관리의 개요

사례관리의 정의를 알아보고 우리나라의 건강관리 전달체계에서 이루어지고 있는 사례관리 사업 중 간호영역에 참여하고 있는 사업을 중심으로 목적과 유형을 기술하였고, 질병중심의 사례관리로 변화하는 현실에 대해 고찰한다.

외국과 우리나라의 사례관리 역사와 국민건강보험공단과 보건기관에서 실시되는 사례관리의 내용을 학습하여 적용한다.

1) 사례관리의 정의

사례관리(case management)는 사람 중심이고, 이상적으로 모든 사람에게, 특별히 환자에게 이익이 되는 방법을 추구한다. 반면에 Managed care는 체계 중심이고, 건강보험계획과 구성원의 이익을 관리하는 데 중점을 두는 것으로 사례관리를 하는데 있어서 협상이 이루어진다.

표 6-1 사례관리와 사례관리자의 정의

학자	정의
CMSA (Case anagement Society of America)	사례 관련 서비스는 사람들의 건강이 더 나아지고 그들의 건강 관련 목적을 성취하는 데 있어서 상호 동의하는 해결책을 발견하는 것에 방해될 수 있는 문제점들이나 장애물을 확인할 수 있도록 건강관리 전문가들이 제공하는 서비스이다. (http://solutions.cmsa.org/acton/fs/blocks/showLandingPage/a/10442/p/p-0003/t/page/fm/0)
ACMA (American Case Management Association)	• 미국사례관리협회의 사례관리에 대한 공식 정의(2002. 11) 병원/건강관리체계에서 사례관리는 환자, 간호사, 사회사업가, 의사, 다른 실무자들, 보호자와 지역사회가 포함되어 있는 공동실천모델이다. 사례관리 과정은 효과적인 자원조정을 통한 연속선상에서 의사소통과 관리를 용이하게 하는 것이다. 사례관리의 목적은 환자가 자기결정의 권리와 균형을 맞추는 적절한 자원활용과 관리의 접근, 적정한 건강을 성취하도록 하는 것이 포함된다. (http://www.acmaweb.org/section.aspx?sID=4)
CMSA (Case Management Society of America)	사례관리자는 개인과 가족들의 질병과 상해를 이해하기 위해 함께 활동하게 되는데, 그것은 개인 · 가족이 임상 팀과 함께 참여하고 가능한 최선의 결과에 도달하기 위한 치료계획과 과정을 따르기 위해서 필요한 것이다. (http://solutions.cmsa.org/acton/fs/blocks/showLandingPage/a/10442/p/p-0003/t/page/fm/0)

사례관리와 사례관리를 수행하는 사례관리자에 대한 정의를 정리해 보면 표 6-1과 같다.

2) 사례관리의 역사

미국의 사례관리 역사의 발전과정을 요약해보면 표 6-2와 같다. 미국에서 사례관리가 중요하게 대두된 이유는 건강관리 비용이 미국 GDP의 1/7에 달하게 되고, 건강관리전달체계의

표 6-2 미국 사례관리 역사의 발전과정

연도	세부 내용
1900년대 초	공중보건간호사와 사회사업가가 조정한 서비스를 공중보건분야에서 제공
1920년대	정신과 전문의와 사회사업가가 장기적인 만성질환에 중점을 두고 지역사회환경에서 외래환자를 관리
1930년대	공중보건 방문간호사가 지역사회 기반 사례관리 접근방식을 환자간호에 적용
1940년대	Liberty Mutual보험사에서 근로자 보상계상의 비용절감을 위해 가정사례관리 · 재활을 서비스로 적용
제2차 세계대전 후	제2차 세계대전 후 보험회사에서 간호사와 사회복지사를 채용하여, 전쟁에서 복합 손상을 가진 채 돌아온 병사들을 여러 전문분야의 중재를 통해 돕도록 함
1960년대	노동자 보상에 중점을 둔 보험회사가 발전하고, '업무복귀'에 중점을 둔 사례관리프로그램이 시행됨
1970년대	Medicaid와 Medicare 시범사업으로 지역사회 케어분야에서 사회사업가와 휴먼서비스 전문가에 의해서 서비스가 조정됨(건강과 인간/의료와 사회서비스)
1978년	'Older Americans Act'에서 'Area Agency on Aging'를 통해서 노인환자들을 위한 사례관리서비스의 이용을 인정
1980년대	비용 조절에 주된 관심을 두고 심각한 질환 또는 손상에 대한 사례를 관리함
1980년대 중반	급성기 케어 분야에서 사례관리프로그램이 간호선제로 주류가 됨
1990년대	병원기반사례관리 프로그램이 다학제적 특성을 갖게 되고 다른 케어분야로도 확대됨
1990년대 이후 2000년대 초	사례관리가 건강관리연속체와 대부분의 건강서비스조직을 포괄하게 됨.사례관리자의 역할은 간호사, 사회사업가, 물리치료사, 직업재활상담가, 약사, 의사를 포함한 다양한 건강관리전문가에 의해서 수행됨
2009년	1990년대 이후에는 사례관리자 수가 10만 명 이상으로 증가하고, 1/3은 사례관리 인증을 받음

출처: Suzanne K. Powell & Hussein A.Tahan (2010). Case Management ; A Practical Guide for Education and Practice. Lippincott Williams & Wilkins. p.6

변화와 돌봄을 위한 지원이 요구됨과 동시에 새로운 보완적 약품 사용에 대한 제한관리의 필요성이 증가하고, 건강관리 결과의 중요성과 책임에 대한 논의가 이루어졌기 때문이다.

오늘날 건강관리체계를 변화시키는 방법으로 재정 · 관리 · 서비스 제공의 통합을 제시하고, 인구집단의 건강을 증진시키기 위해서 이 세 가지 요소의 통합이 중요하다고 보았다. 이러한 통합된 체계를 통해 제공되는 인구집단의 건강관리는 필수적이며, 건강증진으로부터 질병예방, 급성기와 아급성기의 돌봄, 여러 분야가 협력하는 돌봄으로까지 확대되고 있다(Arthur J. F. & Sheldon R. G., 2004).

중요한 것은 의료서비스 비용을 통제하면서도 서비스의 사용횟수와 질의 향상을 도모하여 건강결과를 향상시키는 다소 상반된 요소를 갖고 있다(Frankel & Gelman, 2004)는 점인데, 선진국인 미국은 이미 사례관리사회(Case Management Society of America, CMSA)가 조직되었다. 이 조직체는 사회와 진보적 사례관리, 즉 사례관리의 가치와 발전을 위해서 전문적인 사례관리 수요를 전개해 나가는 것을 지지하기 위한 사명을 가진 비영리적인 단체로서, 여러 전문분야의 학제적인 사례관리를 추구한다는 목적 하에 운영되고 있다.

미국간호협회(ANA, 2013)에서는 간호사가 사례관리활동을 하는 데 있어서의 역할(nursing case management)을 재정립하였고 미국간호사(RN)로서 자격을 취득하도록 규정하고 있다. 그리고 사례관리를 필요로 하는 개인, 기관의 요구에 적절한 사례관리를 수행할 수 있도록 지원하고 있다(http://www.nursecredentialing.org/).

또한 전미사회복지사협회(National Association of Social Workers)에서 지원하는 ACMA(American Case Management Association)에서도 병원과 건강관리전달체계에서 사례관리 활동을 할 수 있도록 간호사와 사회복지사들의 자격취득을 지원하는 협회활동이 이루어지고 있다.

3) 사례관리과정

사례관리과정은 학자마다 차이는 있으나, ANCC(American Nurses Credentialing Center)의 업무분석 틀에서 보면 영역은 사정, 계획과 협력, 수행 · 조정 · 연계, 교육, 옹호, 평가, 체계의 7개로 분류하고, 업무는 61개로 세분화하여 제시하고 있다. 또한 care management라는 용어와 혼용하여 사용하기도 하는데, NCOA(1988)에서는 이를 다섯 단계로 제시하였다. 첫째, 사정(assessment)단계로, 사례대상자로 선택이 되고 난 후에 시작되고 대상자에 대한 상황과 기능상태에 대한 심층적 정보를 수집하는 과정이다. 대상자의 기능적 수준과 손상정도를 신체적 · 인지적 · 사회적 · 정서적 차원에서 파악하여 문제나 요구가 있는지를 규명하고 마찬가지로 개인의 능력과 가족, 친구, 재정적 · 환경적 지지를 사정한다. 둘째, 계획단계로, 환자요구와 문제를 정리하고 현재의 지지체계에서 강화될 필요가 있는 서비스를 통합하는 계획을 수립한다. 셋째, 확인과 배치단계로 필요한 서비스를 명확하게 확인하여 배정한다. 넷째, 감시단계로 대상자의 상태와 상황 변화를 감시하고 배치된 서비스의 변화에 대해 감시한다. 다섯째, 재사정단계로 대상자의 요구를 정기적으로 확인하는 것이다.

CMSA는 사례관리과정을 6개로 구분하였다. 첫째, 사례를 선택하는데, 이때에는 사례선정 근거에 준해서 대상자를 선택하고, 세 가지 사항이 있을 경우에 선택할 것을 권고한다. 즉, 복잡한 의료적 문제나 동반질환이 있고, 복잡한 퇴원요구와 사회적 문제가 있을 경우이다.

둘째, 사정하거나 문제를 확인하고, 셋째, 사례계획을 조정하고 발전시키며, 넷째, 계획을 수행하고, 다섯째, 평가와 추구관리를 시행한다. 여섯째, 계속적인 감시와 재사정, 재평가과정으로 이루어진다고 밝히고 있다(표 6-3).

표 6-3 사례관리과정의 비교

ANCC(7)	NCOA(5)	CMSA(6)
사정	사정	사례 선택
계획과 협력	계획	사정/문제 확인
수행 · 조정 · 연계	확인과 배치	사례계획 조정/발전
교육	감시	계획 수행
옹호	재사정	평가와 추구관리
평가	–	감시/재사정/재평가
체계	–	–

또한 사례관리와 질병관리에 대해서도 과정을 제시하고 있는데, 첫째, 위험에 처한 대상자를 확인하도록 한다. 이때 기준을 적용하여 고위험 대상자를 선별하는 데 자료를 활용하고, 병원과 외래이용 패턴, 약 자료, 배상 청구와 결제자료, 인구집단이나 특별한 대상자에 대한 사례관리의 지식이 필요하게 된다. 둘째, 대상자와 환자에 대한 평가와 사정이 이루어지는데, 심리사회적 문제 · 경제적 문제 · 개인적 동기요소들 · 적절한 자가관리행동 능력장애 · 질병 특이적 임상 상황(신체적 증상과 증후, 지식부족), 대상 질환상태의 심각성 사정, 이용 가능한 건강관리 이익 등을 사정해야 한다. 셋째, 질병관리계획을 조정하고 발전시키고, 넷째, 질병관리계획을 실행에 옮기고, 다섯째, 평가 즉, 결과를 측정하는데, 임상적 결과, 환자/제공자 만족도 같은 인간적 결과, 질적 지표를 사용한 재정적 결과를 확인하는 것이다.

또한 효과적인 사례관리 수행을 위해서 필요한 지식의 영역을 여섯 가지로 구분(CCMC, 2005)하는데, 사례관리 개념, 사례관리 원리와 전략, 심리사회적 · 지지적 체계, 건강서비스 관리와 제공, 건강서비스 보상, 직업적 개념과 전략으로 제시되기도 한다.

사례관리는 모든 건강관리분야에서 이루어지지만, 네가지 요소에 근거하여 복잡성과 포괄성의 수준이 실무에서 차이가 있다.

① 간호사, 사회복지사, 의사, 재활상담가와 같은 실무전문가
② 급성기케어부터 재활분야, 예방과 웰리스영역
③ 건강상태와 서비스 요구수준
④ 변제자원(reimbursement resource)

사례관리자가 활동하는 분야는 다양하다. 병원, 전문병원이나 지역사회기관, 사기업, 보험프로그램, 정부지원 프로그램, 사례관리기관, 노인서비스, 장기요양서비스, 호스피스와 완화서비스, 의료기관중심 서비스, 생활설계분야, 질병관리 등이 있다.

2. 우리나라의 사례관리

1) 건강보험 가입자를 위한 적정의료이용 방안으로서의 사례관리

우리나라의 사례관리는 국민건강보험 재정안정을 위한 대책의 하나로 비용절약적인 의료이용 유도, 즉 합리적 의료이용 유도를 위한 방안을 모색하면서 도입되었다. 대상 질환은 외국의 사례관리사업에서 효과가 있다고 알려진 고혈압, 당뇨병, 뇌졸중에 이어 관절염을 대상으로 개발되어 수행되었다. 사업의 연혁은 2002년 7월 국민건강보험공단 전국 15개 지사에서 2명의 사례관리사를 배치하기 시작하여, 2005년 3월 104개 지사에 사례관리담당자 139명을 배치하고, 2006년 3월 전 지사로 확대 배치 · 운영하였다.

사례관리사업의 개발 당시에는 질환관리(disease management)에 초점을 두었는데, 질환관리의 경우 그 질환에 대해 대부분 알려져 있고 근거중심적으로 질환 프로토콜 개발이 용이하며, 결과를 측정하기가 용이한 질환이 적합한 것으로 판단하였다(국민건강보험공단, 서울대보건대학원, 2003).

이는 이미 1995년 Senior NHS manager 대상조사에서 질환선정의 6가지 원칙으로 항목이 도출되었으며(Hunter & Fairfield, 1997), 그 내용은 다음과 같다.

- 지역에서의 높은 유병률
- 1차, 2차 진료를 포함하는 보건의료에서 통합된 지침과 체계가 요구되는 경우
- 치료비용이 높은 경우
- 지침을 개선시켜야 할 필요성이 있는 경우
- 최선의 처치에 대한 확실성이 부족한 경우
- 환자의 결과를 호전시켜야 할 필요성이 있는 경우

또한 질환관리 프로그램의 목표가 되는 질환상태(Reeder, 1999) 자료도 제시된다.

- 만성질환이 있는 상태에서의 고비용의 급성질환
- 비용이나 처치의 편차가 큼
- 유병률이 높거나 삶의 질에 영향을 미치는 바가 큼(실직이나 결근)
- 질환의 경과가 알려져 있음
- 현실적으로 집중적 중재를 통하여 질병과정을 변화시킬 가능성이 있음
- 질환에 대하여 대안적 치료와 중재방법(alternative treatment and interventions)이 있음

2) 국민건강보험공단의 만성질환관리제 건강지원서비스: 특정질환자 사례관리

우리나라 주요 만성질환인 고혈압, 당뇨병 환자를 위하여 2012년부터 의원급 만성질환관리제 건강지원서비스를 건강보험공단에서 주도하여 시범사업을 시행하고 있다. 의원급 민간의료기관과 보건소와의 연계를 강화하여 전문인력이 있는 보건기관과의 협력을 통해 사례관리의 범위와 역할을 명확히 하는 방향을 모색하고자 하였다.

이 사업은 의원을 이용하는 고혈압, 당뇨병 환자의 건강을 증진시키고 의료기관 기능재정립 차원에서 1차 의료를 활성화하기 위한 제도로써 의원을 이용하는 만성질환자에게 진찰료 본인부담을 경감하고, 추가적으로 건강지원서비스를 제공하는 것이다.

대상자는 의원 외래진료자 중 본태성고혈압(I10) 환자와 인슐린-비의존당뇨병(E11) 환자이며, 의원에서 질환관리 의사를 밝힌 후, 다음 진료부터 고혈압 또는 당뇨병 진료 시 진찰료 본인부담을 30%에서 20%로 경감해 주며 건강보험공단에 별도로 건강지원서비스(건강파트너)를 신청하면 제공하도록 되어 있다. 건강지원서비스는 문자발송서비스, 혈압 기대여, 혈당기 대여, 건강관리책자 제공, 개별건강상담, 교육서비스 등을 포함하고 있었다.

현행 만성질환관리제 건강지원서비스는 제도 시행기간이 비교적 짧음에도 불구하고 건강보험 빅데이터를 이용한 효과를 확인한 결과, 만성질환관리제 및 건강지원서비스에 참여한 경우, 외래 진료 지속성 및 투약 순응도에서 참여하지 않은 환자군에 비해서 유의미한 효과가 있었다. 이를 근거로 의원급 만성질환관리제 건강지원서비스의 발전을 위한 방향은 첫째, 건강지원서비스 참여 및 이수율 향상을 위해 건강지원서비스 참여자에게 인센티브를 제공하고, 둘째, 현행 만성질환관리제 급여제고 대상자를 고혈압(I10), 당뇨병(E11)의 대상자로 국한된 범위를 확대할 것을 제안하였으나, 만성질환관리제의 급여 범위 확대 시 개별 중재 전략에 대한 근거가 필요하며, 의료 이용량 변화, 재정적 절감, 삶의 질 향상에 대한 근거가 부족함을 지적했다. 셋째, 만성질환관리제의 참여를 향상시키기 위해서 1차 의료 활성화를 위해 1차 의료기관을 대상으로 '만성질환관리 교육 인증제도'가 실시되고, 넷째, 만성질환관리를 위한 장기적인 방안으로 지역사회자원을 연계한 만성질환 통합서비스 제공의 체계 확립이 필요하며, 현재 우리나라에서 만성질환관리가 지역사회 및 1차 의료기관 간 연

계 없이 분절적, 분산적으로 이루어지고 있어서 지자체, 보건소, 의료기관이 연계한 만성질환관리 통합 서비스 제공 모델 개발을 제안하였다.

표 6-4 우리나라 의료급여 사례관리사업 연혁

연도	내용
2003	의료급여사례관리 시범사업 운영, 전국 32개 시 · 군 · 구청에 의료급여관리요원 32명 배치
2004	의료급여사례관리사업 80개 시 · 군 · 구로 확대
2005	의료급여사례관리사업 150개 시 · 군 · 구로 확대
2006	의료급여사례관리사업 전국 234개 시 · 군 · 구로 확대
2007	의료급여관리사 439명으로 확대 배치 의료급여사례관리사업지원단 설립(보건복지부훈령 189호) 의료급여텔레케어 시범사업 실시(13개 시 · 군 · 구에 센터 개소) 의료급여사례관리 입력 전산시스템화
2008	의료급여관리사 499명으로 확대 배치 의료급여종합통계시스템에 사례관리 자료 통계 구축
2009	군별 사례관리 기간 및 서비스기준 도입 사례관리대상자 요구성과지표 도입 의료급여텔레케어 시범사업 종료
2010	의료급여관리사 570명으로 확대 배치(시도 의료급여관리사 포함) 장기입원사례관리 도입, 현장실무교육 도입, 의료급여관리사 개인별 성과평가제 도입, 맞춤형방문건강관리사업과 서비스 연계체계 구축
2011	사례관리사업 법적근거 마련: 의료급여법 제5조의2 장기입원사례관리 전산시스템 개발, 지역사회투자서비스사업과 연계사업 시범 운영, 정신보건사업과 서비스 연계 구축
2012	의료급여관리사 자격 및 업무 등 법적 근거 마련: 의료급여법 시행규칙 개정 질적 사례관리 접근전략 도입(집중관리군) 지역사회투자서비스사업과 연계사업 확대 실시 장기입원 적정성관리 연계사업 시범운영
2013	장기입원사례관리–심사연계 사업 확대 실시
2104	요양병원 입원자 사례관리 시범운영
2015	요양병원 입원자 사례관리 실시 집중관리군 사례관리 전산시스템 개발
2016	의료급여수급자 의료이용 실태조사
2017	의료급여관리사 636명으로 확대 배치

단계	내용
대상자 선정	• 신규 의료급여수급자 전체 명단 확보 – 보장기관 자격관리 담당자로부터 명단 확보 – 행복e음 통해 명단 조회
관리계획 수립	• 의료급여제도 안내문 및 리플릿 준비 • 보장기관의 특성을 고려하여 횟수, 내용, 방법 등 교육 계획
수행	• 서신: 제도 안내문 및 리플릿 발송 • 교육: 의료급여제도, 보건복지서비스 이용방법 등 안내 • 방문 및 전화: 복합만성질환자 등 우선순위 대상자 중 외래과다
평가 및 종결	• 사례 관리 기간(1개월) 도래 시 종결 • 추후 모니터링 필요 여부 등 평가
종결 후 계속 관리	• 종결 후 계속 관리가 필요할 경우 모니터링 실시 • 해당분기 이후 군 분류하여 사례 관리 실시 ※동일분기 내 재개입하여 관리하지 않도록 주의

그림 6-1 의료급여 사례관리 업무 흐름도

그러나 실제로 1999년부터 시행된 방문건강관리사업은 현재 전국 252개 보건소에서 실시하고 있는 사업으로 만성질환자가 대상자로 선정되도록 되어 있고, 지역적으로는 의원급 기관과 연계하여 만성질환관리 고위험군을 선별하여 치료의 지속성을 높이고, 합병증 예방을 위한 노력도 이루어지고 있다. 기존의 사업과 의원급 만성질환관리사업 중 건강지원서비스는 특별히 만성질환의원급 기관이나 건강보험공단에서 환자가 건강지원서비스를 선택할 수 있는 정보를 적극적으로 제공하고, 환자가 선택할 수 있는 기회를 확장하는 기관의 적극적인 참여와 협력으로 성과를 기대할 수 있는 정책이라고 할 수 있다. 건강지원서비스를 사례관리 서비스라고 해도 무방하며 대상자에게 필요하다고 판단하여 건강서비스 제공기관이 준비한 서비스를 선택할 수 있도록 서비스 전달체계를 확립하는 것으로 이해할 수 있다. 국민의 건강요구가 변화하고 이에 필요한 서비스가 새롭게 지원되는 좋은 예라고 할 수 있다. 그러나 국민의 서비스 요구에 맞는 다양한 서비스를 제공하는데 보건의료전문가의 참여가 이루어질 수 있고, 이를 통해서 협력할 수 있는 체계도 구성해 나가는 후속조치가 필요하다고 본다.

최근 이러한 요구를 반영한 결과로 다양한 보건의료 전문인력이 참여하고 관련된 기관 간 협업으로 본격적인 사업 추진을 위해 질병관리본부, 국민건강보험공단, 건강보험심사평가원, 한국보건의료연구원, 한국건강증진개발원이 중심이 되어 만성질환관리 추진단을 구성하고 만성질환관리 사업의 성공적 확산과 1차 의료의 질 제고를 위해 ① 1차 의료 활성화 정책 개발 및 시행 ② 국민, 의료계 등과 상호 협력 · 소통기반 정책 추진 ③ 지역의 다양한 자원 연계 · 공유 시스템 구축 지원 등을 위해서 각 참여기관이 협력하여 기관의 역할을 다하고 적극 지원하는 방향을 설정하고 있다.

3) 의료급여 사례관리사업

우리나라의 의료급여 사례관리사업은 「의료급여법」 제5조의 2(사례관리: 보건복지부장관, 특별시장 · 광역시장 · 도지사 및 시장 · 군수 · 구청장은 수급권자의 건강관리능력 향상 및 합리적 의료이용 유도 등을 위하여 사례관리를 실시할 수 있다)에 근거하여, 의료급여수급권자의 삶의 질 향상과 적정 의료 이용을 목적으로 수급자의 욕구를 사정하고, 건강상담 및 필요한 정보를 제공하는 일련의 과정으로 정의하고 있다.

이 사업의 목적은 수급권자의 자가 건강관리 능력 향상, 합리적 의료이용 유도, 지지체계 구축을 통하여 건강한 삶의 질 향상과 의료급여 재정 안정화에 기여하는 것이다.

한국 내 사업의 필요성은 수급권자의 의료욕구에 신속히 대응하기 위해서 다빈도 복합상병을 가진 의료급여수급권자에게 밀착상담 및 관리가 이루어져야 하고, 수급권자에게 건강관리 정보를 제공하고, 지역사회 보건복지자원을 연계하여 지원한다. 또한 수급권자나 의료공급자의 합리적인 의료관행을 유도하고 의료급여 재정을 효율적으로 관리하기 위함으로 미국의 Managed care의 중점목표와 유사하다.

우리나라의 의료급여제도는 지난 30년간 적용대상과 급여범위를 확대하여 왔지만 매년 20% 이상 의료비의 급증에도 불구하고 수급권자의 복합적인 보건복지 요구를 충족하지 못했다는 평가 때문에 의료급여 수급권자의 보건의료서비스 요구에 대한 지속적이며 적절한 상담과 관리, 보건복지서비스 연계 등을 전문적으로 지원하는 의료급여 사례관리제도를 도입하게 되었다.

2003년 5월 의료급여 1종 수급권자의 삶의 질 향상과 의료급여 재정안정화를 위해서 28개 시 · 군 · 구에 의료급여관리사를 1명씩 배치하여 시범사업을 시작하였다. 그 후 2007년 '의료급여사례관리 사업지원단'을 설치하고 텔레케어(tele-care) 시범사업을 실시하여 전국적으로 확대 · 실시하고 있다. 2011년 '의료급여 사례관리 효과분석지표 개발' 보고서에 따르면 평균의료급여비와 평균의료이용일수가 감소하거나 증가율이 둔화되는 결과를 확인하였다. 이후 지속적으로 사업이 확대 · 보완되고 있다.

(1) 수행체계 개요

의료급여 사례관리사업에 대한 수행체계와 업무는 표 6-5와 같다.

표 6-5 의료급여 사례관리사업 수행체계와 업무

수행체계	담당업무
보건복지부 기초의료보장과	의료급여사례관리 사업방향 기획 및 사업운영 총괄
의료급여사례관리사업지원단	운영지원, 사업모니터링 및 평가, 교육, 연구지원 및 실태조사, 지침 및 제도 개선지원, 사업결과 통계분석 및 관리
시 · 도 의료급여 담당부서	자체 사업기획 및 예산확보, 지도점검 및 성과보고
시 · 군 · 구 의료급여 담당부서	자체 계획수립, 수행 및 평가
국민건강보험공단, 건강보험심사평가원	사례관리 관련 자료구축 및 의료이용 분석, 사례관리 대상자 통보, 의약품 정보 등 자료제공

출처: 보건복지부(2015). 2015 의료급여 사례관리 업무 매뉴얼. 건강보험심사평가원, 의료급여사례관리사업업무지원단. https://www.macmc.or.kr/page.do?pgmid=macm020102

(2) 의료급여관리사의 업무

의료급여관리사는 의료급여수급권자를 대상으로 보건 · 복지 · 의료에 관한 전문상담과 교육을 통하여 수급권자의 건강과 권익을 보호하고, 나아가 의료급여 재정 안정화를 도모하여 의료급여 발전에 기여하는 의료급여 전문가이다.

의료급여관리사의 자격 등(의료급여법 시행규칙 제2조의2 제1항)은 「의료법」 제2조에 따른 의료인으로서 의료기관에서 2년 이상 근무한 경력을 가진 사람으로 규정되어 있고, 의료급여관리사의 역할(의료급여법 시행규칙 제2조의2 제3항)은 수급권자의 건강관리능력 향상을 위한 교육 및 상담, 의료급여제도 안내 및 의료기관 이용 상담, 의사의 의료와 보건지도 및 약사의 복약지도에 대한 수급권자의 이행여부 모니터링 등 요양방법의 지도, 수급권자와 보장시설 등 보건복지자원과의 연계, 그 밖의 의료급여관리에 필요한 사항으로서 보건복지부장관이 정하는 사항으로 명시되어 있다. 이들은 17개 시 · 도청, 235개 시 · 군 · 구청에 소속되어 아래와 같이 관리군에 따라서 해당되는 사례관리 서비스를 제공한다.

- **신규수급권자 관리:** 의료급여법 제3조에 의하여 의료급여수급권을 최초로 취득한 자로서 1개월 이내인 자 또는 취득자 관리과정에 있는 자

표 6-6 의료급여 사례관리 대상자별 사례관리 기간 및 목표관리 횟수

<table>
<tr><th rowspan="2">분류</th><th rowspan="2">사례관리 기간</th><th colspan="4">목표관리 횟수</th></tr>
<tr><th>방문</th><th>전화</th><th>서신</th><th>집합교육</th></tr>
<tr><td>장기입원자</td><td>6개월</td><td>2회 이상</td><td>6회 이상</td><td rowspan="2">수시</td><td rowspan="2">–</td></tr>
<tr><td>고위험군</td><td>3개월</td><td>2회 이상</td><td>4회 이상</td></tr>
<tr><td>집중관리군</td><td>연중 관리
(12월 일괄종결)</td><td colspan="4">대상자 특성에 따라 자율 수행하되
고위험군 수행서비스 기준 이상 개입</td></tr>
<tr><td>신규 수급권자
(전체)</td><td>1개월</td><td>–</td><td>필요시 전화</td><td>1회 이상</td><td>분기별
1회 이상</td></tr>
</table>

출처: 보건복지부(2015). 2015 의료급여 사례관리 업무 매뉴얼. 건강보험심사평가원, 의료급여사례관리사업업무지원단.

- 고위험군 사례관리: 외래진료를 이용하는 의료급여수급자를 대상으로 부적정 의료이용 행태를 보이는 대상자를 선정하여 제도 안내, 의료이용 정보제공, 건강상담, 자원연계 등을 제공하는 일련의 과정
- 장기입원 사례관리: 입원진료를 이용하는 의료급여수급자를 대상으로 부적절한 의료이용 행태를 보이는 대상자를 선정하여 제도 안내, 의료이용 정보제공, 건강상담, 자원연계 등을 제공하는 일련의 과정
- 집중관리군 사례관리: 의료급여수급자 중 질병대비 불필요한 의료이용 또는 복합적 의료복지문제를 가진 대상자로서 단기간의 관리로는 의료이용행태가 변화되지 않고 지속적 관찰 및 개입으로 대상자 변화를 지지 · 지원하는 종합적 사례관리 활동

또한 의료급여 관련 부서, 보건복지서비스 제공기관 등이 참여하여 효율적인 사례관리사업에 대한 논의 및 문제 해결방안을 모색하기 위해서 유관 부서와 정기적 사례회의를 실시하는데, 대상자의 욕구 또는 복합적 문제를 유관기관과의 협력체계 구축 및 다각적인 접근을 통해 사례관리사업의 효율성을 도모하기 위해서이다.

(3) 자원연계활동

의료급여사례관리사는 대상자의 욕구, 건강상태, 생활환경 등을 종합적으로 사정, 파악하여 대상자가 필요한 서비스를 받을 수 있도록 지역사회 내 자원 및 서비스를 연계하도록 지침에 규정하고 있다.

타사업과의 적극적인 연계를 통하여 대상자에게 적합한 서비스를 제공함으로써 대상자의 건강수준 향상 및 사례관리의 사각지대 해소를 도모할 수 있다.

지역사회 내의 민간 복지기관이나 단체와 연계하여 제공되는 서비스일 경우에 자원연계의뢰서를 작성하는데, 자원연계 전 연계기관의 서비스 담당자와 구비서류 목록을 파악하고, 자원연계의뢰서 작성 시 주요 세부 의뢰내용을 기록하며, 연계기관이 요청할 경우 의료급여수급자에 대한 기본 정보를 제공한다. 「개인정보보호법」 제19조에 의거 신청인의 정보가 요청한 서비스 제공 목적 외에 사용되지 않도록 개인정보보호에 유의하도록 지침이 제시되어 있다. 연계되는 사업으로는 보건기관의 방문건강관리사업과 정신보건사업이 있다.

자원연계 대상자의 범위는 대상자 군별 분류와 관계없이 자원연계가 가능하고, 지속적인 관리와 서비스가 필요한 대상자를 연계한다. 방문건강관리사업 연계 대상자는 다음과 같다.

- 방문건강관리사업: 가정방문서비스 등 보건소 프로그램이 필요한 대상자
- 정신건강증진사업: 정신질환, 알코올 중독 등 전문적 상담 및 관리가 필요한 대상자
- 정신건강복지센터: 조현병(F20~F209), 양극성 정동장애(F31~F319)
- 중독관리통합지원센터: 알코올 사용에 의한 정신 및 행동장애(F10~F109)

연계는 대상자 자원연계 의뢰 양식에 의하여 방문건강, 정신보건센터 및 알코올상담센터가 설치된 해당 지역의 보건소를 통해 연계하여 회신 결과를 확인하고, 매월 1회 정기적으로 실시한다.

4) 보건기관 사례관리

(1) 보건소 방문건강관리 사업

보건소에서는 방문건강관리사업의 건강형평성 제고와 취약계층의 건강수명을 연장하기 위한 비전을 설정하고 취약계층의 건강인식 제고, 자가건강관리능력 향상, 건강상태 유지 및 개선을 목적으로 건강상태 인식 향상, 건강생활 실천 유도, 건강지식 향상, 정기적 건강문제 스크리닝, 증상 조절, 치료순응 향상을 위한 서비스를 제공하고 있다.

2015년도에는 기존의 맞춤형 방문건강관리사업이 보건소 통합건강증진사업 중 방문건강관리사업으로 포함되었다. 사업전략은 취약계층의 건강문제를 포괄적 · 적극적으로 파악하여 건강관리서비스 제공 및 연계를 실시하고, 외부 활동의 확대를 유도하는 것으로 생애주기별 건강관리와 맞춤형 서비스, 지역사회건강관리서비스를 활용함으로써 지역 주민의 보건소 접근 제한을 찾아가는 건강관리서비스로 대체하게 되었다. 그 중 맞춤형 서비스는 대상자에게 필요한 건강서비스를 제공하는데 보건소 내 간호사, 물리치료사, 치과위생사 등의 서비스제공인력이 가정을 방문하여 개인, 2~4인의 소그룹, 집단을

대상으로 건강문제 스크리닝, 건강관리서비스 제공, 보건소 내외 자원연계 등을 실시하도록 되어 있다.

건강문제는 생활습관과 대사증후군, 만성질환(4대 중증 질환) 예방 및 관리를 위해 건강면접조사표에 근거해서 확인하여 만성질환관리를 실시하는데 만성질환자(고혈압, 당뇨, 암, 심 · 뇌혈관질환 등) 중 한국건강증진개발원의 지침/교육/홍보자료를 기초로 하여 집중관리군, 정기관리군 및 자기역량지원군으로 분류하여 직접 방문하여 건강관리서비스 제공 및 보건소 내 · 외 기관 연계서비스를 제공하고 평가하도록 하고 있다.

단계	내용
1단계: 사례관리 신청 및 대상자 선정	• 사례관리 신청 • 맞춤형 사례관리 신청서 및 동의서 확보 • 대상자 선정 기준 부합 여부 심사 • 대상자 확정
2단계: 초기평가	• 초기평가서 작성 • 대상자 욕구 및 문제 사정
3단계: 실행계획 수립	• 목표 설정 및 실행계획 수립 • 필요에 따라 내부 또는 외부 사례회의 진행
4단계: 맞춤형 사례관리 서비스 제공	• 계획에 따른 서비스 제공 • 맞춤형 사례관리 지도 및 감독(슈퍼비전)
5단계: 단계평가(1/2/3차)	• 계획 달성 여부에 대한 단계평가(1/2/3차) • 평가결과에 따라 계획 수정이 필요한 경우 계획 조정
6단계: 1차 종결	• 목표 달성도 평가 • 1차 종결 및 맞춤형 사례관리 연장 여부 심사 • 1차 종결 또는 맞춤형 사례관리 연장 확정 • 만족도 조사
7단계: 사후관리 및 추적평가	• 1차 종결 이후 안정화 여부 점검(사후관리) • 사후관리에 대한 추적평가 • 재개입 필요성 여부 판단
8단계: 최종종결	• 사례관리를 위한 대상자와 담당자간의 모든 협력활동 종료

그림 6-2 단계별 맞춤형 사례관리 절차

국민건강증진법, 지역보건법, 보건의료기본법, 공공보건의료에 관한 법률에 근거한 사업이며, 대상자 선정 중에 노인장기요양등급 판정자는 제외하며, 서비스 요구에 따라 서비스지침과 메뉴얼을 기본으로 하여 해당서비스 제공 담당인력이 가정이나 기관을 방문하여 서비스를 제공하는데, 방문간호 인력이 관리자로서의 역할을 수행하고 있다. 보건기관의 방문건강관리 서비스 외의 서비스가 필요한 경우, 즉 의료급여 사례관리, 복지서비스(통합사례관리)인 행복e음(상담사례관리)으로 연계하고 서비스가 제공되도록 하고 있다. 또한 새로운 서비스가 개발되고 필요한 주민들이 서비스를 받을 수 있도록 보건정책과 체계 변화에도 민감성을 가져야 할 것이다.

방문건강관리사업에서 이루어지고 있는 주민을 위한 사례관리 서비스는 다양한 전문인력이 참여하여 서비스를 다양화하는 변화를 하고 있으나, 그 중심에는 방문간호 인력이 역할을 하고 있어 다학제 간의 협력을 위해서 간호사들이 관리자의 역할을 하기 위한 준비가 더욱 필요할 것으로 예측할 수 있다.

(2) 치매안심센터의 사례관리

치매안심센터는 2018년 6월 12일 개정한 치매관리법에 명시되어 있으며, 지역사회의 치매 예방, 상담, 조기진단, 보건 · 복지 자원 연계 및 교육 등 유기적인 「치매 통합관리 서비스」 제공으로 치매 중증화 억제 및 사회적 비용을 경감하여 궁극적으로는 치매환자와 그 가족, 일반시민의 삶의 질 향상에 기여하기 위해서 2019년까지 전국 252개 지역에 설치하도록 되어 있다.

치매안심센터의 업무는 초기상담 및 치매조기검진, 1:1사례관리, 치매단기쉼터 및 치매카페 운영, 관련 서비스 안내 및 제공기관 연계로 업무 지침에 지역사회의 치매환자를 위한 맞춤형 사례관리사업이라는 명칭으로 실시되고 있다.

맞춤형 사례관리사업의 목적은 돌봄 사각지대에 있는 치매환자가 치매지원서비스에 대한 '교육이나 정보제공'만으로는 상황을 스스로 개선할 수 없는 경우에 치매지원서비스를 적극적으로 제공하고 연계하여 돌봄 사각지대를 해소하고자 한다.

대상자는 치매안심센터에 등록된 치매환자 중에서 치매사례관리위원회가 다음 선정기준에 근거하여 맞춤형사례관리 대상자로 선정한 자이며, 선정기준은 다음과 같다.

- 치매환자이며, 돌봄 사각지대에 있고, 치매지원서비스에 대한 교육이나 정보 제공만으로는 상황을 스스로 해결할 수 없는 다음과 같은 경우이다.
    - 긴급복지지원이 필요하다고 판단되는 치매환자
    - 골절 및 중증질환 등으로 치매안심센터 방문이 어려운 치매환자
    - 만 65세 이상 독거 치매환자

- 만 75세 이상 노부부(둘 중 한 명 이상이 치매환자인 경우)
- 지역 내 장기요양기관에서 퇴소하여 가정으로 복귀하는 자 중 사례관리가 필요하다고 판단되어 의뢰된 자
- 장기 요양등급 판정 결과, 등급탈락자 중 사례관리의 필요성이 있다고 판단되어 의뢰된 자
- 시 · 군 · 구청 사회복지과, 주민자치 센터, 통장, 부녀회, 지역사회 대표 등을 통해 사례관리가 필요하다고 판단되어 의뢰된 자
- 기타 지역사회 협의체를 통해 의뢰된 자
- 그 외 이와 같은 사항에 준하는 치매환자

사례관리 절차는 총 8단계로 사례관리를 담당하는 인력은 치매안심센터의 조직도 상 총 5개팀 중에 상담 및 등록관리팀에서 담당하도록 되어 있다. 팀원은 간호사, 사회복지사(1급), 임상심리사, 작업치료사이고, 노인전문간호사는 우대하는 것으로 공고되었으며, 초기사업 시기라서 향후 사업에 대한 평가와 관리가 후속될 것으로 본다.

3. 사례관리 분야에서의 간호의 역할–간호사례관리자로서의 준비

1) 건강서비스 분야 별 사례관리

우리나라의 사례관리는 사례관리라는 명시적 업무가 의원급 1차 의료기관, 건강보험공단의 의료급여사례관리와 보건기관에서 이루어지고 있으며, 의원급 사례관리와 의료급여사례관리는 적정의료이용을 목적으로 한 managed care가 위주가 된다고 할 수 있다.

보건기관 중심의 지역사회의 사례관리로 국한하여 보면 보건관련 기관을 중심으로 건강서비스가 필요한 대상자에게 적절한 서비스를 받을 수 있도록 역량을 강화하는 큰 틀 안에서 이해할 수 있다. 건강서비스는 주로 건강상담을 통한 건강행태 개선이 이루어지도록 설계되어 있고 취약계층에 우선적으로 접근하고 있다.

그러나 만성질환을 가진 대상자 차원에서 보면 서비스의 지속성과 연계성 차원으로 의원에서 대상자에게 필요한 서비스 즉, 상담 및 관리를 보건기관에 의뢰할 수 있도록 되어 있고, 보건소 등록 만성질환자도 적정건강수준을 유지하기 위한 자가관리의 한 영역으로 질병치료과정에 환자 스스로 적절한 건강행위를 하는 것이 중요한 요소로 알려져 있어서 의사는 물론 간호사가 상담과 관리를 적극적으로 할 필요가 있다. 이러한 상담과 관리가 장기적으로 이루어지는 것을 관리라고 한다면, 이미 개발된 만성질환자 건강관리 프로그램에 대한 이해와 적용이 체계적으로 이루어져야 한다.

2) 간호사의 사례관리자로서의 준비

기본적으로 만성질환자에게 건강서비스 제공을 위해 간호인력이 배치될 수 있도록 되어 있어 주요 만성질환관리에 대한 이해가 간호사들에게 더욱 중요하게 되었다. 지역사회간호사는 장기적인 건강행태의 변화를 도모할 수 있는 건강증진 프로그램을 이해하고 적용할 수 있는 역량이 필요한데, 구조화된 프로그램을 이해하고 적용하는 것은 물론 기본적으로 만성질환을 가진 대상자에 대한 깊은 이해도 필수적이라 할 수 있다. 구조화된 프로그램의 흐름을 이해하는 것은 물론 건강서비스, 즉 간호서비스를 제공해야 하는 근본적인 이해를 바탕으로 대상자 요구도 변화가 곧 간호의 성과가 된다는 점을 알아야 할 것이다.

이를 위해서는 학부수준에서 간호학 전공에 대한 학습과 주요 건강문제에 대한 최신 동향을 위해서 전문적인 교육에 계속 참여하고, 타 전문분야와의 협조가 지속적으로 이루어져야 한다. 현재 의료급여 사례관리사의 경우는 실무경험을 2년 이상 갖춘 간호사가 업무를 담당할 수 있다는 제한이 있으나, 보건기관에서의 간호사로서 사례관리를 실시할 수 있으므로 의무교육 외에 관련 교육에 참여하는 노력을 통해서 실무경험 충족이 가능하리라고 본다.

기존 간호학 교육과정에서는 보건정책 · 법과 관련된 교육이 이루어지고 있고, 더 나아가 건강요구를 가진 대상자를 이해하고 간호서비스를 제공하는 데 필요한 전공교육과정을 토대로 지역사회활동에서 필수적인 자원연계 능력을 향상시키고, 건강문제를 가진 대상자 개인의 역량을 향상시킬 수 있는 전략과 서비스 제공에 필요한 교육에 간호사 스스로의 적극적 참여가 뒤따라야 한다.

학습활동

■ 주제 ①

지역사회 대상자의 건강문제해결을 위해 이용할 수 있는 지역사회자원을 찾아 자원활용 방안을 토론해 보세요.

참고문헌

고성주(1989). 지역보건개발에서 주민참여의 개발과 전략. 서울대학교 보건대학원.

국민건강보험공단(2005). 사례관리 업무 매뉴얼.

국민건강보험공단(2013). 만성질환관리제 건강지원서비스 업무처리지침.

국민건강보험공단 · 서울대학교 간호대학(2004). 사례관리 확대 적용방안 연구 부록. 사례관리 지침서 II.

국민건강보험공단 · 서울대학교 간호대학(2006). 관절염 사례관리 매뉴얼 및 중재자료 개발연구.

김성옥 외(1998). 지역보건의료계획 수립과정에서의 주민참여실태와 이에 미치는 영향. 보건행정 학회지, 8(1).

김의숙(2000). 주민참여와 지역사회자원의 활용. 건강증진거점보건소 Workshop자료집, 보건복지부 건강증진거점보건소 기술지원평가단.

김진수 외(2011). 의료급여 사례관리 효과분석지표개발 정책보고서 2011~2016. 보건복지부, 한국보건사회연구원.

김춘경 외(2010). 상담의 이론과 실제. 서울: 학지사.

김화중 외(2010). 지역사회간호학. 서울: 수문사.

문정순 외(2010). 원론 지역사회간호학. 신광출판사.

보건복지부, 한국건강증진개발원 (2018). 지역사회 통합건강증진사업안내(방문건강관리).

보건복지부(2018). 2018 의료급여사례관리 업무매뉴얼. 건강보험심사평가원, 의료급여 사례관리사업 지원단.

보건복지부 보도자료 , 2018. 6. 25. http://www.mohw.go.kr/react/al/sal0301vw.jsp?PAR_MENU_ID=04&MENU_ID=0403&page=1&CONT_SEQ=345201

백종환 · 이선미 · 곽동선 · 강하렴 · 윤영덕 (2015). 만성질환관리제를 통한 건강지원서비스의 의료이용 효과분석 국민건강보험 건강보험정책연구원.

소애영(1996). 일차보건의료사업을 위한 지역사회 조직 활용에 관한 연구. 학술논총, 24.

안양희(2007). 지역사회 역량구축과 지역사회간호. 한국보건간호학회지, 21(1).

안양희 외(2009). 지역사회간호학. 서울: 정담미디어.

이성 외(2002). 지역사회조직론: 지역사회리더십과 시민운동을 중심으로. 서울: 학지사.

이정렬 외(2014). 지역사회간호학 이론과 실제. 서울: 현문사.

조석주 외(2006). 지방자치단체의 주민참여수준 진단과 발전방안 연구보고서. 한국지방행정연구원, vol.391.

조유향 외(2014). 지역사회간호학. 서울: 현문사.

한국건강증진개발원(2017). 방문건강관리 메뉴얼

한국보건복지정보개발원(2012). 통합사례관리 수행인력 교육프로그램 개발 연구.

Arthur J.F. & Sheldon R.G.(2004). *Case Management an Introduction to Concepts and Skills, 2nd.* ed. LYCEUM.

CDC. Screening Young Children for Lead Poisoning: Guidance for State and Local Public Health Officials. Atlanta, Georgia: US Department of Health and Human Services. CDC; 1997.

Charles C, & DeMaio S.(1993). Lay Participation in Health Care Decision Making: a Conceptual Framework. *Journal of Health Politics, Policy and Law, 18*(4), 881~904.

Frances A. M., Claudia M. S.(2005). *Community/Public Health Nursing Practice: Health for Families and Populations.* Elsevier/Saunders. 3rd ed.

Glass J. J.(1979). Citizen Participation in Planning: The Relationship Between Objectives and Techniques. *Journal of the American Planning Association45*, (2), 180~189.

http://www.nursecredentialing.org/Certification/NurseSpecialties/CaseManagement.

Hunter, K. & Fairfild, G.(1997). *Managed Care: Disease Management.* BMJ. 315. 50~53.

Mullahy, N. (1998). *Essential Readings in Case Management*. An Aspen Publication.

Reeder(1999). Anatomy of a Disease Management Program. *Nursing Management, 30*(4), 41~45.

Suzanne K.P. & Donna I.(2001) *Core Curriculum for Case Management.* Lippincott.

Suzanne K. Powell & Donna Ignatavicius(2001) *CMSA Core Curriculum for Case Management, 2nd ed.* Philadelphia: Lippincott Williams & Wilkins, p.2.

Suzanne K. Powell & Hussein A.Tahan (2010). *Case Management ; A Practical Guide for Education and Practice.* Lippincott Williams & Wilkins. p.6

Suzanne K. Powell & Hussein A. Tahan.(2008) *CMSA Core Curriculum for Case Manage-ment, 2nd ed.* Philadelphia: Lippincott Williams & Wilkins.

Community
Health Nursing

UNIT 3
인구집단별 건강증진 및 유지

Community Health Nursing

CHAPTER 07

건강증진사업 운영

학습목표

1. 보건교육의 개념을 설명한다.
2. 대상자의 보건교육요구를 사정하고, 보건교육내용을 선정하고 조직한다.
3. 보건교육방법을 적용하여 대상자별 보건교육을 실시한다.
4. 평가도구를 개발하고, 실시된 보건교육을 평가한다.
5. 건강증진의 개념을 이해하고 건강증진에서 간호사의 역할을 설명한다.
6. 건강증진프로그램을 개발한다.
7. 학교보건교육에서 건강증진프로그램을 적용한다.

제1절 | 보건교육의 이해

1. 보건교육

1) 보건교육의 개념

보건교육(health education)이란 '건강 또는 보건(health)'을 '교육(education)'하는 건강(보건)과 교육의 합성어로, 건강을 유지하는 데 필요한 바람직한 행동을 실천하기 위해 인간이 가지고 있는 잠재능력을 개발하는 과정이라고 할 수 있다.

미국의 학교보건교육 용어제정위원회(A joint committee on terminology in school health education)에서는 보건교육을 '개인 또는 집단의 건강에 관여하는 지식(knowledge), 태도(attitude), 행위(practice or behavior)에 변화가 오도록 영향을 주는 모든 경험의 총합(sum of experience)'이라고 정의하였다. 즉, 보건교육은 보건교육 대상자가 질병을 예방하고 건강을 유지 · 증진함으로써 적정기능수준으로 건강을 향상하고 유지하는 데 필요한 지식을 습득하고, 스스로가 건강을 지켜야 한다는 긍정적인 건강태도를 형성하여 건강에 좋은 행동을 할 수 있도록 변화시켜 주는 것이라고 할 수 있다.

2) 보건교육의 목적

세계보건기구(WHO, 1974)가 주최한 제1차 보건교육전문위원회에서는 보건교육의 기본목적을 다음과 같이 제시하였다.

- 지역사회 구성원의 건강은 지역사회의 발전에 중요한 자산임을 인식시킨다.
- 개인이나 지역사회구성원이 자신의 건강을 스스로 관리할 수 있는 능력(self-health care ability, SHCA)을 갖도록 돕는다.
- 지역사회는 자신이 속한 건강문제를 인식하고 그 문제를 스스로 해결하려는 노력을 통하여 지역사회의 건강을 자율적으로 유지 · 증진하도록 하는 힘을 갖게 하는 데 보건교육의 최종 목적을 둔다.

보건교육의 구체적인 목적은 건강에 관련된 지식, 태도, 행위를 변화시켜서 건강을 증진하는 것으로써, 건강에 관련된 기본지식을 습득하고 제공할 뿐만 아니라 건강행위를 충분히 할 수 있도록 태도 형성에 영향을 주는 학습경험을 제공하는 데에 목적이 있다고 할 수 있다.

즉, 보건교육의 목적은 개인, 집단, 지역사회가 스스로 건강을 유지 · 증진할 수 있는 행위를 선택하고 결정할 수 있는 능력을 높이며, 건강에 영향을 미치는 환경 요인과 생활습관을 변화시킴으로써 삶의 질을 향상시키는 것이다.

3) 보건교육의 필요성

(1) 인간의 수명연장

현대사회에 이르러 가족구성원의 경제적 · 사회적 생활방식이 변화하면서 평균수명이 연장되어 인간이 오랜 시간을 살아가는 그 자체가 노후의 건강생활에 대한 사회적 책임을 크게 하고 있다. 노령화사회는 경제적인 성장과 의료수준의 발달에 의해 인간의 평균수명이 증가함에 따라 노인인구의 증가가 두드러지는 사회로서, 우리나라는 노령화사회 진입 속도가 구미 선진국에 비해 대단히 빠르게(프랑스 115년, 일본 24년, 우리나라 18년) 진행되고 있어 다면적이고 종합적인 접근이 필요하다.

(2) 만성질환 증가에 의한 국민 의료비 상승

21세기 노령화사회는 만성질환의 예방과 관리를 통한 삶의 질 향상과 경제적 부담감소가 국가보건정책의 중요한 과제로 대두되고 있다. 따라서 흡연, 음주, 운동, 식생활 등의 양상 변화와 생활양식의 변화로 인한 건강생활 습관의 개선으로 만성질환 증가에 따른 국민 의료비 상승을 억제할 수 있다.

(3) 삶의 질 향상

보건교육은 단순한 보건지식의 전달이 아니라 건강과 관련된 금연, 절주, 운동, 영양 등의 행위를 변화시키는 일이다. 개인의 건강행위 실천수준을 향상시키기 위해서는 구체적인 보건교육사업이 강화되어야 하며, 이를 통해 삶의 질을 향상시킬 수 있도록 노력하여야 한다.

(4) 건강권 강화

1978년부터 WHO는 일차보건의료의 필수적인 요소로서 가장 중요한 서비스는 보건교육이라고 강조하고 있다. 보건교육사업의 목표는 주민들의 보건에 대한 의식 행태 수준을 높여 건강생활을 습관화하는 데 있다. 따라서 이를 위한 체계적이고 효율적인 보건교육사업을 계획 · 수행 · 평가할 수 있는 보건교육 전문 인력이 필요하다. 즉, 보건교육 수행자로서의 자격을 갖춘 전문 인력을 보건소, 산업장, 의료기관, 학교 및 민간 보건단체 등에 배치 및 활용해야 한다.

2. 보건교육 담당자

1) 보건교육 담당자의 역할

보건교육은 일차보건의료의 필수적인 서비스 가운데 가장 중요한 부분으로 단순한 보건지식의 전달이 아닌 건강과 관련된 행태를 변화시키는 일이므로 전문적인 보건교육 수행능력을 갖춘 전문 인력의 역할이 강조된다. 보건교육 담당자는 개인, 집단, 지역사회를 대상으로 구성원이 건강한 생활양식을 갖도록 변화시키기 위해서 필요한 보건교육프로그램을 계획 · 실행 · 평가하는 역할을 담당한다. 보건교육 담당자는 학습과정에서 요구되는 다음의 역할을 수행해야 한다.

- 대상자의 건강을 위한 변화가 일어날 수 있도록 매개하는 변화촉진자의 역할을 한다.
- 교육적 계약자로서의 역할을 한다. 이를 위해서 대상자와 함께 서로 동의하는 수준의 보건교육목표와 보건교육활동을 설정하여 대상자의 동반자가 되어주어야 한다. 따라서 보건교육활동을 어떻게 할 것인지에 대하여 구체적인 내용을 제시해 주어야 하며, 대상자의 개인별 특성을 고려한 학습과정을 설정한다. 또한, 교육자와 대상자 간에 신뢰관계를 형성하여 만족스러운 인간관계를 유지하는 것이 중요하다.
- 조직관리자로서의 역할을 한다. 학습자료, 학습장소, 학습내용, 학습상황 등을 잘 조직하는 역할은 교육자로서 매우 중요하다. 이러한 역할을 통해 교육자는 학습의 장애요소를 감소시키고 학습과정 및 학습동기 유발을 촉진시킨다.
- 학습결과를 평가하는 평가자로서의 역할을 해야 한다. 이는 수행된 보건교육에 의해 변화된 대상자의 건강수준과 학습효과를 평가하고, 개선방안을 모색함으로써 효율적인 보건교육이 이루어질 수 있게 한다.

2) 우리나라 보건교육사 제도

우리나라의 보건교육사 제도는 2008년 「건강증진법」 개정과 함께 자격기준과 등급별 국가시험 응시자격 및 시험과목이 발표되었고, 2010년부터 보건교육사 국가공인자격시험을 시작하였다.

보건교육사는 국민건강증진 및 보건교육에 관한 전문지식을 가진 자(「국민건강증진법」 제12조의 2)로 개인 또는 집단이 건강상 바람직한 행동을 자발적으로 할 수 있도록 교육하고 환경을 조성하도록 돕는 전문직업인이다(표 7-1). 보건교육사는 보건교육사 1급, 2급, 3급으로 분류되며 각 등급의 응시자격을 충족하면 해당 등급시험에 응시할 수 있다. 국가시험에 합격하면 보건복지부장관 명의의 자격증을 취득할 수 있다(표 7-2, 표 7-3).

3. 학습이론

1) 행동주의 학습이론

행동주의 학습이론은 학습을 '경험의 결과로 발생하는 관찰할 수 있는 행동의 변화'로 정의

표 7-1 보건교육사가 하는 일

- 요구도 진단
- 보건교육, 건강증진프로그램 기획
- 보건교육방법 및 교육자료 개발
- 보건교육, 건강증진프로그램 수행
- 보건교육, 건강증진프로그램 평가
- 보건교육, 건강증진프로그램 관리
- 건강증진환경 조성
- 의사소통 및 옹호광고(advocacy advertising)
- 건강정보 생성과 확산
- 연구수행
- 보건교육의 전문성 개발

출처: 보건교육사 자격관리 사무국(http://www.khe.or.kr/sub02/introduce.html)

표 7-2 보건교육사 등급별 국가자격시험 응시자격

등급	응시자격
보건교육사 1급	• 보건교육사 2급 자격을 취득한 자로서 시험일 현재 보건복지부장관이 정하여 고시하는 보건교육 업무에 3년 이상 종사한 자 • 「고등교육법」에 따른 대학원 또는 이와 동등 이상의 교육과정에서 보건복지부령으로 정하는 보건교육 관련 교과목(필수 9과목 및 22학점 이상, 선택 4과목 및 10학점 이상)을 이수하고, 석사 또는 박사학위를 취득한 자로서 시험일 현재 보건복지부장관이 정하여 고시하는 보건교육 업무에 2년 이상 종사한 자
보건교육사 2급	• 「고등교육법」 제2조에 따른 학교 또는 이와 동등 이상의 교육과정에서 보건복지부령으로 정하는 보건교육 관련 교과목(필수 9과목 및 22학점 이상, 선택 4과목 및 10학점 이상)을 이수하고, 전문학사 학위 이상을 취득한 자
보건교육사 3급	• 「고등교육법」 제2조에 따른 학교 또는 이와 동등 이상의 교육과정에서 보건복지부령으로 정하는 보건교육 관련 교과목(필수 5과목 이상, 선택 2과목 이상)을 이수하고, 전문학사 학위 이상을 취득한 자

출처: 한국보건의료인국가시험원 보건교육사 응시자격(http://www.kuksiwon.or.kr), 「국민건강증진법」 시행령 제18조의3제1항 관련〔별표 4〕

표 7-3 보건교육사 관련 이수 교과목

구분	과목	최소 이수과목 및 학점
필수 과목	보건교육학, 보건학, 보건프로그램 개발 및 평가, 보건교육방법론, 보건교육실습, 조사방법론, 보건사업관리, 보건의사소통, 보건의료법규	총 9과목 및 총 22학점 이수
선택 과목	해부생리, 보건통계, 보건정보, 인간발달론, 사회심리학, 보건윤리, 환경보건, 역학, 질병관리, 안전교육, 생식보건, 재활보건, 식품위생, 정신보건, 보건영양, 건강과 운동, 구강보건, 아동보건, 노인보건, 학교보건, 산업보건, 지역사회보건	총 4과목 및 총 10학점 이수
비고	교과목의 명칭이 동일하지 아니하더라도 보건복지부장관 또는 보건복지부장관이 정하여 고시하는 보건교육 관련 법인 · 단체가 교과의 내용이 동일한지 여부를 심사하여 동일하다고 인정하는 경우에는 동일 교과목으로 본다.	

출처: 「국민건강증진법」 시행규칙 제7조의2 관련〔별표 4〕

하고, 학습목적을 정해진 행동을 산출하는 것에 둠에 따라 유기체가 외적 자극(다른 사람의 행동이나 그 행동의 결과에 대한 보상 등)에 반응하는 행동변화의 과정을 중요시한다. 행동주의 학습이론의 주요 개념인 '강화(reinforcement)'는 특수한 반응(행동)이 일어날 확률을 증가시키는 사건을 말하는 것으로, 어떤 행동이 일어난 직후에 주어졌을 때 그 행동이 일어날 확률을 높이는 자극인 정적강화(positive reinforcers, 예: 바람직한 행동을 했을 때 칭찬하거나, 점수 추가, 사탕 등)와 어떤 행동이 일어난 직후에 제거했을 때 그 행동이 일어날 확률을 높이는 자극인 부적강화(negative reinforcers, 예: 바람직한 행동을 했을 때 싫어하는 것을 면제시켜 주는 경우)가 있다. 또한 벌(punishment)은 반응을 약화시키는 절차로서 반응을 증강시키는 정적 · 부적 강화와 다르다. 강화에서는 반응의 빈도가 올라가고 벌에서는 반응의 빈도가 내려가게 된다. 행동주의 학습이론은 대표적으로 파블로프(Pavlov)의 고전적 조건화, 손다이크(Thorndike)의 도구적 조건화, 스키너(Skinner)의 조작적 조건화 등이 있다.

(1) 파블로프(1849~1936)의 고전적 조건화

파블로프의 고전적 조건화는 개가 처음에는 고기를 보면 자동적으로 침을 흘렸고(무조건적 자극, 무조건 반사), 고기를 주기 전 종소리(중립자극)를 들려주고 먹이를 주는 것을 여러 번 시도한 결과, 침을 흘리는 반응을 일으킬 수 없었던 종소리가 조건자극이 되어, 고기를 보지 않고도 종소리자극(조건자극)만으로 침을 흘리는 조건반사를 일으킨다는 이론이다.

(2) 손다이크(1874~1949)의 도구적 조건화

손다이크의 도구적 조건화는 상자 속의 고양이가 여러 시행착오 중에 우연히 빗장을 눌러 문을 열고 나오게 되는데, 이러한 과정을 반복하면 자극(상자 속의 상황)과 반응(빗장을 누르고 밖으로 나오는 행동)의 결합이 강화되어 방법을 학습하게 된다는 이론이다. 손다이크는 처음에 우연히 상자를 탈출하던 고양이가 시행이 반복됨에 따라 탈출 소요시간이 점점 단축되어 나중에는 상자에 넣자마자 탈출하는 것에 관심을 가졌으며, 학습은 지적인 파악의 결과가 아니라 자극과 반응의 연합이 각인된 결과라고 주장하였다.

(3) 스키너(1904~1990)의 조작적 조건화

스키너의 조작적 조건화는 빈 상자 안에 먹이와 연결되어 있는 지렛대가 있어서 이를 누르면 먹이가 나오도록 장치를 한 후, 굶주린 쥐를 넣으면 우연히 지렛대를 눌러 먹이가 나오는 것을 경험한 쥐가 계속해서 지렛대를 누르는 행동을 보이므로, 지렛대를 누르는 행동이 먹이라는 강화물을 통해 학습된다는 이론이다.

스키너의 조작행동은 능동적으로 좋아하는 것을 얻고자 스스로 환경에 작용을 가하는 행동으로, 파블로프의 고전적 조건화에서 단순히 자극에 의해 이끌려 나오게 된 반응과는 구별된다. 조작행동은 결과에 따라 증가하기도 하고 감소하기도 하는데, 이에 따라 어떤 반응을 증가시키거나 감소시키는 것을 조작적 조건화라고 한다.

스키너는 강화란 반응의 빈도를 증대시키는 절차나 상황이며, 보상이 따라오는 반응은 어떤 것이든 반복되는 경향이 있고, 조작적 반응이 일어나는 비율을 증가시켜 주는 것은 모두 강화적 자극이라고 보았다. 즉, 반응을 강화함으로써 그 반응을 습관화시키거나, 처벌을 가함으로써 소멸시킬 수 있다고 보았다.

2) 인지주의 학습이론

인간의 행위변화 과정에서 교육이나 정보라는 새로운 자극이 가해지면, 즉시 행위가 변화하는 것이 아니라 내적으로 지식의 필요성을 인지한다. 그리고 그 행위를 실천하려고 하는 신념을 가지게 되며, 이로 인한 태도 변화가 유도된 후에야 행위가 유발되는데, 이를 인지주의 학습이론(S–O–R 이론)이라고 한다(그림 7–1).

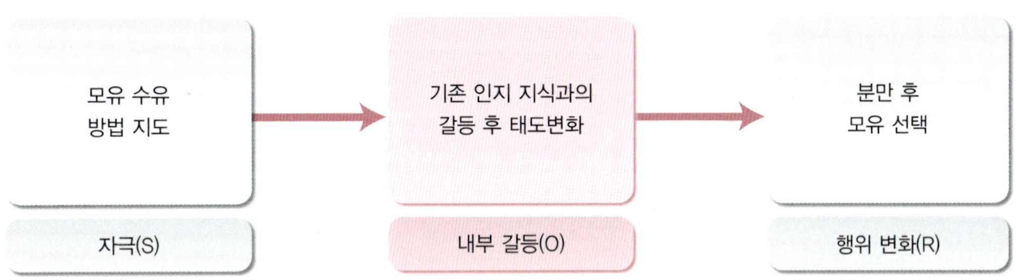

그림 7–1 인지주의 학습이론(S–O–R 이론)

출처: 박노례(2012). 보건교육. 수문사.

인지주의 학습이론의 핵심은 인간이 기존에 인지하고 있는 어떤 행위에 대한 가치의 변화가 쉽게 일어나지 않는다는 것이다. 예를 들어, 새로운 자극(지식)에 의해 서서히 변화하게 되므로 1회 교육으로 즉시 행위변화가 나타나지 않음을 예측할 수 있으며, 새로운 자극에 의한 동기(motivation)의 정도에 따라 개인의 반응에 차이가 있음을 알 수 있다. 즉, 교육에 의한 행위 변화는 교육을 받은 인간의 기존 지식 등과 새로운 지식 정보 등에 의해 즉시 변화가 유도되는 것이 아니라, 기존 인지 내용과 새로운 자극을 통해서 자신의 주관적 기대치가 건강에 유익하다는 가치판단이 생겼을 때 행위의 변화(반응)가 유발된다는 것이다.

3) 인본주의 학습이론

인본주의 학습이론은 유기체를 내적으로 자기동기화 시켜서 본래적인 성향이 성장되도록 도와주고 잠재력을 실현시키려는 것이다. 각 개인의 지각, 해석, 의미 등 인간의 주관적 경험을 강조하며, 인간의 긍정적 자기 지향성과 선택의 자유 및 자아의 성장과 실현을 중요하게 다루고 있으며, 대표적인 학자로는 매슬로우(Maslow)와 로저스(Rogers)가 있다.

(1) 매슬로우(Maslow)

매슬로우는 모든 인간은 선천적으로 자아실현을 이루고자 하는 노력 혹은 경향이 있다고 보았고, 인간의 행동을 활성화시키는 인간의 기본욕구를 다섯 단계로 구분하였다. 인간은 학습을 통해 최대한 자발적인 자기실현을 위한 경험을 하도록 하며, 경험을 촉진시키는 것이 교사의 역할이라고 하였다. 피라미드 형태의 계급구조로 이루어진 다섯 단계의 욕구위계는 제일 아래서부터 생리적 욕구, 안전에 대한 욕구, 사랑과 소속감 욕구, 자아존중 욕구, 자아실현 욕구를 말한다.

자아실현이 학습의 목표이고, 교육자는 이것을 이끌어내려고 노력해야 한다고 하였다.

(2) 로저스(Rogers)

로저스는 경험에 대한 개방성, 실존적인 삶, 자유, 의식감과 창조성을 지니고 있는 '완전기능인'이 되는 것을 교육의 목적으로 두고, 인지적 측면과 정의적 측면이 통합되어 자아실현을 위해 자기주도적으로 일어나는 학습인 '유의미학습'을 주장하였다. 유의미학습의 원리는 대상자가 자기주도적이고 자기의도적인 학습을 하는 자유가 보장된 학습으로, 자유학습체제에서 보건교육자는 대상자의 자유로운 잠재가능성의 실현을 돕는 촉진자로서의 역할을 하며, 대상자로 하여금 학습경험을 스스로 선택하게 하고 그들 자신의 학습을 관리하도록 한다.

4) 사회학습이론

인간은 각자 처해 있는 환경 속에서 여러 가지 상황을 경험하고, 시행착오를 반복하는 과정 속에서 어떤 행동이 보상을 받고 어떤 행동이 좋지 않은 결과를 유도하는지 알게 된다. 이러한 경험 중 가장 바람직한 행동유형을 선택하여 실행하게 된다는 것이 사회학습이론의 핵심이다. 즉, 인간은 직접적인 보상이나 벌을 통해서만 바람직한 행동을 형성하는 것이 아니라, 타인의 행동과 그 결과에 대한 관찰을 통해서도 학습이 이루어지는데, 이를 관찰학습이라고 하였다.

사회학습이론은 행동주의와 같이 관찰된 행동을 강화하고 촉진한다는 점에서 자극 반응 관계에 기반을 두며, 관찰된 행동을 인지과정을 통해 받아들이고 재현하는 개개인의 인지 과정에 의존한다는 인지주의적 입장도 반영하고 있다. 영향 요인으로는 그 사람이 처해 있는 환경과 상황, 행동능력, 예측과 기대, 자기통제능력, 관찰학습, 강화, 자기효능감(self-efficacy) 등이 있다.

5) 구성주의 학습이론

구성주의 학습이론은 지식이 개인별로 구성되어 사람의 마음에 내재되어 있는 것으로 보고, 자신의 인지적 활동을 통해 자신의 주변 경험에 대해 나름대로 의미를 부여하고, 그에 따라 각자 이해된 바를 통해 지식을 생산하고 개념을 구상한다. 그러므로 구성주의의 학습은 지식의 단순한 획득과 재생산의 과정이 아니라, 개인적인 경험에 근거하여 의미가 발전되는 능동적인 구성적 과정일 뿐만 아니라 사회적 · 문화적 과정이다. 따라서 학습이란 학습자가 외부환경과의 상호작용을 바탕으로 한 유의미한 경험이나 지식을 내부로 표상하고, 이를 자신의 이해와 해석을 통하여 구성해가는 능동적인 문제해결 과정이라고 하였다.

구성주의에서 구성은 대상자가 스스로 설계해나가는 구성과정을 의미하는 것이다. 따라서 교육자는 대상자가 능동적인 문제해결을 통해 학습하도록 좋은 문제를 제시해야 하고, 협력을 이끌어내기 위한 학습 환경을 제공해주어야 한다. 이를 위해서는 학습에 대한 관점, 교육자와 학생의 역할, 교육환경 등에 변화가 필요하며, 그 대안 중의 하나가 대상자 중심의 교육을 강조하고 있는 구성주의적 관점이라는 것이다.

4. 건강행위이론

1) 건강신념 모형

(1) 개념

1950년대 미국 사회심리학자들에 의해 개발되고, 벡(Beck, 1977)에 의해 발전된 건강신념모형(Health Belief Model, HBM)은 정부에서 제공하는 질병조기발견 검사 과정에 사람들이 참여하지 않는 이유를 규명하기 위한 목적으로 개발되었다(그림 7-2).

(2) 구성요소

① 지각된 감수성

지각된 감수성(민감성, perceived susceptibility)은 개인이 질병에 걸릴 가능성에 대해 인지하는 것으로, 특정 질병에 대한 감수성은 사람마다 확연히 다르다. 어떤 사람

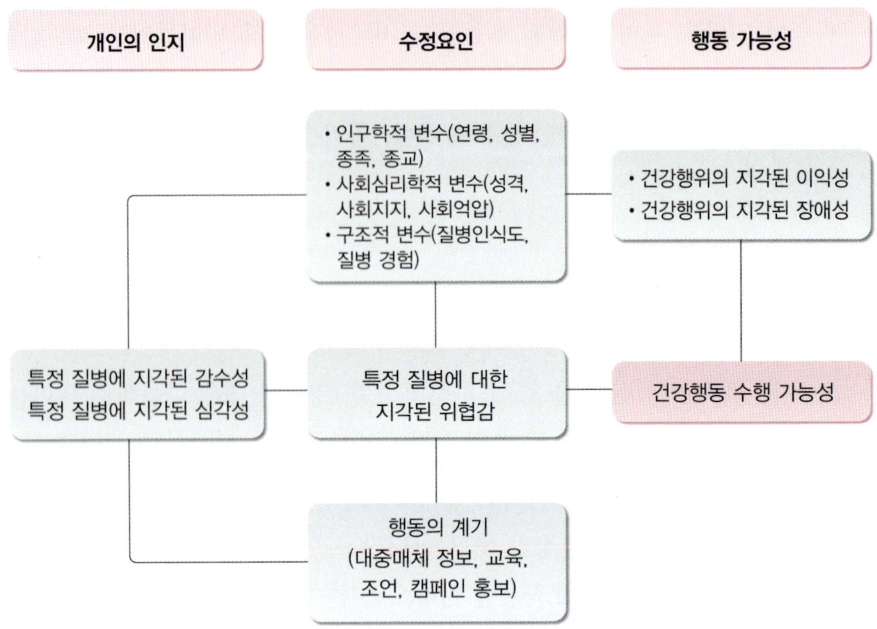

그림 7-2 건강신념 모형의 개념틀

출처: Kren Glanz et al.(2008). Health behavior and health education. Jossey-Bass.

은 질병에 걸리지 않았음에도 질병에 걸리진 않았을까 두려워하는 반면, 어떤 사람은 질병에 걸렸음에도 그 사실을 부정하는 상황이 일어날 수 있다. 이렇게 질병에 걸릴 가능성에 대해 다르게 판단하는 것은 사람이 심리학적 특성 및 환경 등에 영향을 받은 것으로, 특정 질병에 대해 인지하는 민감성 정도에 따라 특정 행위를 할 가능성도 달라지기 때문이다.

② 지각된 심각성

지각된 심각성(perceived seriousness)은 개인이 특정 질병을 얼마나 심각하게 인지하는가로, 어떤 사람들은 '감기'를 대수롭지 않게 생각하는 반면, 평소 호흡기가 약한 사람이나 노인은 매우 심각하게 인지하고, 심각하게 인지할수록 특정 행위를 할 가능성이 높아진다.

③ 지각된 이익성

지각된 이익성(유익성, perceived benefits)은 자신이 건강행위를 실행함으로써 질병에 감염될 위험 및 위험 결과의 심각성 감소 효과를 지각하는 신념이다. 민감성이나 심각성에 대해 높은 수준의 신념을 가진 개인이라도 건강행동이 실행 가능하고 효과가 있는 것으로 인지해야만 건강행동을 받아들이게 된다.

④ 지각된 장애성

지각된 장애성(perceived barriers)은 특정 행위를 수행하는 데 부딪힐 어려움에 대한 인지 정도이다. 실제로 어떤 행위를 하여 많은 혜택이 주어진다 해도, 그 행위를 수행하는 데 많은 어려움이 따른다면 그 행위를 할 가능성은 낮아진다.

⑤ 행동의 계기

행동의 계기(cues to action)는 사람들이 특정 행위를 하도록 촉진 또는 자극하는 단서를 말한다. 이는 자신의 인식 속에 적절한 신념을 불러일으킴으로써 건강행위에 관한 의사결정 시 도움을 주게 된다. 예를 들어, 개인교육이나 상담을 통해 특정 행위에 대한 정보를 주면서 설득하거나 휴대폰 문자메시지 등을 보내 참여해야 할 날을 기억나도록 하는 것이다.

(3) 보건교육 실무적용

특정 예방행위를 할 가능성은 그 행위를 수행함으로써 얻게 될 혜택과 그 행위를 하는 데 따르게 될 장애물을 어느 정도로 인지하는가에 대한 차이와 개인이 특정 질병을 얼마나 위협적으로 인지하는지에 따라서 달라진다. 이 모형은 지역사회간호 실무에서 보건교육 등을 통한 조기 암검진 사업이나 건강증진프로그램에 대한 주민들의 참여를 높이는 데 활용할 수 있다.

2) 합리적 행위이론

(1) 개요

합리적 행위이론(theory of reasoned action)은 '인간이 어떤 특정한 행동을 선택하는 것은 그 행동의 결과로 야기될 수 있는 것들 중 좋은 것은 최대로 하고 나쁜 것은 최소로 하기 때문이다.'라고 보는 가치기대이론에 근거한 이론이다(그림 7-3).

(2) 구성요소

① 행동에 태한 태도

행위결과에 대한 태도(attitude)를 의미하며, 행위가 특정 결과를 초래할 것이라는 개인의 신념과 이러한 결과에 대한 개인의 평가로 결정된다고 한다. 즉, 개인의 신념으로부터 태도를 예측할 수 있다.

② 주관적 규범

주관적 규범(subjective norm)은 건강행동을 하려고 하는 생각에 대한 개인의 신념이다. 개인의 주관적 규범에 대한 신념은 주변의 의미 있는 타인의 기대에 대한 자신의 지각과 자신이 타인의 의견을 얼마나 수용하는가에 영향을 받는다.

③ 행동에 대한 의도

행동에 대한 의도(intention)는 특정 행동에 대한 동기유발이나 준비를 의미하는 것으로 인간이 어떤 행동을 시행할 동기가 얼마나 강한지를 알 수 있다. 개인이 어떤 행동의 결과를 보다 긍정적으로 판단할수록, 그 행동을 주변사람들이 지지할 것으로 판단할수록 그 행동을 수행할 의도가 높게 형성되어, 행동을 수행할 가능성이 높아진다.

(3) 보건교육실무 적용

당뇨병 환자의 구강건강행동 등 다양한 연구에서 이론이 적용되었고, 건강 관련 행위예측에 대한 실증적 지지가 많지만 행위 유지에 대한 설명이 제한적이라는 한계가 있다.

3) 계획된 행동이론

(1) 개요

계획된 행동이론(theory of planned behavior)은 합리적 행위이론에서 발전된 이론이며, 계획된 행동이론은 의도에 영향을 미치는 요소로 지각된 행동통제를 포함한다(그림 7-3).

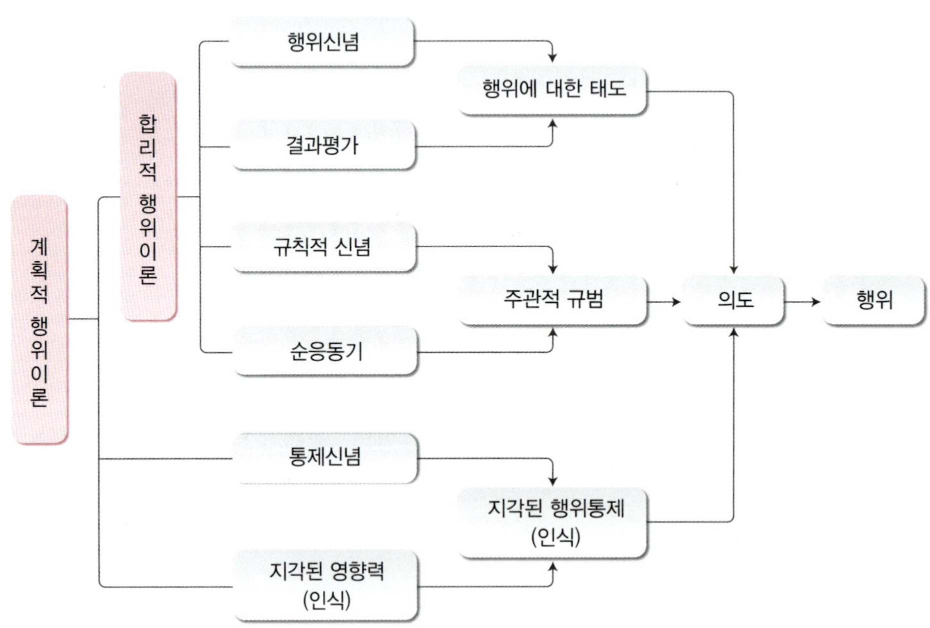

그림 7-3 합리적 행위이론과 계획적 행위이론

출처: 이정열 외(2014). 지역사회 간호학 이론과 실제. 현문사.

(2) 구성요소

① 행동에 대한 의도를 결정하는 요인

인간의 행동을 의지에 대한 행동뿐만 아니라 의지가 통제하지 못하는 행동영역으로 확대하여 설명하였다. 인간행동을 설명하면서 동기적 요인과 비동기적 요인을 고려하였고, 행동에 대한 직접적인 결정요인으로 행동의 의도를 제시하고 있으며, 행동의 의도는 행동에 대한 태도, 주관적 규범, 지각된 행동통제로 결정된다고 보았다.

② 행동에 대한 태도, 주관적 규범, 지각된 행동통제

행동에 대한 태도는 특정행동에 대한 긍정적 · 부정적 평가 정도이고, 주관적 규범은 행위의 수행 여부에 대해 느끼는 사회적 압력을 의미한다. 태도와 주관적 규범이 일치하지 않을 때 개인의 의도는 이 두 요소의 상대적 중요성에 따라 결정된다.

지각된 행동통제는 행동을 수행하는 데 있어서 어려움이나 용이함을 지각하는 정도를 의미하며, 건강행동에 대한 과거의 경험과 행동을 할 때 실제로 일어날 수 있는 장애물 또는 방해요인을 고려한 개념이다.

(3) 보건교육 실무적용

건강행위를 설명하는 데 활용되었고, 금연행위와 규칙적 운동수행 등을 예측하고 설명하는 데 적용되었다.

4) 사회인지이론

(1) 개요

반두라(Bandura, 1977)에 의하여 제시된 사회인지이론(Social Cognitive Theory, SCT)은 인간의 행위와 인지를 포함한 개인적 요소와 환경적 영향이 서로 역동적으로 상호작용하여 개인의 행위가 결정된다는 개인 수준의 건강행위이론으로, 사람들의 인지와 이 인지가 행위에 미치는 영향을 강조한다.

(2) 구성요소

① 상호결정론

사회인지이론은 개인, 행동, 환경이 끊임없이 동적인 상호작용을 하고 있다는 상호결정론을 기본적인 전제로 하고 있다(그림 7-4).

- 개인적 요소(자기효능감)

자기효능감(self-efficacy)은 특정한 상황에서 특정한 행동의 조직과 수행을 얼마나 잘 할 수 있는가에 대한 주관적인 판단을 의미한다. 장기간에 걸친 생활양식의

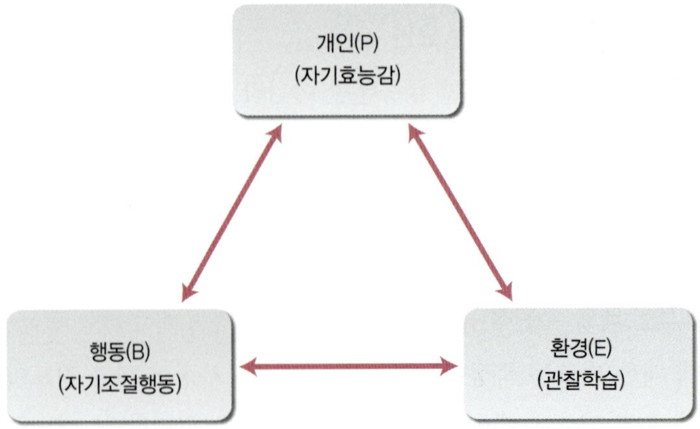

그림 7-4 사회인지이론

출처: Karen Glans et al.(2008). Health behavior and health education. Jossey-Bass.

변화에서는 자신이 할 수 있다는 자신감이 있어야 변화를 수행해 낼 수 있다.

- 자기효능감을 강화하기 위한 요소
  - 수행경험: 목표가 되는 행동을 성공적으로 '수행하는 경험'을 하도록 한다.
  - 대리경험: 자신이 직접 경험하지는 않았지만 자신과 비슷한 능력을 가진 타인의 목표행동 수행을 관찰하도록 한다.
  - 언어적인 설득: 특정한 목표행동을 수행할 수 있는 능력에 대한 자신감은 타인으로부터 듣는 격려의 말이나 비판의 말에 의해 영향을 받으므로, 이를 적절히 활용한다.
  - 생리적 상태: 실제적인 생리적 상태뿐만 아니라 그 상태에 대한 인식도 자기효능감에 영향을 주게 된다.

② 행동요소(자기조절행동)

자기조절행동(self-regulated behavior)은 인간이 타인을 관찰하거나 사회화되는 과정 속에서 세운 행동수행의 기준에 의해 자기 자신의 행동을 평가하는 것이다.

- 자기관찰: 자기자신과 외부에 대해 관심을 가지고 행동을 관찰하고 평가하는 자기관찰의 정확성이나 객관성의 정도 및 강도는 개인차가 있다는 것이다. 감정은 자신의 행동에 대한 개인의 시각을 왜곡시킬 수 있는 한 요인 중 하나이다.
- 자기평가: 자신의 행동을 관찰하면서 행동이 효과적이었는지에 대해 윤리적 · 사회적 의미로 옳고 그름을 평가하는 것을 의미한다. 이러한 평가는 개인이 현 상황에

서 적용 가능하다고 생각하는 일련의 내면화된 기준에 의하게 된다.

- **자기반응**: 자기반응이란 특정한 일을 하는 자신을 관찰하고 평가한 후 그에 따른 보상을 주거나 처벌을 하는 과정이며, 보상이나 처벌은 내재적으로 행해질 수도 있고, 직접 외부로 나타나는 행동으로 행해질 수도 있다.

③ 환경요소(관찰학습)

관찰학습(observational learning)은 정보, 가치관, 태도 형성, 도덕적 판단, 행동의 기준, 새로운 행동 등 타인의 행동을 관찰함으로써 학습이 이루어지는 것이다.

관찰학습의 유형에는 대리강화 · 대리처벌 · 모방이 있는데, 특히 강화는 외적 보상을 하면서도 대상자의 행위 자체에 대한 내적 보상도 하는 것이 효과적이다.

관찰학습의 과정은 다음과 같다.

- **주의집중**: 대상자는 모델이 되는 행동의 중요한 특성에 주의를 집중하고 다른 사람이 어떤 행동을 하면 어떤 결과가 나타나는지를 관찰한다. 관찰기회를 제공하는 것이 중요하고, 모델이 매력이 있거나 인기가 있으면 효과가 더 크다.
- **기억(파지과정)**: 모델에 대한 심상을 형성하며 행동을 언어적으로 부호화함으로써 모델의 행동을 기억하고 회상한다.
- **운동재생**: 위 단계에서 형성한 심상과 언어적 단서를 실제 행동으로 재연하는 것으로 관찰된 행동에 대한 기억을 신체적 행동으로 전환시켜 따라해보는 과정이다. 즉, 모델이 행한 것을 대상자가 다시 행하는 것을 의미하고, 처음에는 능숙하지 않을지라도 시간과 노력, 연습으로 극복할 수 있게 된다.
- **동기화**: 관찰을 통해 학습한 행동은 강화를 받아야 동기화되어 실행에 옮겨진다. 모델에 주의를 기울이는 것은 그 모델과 같은 행동을 하고 싶은 동기가 있기 때문이다.
- **확장**: 관찰학습의 영역이 추상적 모델링에 의해 확장될 수 있다. 관련된 학습경험체로부터 하나의 개념을 끌어내어 관찰학습이 이루어지지 않은 상황에 응용하기도 한다.

(3) 보건교육 실무적용

보건교육에는 주의집중과 기억, 연습, 보상 및 긍정적 해석이 필요하다. 또한 기술훈련 과정을 통해 적절한 단계적 반복학습으로 원하는 목표에 도달할 수 있도록 교수자의 설명과 시범, 대상자의 시범 교정 및 재시범이 순환적으로 이루어지도록 학습기회를 가지는 것이 효과적이다.

5) 범이론적 모형

(1) 개요

범이론적 모형(Transtheoretical Model, TTM)은 행동변화단계 모형이라고도 하며, 프로체스카와 디이클리먼트(Prochaska & Diclement, 1983)에 의해 개발되었다. 심리치료 연구를 바탕으로 변화에는 공통적 과정이 있음을 발견하고, 사람들이 어떻게 문제행위를 수정하고 긍정적인 행위를 획득하는가를 매우 효과적으로 이해하고 기술하여 예측할 수 있도록 하였다. 범이론적 모형은 개인이 어떻게 건강행동을 시작하고, 이를 유지하는가에 대한 행동변화의 원칙과 과정을 설명하는 통합적 모형이다.

(2) 구성요소

범이론적 모형은 변화단계와 변화과정을 도식화하고 있으며, 변화단계 사정 · 변화단계별 중재전략을 제공하여 대상자가 다음 단계로 나아가도록 도움을 줄 수 있다. 변화단계는 다음과 같다.

① **계획이전단계**(stage of precontemplation)

계획이전단계는 변화계획이 없는 무관심단계로, 가까운 미래(보통 6개월 이내)에 자신의 행위변화를 시도할 의도를 가지고 있지 않은 시기이다. 이 단계에서는 자신의 행동을 문제시하지 않으므로 변화하여야 할 필요성을 느끼지 못한다. 또는 성공할 자신이 없거나 무기력하기 때문에 문제를 간과하기도 하며, 동기가 없으면 변화에 저항하기도 한다.

이러한 대상자에게는 변화의 이익을 강조하고, 압력이 작은 정보를 많이 제공하는 것이 효과적이다.

② **계획단계**(stage of contemplation)

문제를 인식하고 행위변화를 심각하게 생각하지만 행동으로 옮기지 않는 시기로, 곧 행동변화를 하겠다는 생각을 하는 관심기이기도 하다. 다음 6개월 안에 행동변화를 하고자 하는 사람이 머무는 단계이다. 이 단계에 있는 사람은 행동변화로 인한 유익한 점과 장애요인을 모두 잘 파악하고 있어 행동변화에 대한 손실과 이득이 같다고 인식한다. 가치를 분명하게 하거나 건강한 역할모델과 비교함으로써 자기자신과 문제에 대해 재인식하고 느끼도록 하는 '자기재평가' 과정이 필요하며, 주위로부터 자극이나 동기부여가 없다면 이러한 단계가 지속되면서 올바르지 못한 행동이 계속될 수 있다.

③ **준비단계**(stage of preparation)

준비단계는 구체적인 행동실행계획이 잡혀져 있는 단계이다. 보통 1개월 이내에 행동변화를 하겠다고 생각하는 단계로 아주 가까운 미래에 대하여 의도적인 작은 시도(예: 운동복)를 하지만 효과적인 활동은 못하고 나름대로 시도를 하기 위한 정보를 얻는 노력을 하는 시기이다. 이 단계에는 실행 가능한 목표를 설정하는 것이 중요하다.

④ 행동단계(stage of action)

문제를 극복하기 위해 행동이나 경험 또는 환경을 눈에 띄게 변화시키는 시기로, 이 시기에는 일관성 있는 행동변화 패턴을 보이며 기간은 1일~6개월 정도 지속된다. 이 기간 중에는 건강행동이 지속되지는 않는다. 자조모임, 개별 또는 집단상담 등 도움관계를 형성해 나가도록 하는 것이 필요하며, 문제행위를 보다 긍정적인 행위나 경험으로 대치하는 것(예: 스트레스 해소를 위해 흡연보다 운동)이 필요하다.

⑤ 유지단계(stage of maintenance)

유지단계는 변화가 지속되며 중독행위의 경우에는 변화된 행위가 생활의 일부분으로 정착되는 단계로, 새로운 생활습관이 6개월 이상 지속되는 시기이다. 예전의 행동으로 돌아가지 않기 위해 계속 노력하는 단계이며, 재발 유혹에 저항하고 행동유지에 대해 자신감을 보인다. 이 시기에는 금연구역 확보 등의 정책과 이웃이나 동료들의 지원이 도움이 될 수 있다.

6) PRECEDE-PROCEED 모형

PRECEDE-PROCEED 모형은 보건교육 기획에 있어 로드맵과 같은 역할을 하는 모형으로서, 1974년 그린(Green)과 그의 동료들이 교육적 진단을 목적으로 개발한 PRECEDE에서 시작되었다. 이후 1990년에 크루터(Kreuter)가 행정적 진단단계인 proceed를 연결하여 보건교육 요구를 사정하고 계획하는 과정을 체계적으로 안내하고 논리적 모형인 PRECEDE-PROCEED 모형으로 발전되었다. 이 모형은 8단계로 ① 사회적 사정 ② 역학적 · 행위적 · 환경적 사정 ③ 교육 · 생태학적 사정 ④ 행정적 · 정책적 사정과 계획 ⑤ 프로그램 수행 ⑥ 과정평가 ⑦ 영향평가 ⑧ 결과평가의 단계로 이루어져 있다.

건강행위와 관련하여 2단계인 역학적 · 행위적 · 환경적 사정단계에서는 건강문제의 우선순위를 설정하고, 이와 관련된 행위적 · 환경적 결정요인을 파악하게 된다. 행위적 요인은 건강문제 발생과 강도에 직접적으로 기여하는 개인의 행위와 개인의 건강행위에 직접적인 영향을 미치는 주변인의 행위, 사회적 · 물리적 환경에 영향을 주는 의사결정권자의 행위로 분류된다. 3단계의 교육 · 생태학적 사정단계에서는 2단계에서 사정한 건강행위에 영향을 미치는 성향요인, 촉진요인, 강화요인을 사정하고, 건강행위에 가장 우선적으로 영향을 미치는 요인을 확인하여 중재에 적용한다(자세한 내용은 Chapter 07장. 3절 참조).

제2절 | 보건교육프로그램의 개발

1. 보건교육요구 사정

1) 대상자의 학습요구 사정

보건교육을 계획할 때에는 대상자가 어떤 것을 배우고 싶어 하는지 알아내는 것이 중요하다. 학습요구를 사정하는 단계는 다음과 같다.

- 대상자의 특성을 사정한다.
- 대상자의 건강문제에 대한 자료를 수집한다.
- 대상자를 정보원으로 포함시켜 스스로 문제와 요구를 찾도록 동기를 부여한다.
- 대상자의 학습요구를 파악하기 위해 다른 의료요원과 협조한다.
- 학습요구의 순위를 정한다.
- 이용 가능한 교육자원을 파악한다.

2) 대상자의 준비상태 사정

학습요구를 파악한 후, 대상자와 교육자에게 요구되는 것을 실제 학습이 이루어지기 전에 점검해야 한다. 대상자의 준비상태는 신체적 준비(physical readiness), 정서적 준비(emotional readiness), 경험적 준비(experience readiness), 지식적 준비(knowledge readiness) 정도로 검토하며, PEEK라 부르기도 한다.

(1) 신체적 준비 정도

대상자의 신체적 기능 정도는 건강행위를 수행할 수 있거나 복잡한 건강행위 시범을 따라할 수 있는지에 대한 준비 정도이다. 대상자의 연령, 성, 인종, 성장발달상태 및 성숙도를 파악하고, 건강 · 질병의 정도, 통증, 피로도, 배고픔의 정도와 의사소통장애, 시각, 청각 또는 언어장애는 없는지를 살핀다.

(2) 정서적 준비 정도

건강행위에 필요한 노력을 최대한 투입하려는 대상자의 동기이며, 이는 태도와 신념, 건강행위에 근거한다.

(3) 경험적 준비 정도

교육에 참석하기 이전의 경험이나 훈련 중에서 새로운 학습과 관련된 것을 의미하며, 학습자가 가지고 있는 배경, 기술과 태도, 인지능력, 학습능력을 의미한다.

(4) 지식적 준비 정도

학습주제에 관한 기존 지식과 요구를 알아보는 것으로 대상자의 지식 정도, 학습장애 정도, 인지능력 정도, 학습유형 정도를 파악하여 학습장애가 없는지를 파악한다.

3) 학습환경 사정

학습의 환경은 교육자를 포함한 대상자의 상태, 교육자와 대상자의 관계, 물리적인 학습환경 등이 영향을 준다.

(1) 교육자

교육자의 자기효능감, 학습을 받는 대상자에 대한 기대감, 신념, 행동양식 등에 따라 학습자의 성취는 영향을 받을 수 있다.

(2) 대상자

대상자의 심리적인 분위기 상태, 학습에 대한 동기여부에 따라 학습의 효과에 영향을 줄 수 있다.

(3) 물리적인 학습 환경

학습이 이루어지는 장소, 환경, 온도, 습도, 소음, 조명, 시설, 채광과 통풍, 시각 · 청각 · 후각적 자극, 기구나 자원, 좌석의 배치 등에 따라 학습의 효과에 영향을 줄 수 있다. 따라서 효과적인 학습을 위해 주어진 물리적인 환경을 미리 사정하여 학습 환경을 개선할 수 있도록 해야 한다.

2. 학습목표 진술

학습목표는 교육과정의 전반적인 방향을 잡고 제한된 시간 내에 목적한 내용 이외의 방향으로 이탈하지 않도록 조정해 준다. 올바르고 구체적인 학습목표는 대상자로 하여금 목적된 변화에 쉽게 도달할 수 있게 하는 데 중요한 역할을 한다. 학습목표는 대상자가 학습경험을 통하여 바람직하게 변화되어야 할 대상자의 지식, 태도, 행위수준이므로 대상자인 학습자 중심으로 설정되어야 한다.

교육목표는 대상자가 변화되어야 할 방향을 제시해 주어야 하고, 보건교육 담당자는 구체적으로 대상자의 어느 영역이 바람직하게 변화되기를 바라는지를 목표에 나타내어야 한다. 대상을 분명하게 제시하고 행동적 용어로 진술하여 수행이 관찰되어야 할 조건을 포함하도록 하며, 판단할 표준이나 준거를 지적한 목표이어야 한다.

1) 학습목표 범위

보건교육을 위한 학습목표는 일반적 학습목표(general behavioral objectives)와 구체적 학습목표(specific behavioral objectives)가 있다. 일반적 학습목표는 구체적 학습목표에 대한 상위목표이며, 여러 개의 구체적 학습목표를 포괄할 수 있어야 한다. 구체적 학습목표는 일반적 학습목표를 성취하기 위한 수단으로 하나의 일반적 학습목표에 대해 여러 개의 구체적 학습목표가 설정될 수 있으며, 일반적 학습목표의 범위 내에서 일관성 있게 기술되어야 한다(표 7-4).

표 7-4 일반적 학습목표와 구체적 학습목표의 예시

일반적 학습목표
• 고혈압이 있는 지역주민 대상자 중 70% 이상이 저염식이를 실천한다.
구체적 학습목표
• 보건교육 참가자는 고혈압의 개념과 위험성을 설명할 수 있다. • 보건교육 참가자는 고혈압 개선을 위해 저염식이 식단을 제시할 수 있다. • 보건교육 참가자는 자신에게 적절한 저염식이 식단을 선택할 수 있다.

2) 학습목표의 구성요소

학습목표는 대상자가 최종적으로 할 수 있는 행동 또는 수행을 포함하며, 수행이 나타날 수 있는 조건과 성공적인 수행을 판단할 준거를 포함해야 한다. 그러므로 학습목표는 ① 교육 후 기대하는 최종 행위를 구체적으로 나타내는 행위동사의 용어 ② 변화의 내용 ③ 변화가 일어나는 조건 또는 상황 ④ 변화의 기준을 포함하여 진술한다(Mager, 1984).

[예: 대상자는 간호사의 도움 없이(조건) 장루 주머니 교환(변화내용)의 다섯 단계를(기준) 스스로 실시할 수 있다(행동용어).]

3) 학습목표의 분류

블룸(Bloom, 1956)은 인간이 교육을 통하여 변화할 수 있는 영역을 인지적 영역, 정의적 영역, 심동적 영역의 세 가지로 분류하였다.

(1) 인지적 영역

인지적 영역(cognitive domain)은 지식의 증가와 이를 활용하는 능력을 나타내는 지적 영역이며, 행동의 복합성에 따라 가장 낮은 수준의 지식 습득부터 가장 높은 수준의 평가까지 지식 · 이해 · 적용 · 분석 · 종합 · 평가의 수준으로 분류한다.

(2) 정의적 영역

정의적 영역(affective domain)은 태도영역에 해당하며, 내면화 과정을 통해 대상자의 성격과 가치체계로 통합되어 가는 과정을 나타낸다. 내면화 정도에 따라 감수, 반응, 가치화, 조직화, 인격화의 단계로 분류된다.

(3) 심동적 영역

심동적 영역(psychomotor domain)은 행동을 다루는 영역으로 관찰이 가능하여 확인과 측정이 쉽다. 신체기능과 건강생활 실천에 관계되는 영역으로 수준에 따라 지각, 태세, 안내에 따른 반응, 기계화, 복합외적 반응, 적응, 창조로 구분하는데, 수준이 올라갈수록 신체적 기술 수행능력이 증가한다.

4) 학습목표가 갖추어야 할 조건

학습목표가 갖추어야 할 조건은 다음과 같다.

- 관련성(relevant): 변화하고자 하는 목적과 밀접한 관련을 가지고 있어야 한다.
- 논리성(logical): 학습목표는 논리적으로 기술되어야 한다.
- 명백성(unequivocal): 학습목표는 대상자와 교육자 모두가 명확히 이해하고, 이 기준에 따라 교육과 학습이 이루어질 수 있도록 명확하게 설정되어야 한다.
- 실천 가능성(feasible): 학습목표는 학습을 통해서 실현 가능한 목표가 설정되어야 한다.
- 측정 가능성(measurable): 학습목표는 교육 후 그 학습목표 도달유무를 관찰하고 측정할 수 있도록 구체적으로 설정되어야 한다.

3. 보건교육내용의 선정 및 조직

1) 교육내용의 선정

- 목표와 관련이 있는 내용이어야 한다.
- 대상자에게 꼭 필요하며 중요한 내용이어야 한다.

- 내용의 범위와 깊이의 균형이 적절해야 한다.
- 새롭고 참신한 내용이어야 한다.
- 가장 최신의 이론, 지식, 기술을 선정해야 한다.
- 대상자의 가정과 지역사회 여건에서 요구되고 허용되는 내용이어야 한다.

2) 교육내용의 조직

교육내용을 조직할 때는 주제 및 구체적인 교육내용은 이미 알고 있는 것에서 모르는 것으로, 구체적인 것에서 추상적인 것으로, 쉬운 것에서 어려운 것으로, 직접적인 것에서 거리가 먼 것으로 이행되도록 배열하는 것이 좋다.

4. 보건교육방법과 매체 선정

1) 보건교육

보건교육은 교육을 통하여 대상자가 쉽게 목표에 도달하도록 해야 한다. 다양한 요구와 흥미, 여러 가지 감각적 자극을 활용하여 원하는 목적으로 지식, 태도, 실천의 변화를 도모한다. 가장 짧은 시간 내에 계획된 목표에 도달할 수 있는 교육방법과 목표를 선정하고 학습내용을 선정 후, 다양한 학습방법을 활용하여 학습목표에 도달하도록 한다.

보건교육이 이루어지는 형태는 개별보건교육과 집단보건교육이 있으며, 교수-학습방법의 선택 및 개발 기준은 다음과 같다.

- 학습환경의 조건과 인지능력수행의 기회
- 대상 집단의 크기, 대상자 능력, 과거 경험과 조화
- 학습심리와 대상자의 만족
- 한 가지 이상의 긍정적 결과를 유발할 수 있는 방법의 선택
- 대상자의 성숙과 폭넓은 사고를 유도

(1) 개별보건교육

보건사업 현장에서 많이 활용하는 방법이다. 주로 임상에서 상담과 면접으로 교수-학습이 이루어지며, 올바른 개별상담을 실시할 경우에 효과가 높아서 가장 이상적인 교육방법이다.

① 개별보건교육 시 유의점

- 대상자가 마음을 열 수 있도록 신뢰관계를 형성한다.
- 자유롭게 의사를 표시할 수 있도록 조용하고 친밀한 분위기를 조성한다.

- 대상자의 감정을 잘 수용하고 공감대를 형성하며 상황을 긍정적으로 받아들인다.
- 대상자의 능력에 적합한 목적을 세운다.
- 서두르지 말고 여유 있게 대상자를 대한다.
- 대상자 수준에 맞는 언어를 사용한다.
- 현재의 문제에 초점을 맞추고 충고, 명령, 훈계, 설득, 권고 등은 피한다.

② 장 · 단점

- 장점
  - 집단교육보다 교육효과가 높으며 대상자의 변화를 쉽게 유도할 수 있다.
  - 집단교육에 비하여 대상자를 모으는 시간을 절약할 수 있다.
  - 어디에서나 보건교육의 적용이 가능하다.
- 단점
  - 경제적인 측면에서 비효율적(한 번에 한 명의 대상자밖에 교육을 못하므로)이다.
  - 대상자가 다른 사람들과 어울릴 기회가 없어 경험의 기회가 적다.
  - 대상자가 심리적 압박감을 느낄 수 있다.

(2) 집단보건교육

① 실시형태

집단보건교육의 실시형태는 지역사회 건강교실, 건강관리실 교육, 지역사회에서의 교육이 있다. 지역사회 건강교실은 보건교육활동의 성과를 올리기 위해 중요시 되어야 하며 건강교실을 운영할 때는 육하원칙에 따라야 한다. 건강관리실 교육은 보건소, 학교, 산업장, 보건진료소, 병원 외래 등에서 내소자를 중심으로 1회성으로 이루어지는 형태이다. 요점만 간단하고 명확하게 교육하며(5~10분), 가능한 전문적인 도구의 실물이나 매체를 활용한다. 지역사회에서의 교육은 각종 모임을 이용하여 보건교육을 실시하는 것으로 노인정, 동사무소, 부녀회, 청년회 등 사전에 각 기관 및 조직의 책임자와 협의를 하여 협조를 받는 것이 좋다.

② 교육시간

대상자가 참여 가능한 시간을 선택하도록 하며(농촌지역의 농한기, 주부는 집안일을 끝낸 11시나 오후 2시 이후 등), 교육소요시간은 1시간 이내가 되도록 한다.

2) 교육환경

① 대상자 수에 적절한 크기의 장소를 준비한다.

② 소음이 적고, 냉 · 난방 시설이 갖추어졌으며 채광이 좋은 곳이어야 한다.

③ 의자는 너무 딱딱하거나 푹신하지 않아야 하며, 바닥에 앉을 시에는 방석을 준비한다.
④ 큰 교육장에서는 일렬 배치가 무난하나, 소규모 교육장에서는 원형이나 ㄷ자로 의자를 배치한다.
⑤ 교육시작 전에 교육기자재의 사용 준비를 완벽하게 하도록 한다.

3) 보건교육방법

(1) 강의(lecture)

가장 역사가 오래된 전통적인 교육방법으로, 언어를 통해 대상자게 정보전달이나 의견에 영향을 주고 생각을 자극하며, 비판력을 개발하는 것이다. 교육자가 대상자에게 지식을 직접 가르치는 것으로 가장 많이 이용되는 방법이며 모든 교육의 기본이 되는 원시적인 방법이다. 교육자의 교육 준비 시간이 절약되며 문자, 어구, 문장 등을 언어로 자유롭게 해석하여 대상자에게 전달하므로 교육대상자의 교육에 대한 긴장감이 적다. 학생수가 많거나 예산이 부족한 경우, 또는 대상자가 기본지식이 없을 때 이용되며, 좋은 강의를 위하여 준비하고 조직하며 전달하는 것이다.

짧은 시간 내에 많은 학생에게 지식정보를 전달하여 경제적이지만 대상자 참여가 없어 태도나 행동의 변화, 문제해결능력을 기를 수가 없고, 대상자가 많은 정보를 다 기억하지 못한다는 단점이 있다. 또한 교육대상자의 피드백이 어려워 학습 진행 정도를 교사가 인지하기 어렵고 개인차를 고려할 수 없다.

(2) 집단토의(group discussion)

집단토의에 적절한 대상자의 수는 5~10명 내외로, 자신의 의견을 발표하는 형식으로 진행된다. 장점은 대상자가 참여하여 대상자의 의사 전달 능력 향상, 비판적 사고 배양, 교사와 대상자 간의 원활한 의견 교환이 가능하고 상호 이해도가 높다는 점이다. 단점은 토론 주도자의 기교가 필요하며, 참여자 수가 많을수록 토론에는 소수만이 참여하여 경제성이 없다는 점이다.

(3) 분단토의(buzz session)

'버즈학습' 또는 '와글와글 학습'이라고도 한다. 소그룹의 장점을 살려 소그룹으로 먼저 토의한 후, 전체 토의를 하는 형식을 말하며 6~8명이 적당하다.

장점은 전체의견을 상호 교환할 수 있고 동등하게 참여 기회를 가지며 심리적 긴장감이 적다는 점이다. 단점은 한두 명이 토의를 독점하는 경우에는 토론이 제대로 이루어지지 않을 수도 있다는 점이다. 그리고 토의가 가능한 고학년이 아닐 경우, 발표에 대한 부담이나 혼란이 생길 수 있다.

(4) 브레인스토밍(brainstorming)

'묘안 착상법' 또는 '팝콘 회의', '기발한 아이디어' 등을 말하며, 글로 기록하여 논리화하는 방법으로 12~15명이 10~15분의 짧은 토론을 경험하는 것이다.

장점은 재미있고 창조적이므로 토론 주제가 다양하다는 점이고, 단점은 토론 시 고도의 기술이 필요하며, 자칫 시간낭비가 될 수도 있다는 점이다.

효과적인 브레인스토밍 진행을 위해서는 다음과 같은 절차를 지켜야 한다.

① 기발하고 창의적인 아이디어를 모두 나열한다. 종이(포스트잇)나 칠판을 이용하여 각자 생각한 아이디어를 모두 기록한다.
② 나열한 아이디어를 모두 통합한다. 여러 아이디어 중 다수의 사람이 찬성하는 아이디어를 선별하여 좀 더 정리된 아이디어 목록으로 통합한다.
③ 아이디어의 우선순위를 결정한다.

(5) 패널토의(panel discussion)

'배심토의'라고도 하며 어떤 주제에 대해 대립되거나 다양한 견해를 가진 4~7명의 전문가가 5~7분간 토론하는 것으로, 진행 시 사회자의 기교가 필요하다. 사회자는 문제제기나 대립의견을 청중에게 설명하고 토의를 유도하여 청중참여의 기회를 주어야 한다.

장점은 전문적 지식을 습득하고 비판하는 능력과 분석하고 예측하는 능력이 배양된다는 점이고, 단점은 여러 전문가의 선정이 용이하지 않으며, 경제적 부담이 우려된다는 점이다. 또한 패널토의는 토의의 내용이 중복되기 쉬우며, 청중이 사전 전문지식이 없으면 이해하기가 어렵다.

(6) 심포지엄(symposium)

특정한 주제를 전문가 2~5명이 10~15분 발표한 후, 마지막에 사회자가 청중을 공개토론으로 참여시키는 방법이다. 패널토의와 다른 점은 심포지엄은 사회자, 발표자, 청중 모두가 전문가로 구성되는 것이 특징으로 사회자는 내용을 짧게 요약하여 원활한 진행이 되도록 한다. 심포지엄은 주로 어떤 분야에 문제가 있다고 판단될 때, 해결방법을 분석하려고 할 때, 정책 및 제도의 변화가 필요할 때 시행된다.

폭넓은 주제를 다각도로 다루어 다양한 지식과 경험을 들을 수 있으며, 발표자가 바뀌므로 흥미 있고 밀도 있는 접근이 가능하다. 그러나 발표자의 준비가 부족할 경우, 청중은 실망하게 되고, 시간이 짧아 한정된 사람들의 질문으로 제한된다는 문제점이 있다.

(7) 프로젝트법(projcet methods)

대상자가 스스로 학습목표를 제시하여 소그룹 또는 개인이 자료수집, 계획, 시행, 평가,

문제해결에 필요한 지식, 기술, 태도를 능동적으로 습득하도록 하는 자기주도형 교육방법이다.

장점은 대상자의 동기유발이 용이하고 능동적 연구와 자주성, 책임감 개발, 성취감, 탐구능력을 배양한다는 점이다. 단점으로는 수동적인 대상자에게는 시간과 노력이 낭비되고 표준설정이 어려워 평가의 신뢰성 및 객관성이 결여되기 쉽다는 점이다.

(8) 시범(demonstration)

시범은 실제적으로 바로 실천할 수 있도록 하는 가장 좋은 방법이다. 응급처치, 양치질, 손 씻기, 생리대 교환 등을 교육할 때, 이론과 실제장면을 만들어 지도하는 방법으로 소집단의 경우에는 반원형으로 모아서 실시하며, 긍정적 용어를 사용한다.

장점은 주의집중이나 동기유발이 용이하고 실무에 적용하여 학습목표 도달이 용이하다는 점이다. 단점은 교육 준비에 많은 시간이 필요하며, 소수에게 적용하게 되어 경제성이 없다는 점이다.

(9) 역할극(role playing)

역할극은 대상자가 실제상황의 한 인물로 등장하여 그 가치나 태도에 대한 이해를 높이는 효과적인 방법이다. 대상자가 연기 중 실제 그 상황에 놓인 사람의 입장이나 상황을 이해하고 분석하여 문제해결을 하고자 하는 방법이다.

장점은 실제 사용이 가능한 기술을 습득하기 용이하며 실제 참여로 흥미와 동기를 유발하므로 정의적 영역에 적합한 방식이라는 점이다. 단점은 준비 시간이 많이 요구되며 인물이나 주위 환경이 사실과 거리감이 있을 때 문제 속으로 대상자를 흡수하지 못한다는 점이다. 태도 변화 측면에서는 단기효과는 높으나 지속성이 약하다.

(10) 시뮬레이션(simulation)

실제상황과 유사한 상황을 구현해 놓고 활동에 참여하게 하는 방법이다. 시뮬레이션은 문제해결을 촉진하고 태도를 바꾸고자 할 때 효과적인 방법이다. 대상자에게 활동을 구현해 보면서 쉽게 기억하게 하고, 실제상황에서 적용할 수 있는 능력을 길러준다. 시뮬레이션은 건강문제를 스스로 해결해보는 교육주제로 많이 사용되고 있다. 시뮬레이션을 적용한 뒤, 대상자와 함께 분석하고 토론하는 것이 좋다.

장점은 현실 경험 · 대상자 참여 · 즉각적인 피드백이 가능하고, 대상자에게 흥미를 유발하여 학습동기를 촉진시킨다는 점이다. 단점은 교육목적을 인지하지 못하면 자칫 흥미거리로 끝날 위험이 있으며, 모의상황을 조성하는 데 시간과 노력, 비용이 많이 소요된다는 점이다.

(11) 상담(counselling)

상담은 실무현장에서 가장 많이 활용되는 방법이다. 상담을 통한 보건교육은 대상자가 자신의 문제를 생각해보고, 문제의 원인을 이해하여 문제해결을 하도록 하는 방법이다. 보건소를 방문한 대상자가 건강에 관한 지식, 태도, 올바른 습관을 행동화하도록 도울 수 있으며 가정방문이나 전화를 이용할 수 있다.

상담은 집단교육보다 교육효과가 크고 대상자에 맞는 실천 가능한 변화가 용이하며 다른 행정적 노력이 필요 없다. 그리고 개인의 비밀에 속하는 건강문제(성병, AIDS)나 미혼모, 유산 등의 문제해결에 적합하다는 장점이 있다. 단점은 한 사람만을 상대하므로 경제적이지 못하다는 점이다.

(12) 견학(field visit)

견학은 현장을 직접 방문하여 관찰을 통해 학습을 유도하는 교육방법이다. 견학 후 토의 시간을 갖고 목적이 달성되었는지를 평가하여 보고서를 제출하고, 관찰한 내용을 정리하도록 한다.

장점은 대상자의 흥미를 유발하여 적응력과 관찰력이 향상된다는 점이고, 단점은 교통수단이 필요하고 비용과 시간이 요구되며 장소 선정이 어렵다는 점이다.

4) 보건교육매체

(1) 교육매체의 중요성

교육매체는 대상자의 경험의 폭을 넓혀주고, 시 · 공간적 제한을 극복할 수 있도록 하여 시각경험의 통일을 경험하게 하는 중요한 자료이다. 또한 강의내용에 대한 새로운 동기화를 유발하고 추상적인 것에서 구체적인 것까지 다양한 경험을 하게 하는 장점을 가지고 있다.

(2) 교육매체의 효과

교육매체는 학습방법을 촉진하여 학습목적을 달성시킨다. 교육매체를 사용하면 학습내용을 구체화하고 정보를 활용하는 학습을 할 수 있다. 그리고 교수–학습과정에서 교수자와 대상자 간의 상호작용을 보다 원활하게 하도록 한다. 구체적으로는 다음과 같다.

- 학습활동이 보다 표준화되어 학습과 학습 간의 차이를 감소시킨다.
- 교수 · 학습활동과정에서 상호작용이 이루어진다.
- 교수 · 학습활동의 목표에 도달하는 시간이 감소한다.
- 교수자 · 대상자의 역할이 긍정적 방향으로 변화한다.

- 교육 시간과 장소 선택에 융통성이 있다.
- 교육과 학습에 대한 흥미와 이해를 증진시킨다.
- 반복과 재생이 가능하여 사용하기 용이하다.
- 교수–학습활동의 질을 향상시킨다.

(3) 교육매체의 종류

① 실물 및 실제상황

보건교육 시 실물이나 실제상황을 사용하는 것이 가장 효과적이다. 예를 들어 실제 콘돔이나 주사기를 사용하여 교육하면 효과가 높다.

장점은 흥미를 갖고 오감을 동원하므로 입체적인 학습이 되고, 학습내용을 실생활에서 즉시 활용 가능하고, 교사와 학생 간 의사소통이 용이하다는 점이다. 단점은 교육자료를 구하기 어렵고 경제적 어려움이 있으며, 소그룹에게만 가능하다는 점이다. 또한 쉽게 손상될 우려가 있으며, 보관이 용이하지 못하다는 것이다.

② 모형 및 유사물

실물과 닮은 것을 말하며 실물이 작아 교육이 어려우면 크게 만들어서 사용하여 교육의 효과를 높인다. 인체 장기모형이나 자궁모형 등이 있다.

실물과 비슷한 효과를 내고 여러 번 반복사용이 가능하며, 교육자가 제작 가능한 경우에 유용하다는 것이 장점이다. 단점은 값이 비싸 경제성이 없고, 소그룹 교육에만 가능하며 실생활에 적용이 불가능하다는 점이다.

③ 평면적 자료

- 융판

  다른 교육자료가 여의치 않을 때 경제적으로 쉽게 만들어 사용하는 교육보조자료이다. 장점은 경제적이고 흥미를 유발하며 반복 사용이 가능하다는 점이고, 단점은 소수의 인원에만 적합하고 제작 기술이 필요하다는 점이다.

- 그림 및 사진

  그림 및 사진은 사물이나 생활 속의 사건과 상황을 제시할 수 있어 대상자에게 특정 주제에 대한 관심과 흥미를 유도하는 데 도움이 된다. 실물이나 모형 및 고가의 시청각 장비가 없을 때 손쉽게 구해서 활용할 수 있다. 특히, 사진은 교육자의 언어보다 사실성이 높아 학습의 개념을 전달하는 데 효과적인 매체이다.

- 팸플릿, 포스터

  정보를 짧고 명확하게 요약하여 그림과 함께 인쇄 후 사용하는 것으로, 운반이 용이하고 효과적이다.

장점은 교육 전, 교육 중, 교육 후에 사용가능하고 장기간 활용이 가능하다는 점이다. 단점은 제작기간이 필요하고 제한된 견해가 반영된다는 점이다.

■ 투시물환등기

투시물환등기(Over Head Projector, OHP)는 어떤 형태나 크기의 집단에도 사용 가능하며, 다른 시청각 매체보다 활용이 간편하고 효과가 크다.

장점은 활용이 간편하고 암막이 필요 없으며, 대상자와 시선을 일치시키고 겹치기나 표현능력 개발에 폭넓게 사용이 가능하다는 점이다. 단점은 기계가 커서 이동이 불편하고 교육자의 사전 시간과 노력이 요구된다는 점이다.

■ 실물환등기

실물환등기는 실물 그대로를 TV 화면으로 투사하여 보여주는 것이다.

장점은 교육자의 시간이 절약되며 정확하고 빠르게 내용을 제시하고 암막이 필요없다는 점이다. 단점은 기계가 크고 비싸다는 점이다.

④ 청각자료(녹음기)

학습해야 할 내용이 청각적인 것일 때 가장 효과적이며, 그 예로 천식 환아의 호흡음에 대한 교육이 이에 해당한다.

장점은 녹음이 용이하고 반복 재생이 가능하고, 가격이 저렴하고 보관이 용이하여 경제적이며 자율학습에 효과적이라는 점이다. 단점으로는 단순한 청각자극만으로는 대상자가 지루함을 느껴 집중하기 어렵다는 점이다.

⑤ 영상자료

■ 비디오테이프

비디오테이프는 시 · 청각을 자극하므로 실제경험과 가장 가까운 경험을 하도록 한다.

장점은 보관과 운반이 용이하고 선행교육자료로 사용하면 가장 효과적이며, 집단의 크기에 관계없이 교육이 가능하다는 점이다. 단점은 많은 예산이 드는 카세트, 카메라 레코더와 모니터 등의 장비가 필요하여 비경제적이며, 이러한 기구들의 이동이 번거롭다는 점이다.

■ 컴퓨터

인지적 영역의 교육에 도움이 되며 고도의 기술을 교육에 활용할 수 있는 방법이다.

장점은 대상자가 조작이 가능하므로 교육에 능동적으로 참여할 수 있으며, 무관심한 대상자에게 동기부여를 하고 개인능력에 따라 즉각적 피드백이 가능하여 교육시간을 절약할 수 있다는 점이다. 단점은 고가이며 정의적 · 심리운동적인 측면의 교육에 효과적이지 못하다. 그리고 창의성이 무시되기 쉬우며 1:1 접근성에 문제가 있다.

(4) 교육매체 선택 시 고려할 점

- 학습 목적에 맞아야 한다.
- 대상자의 성숙도, 흥미 정도, 배경, 학습 경험을 고려한다.
- 자료의 이용 가능성을 생각한다.
- 교육자 없이 교육매체만으로 교육하지 않도록 한다.
- 교육대중매체의 질을 고려한다.
- 교육매체는 가격이 싸고 구입절차가 간편해야 한다.
- 교육매체는 견고하고 사용상의 위험성이 없어야 한다.
- 유지 및 수리비가 적게 들어야 한다.
- 교육자료로 선정한 경우, 교육 전에 능숙하게 사용할 수 있도록 사용방법을 확인하여 교육진행에 차질이 없도록 한다.
- 예상치 못한 갑작스런 정전이나 교육매체 사용이 불가능할 경우에는 신속하게 대처한다.

5) 보건교육 평가계획

보건교육의 평가계획은 보건교육을 실시하기 전에 미리 계획되어야 한다. 보건교육 평가는 달성하고자 하는 교육목표는 무엇이었는가? 목표 달성은 적절했는가? 학습 요구를 충족시켰는가? 보건교육 중간의 어느 시점이나, 보건교육이 끝난 시점에서 달성한 것이 무엇인가? 보건교육 진행과정에서 부딪힌 문제들은 어떤 것들이 있었는가? 등을 알아보기 위함이다.

6) 분야별 보건교육계획

(1) 지역사회보건교육계획

지역사회보건교육사업은 지역사회주민을 대상으로 보건소, 보건지소, 보건진료소를 중심으로 이루어지는 활동이다. 개인 및 집단이 건강한 생활을 영유할 수 있도록 보건에 관한 올바른 지식을 제공함으로써 자기 자신의 건강을 관리할 수 있는 능력을 길러줄 뿐만 아니라, 일상생활에서 적극적으로 건강관리에 참여하게 하여 건강한 삶을 유지 · 증진시킬 수 있으므로 중요하다. 지역사회에서 실시하는 보건교육의 효과를 높이기 위해서는 다음의 수행원칙을 고려해야 한다.

① 건강증진 및 질병예방에 우선순위를 두어야 한다.
② 보건교육계획은 지역사회진단을 통한 실증적 자료를 이용하여 수립한다.
③ 보건교육계획을 지역사회프로그램의 일부로 포함하여 상호 조정해야 한다.
④ 보건교육사업 건강증진사업의 일환으로 다른 건강증진사업과 연계되어 추진되어야 한다.
⑤ 지역주민의 적극적인 참여를 유도한다.
⑥ 보건소의 조직 개편을 통한 특수 전문 인력의 활용을 유도한다.
⑦ 지역사회의 보건 관련 민간조직의 적극적인 참여를 유도한다.
⑧ 지역사회의 보건 관련 공공조직의 행정지원을 유도한다.

표 7-5 지역사회보건교육 계획서 예시

○○구 보건소: 금연교육 사업계획서

1. 사업개요

1) 현황분석

(1) 인구현황 및 흡연인구 추계

구분	지역사회인구(명)			현재 흡연율(%)			흡연인구 추계(명)		
	계	남자	여자	계	남자	여자	계	남자	여자
19~29세	46,893	23,683	23,210	22.0	35.5	7.7	10,194	8,407	1,787
30~39세	46,833	24,526	22,307	31.7	55.4	6.0	14,925	13,587	1,338
40~49세	53,306	26,977	26,329	32.8	57.0	7.4	17,324	15,376	1,948
50~59세	53,395	25,830	27,565	19.0	36.7	2.3	10,112	9,479	633
60~69세	40,142	18,336	21,806	10.3	23.8	0.7	4,515	4,363	152
70세 이상	34,582	14,651	19,931	8.2	16.5	0.9	2,596	2,417	179
합계	275,151	134,003	141,148	22.0	40.4	4.3	60,206	54,137	6,069

출처: 2016년 ○○구 주민등록인구 통계, 2015년 ○○구 지역사회건강 통계.

표 7-5 지역사회보건교육 계획서 예시(계속)

(2) 흡연관련 주요 지표 비교

구분	○○구				○○시		
	2012년	2013년	2014년	2015년	2013년	2014년	2015년
현재 흡연율(%)	26.1	23.4	25.6	22.0	21.7	20.6	19.4
남자 현재흡연율(%)	48.3	44.3	47.6	40.4	40.6	38.5	36.2
여자 현재흡연율(%)	4.8	3.5	4.6	4.3	3.5	3.4	3.4
흡연자의 금연시도율(%)	32.2	28.6	21.2	30.5	30.9	30.3	36.5
흡연자의 1개월내 금연계획율(%)	8.7	7.4	5.2	8.0	8.1	10.9	9.2
금연구역 인지율(%)	–	–	90.7	–	–	94.9	–
가정 실내 간접흡연율	–	–	9.4	6.5	–	5.7	–
직장 실내 간접흡연율	–	–	22.1	32.3	–	22.7	–

출처: 2015 ○○구 지역사회 건강통계. 2015년 ○○시 지역사회 건강통계.

2. 목적

○○구 지역사회 흡연자를 대상으로 금연교육, 상담 등을 제공하여 금연 실천율을 높이고 궁극적으로는 흡연율을 감소시켜 지역사회 ○○구민 건강증진에 기여하기 위함이다.

1) 교육목표

(1) ○○구 지역사회 주민 흡연율을 2017년 12월까지 20%로 감소시킨다.

- 2015년 ○○구 현재 흡연율은 약 22.0%이다.

(2) ○○구 지역사회 주민들의 금연에 대한 관심을 제고한다.

- 흡연에 대한 건강의 위험성에 대해 알고 있다.
- 금연을 위해 할 수 있는 방법을 두 가지 이상 알고 있다.

(3) ○○구 보건소 금연클리닉등록자 중 6개월 금연 성공자가 45% 이상이다.

2) 구체적인 교육목표

(1) ○○구 보건소 금연교육 참여율이 80% 이상이다.

(2) 금연교육 참가 대상자가 다음 회 차 교육 참여율이 70% 이상이다.

(3) 금연교육 후 만족도 설문지로 평가한 점수가 5점 만점 중 3.5점 이상이다.

3. 사업일정

- 사업기간 : 2017년 1월 ~ 2017년 12월
- 사업대상 : ○○구 청소년 및 19세 이상 성인 흡연자
- 일시 : 성인-기본 2주 1회 정기 운영(9회 교육을 1cycle로 구분)
  청소년-주 1회(4회 교육을 1cycle로 구분)
- 장소 : ○○구 보건소 금연교육실, 학교 등(대상자마다 다름)

표 7-5 지역사회보건교육 계획서 예시(계속)

4. 사업내용

구분	사업 세부 내용
성인	■ 보건소 내 상설 운영 • 추진체계 대상자 등록 ▶ 1차~9차 교육 및 상담 (6개월) ▶ 6개월 금연 성공 확인 기념품 제공 ▶ 추후관리 (6개월~12개월) 전화 · 방문상담 • 서비스 내용 – 금연교육 및 상담(행동요법, 약물처방) – 니코틴의존도 검사, 호기 일산화탄소(CO) 측정 – 6개월 성공 후 추가 6개월간 추후관리(전화, SMS, 우편 등) – 6개월 성공자 인센티브 제공 ■ 금연교육 및 간접흡연 예방교육 • 내용 – 중 · 소형 사업장 등 생활터로 찾아가는 금연상담 · 교육, 민방위교육장 등 연계 금연교육 및 상담 – 건강생활실천통합서비스사업 및 대사증후군사업과 연계 업무 추진 – 금연패널 대여 및 전시
청소년	■ 초 · 중 · 고 학생 흡연예방 및 금연교육 • 방법 – 기존 집단 주입식 방송교육 축소, 체험중심 교육 확대 – 중 · 고등학생 중심 방송교육에서 초등 4학년생 중심 반별 직접교육으로 전환 • 내용 – 흡연시작 전 관내 초등학생 4학년 학생 대상 반별 강사투입 직접 교육 – 흡연여부 교육효과 조사 · 교육실시전 해당 초등학교 6학년 아동 흡연여부 등 행태 조사 · 향후 4학년이 6학년이 된 후 흡연여부 등 행태 조사 – 자체제작 애니매이션 흡연예방교육 자료 활용 협조 · 청소년의 주 관심사 중심 자체제작 무빙툰 애니매이션 학교 배포 활용 (키와 흡연, 뇌와 흡연, 생식기능과 흡연, 입냄새와 흡연의 상관관계 등) – 생활 밀착형, 학생주체 보건방송 · 청소년의 주 관심사인 키, 뇌, 생식기능과 흡연과의 상관관계 방송 · 동아리 방송 참여자 봉사활동 점수 부여 참여율 제고 및 또래 건강리더로 양성 – 소수 흡연자 중심 청소년 금연교실 – 학교축제 참여 지원 · 학생 눈높이에 맞는 놀이와 게임 이용 흡연의 폐해 ○×퀴즈 풀이 · 폐 비교모형(정상폐, 흡연자의 폐) 직접 실험 (금연 체험부스 참여 학생 홍보물품 배부로 관심 및 참여율 제고) – 학생 직접참여 금연캠페인 – 패널전시 등 교육기자재를 활용한 체험 교육 – 초등학교 학부모 병행 교육–취약지역 초등학교 중심 – 학교, 교육청 협조체계 유지: 협의체 구성회의 및 협약체결 활용 – 지역아동센터 소속 학생 대상 교육(취약지역 금연사업과 연계 추진)

표 7-5 지역사회보건교육 계획서 예시(계속)

5. 사업 준비계획

1) 투입목표

(1) 인력투입 계획

구분	2017년(명)	비고
건강증진과장	1	사업기획, 연계 통합 총괄
건강도시팀장	1	프로그램기획 및 통합 관리
금연사업 담당자	2	사업담당
금연상담사	4	보수교육 이수, 전문성 강화
금연클리닉 의사	1	금연보조 약물 처방
금연구역 지도 · 단속요원	2	금연구역 지도점검 및 단속
금연구역순찰대	42	정기교육 실시로 전문성 강화
금연지도원	10	정기교육 실시로 전문성 강화
금연교육 외부강사	10	강사평가 교육 질 강화

(2) 시설 및 장비계획

구분		2017년	비고
시설	금연클리닉 상담실	4개소	보건소, 구청 1층, 분소, 미아동복합청사
장비	니코틴 측정기	5박스	소변측정
	흡연폐해 모형 4종	4종	임산부와 태아 1개, 담배연기 속발암물질 1개, 크로씨의 입 1개, 타르병 4개
	폐 비교모형	1세트	–
	자동혈압계	2개	–
	수은혈압계	3개	보건소 3개, 분소 1개
	돋보기	3세트	–
	패널장비	5개	–
	체중계	5개	분소 1개, 보건소 4개
	CO 측정기	15개	신형 5개, 구형 10개

표 7-5 지역사회보건교육 계획서 예시(계속)

(3) 예산투입계획

예산과목	2017년 지역중심 금연사업 예산계획 금액(단위:천원)	세부내역
인건비	98,280	• 금연상담사 4명
일반운영비 (사무관리비)	104,230	• 홍보물제작 등 • 금연스티커구매 • 금연상담사 위탁교육 • 금연지도원 교육 · 홍보비 • 금연시설 지도점검 차량임차 • 금연성공기념품 • 지하철출입구 등 금연안내 표지판 설치
일반운영비 (공공운영비)	2,660	• 금연사업 전화요금 등 • 금연클리닉 장비유지비 • 금연시설 지도점검 차량 유류대
업무추진비	2,000	• 금연사업 업무추진
일반보상금	37,800	• 금연교육 강사료 • 금연순찰대 금연활동 사례비 • 금연지도원 활동비
민간이전 (의료 및 구료비)	59,000	• 금연보조제(니코틴패치 등) • CO측정용 마우스피스
자산취득비	5,100	• 일산화탄소측정기
합계	309,070	–

(4) 지역사회 자원 활용계획

사업내용	구분	기관명	협력내용
흡연자 지원 (금연클리닉 운영)	외부자원	○○구 한의사회	금연침 시술
		사회복지관	취약계층 금연클리닉
		○○구 관내 사업장	이동금연클리닉 운영
		건강생활실천협의회	금연사업 평가 및 자문
	내부자원	금연클리닉	금연상담, 지원
		자치행정과	민방위교육대상자 금연클리닉
		행정지원과	구청 사내 금연클리닉 장소 지원
		의약과	세이프 약국사업 연계
		지역보건과	취약계층 금연클리닉

표 7-5 지역사회보건교육 계획서 예시(계속)

사업내용	구분	기관명	협력내용
금연환경조성	외부자원	○○경찰서	주말, 심야시간 흡연단속 협조
		한국외식업중앙회 ○○지회	금연음식점 홍보 · 계도 및 협조
		초 · 중 · 고등학교	흡연예방 및 금연교육
		금연순찰대	실외 금연구역 모니터링
	내부자원	행정지원과	청사 전면 금연 관리
		푸른도시과	금연공원 관리
		교통행정과	가로변 버스정류소, 마을버스정류소
		청소행정과	흡연단속 홍보 계도
		보건위생과	음식점 전면 금연 홍보계도
		문화체육과	PC방 관리
		지역경제과	담배소매업소 관리
교육	외부자원	유치원, 구립 · 민간어린이집	미취학아동 흡연 예방교육
		○○교육청	청소년 금연교육
		각급 학교	흡연 예방교육, 청소년 금연클리닉
		사회복지관, 지역아동센터	방과 후 청소년 금연교육
		청소년 흡연 · 음주 예방협회 한국 금연운동협의회, 청소년 금연금주상담센터	교육강사 지원
		사업장(시내버스, 마을버스, 택시 운수업 등)	직장인 금연교육, 이동 금연클리닉
	내부자원	여성가족과	어린이집 교육 지원
홍보	외부자원	○○의사회, 치과의사회	금연 홍보
		지역신문 및 케이블 방송	금연사업 홍보
		한국 외식업중앙회 ○○지회	모든 음식점 금연구역 홍보
		청소년유해환경감시단	가로변버스정류소, 금연거리
		청소년운동본부	금연구역 홍보 · 계도, 캠페인
		주부환경연합회	금연구역 홍보 · 계도, 캠페인
		○○자연환경봉사단	금연구역 홍보 · 계도, 캠페인
		해병대전우회	금연구역 홍보 · 계도, 캠페인
	내부자원	홍보담당관	전반적 금연사업 홍보

표 7-5 지역사회보건교육 계획서 예시(계속)

6. 실행계획

(1) 보건교육계획서 예시 〈1회차〉

일시 및 장소	2017년 ○○월 ○○일 ○○보건소	교 육 자	○○○
교 육 대 상	○○구 ○○주민 ○○명	소요시간	60분
제 목	금연교육	교육주제	금연! 어렵지 않아요.
학습요구 사정	대상자는 보건교육프로그램에 참여하여 금연을 실천하고자 한다.		
대상자의 준비성	• 신체적 준비정도 : 대상자의 신체적 건강수준이 보건교육 받기에 불편함이 없다. • 정서적 준비정도 : 대상자는 교육에 참여할 동기와 의지가 있다. 대상자는 교육을 통한 강한 욕구를 보인다. • 경험적 준비정도 : 대상자는 과거에 금연교육에 참여한 경험이 없다. • 지식적 준비정도 : 대상자는 교육자의 설명을 이해할 수 있는 능력이 있다.		
일반적 목표	• 흡연이 건강에 미치는 영향을 알고 금연의 필요성을 이해하며 금연을 실천한다.		
구체적 목표	• 대상자는 흡연이 자신의 건강에 미치는 영향을 알 수 있다. • 대상자는 자신에게 적합한 금연방법을 계획할 수 있다. • 대상자는 금연을 실천할 수 있다.		
예측되는 활동	• 대상자는 교육내용과 흡연의 필요성을 이해하고 금연실천의 의지를 갖는다.		

교육과정	학습내용	소요시간	교육방법	교육매체
도입	• 학습분위기 조성 및 흥미제고를 위해 흡연 관련 동영상을 시청한다. – 흡연을 시작하게 된 계기 발표하기 – 흡연동영상을 보고 느낀 점 발표하기 • 학습목표를 제시한다. • 이해정도를 사정하고 금연에 대한 의지를 확인한다.	10분	강의, 시청각 상담, 발표	등록카드 PPT 동영상 활동지
전개	• 검사에 대한 설명을 시행한다. –교육자가 시범보이고 CO를 측정하고, 니코틴의존도 검사를 시행한다. • 흡연으로 인해 발생하는 질환에 대해 교육한다. • 폐 비교모형(정상폐, 흡연자의 폐) 직접 실험 및 행동요법을 시행한다. • 효과적인 금연방법, 금연식단 및 금단증상 대처방법에 대해 교육한다. • 재흡연을 방지하는 방법을 교육한다.	35분	강의, 신체활동 시범, 상담	PPT 모형 일산화탄소 측정기 검사지
정리	• 학습내용을 요약정리하고, O · X 퀴즈를 풀어본다. • 금연 10계명을 함께 제창한다. – 가장 열심히 참여한 대상자를 선발하여 긍정적인 피드백을 한다. • 금연소책자 · 홍보물을 제공하고 금연을 실천하도록 유도한다.	10분	강의	PPT 리플렛 홍보 브로셔
평가	• 질의응답, 평가지 작성	5분	강의	PPT 만족도 조사지

표 7-5 지역사회보건교육 계획서 예시(계속)

(2) 회차별 보건교육 계획

학습단계	시행일	학습내용	비고
1회차	등록상담	• 등록카드 작성, 금연의지 확인(개별상담 및 교육) • CO 측정, 니코틴의존도 검사 • 금연소책자 · 홍보물 제공, 행동요법제 지원	SMS관리
2회차	금연 1주	• 금연 실천 확인(개별상담 및 교육), CO 측정 • 행동요법제 제공	–
3회차	금연 2주	• 금연 실천 확인(개별상담 및 교육), CO 측정 • 행동요법제 제공	–
4회차	금연 3~4주	• 금연 실천 확인(개별상담 및 교육), 니코틴 소변 검사 • 필요 시 프로그램 참여 확인증	–
추후관리	금연 2~6개월	• 필요 시 보건소방문 상담 및 교육 • 니코틴 소변 검사 • 6개월 성공기념품 제공	–

7. 평가계획

1) 평가자 및 평가시기

- 내부평가(연2회) : 보건소장, 건강증진과장, 건강증진팀, 사업담당자, 금연상담사
- 외부평가(연2회) : OO구 건강생활실천협의회 위원 15인, 자문교수 2명

2) 평가방법

- 사업계획 및 과정 : 간담회, 설명회, 자문회의, 팀 회의
- 목표달성도 : 산출량 및 결과량

3) 평가내용

<table>
<tr><th>항목</th><th colspan="2">평가지표</th><th>평가기준(A/B)%</th><th>평가방법</th><th>배점</th><th>시기/방법</th></tr>
<tr><td rowspan="2">구조
평가
(20점)</td><td colspan="2">예산 확보(10)</td><td>국비에 따른 구비 확보</td><td>확보</td><td>10
0</td><td>연말</td></tr>
<tr><td colspan="2">인력 확보(10)</td><td>전담인력 확보(1명)
지원인력 확보(4명)
단속인력 확보(2명)</td><td>100% 이상
80~99%
80% 미만</td><td>10
7
5</td><td>연말</td></tr>
<tr><td rowspan="3">과정
평가
(60점)</td><td rowspan="3">교육
(10)</td><td>미취학아동
흡연예방교육</td><td>교육시행인원
/목표인원</td><td>100% 이상
100% 미만</td><td>3
1</td><td>연말</td></tr>
<tr><td>청소년(초 · 중 · 고)
흡연예방/금연교육</td><td>교육시행인원
/목표인원</td><td>100% 이상
100% 미만</td><td>3
1</td><td>연말</td></tr>
<tr><td>성인 금연교육 및
이동상담</td><td>교육시행인원
/목표인원</td><td>100% 이상
100% 미만</td><td>4
1</td><td>연말</td></tr>
</table>

표 7-5 지역사회보건교육 계획서 예시(계속)

항목	평가지표		평가기준(A/B)	평가방법	배점	시기/방법
과정 평가 (60점)	흡연자 지원 (금연 클리닉) (20)	금연클리닉 신규등록율	등록흡연자 수 /등록목표 흡연자 수	100% 이상 80~99% 80% 미만	5 3 2	연말
		금연클리닉등록자 중 청소년등록자 비율	등록흡연자 수 /등록목표 흡연자 수	100% 이상 80~99% 80% 미만	5 3 1	연말
		금연클리닉등록자 중 취약계층등록자 비율	등록흡연자 수 /등록목표 흡연자 수	100% 이상 80~99% 80% 미만	5 3 1	연말
		금연클리닉등록자 중 여성등록자 비율	등록흡연자 수 /등록목표 흡연자 수	100% 이상 80~99% 80% 미만	3 2 1	연말
	금연 환경 조성 (15)	공중이용시설 지도점검	점검시설 수 /점검대상시설 수	100% 이상 80~99% 80% 미만	5 3 1	연말
		금연구역 모니터링	금연구역 모니터링 건수 /금연구역 모니터링 목표 건수	100% 이상 80~99% 80% 미만	5 3 1	연말
		금연구역 지정관리	금연구역지정 수 /실외 금연구역지정대상 수	100% 이상 80~99% 80% 미만	5 3 1	연말
과정 평가 (60점)	금연 홍보 사업 (10)	홍보물 제작 및 개발	홍보물 제작 건수 /홍보물 제작 목표건수	6종 제작 5종 제작 4종 미만 제작	5 3 1	연말
		주민참여 금연행사 캠페인 실시율	캠페인 실시건수 /캠페인 실시 목표건수	100% 이상 80~99% 80% 미만	5 3 1	연말
		다양한 대중매체 활용 홍보	홍보실시 건수 /홍보실시 목표건수	100% 이상 80~99% 80% 미만	5 3 1	연말
	자원 활용 (5)	자문가 집단 운영	회의 횟수	2회 실시 2회 미만 실시	5 3 1	연말
		지역사회단체 연계 회의	회의 횟수	10회 이상 실시 5회~9회 5회 미만	5 3 1	연말
결과 평가 (20점)	금연클리닉 등록자의 금연성공률		등록자 중 6개월 성공자	45% 이상 40% 이상 40% 미만	5 3 1	연말
	흡연율 감소		남성흡연율 40% 여성흡연율 4%	100% 이상 80% 이상 80% 미만	5 3 1	2017년
	금연시도율		1년간 금연시도 경험 인구	25% 이상 20~24% 20% 미만	5 3 1	2017년

(2) 학교보건교육 계획

학교보건교육은 학생과 교직원의 건강관리, 보건교육, 환경보건과 안전에 대한 교육을 통해 학생 및 교직원의 건강관리능력을 개발하는 것을 목적으로 한다. 구체적인 목적은 다음과 같다.

① 건강에 대한 올바른 개념을 습득한다.
② 스스로 건강의 주체로 인식하고 건강의 가치를 인식한다.
③ 일상생활에서 건강을 위한 행동을 생활화하는 태도를 갖는다.
④ 물리적 · 사회적 환경이 건강에 미치는 영향을 알고 건강문제를 해결하기 위한 생활기술을 습득한다.
⑤ 건강문제를 해결하기 위해 의사결정을 하고 행동한다.

표 7-6 학교보건교육계획안 예시

○○학교 보건교육계획안

1. 일시	○○월 ○○일 ○요일 ○교시	2. 장소	
3. 단원	약물 오 · 남용 및 흡연 · 음주 예방		
4. 단원의 학습목표			
인지적	• 약물 오 · 남용의 의미를 알 수 있다. • 오 · 남용되는 약물의 종류를 알 수 있다. • 청소년 약물 오 · 남용의 위험성을 알 수 있다. • 흡연이 건강에 미치는 영향을 알 수 있다. • 흡연으로 인해 발생될 수 있는 질병을 알 수 있다. • 청소년 음주의 피해를 알 수 있다.		
정의적	• 약물을 바르게 사용하려는 태도를 갖는다. • 담배의 해로움을 알고 금연을 다짐할 수 있다. • 흡연 권유 시 거절할 수 있는 적극적인 금연 태도를 가진다. • 음주에 대한 올바른 태도와 가치관을 갖도록 노력한다.		
심동적	• 오 · 남용되는 약물을 알고 거절할 수 있다. • 흡연을 멀리하고 금연을 권유할 수 있다. • 음주를 권유 받았을 때 단호하게 거절할 수 있다.		

표 7-6 학교보건교육계획안 예시(계속)

5. 학습계열

선수학습	본 학습	후속 학습
• 약물의 의미와 부작용 알아보기 • 약물의 올바른 사용법 알아보기 • 담배의 유해성분 알아보기 • 간접흡연의 의미와 피해를 줄이는 방법 알아보기 • 음주가 건강에 미치는 영향 알아보기 • 음주가 사회에 미치는 영향 알아보기	• 약물 오·남용의 의미와 종류 알아보기 • 약물 오·남용이 건강에 미치는 영향 알아보기 • 흡연이 건강에 미치는 영향 알아보기 • 청소년 흡연의 피해 알아보기 • 청소년 음주의 피해 알아보기 • 음주를 권유 받았을 때 거절하는 방법 알아보기	• 중독성 약물로 인한 손상 알아보기 • 약물 오·남용 예방법 알아보기 • 의약품의 올바른 사용방법 알아보기 • 니코틴 중독과 흡연 예방법 알아보기 • 청소년 음주의 위험성 알아보기 • 음주의 유혹을 물리치는 방법 알아보기

6. 학습전개 계획

차시	학습주제	주요내용 및 활동	교과서 쪽수	자료 및 예습적 과제
1	약물 오·남용의 의미와 건강에 미치는 영향 알아보기	• 약물 오·남용의 의미 알아보기 • 오·남용되는 약물의 종류 알아보기 • 약물 오·남용이 건강에 미치는 영향 알아보기 • 청소년 약물 오·남용이 위험한 이유 알아보기	36~39	■ 동영상 자료 • 약물을 잘못 사용한 경험 생각해 오기
2	흡연이 우리 몸에 미치는 영향과 청소년 흡연의 피해 알아보기	• 흡연이 우리 몸에 미치는 영향 알아보기 • 흡연으로 발생할 수 있는 질병 알아보기 • 청소년 흡연의 피해 알아보기	40~43	■ 인체 질병지도, 실험용 빨대 • 청소년들이 흡연하는 모습을 보고 어떤 느낌이 드는지 생각해 오기
3	청소년 음주의 피해와 거절방법에 대해 알아보기	• 청소년 음주의 피해 알아보기 • 음주 권유를 받았을 때 거절하는 방법 알아보기	44~47	■ 인체모형, 역할극 대본 • 음주를 권유받았던 경험에 대해 생각해 오기

표 7-6 학교보건교육계획안 예시(계속)

7. 평가계획

영역	목표	평가시기
인지적	• 약물 오 · 남용의 의미를 알 수 있는가? • 오 · 남용되는 약물의 종류를 알 수 있는가? • 청소년 약물 오 · 남용의 위험성을 알 수 있는가? • 흡연이 건강에 미치는 영향을 알 수 있는가? • 흡연으로 인해 발생될 수 있는 질병을 알 수 있는가? • 청소년 음주의 피해를 설명할 수 있는가?	학습활동 중
정의적	• 약물을 바르게 사용하려는 태도를 갖는가? • 담배의 해로움을 알고 금연을 다짐할 수 있는가? • 흡연 권유 시 거절할 수 있는 적극적인 금연 태도를 가졌는가? • 음주에 대한 올바른 태도와 가치관을 갖도록 노력하는가?	학습활동 중
심동적	• 오 · 남용되는 약물을 알고 거절할 수 있는가? • 흡연을 멀리하고 금연을 권유할 수 있는가? • 음주를 권유 받았을 때 단호하게 거절할 수 있는가?	학습활동 후

8. 1차 시 보건교육 학습안

① 단원: 약물 오 · 남용 및 흡연 · 음주 예방

② 학습제재: 약물 오 · 남용의 의미와 건강에 미치는 영향 알아보기 (1/3)

③ 학습목표

- 약물의 의미와 오 · 남용되는 약물의 종류를 알 수 있다.
- 약물 오 · 남용이 건강에 미치는 영향을 설명할 수 있다.
- 약물을 바르게 사용하려는 태도를 갖는다.

④ 예습적 과제

- 일상생활에서 약물을 잘못 사용했던 경험을 생각해온다.

단계 (시간)	학습 내용	교사 · 학습 활동		교육매체 및 유의사항
		교사	학생	
도입 (5분)	동기유발 하기	(동영상 자료를 제시한 후) 사람들이 이렇게 변한 이유가 무엇인가요?	• 담배를 너무 많이 피워서인 것 같습니다. • 약물을 잘못 사용해서 입니다. • 마약에 중독되어서 입니다.	▪ 동영상 자료 (약물 남용 후 변화된 사람들의 모습 제시)
	학습할 문제파악 하기	방금 보았던 동영상과 예습 과제로 보아 이 시간에는 어떤 공부를 하면 좋을지 말해 볼까요?	• 오용과 남용의 의미를 알아보면 좋겠습니다. • 약을 잘못 먹었을 때 어떤 피해가 있는지 알아보면 좋겠습니다. • 약물 오 · 남용의 예방법을 알아보면 좋겠습니다.	
		그래요. 이번 시간에는 약물 이 건강에 미치는 영향에 대해 함께 공부해 보도록 하겠습니다.	–	

표 7-6 학교보건교육계획안 예시(계속)

<table>
<tr><th rowspan="2">단계
(시간)</th><th rowspan="2">학습
내용</th><th colspan="2">교사·학습 활동</th><th rowspan="2">교육매체 및
유의사항</th></tr>
<tr><th>교사</th><th>학생</th></tr>
<tr><td rowspan="7">전개
(25분)</td><td rowspan="4">약물
오·남용의
의미
알아보기</td><td>약물을 잘못 사용하는 것을 오용과 남용이라는 말로 표현합니다. 먼저 오용은 무엇인지 발표해 볼까요?</td><td>• 약을 처방 없이 자기 마음대로 먹는 것입니다.
• 여러 가지 약을 섞어서 먹거나 남의 처방약을 사용하는 것입니다.
• 치료적으로 사용하지만 잘못 사용하는 것입니다.</td><td>■ PPT
• 판서를 하며 학생들의 대답을 정리한다.</td></tr>
<tr><td>오용은 치료를 위해 약을 사용하지만 잘못 사용하는 것입니다. 남용은 무슨 뜻일까요?</td><td>• 아프지도 않으면서 약을 사용하는 것입니다.
• 약을 치료용으로 먹지 않는 것입니다.
• 약을 기분 변화를 위해 먹는 것입니다.</td><td rowspan="3">■ 학습지</td></tr>
<tr><td>약물 오·남용의 의미를 잘 생각하며 약물 사용의 사례를 보고 오·남용을 구분하여 기록해 봅시다.</td><td>(학습지에 사례별로 오·남용을 기록한다.)</td></tr>
<tr><td>오·남용을 구별한 내용을 발표해봅시다.</td><td>• 두통이 심해져 1알 먹던 진통제를 2알씩 먹는 것은 오용입니다.
• 광고를 보고 살 빼는 약을 함부로 먹는 것은 남용입니다.
• 오래된 감기약을 먹는 것은 오용입니다.</td></tr>
<tr><td>오·남용
되는 약물
의 종류
알아보기</td><td>이렇게 오·남용되는 약물의 종류에는 어떤 것들이 있는지 이야기해 볼까요?</td><td>• 담배와 술이 있습니다.
• 잠을 안 오게 하는 약입니다.
• 커피일 것 같습니다.
• 마약이라고 불리는 것들 같습니다.</td><td>■ PPT
• 우리가 즐겨먹는 기호 식품에도 습관성, 중독을 일으킬 수 있는 물질이 함유되어 있음을 유념하도록 한다.</td></tr>
<tr><td>약물
오·남용의
피해 알기</td><td>약물을 오·남용하면 어떤 피해를 입게 될까요?</td><td>• 신체적 피해로는 구토, 떨림, 어지러움 등이 있습니다.
• 정신적으로 기억력, 불안감 등이 나타납니다.
• 각종 범죄로 이어져 가정과 사회를 파괴합니다.</td><td rowspan="2">■ PPT
• 자유롭게 발표하도록 유도한다.</td></tr>
<tr><td>청소년 약물 오·남용의 피해 알기</td><td>여러분처럼 어린 청소년 시기에 약물을 잘못 사용하면 더 위험한 이유는 무엇일까요?</td><td>• 중독성이 더 빠릅니다.
• 다른 약물까지 사용하여 피해가 더 커집니다.
• 성장하는 시기이므로 훨씬 해가 큽니다.
• 공격적이고 자제력을 잃게 됩니다.</td></tr>
</table>

표 7-6 학교보건교육계획안 예시(계속)

<table>
<tr><th rowspan="2">단계
(시간)</th><th rowspan="2">학습
내용</th><th colspan="2">교사 · 학습 활동</th><th rowspan="2">교육매체 및
유의사항</th></tr>
<tr><th>교사</th><th>학생</th></tr>
<tr><td rowspan="4">정리
(10분)</td><td>학습활동
정리하기</td><td>• 약물을 오 · 남용하지 않으려면 우리는 어떻게 해야 할지 토의하여 봅시다(소집단 토의 활동을 한다).
• 약물 오 · 남용 예방법을 발표해 볼까요?</td><td>• 약을 처방대로 복용해야 합니다.
• 다른 사람의 약을 먹지 않아야 합니다.
• 기분을 위해 먹지 말아야 합니다.</td><td rowspan="2">• 약물 오 · 남용이 성장과 인격의 발달, 사회성의 발달에 미치는 부정적 영향에 대해 인식하도록 한다.</td></tr>
<tr><td>알게 된 점,
느낀 점
말하기</td><td>오늘 배운 내용을 생각하며 약물 오 · 남용을 예방하기 위한 여러분의 다짐을 한 번 들어볼까요?</td><td>• 앞으로 약을 먹을 때 의사선생님의 처방에 따라 약을 먹겠습니다.
• 중독성 약물을 권하는 친구에게 "싫다"라고 분명하게 말할 것입니다.</td></tr>
<tr><td>차시
예고하기</td><td>(파워포인트 자료를 제시한 후) 다음 시간에는 어떤 공부를 할 것 같습니까?</td><td>• 흡연의 해로운 점에 대해 배울 것 같습니다</td><td rowspan="2">■ PPT
(흡연하고 있는 사진)</td></tr>
<tr><td>예습적 과제
제시하기</td><td>• 다음 시간에는 흡연이 우리 몸에 어떤 영향을 주는지 공부해 보도록 하겠습니다.
• 흡연이 건강에 어떤 피해를 주는지 생각해 오기로 합시다.</td><td>• 감사합니다.</td></tr>
<tr><td rowspan="2">평가
계획</td><td>평가
목표</td><td colspan="3">• 약물의 뜻과 오 · 남용의 의미를 알 수 있는가?
• 약물 오 · 남용이 건강에 미치는 영향을 말할 수 있는가?
• 약물을 올바르게 사용하려는 태도를 갖는가?</td></tr>
<tr><td>평가
방법</td><td colspan="3">질문, 관찰</td></tr>
<tr><td>판서
계획</td><td colspan="4">약물 오 · 남용 예방
〈공부할 문제〉
약물 오 · 남용의 의미와 건강에 미치는 영향에 대해 알아봅시다.
• 약물 오 · 남용의 의미
• 약물이 건강에 미치는 영향
• 약물 오 · 남용 예방법
– 약물의 잘못 사용: 오용, 남용
– 약물 오 · 남용의 피해(신체적 피해, 정신적 피해, 사회적 피해)</td></tr>
</table>

(3) 산업장 보건교육

산업보건의 목적은 모든 직업에 있어서 근로자의 육체적 · 정신적 · 사회적 건강을 유지 · 증진시키고, 작업조건에 기인하는 질병을 예방하는 것이다. 또한 위협하는 작업으로부터 근로자를 보호하고, 신체적 · 정신적으로 적합한 작업환경에 근로자를 배치하고, 취업시키는 일이다. 산업장 보건교육이란 작업과 관련된 건강과 안전에 대한 근로자의 지식, 태도, 기술, 행동을 향상시키려는 의도된 체계적인 전략이며, 산업보건사업 중 가장 기본적이고 근로자의 건강증진을 위해서 필수적인 사업이다.

산업보건교육이 효율적으로 이루어지 위해서는 다양한 인력이 협력체계를 이루어야 하며, 협력체계가 원활하게 이루어지도록 연속적인 의견교환을 유지하는 것이 중요하다.

표 7-7 산업장 보건교육계획 예시

○○물산 산업장 보건교육계획

1. 사업장 개요

1) 사업장명: ○○물산 건설현장

2) 업종: 건설업

3) 근로자 수: 12,000/일

2. 현황

1) 건설현장 보건관리 실태 및 현황

(1) 건설업 업무상 질병 이환자 증가: 1994년 이후 건설업 이환자 수 증가 추세

(2) 연령별 취업 및 이환자 발생 증가

- 50대 이후 건설업 취업현황은 감소
- 근골격 및 뇌 · 심혈관계 등 질병 이환자 증가
- 40대 이후 장년근로자의 질병 위험도 높음

(3) STAFF 현장 여건

- 단기 인력투입 피크(peak) 일출력 12,000명
- 월 누적출력 집계현황 305,225명
- 단기, 야간, 철야, 취약근로자 보건관리 필요성 대두

근로자 현황	현장 현황	실태 현황
• 장년(고령): 50세 이상 근로자 2005~2013년까지 46% 증가함 • 단기, 단발성 작업인력 • 2009년 이후 장년근로의 재해가 57% 이상 차지 및 증가. 이 중에서 뇌 · 심혈관질환 6.08%, 근골격계 9.77% 차지함	• 건설업 보건분야는 아직 척박함 • 경험인력 부족으로 건설보건 전문분야가 취약함. 법제화 되었지만, 초보적인 수준임 • 근로자의 건강상태가 산업재해로 이어지기도 함	• 질병이 있어도 바쁜 일과로 인해 치료를 받지 못함 • 유해위험인자의 건강장해 요인을 모르거나, 방관하여 우리가 인지하지 못하는 사이에 우리를 병들게 하고 있음

표 7-7 산업장 보건교육계획 예시(계속)

3. 근로자보건교육

1) 정기 · 특별교육

- 월 1회 교육을 통해 보건의식 향상 및 관심을 유발함
- 특정 유해인자에 노출된 근로자에 대한 그룹별 교육실시로 자발적 건강관리를 유도함
- 정기교육: MSDS, 근골격계, 사회적 이슈, 계절성질환(신종플루, 열사병, 동절기질환)
- 특별교육: 병원전문가 및 보건소 연계(대사증후군, 금연, 고혈압)

교육명	횟수(회)	인원(명)
정기교육	978	86,565
취약근로자	25	2,170
고령자	24	2,248
만성질환	2	342
응급처치	5	645
금연	2	487
합계	**1,045**	**92,457**

2) 방송 · 현장교육

- 방송교육과 현장교육을 통한 감성보건교육을 향상함
- 특정 장소가 아닌 친숙한 장소에서의 교육을 통해 건강관리를 유도함
- 장소와 시간에 상관없이 실시간 교육이 가능함
- 게이트 방송: 27종 자체 제작(계절별 주의사항, 스트레스, 금연, 절주 등)
- 근골격계 예방 동영상: 7종 자체 제작(자재양중, 대차이동, 작업대 이용 등)
- 주 3회 보건 순찰을 통한 현장 보건을 지도함

제3절 보건교육수행

1. 교육활동

1) 도입단계

도입단계는 중심적인 교육단계에 들어가기 전에 이루어지는 대상자와의 관계 형성, 주의집중, 교육동기유발을 말하는 것으로, 대상자가 본격적인 교육을 받는 전개단계로 이행될 수 있도록 하는 단계이다. 학습시간은 5~10분 정도의 활동과정을 유지한다. 흥미를 유발하고 동기를 부여하기 위해 설명, 해석, 제시 등의 활동을 하며, 이전 시간에 배운 것과 앞으로 배울 내용의 관계를 설명한다. 도입단계의 학습활동에는 학습목표 제시, 사전테스트나 조사, 영화나 슬라이드 보기, 그래프나 도표로 현황 알려주기 등을 활용할 수 있다.

(1) 관계 형성하기

- 단정한 옷차림으로 교육시간 30분 전에 사전준비를 하고 정시에 시작한다.
- 편안하고 자기 확신에 대한 태도를 가져 교육자에 대한 신뢰감을 갖게 한다.
- 호의와 관심을 보이고, 교육에 대한 깊은 관심과 애정을 갖는다.
- 즐거운 마음을 갖고, 교육시작 전에 간단한 대화나 운동으로 긴장을 푼다.

(2) 주의집중시키기

- 교육을 여러 번 해야 하는 경우에는 첫 번째 모임에서 다양한 활동을 통하여 그룹 다이내믹스(group dynamics)를 형성한다.
- 교육자와 대상자의 상호작용을 높인다.
- 연속적인 교육의 경우에는 이전 강의와 관련된 주제와 앞으로 제시될 주제와의 연관성을 제시하고 연속성을 강조한다.

(3) 교육동기유발하기

- 주제와 관련된 사진이나 그림, 영화나 비디오의 일부분을 동원하여 설명한다.
- 주제에 관련된 질문을 하고 현재의 생활이나 앞으로의 생활에 어떤 의의가 있는지를 구체적인 예화를 통해 설득력 있게 제시한다.
- 대상자에게 행동적 목표를 제시하며, 그 중요성과 다루어질 내용 등을 설명한다.

2) 전개단계

학습의 중심이 되는 단계로, 강의의 본론을 실제로 전달하여 본격적인 교육활동이 이루어지며, 폭 넓고 다양한 교육방법과 매체를 활용한다. 정보를 획득하기 위하여 책 읽기, 문헌검토, 강의와 회의 참석, 체계적 관찰 등을 수행할 수 있도록 하며, 심동영역의 기능을 습득하기 위해서 체험 · 실험 · 실습 · 시범 등의 활동을 진행한다. 태도 변화를 목적으로 하는 교육활동은 토의, 상담, 역할극, 예술품 감상, 영화 같은 동영상 시청 등의 교육활동을 전개할 수 있다. 학습기간은 20~25분을 유지하고 전체 교육의 핵심으로 가장 중요한 단계이다.

(1) 교육자의 교육자세

- 자세를 바르게 하고 자신감 넘치는 태도를 가진다.
- 자세를 다양하게 연출하여 변화를 주면서 시선을 골고루 두어 대상자의 얼굴을 보고 강의한다.
- 자신감과 열의를 가지고 밝고 명랑한 표정으로 교육을 진행한다.
- 자유롭고 즐거운 분위기 속에서 교육이 이루어지도록 한다.
- 대상자에 대한 이해와 관심을 가지고 교육을 진행한다.

(2) 교육 시 유의사항

- 대상자 수준에 맞는 용어를 사용하고 정확히 전달되도록 이야기한다.
- 다 들릴 수 있는 크기로 어조에 변화를 주며, 적당한 속도로 교육한다.
- 속담, 우화, 유머나 삶의 경험을 적절하게 이용한다(필요 이상의 예는 들지 않음).
- 중요한 부분은 힘을 주어 반복해서 말하되, 한꺼번에 많은 내용을 가르치지 않는다.
- 간단한 것에서부터 복잡한 내용으로, 구체적으로 교육한다.
- 능동적으로 교육에 참여하도록 유도한다.
- 질문한 내용에 대해서는 반드시 성의 있게 명확한 답을 제시한다.
- 교육 후 자유롭게 질문하고 토론할 수 있는 분위기를 조성한다.

3) 요약 및 정리단계

교육내용에 대하여 질문을 하거나 그동안 교육한 주요개념을 요약하고 지켜야 할 일, 해야 할 일 등을 제시한다. 교육성과를 평가하는 교육 마지막 단계로서 습득한 내용을 정리할 수 있는 학습기회를 함께 가진다. 학습시간은 5~10분 정도이다.

질문할 때의 유의사항은 다음과 같다.

- 미리 질문할 문항을 작성하여 수준에 맞는 질문을 한다.
- 골고루 질문을 하되 간단한 질문에서 시작하여 점차 복잡한 질문을 한다.
- 한 번에 한 가지 질문만 하고 대답은 강요하지 않는다.
- 칭찬과 격려를 하여 긍정적 강화를 해주고 명확한 답을 제시해 준다.

2. 대상자별 수행전략

1) 영 · 유아기 및 학령기

영아기 보건교육 대상자는 부모, 조부모, 어린이집 교사 등 영아를 돌보는 사람이다. 보건교육 시 영아의 발달수준과 건강상태, 돌보는 사람의 보건교육에 대한 준비성을 파악해야 한다.

유아기 아동은 주로 놀이를 통해 학습한다. 학령전기 아동의 최고 집중시간은 5~15분이므로 짧은 시간동안 아동이 직접 참여하도록 노래, 인형극, 그림을 활용한 프로그램이 효과적이다.

학령기 아동은 30~40분까지 집중이 가능하므로 놀이 학습뿐만 아니라 정규 보건교육 기관에서의 학습도 가능하다. 다양한 경험을 하게 하고, 구체적인 교육 자료를 제시하여 교육의 효과를 높일 수 있다. 이 시기의 보건교육 기법을 요약하면 다음과 같다.

① 그림책이나 동영상, 인형극 등을 이용하여 아동이 메시지에 집중하도록 돕는다.
② 곰돌이나 장난감을 이용해 역할놀이를 하면서 교육한다.
③ 아동을 돌보는 보호자에게 교육을 실시한다.
④ 설명이 필요한 경우에는 매우 간단하고 구체적으로 설명한다.
⑤ 칭찬을 자주 한다.
⑥ 피드백을 바로 준다.
⑦ 기본적이고 사실적인 정보를 제공한다.
⑧ 그림을 그려 설명한다.
⑨ 스스로 무엇을 해야 하는가를 설명한다.

2) 청소년기

청소년은 환경 조작에 의한 것뿐만 아니라 문제제기 및 독서를 통한 정보를 관찰함으로써 학습을 경험한다. 이 시기의 보건교육은 청소년들에게 다양한 생활양식에 관한 정보와 그 결과를 알려 주고, 현재하고 있는 건강행위를 강화시켜 주며, 자가간호 행위에 관한 의사결정에 적극적으로 참여함으로써 그 효과가 증가된다. 보건교육 시 집단 토의방법을 활용하거나, 건강관리 행동이나 가치관을 명확히 하기 위한 문제해결기법과 역할놀이가 효과적이다. 이 시기에 보건교육 기법을 요약하면 다음과 같다.

① 청소년을 존중하고 신뢰하여 자존감을 갖게 한다.
② 청소년이 즐겨 사용하는 은어의 뜻을 이해하고, 교육 시 유머스럽게 적절히 사용한다.
③ 청소년의 기분변화를 예측한다.
④ 청소년이 하고자 하는 말과 싫어하는 말을 파악한다.
⑤ 질병관리와 관련된 행동이나 가치관을 명확히 하기 위한 문제해결기법과 역할놀이가 효과적이다.
⑥ 학습을 촉진시키기 위한 강화를 위해 대상자가 성취한 것을 칭찬해 주며, 친구들의 인정을 받을 수 있도록 하는 접근이 필요하다.

3) 성인기

성인기는 이미 많은 경험과 정보를 가지고 학습에 참여하기 때문에 보건교육을 통해 기존의 사고와 기술을 재편성한다. 성인대상자는 자기주도적 성향으로 이행되며, 현재 사회적 역할과 발달과제를 중요시 여기므로 현실적으로 즉각적 적용을 원하고 교과중심 학습보다 문제중심 학습으로 이행된다. 따라서 성인대상자의 학습의욕은 자신의 책임이 되며, 교육자는 조력자 또는 촉진자의 입장이어야 한다. 이 시기에 보건교육 기법을 요약하면 다음과 같다.

① 대상자의 경험을 중시하고, 대상자 중심의 교육을 한다.
② 교육적인 태도를 버리고 교육자도 함께 학습하는 자세를 갖는다.
③ 사실을 간단명료하게 전달하여 현실 상황에서 스스로 해결하도록 한다.
④ 의견교환을 위해 질문을 하고, 대상자가 질문을 하도록 유도한다.
⑤ 대상자와 논쟁하지 않는다.
⑥ 교육시간을 짧게 한다.
⑦ 스스로 학습하는 방법을 가르친다.

4) 노년기

노인대상자는 노화로 인한 신체적 변화, 인지, 감각, 운동수준이 저하되면서 나타나는 학습과 지적능력의 저하, 근력의 감소, 기억력 저하 등을 충분히 고려해야 한다. 이런 점을 고려한 게임, 역할극, 시범, 재시범 등의 교육방법이 효과적이다. 이 시기에 보건교육 기법을 요약하면 다음과 같다.

① 대상자의 경험을 존중한다.
② 무조건 가르치려고 하지 않는다.
③ 긍정적인 것부터 교육하기 시작한다.
④ 노인의 신체적인 변화를 고려한다.
⑤ 간단하게 만든 시청각 자료를 다양하게 보여준다.
⑥ 따뜻하고 친절하게 대한다.

제4절 보건교육평가

1. 평가의 개념

평가는 시험으로써 대상자의 행동변화 및 학습과정에 관한 정보를 수집해서 교육계획 수립에 활용하고 교육을 수행하는 데 도움을 주거나 의사결정을 하는 과정 자체를 말한다. 평가는 설정된 목표도달 유무를 구체적으로 분석·보완하고 효율적 교육수행의 기초자료로 활용하는 것으로, 과정평가는 교수방법과 학습내용을 평가하고, 산출평가는 대상자의 지식·태도·행위에 대한 평가를 실시한다.

1) 평가의 목적 및 원칙

- 학습목표의 도달 유무를 진단한다. 이는 교육평가의 1차적 목표이다.
- 학습효과를 증진시키는 데 영향요인과 장애요인을 파악한다.
- 교육자의 교육방법과 교육기교를 교정하는 것이다.
- 교육방법이나 매체가 적절하였는지를 확인한다(교육과정 및 내용 타당도).
- 교육대상자에게 노력의 결과를 알려주기 위함이며 교육효과를 증진시킬 수 있다.
- 학습요구도를 파악하여 교육계획의 기본자료로 삼는다.

2) 평가의 대상

평가의 대상은 크게 네 가지로 나눌 수 있는데, 종류로는 대상자, 교육자, 교육과정(계획 자체와 효율성), 학습 환경이 있다.

3) 평가의 내용

평가를 위해 주로 살펴보아야 할 영역으로는 지식(인지적 영역), 태도(정의적 영역), 행위 및 기술(심리 운동 영역)이 있다(표 7-8).

표 7-8 보건교육평가의 내용

내용	내용의 예
지식(인지적 영역)	감염병의 초기 증상이 무엇인지를 알고 기억 정도를 평가(기억, 이해)
태도(정의적 영역)	비만 아동이 규칙적인 운동을 실시하려 하는지를 평가(적극성, 협조성)
행위 및 기술(심리 운동 영역)	칫솔질을 올바르게 하는지, 응급처치를 시행하는지 등의 평가

2. 평가과정

평가는 평가대상 및 기준 설정, 평가 관련 자료수집, 결과해석, 재계획의 반영 순서로 진행된다.

① 평가대상 및 기준 설정

무엇을 평가할 것인지 평가대상을 결정하고, 보건교육의 목표달성 여부를 어떤 기준으로 평가할 것인지를 결정하는 단계이다.

② 평가 관련 자료수집

평가대상과 관련된 다양한 자료를 수집하는 과정으로 가장 적절한 자료수집방법을 결정하여 자료를 수집한다.

③ 결과해석

수집된 자료의 분석한 결과를 설정된 목표와 비교하여 그 도달여부를 확인한 후, 이러한 결과에 영향을 미친 요인과 직 · 간접적인 원인 등을 분석하여 명확히 하는 과정이다.

④ 재계획의 반영

평가결과 분석을 통해 얻어진 영향요인과 원인을 해결하기 위한 방법을 모색하며, 그 결과를 향후 보건교육을 계획할 시에 반영하는 것이다.

3. 평가유형

1) 평가기준에 따른 평가

(1) 절대평가(목표지향적 평가)

① 미리 도달해야 할 목표를 설정해 놓고 교육을 실시한 후, 목표에 도달했는지를 알아보는 목표지향적 평가이다.
② 대상자 간의 점수를 비교하지 않는다.
③ 보건교육에서는 목표지향적인 절대평가를 더 많이 활용한다.
④ 교수와 학습과정 전체가 평가의 대상이 되며 평가자는 반드시 교육자가 된다.

(2) 상대평가(기준지향적 평가)

① 무엇을 얼마나 성취했느냐보다 다른 사람에 비하여 어느 정도 성취했는지를 규정한다.
② 대상자가 무엇을 얼마나 아느냐가 아니라 다른 사람과 비교할 때 무엇을 얼마나 더

알고 있는가를 평가하는 것이다.

③ 개인의 상대적 위치와 우열의 파악이 가능하여 경쟁을 통한 학습동기를 유발한다.

④ 상대평가에서는 대상자가 주된 평가의 대상이다.

⑤ 교육자뿐 아니라 제3자도 평가자가 될 수 있으며, 평가도구의 신뢰도가 중요하다.

2) 평가시기별 과정에 따른 평가

평가시기별 과정에 따른 평가는 총 세 가지로 분류할 수 있다. 그중 첫 번째인 진단평가는 교육 전 대상자의 교육 이해도를 사전 측정하는 것이 목적이고, 두 번째인 형성평가는 학습자에게 형성된 교육의 결과를 확인(쪽지, 퀴즈, 질문)하는 것이며, 세 번째인 총괄(총합)평가에서는 일정한 교육 후 교육의 결과를 확인(쪽지, 퀴즈, 질문)한다.

(1) 진단평가(수요분석)

교육이 시작되기 전에 대상자의 지식 · 태도 · 행동을 변화시키는 데 가장 우선적인 것이 무엇인지, 무엇을 교육할 것인지를 조사한 후, 적절한 방법으로 교육전략을 세워 교육의 효과를 극대화하기 위하여 실시한다.

(2) 형성평가(과정평가)

교육이 진행되는 동안 교육진행 정도를 파악하여 교육내용이나 방법을 향상시키기 위하여 조정할 사항이 있는지를 확인하기 위하여 시행한다.

대상자의 교육동기를 유발시킬 수 있고 교육방법을 변경할 수도 있으며, 교육단계에서 대상자가 건강신념이나 문제해결능력을 향상시킬 수 있다.

(3) 종합평가(결과평가)

보건교육사업의 1단계가 완전히 끝났을 때 목표의 도달 여부를 알아보고, 실시한 교육의 장 · 단점을 평가하여 다음 교육을 할 때 더욱 좋은 교육방안을 찾기 위하여 시행하는 평가이다.

3) 평가성과에 따른 평가

(1) 과정평가

과정평가는 보건교육프로그램이 어떻게 시행되었는가를 평가하는 것이다. 교육에 사용된 여러 자료, 교육과정의 적절성과 난이도, 교육과정의 수와 시간적 길이, 교육 참석자의 수, 대상자의 참여율, 보건교육 계획과 개발에 참여한 사람들이 누구이고 몇 명인지, 보건교육계획 시 대상자의 의사는 어떻게, 어느 정도 반영하였는지 등이 포함될 수 있다.

(2) 영향평가

영향평가는 보건교육을 투입한 결과로 인해 단기적으로 나타난 바람직한 변화를 평가한다. 교육 대상자의 지식, 태도, 신념의 변화, 기술 또는 행동의 변화 등이 포함될 수 있다.

(3) 성과평가

성과평가는 보건교육을 통해 나타난 바람직한 변화가 시간의 흐름에 따라 긍정적으로 나타난 효과를 평가한다. 보건교육을 수행한 결과로 얻어진 건강, 사회적 요인의 개선점, 이환율이나 사망률의 감소, 삶의 질 향상 등을 평가하는 것이다. 그러나 보건교육의 결과로 감소된 이환율이나 사망률을 알아내기는 쉽지 않을 뿐만 아니라, 보건교육의 실시 후 상당한 기간이 경과되어야만 알 수 있기 때문에 평가가 쉽지는 않다. 성과평가는 프로그램의 당위성과 필요성을 설명하는 중요한 수단이 되므로 성과평가를 수행하도록 노력해야 한다.

4) 보건교육평가방법

(1) 관찰법

행동측정에 유용한 방법으로 관찰자의 편견이 없어야 하며, 관찰 즉시 관찰한 내용을 사실 그대로 기록한다. 언제든지 대상자의 변화를 평가할 수 있고 평가 결과를 즉시 학습의 개선을 위해 활용할 수 있다는 장점이 있지만, 관찰자의 편견이 작용될 수 있으므로 적절한 기록과 사전 계획으로 객관성을 유지하도록 주의해야 한다.

(2) 구두질문

관찰법과 함께 융통성이 큰 평가기법으로 대상자의 이해 정도를 교육자가 즉시 알 수 있고 대상자도 옳은 답을 즉시 알 수 있다는 장점이 있지만, 교육자와 대상자가 1:1 관계로 진행되므로 시간이 많이 소요되어 비경제적이다.

(3) 질문지법

간접적인 측정법으로 글을 읽을 수 있고 질문을 이해할 수 있는 사람에게 사용이 가능하다. 질문 문항은 측정하고자 하는 주요내용을 빠짐없이 논리적으로 작성한다(질문 문항은 보기에서 선택하는 선택형과 질문에 대해 답을 제시하는 서답형 등이 있다).

단순한 사실이나 개념용어의 암기를 평가하는 것부터 추리력, 판단력의 평가가 가능하다는 장점이 있지만 문항개발이 어렵다는 단점이 있다.

(4) 자가보고서 및 자기감시법

- **자가보고서**: 척도법을 사용한 설문지나 개방식 질문지 등의 양식에 따라 자가보고를 하는 것이다.
- **자기감시법**: 건강행위 등을 한 후 자신의 행위를 기록하게 하는 것이다. 이 밖에 조사기록, 면접과 회의, 건강검사, 통계자료, 전문가 의견 등을 사용한다.

(5) 평가도구

① 평가도구 유형

- **행동목록표**: 행동목록표(check list)는 대상자의 행동을 관찰할 때 사용할 수 있다. 각 문항은 각 단계의 행동을 하였는가의 여부와 함께 만족스럽게 수행하였는지 나타내도록 작성해야 한다. 행동목록표는 정신운동 영역의 기술뿐만 아니라 정의적 영역의 태도평가에도 활용할 수 있다.
- **평정척도**: 평정척도(rating scale)는 평가자가 평가내용을 숫자나 내용으로 연속선 위에 분류하는 측정도구이다. 항목은 3~5항목을 제시할 수 있으며, 말을 정확하게 표현하여 오류를 줄이고 보건교육 목표에 진술된 중요한 행동이 기술되도록 한다. 보건교육에 활용할 수 있는 평정척도는 기술평정척도, 숫자평정척도, 기술도표척도 등이 있다. 기술평정척도는 평가하려는 척도의 내용이나 단계를 간단한 단어 · 구 · 문장으로 표시하여 평정하는 방법이고, 숫자평정척도는 평정하려는 특성의 단계를 숫자로 표시하는 방법이며, 기술도표척도는 기술척도와 도표척도를 합쳐서 나타내는 것을 말한다.

② 평가도구가 갖추어야 할 조건

- **타당도**: 교육목표나 기준을 얼마나 잘 측정하고 있는가를 의미한다.
- **신뢰도**: 측정하고자 하는 내용을 얼마나 정확히 오차 없이 측정할 수 있는가를 의미한다.
- **객관도**: 평가자의 일관성을 의미하는 것으로서 동일한 답안지를 동일한 사람이 시간이나 상황을 달리해서 평가한다.
- **실용도**: 평가도구의 경제성, 간편성, 편의성을 나타내는 것이다.

제5절 건강증진 개념의 이해

1. 건강증진의 개념

1) 정의

건강증진(health promotion)의 개념은 건강회복, 질병예방, 건강유지와 함께 현대 보건의료사업의 목적 중 하나로서 단순히 질병의 치료나 예방에 그치는 것이 아니라 건강을 지금보다 더 나은 상태로 향상시키는 것이다. 개개인의 생활양식이나 행동이 건강과 관련이 있다는 생각에서 시작되었으며, 건강행위를 실천하여 개인의 잠재력을 개발하도록 하는 것이다.

1920년 윈슬로(Winslow)가 공중보건의 정의에서도 건강증진을 언급하였으나, 현대적 개념의 건강증진은 '캐나다 보건에 관한 새로운 조망'이라는 Lalonde 보고서(1974)에서 처음으로 제기되었다. 이 보고서에서는 건강 · 질병 · 사망을 결정하는 요인을 유전 · 물리적 환경 · 생활양식 · 보건의료서비스의 네 가지로 분류하였고, 그 각각이 건강에 기여하는 비중을 정의하였다. 그중에서도 생활양식의 비중이 60% 이상 차지하여 건강에서의 생활양식의 중요성을 강조하였다.

건강증진의 개념에 대해 몇 가지만 살펴보면 다음과 같다.

- WHO(1985)에 의하면, 건강증진이란 '사람들이 건강에 대한 통제력을 향상시키도록 능력을 증진시키는 과정'이라고 정의하였다.
- 1986년 캐나다에서 개최한 제1차 건강증진국제회의에서 건강증진은 '사람들이 자신들 개인이나 지역사회가 건강에 영향을 주는 인자들에 대한 통제를 증가시켜 건강을 향상키기는 과정'으로서 건강한 공공정책수립, 지리적 환경조성, 개인의 건강관리, 기술개발, 임상적이고 치료적인 진료서비스를 넘어선 건강서비스 활동으로, 건강행위의 실천을 통해 사람들이 건강잠재력을 충분히 발휘할 수 있도록 개발하는 것이라고 하였다.
- 미국공중보건국(1990)에서도 건강증진은 '생활습관을 개발할 수 있도록 개인과 지역사회에서 방법을 개발하여 활동하는 것'이라고 하였다.
- 그린(Green, 1984)은 '건강에 도움이 되는 건강교육과 이를 위한 조직적 · 경제적 · 환경적 차원의 지지'라고 정의하였다.
- 오도넬(O'Donell, 1989)은 '최적의 건강상태를 향하여 생활양식을 변화할 수 있도록 하는 과학과 기술'이라고 하였다.
- 우리나라 「국민건강증진법」(1995)에서는 '건강증진이란 국민에게 건강에 대한 가치와 책

임의식을 함양하도록 건강에 대한 바른 지식을 보급하고, 스스로 건강생활을 실천할 수 있는 여건을 조성하는 것으로서, 건강증진사업은 보건교육, 질병예방, 영양개선 및 건강생활 실천'이라고 하였다.

특히 1980년 이후부터 우리나라 국민의 주요 건강문제와 주요 사망원인으로 암 · 뇌혈관질환 · 심장질환 · 당뇨 등 만성질환이 대두되면서, 질병 발생 이후의 사후관리에 치중하던 종래의 보건의료정책이 질병의 예방과 조기발견 · 조기치료에 중점을 두는 적극적인 건강증진 필요성을 강조하는 방향으로 전환되고 있다.

이렇듯 건강증진의 정의는 다양하게 제시되고 있으나 공통적으로 개인이나 지역사회가 스스로 최적의 건강상태를 유지하고 변화시키는 모든 과정을 의미하는 것으로서, 개인적 요인뿐만 아니라 사회적 · 정치적 · 경제적 차원의 환경적인 요인까지 고려하여 건강을 증진시키는 것임을 알 수 있다.

2) 목표

건강증진의 목표는 비용 효과적이며 지속가능한 방법으로 자기건강관리 능력을 향상시키고, 개인이나 지역사회가 가지고 있는 건강잠재력을 최대한 이끌어내도록 역량을 강화함으로써 건강하게 수명을 연장하고, 만성질환 증가로 인한 국가의 사회 · 경제적 부담을 경감시키는 것으로서, 모든 사람들이 건강잠재력을 최대한 발휘할 수 있도록 동등한 기회와 자원을 확보하는 데 있다.

우리나라의 건강증진 목표는 국민건강증진종합계획 'Health Plan 2020'에서 '질병이나 장애가 없는 것뿐만 아니라 신체적 · 정신적 · 사회적으로 안녕한 상태로서 건강수명 연장과 건강의 형평성 제고'로 제시되어 있다. 질환 · 장애 · 사고 · 조기사망 예방을 통한 삶의 질 제고와 건강환경 조성 및 생애주기별 건강증진사업을 추진하여 2020년 건강수명 75세를 목표로 제시하고 있다.

2. 역사적 배경

건강증진은 현대 의학의 발달로 급성 질환으로 인한 사망률, 유병률이 감소하였음에도 불구하고 개인의 건강상태가 많이 좋아지지 않은 것에서 시작되었다. Lalonde 보고서(1974)에서 건강증진의 중요성이 강조되기 시작하여, 세계인구의 건강증진에 대한 관심을 촉발하는 계기가 되어 건강증진 세계대회를 개최하게 되었다.

1) 제1차 오타와 국제대회

1986년 캐나다의 오타와에서 개최되었으며, 제1차 국제건강증진회의에서 오타와 헌장

(Ottawa Charter)을 선포하고, 건강증진의 개념을 정립하였다. 오타와 헌장은 건강을 증진시키기 위해서 질병중심에서 바람직한 생활양식으로의 전환이 필요하며, 건강증진을 위한 세 가지 원칙과 다섯 가지 전략이 실천되어야 한다는 것을 강조하였다.

건강증진을 위하여 준수해야 할 3대 원칙은 다음과 같다.

- 옹호(advocacy)는 건강에 대한 사람들의 관심을 불러일으키고 보건의료의 수요를 충족할 수 있는 건강한 보건정책을 수립하도록 강력히 촉구하는 것이다.
- 역량강화(empowerment)는 개인과 가족의 건강을 유지할 수 있게 하는 권리로서 인정되며 스스로 건강관리에 적극 참여하여 자신의 행동에 책임을 지는 것이다.
- 연합(alliance)은 모든 사람들이 건강을 계속 유지하고 증진할 수 있도록 건강에 영향을 미치는 분야의 전문가들이 협조하는 것을 의미한다.

이러한 세 가지의 원칙을 통해 다음의 다섯 가지 건강증진전략을 수행해야 한다.

- 보건정책이 건강에 영향을 미치는 중요성을 인식하고 건강한 보건정책을 수립해야 한다.
- 보건정책 수립과 실천을 가능하게 하는 사회적이고 지지적인 환경 조성이 필요하다.
- 지역사회주민의 건강증진활동을 위한 지역사회활동이 강화되어야 한다.
- 개인 및 가족과 사회의 건강을 향상시킬 수 있는 방법과 기술에 대한 교육 및 개발이 필요하다.
- 새로운 보건의료제도의 정립을 위한 보건의료서비스의 방향 재설정이 강조되어야 한다.

2) 제2차 아델레이드 국제대회

1988년 호주의 아델레이드에서 열린 제2차 대회에서는 제1차 국제대회인 오타와 헌장에서 제시한 건강증진전략 중 첫 번째인 건강한 보건정책 수립에 대하여 논의하였다. 건강정책에 경제정책과 사회정책을 연계하고 정부와 민간집단의 연계를 통한 보건정책수립이 필요함을 강조하였다. 회원국마다 건강증진을 위해 즉시 조치해야 할 공공정책영역으로 여성건강증진, 음식과 영양, 흡연과 음주, 지지적 환경 조성 등 네 가지 분야에 대한 정책을 제시하였다.

3) 제3차 선즈볼 국제대회

1991년 스웨덴의 선즈볼에서 개최된 국제대회에서는 제1차 국제대회에서 제시되었던 건강증진전략 중 지지적 환경 조성에 대하여 집중 논의한 후, 선즈볼 선언을 발표하였다. 환경은 물리적 환경뿐만 아니라 사회적 · 정치적 · 경제적 · 문화적 환경을 포함하며, 여성을 포함한 전 국민에 대한 범국가적인 보건교육이 필요하고, 그 교육을 통하여 개인과 지역사회의 건강한 지지적 환경을 조성하며, 건강과 환경과의 상호작용을 강화하기 위한 관련 기관과의 협력체계가 이루어져야 함을 제시하였다. 이러한 환경을 변화시키는 전략으로 정책개발, 법 제도, 조직방향의 재설정, 옹호, 인식의 제고, 능력부여, 자원 동원, 지역사회의 역량 강화를 채택하였다.

4) 제4차 자카르타 국제대회

1997년 7월 인도네시아 자카르타에서 '21세기 건강증진을 이끌 새 시대를 위한 새 일꾼'이라는 구호 하에 건강증진의 공공부문과 민간부문이 동반자 관계를 형성하도록 촉구하였다. 21세기에 우선적으로 해야 할 일로, 건강을 위한 사회적 책임 강화, 보건 개발 즉 건강증진 사업의 전개에 대한 투자 증가, 건강을 위한 협력체계 구축 및 확대, 지역사회의 능력 증대 및 개인의 역량 강화, 건강증진을 위한 인프라 구축 등의 다섯 가지를 제시하였다.

5) 제5차 멕시코 국제대회

멕시코 시티에서 개최된 제5차 국제대회에서는 회원국의 장관들이 모여 건강불균형의 해소 및 전 세계인의 건강 형평성 제고에 대하여 논의하고 성명서를 채택하였다. 건강증진과 사회 개발은 국가의 책임이며, 건강 형평성을 위해서는 공공정책과 프로그램이 필요함을 제시하였다.

6) 제6차 방콕 국제대회

2005년 8월 방콕에서 개최된 제6차 국제회의에서는 급속히 변화하는 세계화 속에서 새로이 직면하게 되는 건강결정요인과 여기에 대처하기 위한 새로운 건강과제를 파악하였다. 이에 세계가 당면한 문제에 대한 해결방법으로 건강 결정인자를 규명하고 대처하기 위한 지속적인 건강의 중요성 및 형평성 주장, 정책활동, 개인 및 지역사회의 역량 강화, 건강을 보장하기 위한 법규 제정, 건강을 위한 파트너십 및 연대구축 등을 제시하였다.

7) 제7차 나이로비 국제대회

케냐의 나이로비에서 '건강증진 수행 역량 격차 해소'라는 주제 하에 제7차 국제대회가 개최되었다. 최근 지구온난화와 기후 변화가 인간생활에 해를 끼치고 있다고 지적하면서, 국내 또는 국가 간의 일차보건의료의 재개를 통한 건강증진이 건강증진 수행 역량의 격차를 해소하는 데 필수적이고 효과적인 접근이 된다고 제시하였다. 이 회의에서 건강증진을 통해 보건 및 개발 부문의 수행 역량 격차를 해소하기 위한 전략으로 지역사회 역량 강화(community empowerment), 건강지식 및 건강행동(health literacy), 보건체계의 강화

(strengthening health system), 파트너십과 부문 간 활동(partnerships and intersectoral action), 건강증진을 위한 역량 강화(building for health promotion) 등을 제시하였다.

8) 제8차 헬싱키 국제대회

핀란드의 수도 헬싱키에서 '건강을 모든 정책들에서'라는 주제로 개최되었다. 제1차 오타와 국제대회 이후 2009년 나이로비 국제대회까지 이루어진 건강증진에 대한 목표와 성과를 되돌아보고, 향후 건강체계들(health systems)의 지속가능성, 지속가능한 개발 의제들에 대한 논의가 이루어졌다.

3. 건강증진 관련 이론

1) 건강신념 모형

건강신념 모형(Health Belief Model, HBM)은 사회심리학자인 레빈(Lewin, 1951)의 장이론을 로젠스톡(Rosenstock, 1974)이 수정한 이론으로서 사람들의 건강행위를 설명하는 이론이다. 1950~1960년대에 미국에서 정부가 결핵검사, 자궁경부암검사, 예방접종 등과 같은 질병 조기발견검사를 무료 또는 저렴한 가격으로 제공하였으나, 많은 사람들이 참여하지 않은 이유를 규명하기 위하여 개발되었다. 건강신념 모형의 구조는 개인의 인지, 수정요인, 행동 가능성의 세부분으로 구성되며, 인간의 행위는 특정한 목표에 대한 개인의 가치와 목표 달성 가능성에 대한 주관적인 지각에 의해 결정된다는 것으로, 사람들이 질병 예방이나 질병 조기발견을 위한 행위를 어떻게 할 것인가를 예측하고, 질병 예방행위를 하지 않는 사람들이 예방행위를 실천할 수 있도록 중재하는 데 유용하다(421페이지 참조).

(1) 지각된 감수성

지각된 감수성(perceived susceptibility)은 개인이 특정 질병에 걸릴 가능성에 대한 인지 정도이다. 질병의 경우에 진단 받을 가능성, 재발 가능성, 질병에 걸릴 가능성 등에 대한 지각을 말한다. 특정 질병에 대한 감수성은 사람마다 다르다. 즉, 질병에 대하여 지각된 민감성과 심각성이 높으면 질병에 대한 위험인자가 높아져 특정한 건강행위를 실천할 확률이 높아진다. 사람들마다 질병에 걸릴 인지 가능성이 다른 것은 인구학적 특성, 사회심리학적 특성, 환경 등에 의해 질병에 대한 감수성이 영향을 받기 때문이다.

(2) 지각된 심각성

지각된 심각성(perceived seriousness)은 개인이 특정 질병의 심각성에 대해 인지하는 정도이다. 개인이 특정 질병이 어느 정도 심각한 지에 대한 지각으로 죽음, 불구, 통증

등과 같은 의학적 결과나 직장, 가족생활, 사회적인 관계에 미치는 영향과 같은 사회적 결과를 포함한다. 사람들이 특정 질병을 어느 정도 심각하게 인지하느냐에 따라 특정 행위를 취할 가능성이 높다. 지각된 민감성과 심각성을 합하여 지각된 위협감이라 한다.

(3) 지각된 이득

지각된 이득(perceived benefits)은 특정 행위를 함으로써 얻게 되는 이익에 대한 인지 정도로, 객관적인 근거자료에 의한 것이라기보다 질병에 걸리지 않을 것이라든지, 혹은 그 정도는 가볍게 해결할 수 있을 것이라고 인지하는 것을 의미한다. 개인이 특정 행위를 함으로써 얻는 혜택이 많다고 생각할수록 그 행위를 실천할 가능성이 높다.

(4) 지각된 장애

지각된 장애(perceived barriers)는 특정 행위 수행 시 오는 장애로서, 개인이 그 행위를 수행함으로써 얻는 혜택이 많더라도, 수행하는 데 많은 어려움이 있으면 그 행위를 수행할 가능성이 낮아진다는 것이다. 특정 행위를 수행하는 데 따른 비용, 위험성, 부작용, 고통, 불편함, 시간, 습관변화 등이 어느 정도인지 판단하는 일종의 비용-효과분석이 이루어진다. 개인이 어떤 행위를 할 때 발생하는 장애가 많다고 지각할수록 그 행위를 실천할 가능성이 낮다.

(5) 행동 계기

행동 계기(cues to action)는 특정 행위에 참여할 수 있도록 자극을 주는 중재를 의미한다. 예를 들면 개인교육이나 상담을 통해 특정 행위에 대해 지식을 주거나 설득할 수도 있고, 우편엽서 등을 통해서 특정 행위를 하게 할 수도 있다. 이러한 중재의 효과는 특정 질병에 대한 인지된 감수성, 질병의 심각성에 대한 인지 정도 등에 따라 달라질 수 있다.

종합적으로, 자신에게 어떤 건강문제가 발생할 가능성이 높거나, 건강문제의 심각성이 높을 때, 자신이 하려는 건강행위가 건강문제의 발생 가능성 및 심각성을 감소시켜 준다고 믿을 때, 건강행위로 인한 이익이 장애보다 크다고 느낄 때, 행동을 자극하는 요인이 있을 때 건강행위를 할 가능성이 높다.

2) 건강증진 모형

건강증진 모형(health promotion model)은 건강행위에 영향을 미치는 요인을 설명하는 것으로, 건강신념 모형과 사회학습이론을 기초로 하여 개발되었다(Pender, 1987). 건강신념 모형과의 차이점은 건강신념 모형은 질병 관련 행위에 대한 설명인 데 반해, 건강증진 모형은 건강증진행위를 설명한다는 것이다. 건강신념 모형에서 질병의 감수성과 심각성에서는 질병을 심각하게 생각할수록, 자신이 질병에 걸릴 가능성이 높을수록 질병 관련 행위를 수행할 것으로 설명하고 있다. 그러나 건강증진 모형은 특정 질병과 관련된 것뿐만 아니라 전반적인 건강증진을 위한 행위에 대하여 설명한다. 초기 건강증진 모형에서는 건강증진행위를 설명할 때 인지 지각요인과 조정요인을 구분하여 직·간접적으로 건강증진행위에 영향을 미친다고 설명하였으나, 1996년에는 구성개념 중 건강의 중요성, 지각된 건강통제행위, 행동의 계기를 삭제하고 건강의 정의, 지각된 건강상태, 인구학적 특성, 생물학적 특성을 재배치하여 건강증진 모형을 개정하였다. 건강증진 모형의 주요 개념은 개인적 특성과 경험, 행위에 대한 인지와 감성, 행위의 결과로 구분된다(그림 7-5).

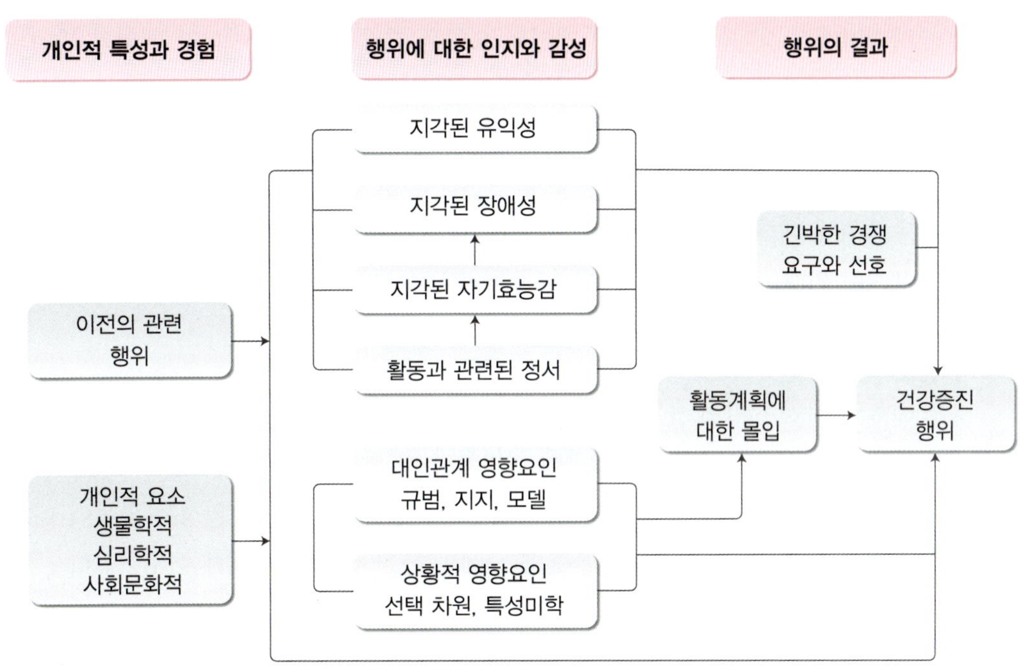

그림 7-5 건강증진 모형

(1) 독특한 개인적 특성과 경험

사람들은 독특한 개인적 특성과 경험을 가지며, 이것은 개인의 행동에 영향을 준다. 여기에 속하는 변수로 이전의 관련 행위와 개인적 요소가 있다.

① 이전의 관련 행위

이전의 관련 행위(prior related behavior)는 현재와 비슷하거나 같은 행위를 과거에 얼마나 자주 했는지를 의미하는 것으로 사람들의 행위를 가장 잘 예측할 수 있다. 이전의 행위는 현재의 건강증진행위에 직 · 간접적으로 영향을 주며, 주의를 기울이지 않고도 자동적으로 행위를 하게 하는 습관을 만든다. 지각된 자기효능감, 유익성, 장애성과 행동관련 정서를 통해 직 · 간접적으로 건강증진행위에 영향을 미친다.

② 개인적 요소

개인적 요소(personal factors)는 생물학적 · 심리적 · 사회문화적 요소로 분류된다. 생물학적 요인은 연령, 성, 신체지방지수, 사춘기 상태, 폐경기, 운동능력, 힘, 민첩성과 균형 등이다. 심리적 요인은 자존감, 자기동기, 개인적 능력, 지각된 건강상태, 건강에 대한 정의가 포함된다. 사회문화적 요인은 종족, 민족성, 문화 변용, 교육과 사회경제적 상태이다. 이러한 개인적 요인은 건강증진뿐만 아니라 행위와 관련된 인지와 감정에도 직 · 간접적으로 영향을 미친다.

(2) 행위에 대한 인지와 감성

어떤 행위에 대한 인지와 감성은 간호활동을 통해 변화시켜야 할 대상으로서 간호중재의 핵심이 된다.

① 활동에 대한 지각된 유익성

활동에 대한 지각된 유익성(perceived of action)은 특정한 행위에 대하여 개인이 기대하는 이익이나 긍정적인 결과를 의미한다. 사람은 이익이나 긍정적인 결과가 나타날 가능성이 높은 활동에 시간과 자원을 투자하며, 이러한 유익성은 활동에 대한 이전의 직 · 간접적 경험이나 다른 사람들에 대한 관찰 학습에 의해 이루어진다.

유익성은 내재적 유익성과 외재적 유익성이 있으며, 외재적 유익성은 금전적 보상이나 사회적 상호작용 증가 등이 있으나, 건강행위를 지속하는 동기와 관련이 있는 것은 내재적 유익성이다. 지각된 유익성은 행위를 직접적으로 동기화시킬 뿐만 아니라, 이익을 가져올 것이라 기대되는 행위를 하기 위한 계획에 몰입하게 함으로써 행위를 간접적으로 동기화시킨다.

② 활동에 대한 지각된 장애성

활동에 대한 지각된 장애성(perceived barriers of action)은 활동을 할 때 부정적인 측면으로 지각되는 것을 의미한다. 특별한 행동의 사용 불가능성 · 편리하지 않음 · 고비용 · 어려움 또는 시간의 소비 등을 포함하며, 행동에 대한 준비도가 낮고 장애성이 높으면 행동이 일어나지 않는다. 반면 활동 준비가 잘 되어 있고 장애 정도가 낮으면 행위를 실천할 확률은 높아진다. 장애성은 건강증진행위에 직접적으로 영향을 미칠 뿐 아니라 활동계획에 몰입하는 것을 감소시켜 간접적인 영향을 미치기도 한다.

③ 지각된 자기효능감

지각된 자기효능감(perceived self efficacy)은 행위를 확실하게 수행할 수 있는 개인의 능력에 대한 판단으로, 행동에 관여하고 다른 사람들에 의해 주어진 기준 또는 외적인 피드백에 의한 수행의 평가를 받아들이는 것이다. 지각된 자기효능감은 행동과 관련된 정서의 영향을 받아서 정서가 긍정적일수록 자기효능감에 대한 인지는 커진다. 또한 자기효능감이 높을수록 지각된 장애 정도는 낮아진다고 할 수 있다.

④ 활동과 관련된 정서

활동과 관련된 정서(activity-related affect)는 개인이 행동 전후, 과정 중에 느끼는 주관적인 느낌으로 행위의 특성에 따라 다르다. 행동 그 자체의 자극 본질에 근거한다. 이러한 감정적 반응은 적음 · 중간 · 많음의 정도로 구별되기도 하고, 기억 속에 축적되며 행동의 후속사고에 영향을 준다. 긍정적인 정서를 동반한 활동은 반복될 가능성이 높고, 부정적인 정서를 느끼게 하는 활동은 회피할 가능성이 크다.

⑤ 대인관계 영향요인

대인관계 영향요인(interpersonal influences)은 다른 사람의 태도, 행동, 신념에 대해 영향을 받게 되는 것을 의미한다. 가족, 동료, 보건의료제공자, 규범(다른 사람의 기대치), 사회적 지지(수단 · 정서적 격려), 모델링(특별한 행동에 대한 간접경험) 등을 포함한다. 대인관계의 영향은 특히 청소년의 경우에 더욱 크다.

⑥ 상황적 영향요인

상황적 영향요인(situational influences)은 어떤 행동이 발생할 것이라고 생각되는 상황에 대한 개인적 지각과 인지로서 행위를 촉진시키거나 방해할 수 있다. 사람들이 유용하고 쉽게 접근할 수 있는 프로그램이 있어서 자신이 선택할 수 있을 때 건강증진행위가 촉진된다. 건강증진 모형에서는 상황적 영향이 건강행위에 직 · 간접적으로 영향을 미친다.

(3) 행위 결과

행위 변화를 위한 활동계획을 수립함으로써 건강행위가 이루어지는 단계이며, 개인이 피할 수 없는 요구상황이 되거나 개인이 거절할 수 없는 상황으로 인해 구체적인 행위를 하게 된다.

① 활동계획에 대한 몰입

활동계획에 대한 몰입(commitment to a plan of action)은 특정 활동에 대한 계획을 수립하는 것으로 사람들은 일반적으로 비조직화된 행동보다는 조직화된 행동을 한다. 주어진 시간과 장소에서 특정한 사람과 함께 구체적인 활동을 하거나 행위를 수행 또는 강화하기 위한 명확한 전략을 확인하는 것 등이 포함된다.

② 긴박한 경쟁요구와 선호

건강증진행위를 할 때 방해되는 일이 생기는 것을 경쟁요구라 하며, 긴박한 경쟁요구(immediate competing demand)는 건강행위 수행에 직접적인 영향을 준다. 이를 위한 자기조절훈련도 필요하다. 반면에 선호(preference)는 개인이 선택하여 조절할 수 있지만, 반대 속성을 가진 행위를 선택하는 경우이다.

③ 건강증진행위

건강증진행위(health promoting behavior)는 건강증진 모형의 최종 결과로서 궁극적으로 긍정적인 건강결과를 획득하려는 행위이다. 즉, 건강증진행위가 삶의 모든 측면에서 건강한 생활양식과 통합될 때, 전 생애에 걸쳐 긍정적인 건강경험을 이룰 수 있다.

이 모형의 가장 중요한 특징은 인지-지각요인이 건강증진행위의 수행에 미치는 영향이 크다는 것으로, 이러한 인지요인은 고정된 것이 아니라 변화 가능한 것으로 인지-지각요인을 변화시켜 건강증진행위를 촉진시킬 수 있다는 것이다. 예를 들면 행위를 수행하는 초기단계에 유익성을 경험하게 되면 그 행위는 다시 반복적으로 수행할 가능성이 더 커지는 반면, 장애를 경험하는 경우에는 행위를 성공적으로 수행하기 위해 극복해야 할 걸림돌로 기억하게 된다. 또한 모든 행위에는 정서가 동반된다. 행위를 하기 전, 하는 동안, 행위 후의 긍정적이거나 부정적인 정서는 기억으로 저장되었다가 나중에 그 행동하는 방법을 가르쳐 주고, 성공적인 경험과 긍정적인 피드백을 통해 긍정적인 정서를 갖게 되고 자기 효능수준을 높여주어 미래를 위해 긍정적인 행위경험을 가질 수 있다. 이 모형에 근거하여 개인의 건강증진행위를 촉진시키기 위해서는 건강의 중요성과 자신의 건강상태를 올바르게 지각하고, 건강증진행위를 수행함으로써 얻게 되는 유익성을 경험하도록 하고, 건강증진행위 수행 시 발생하는 장애요인을 파악하여 이를 감소시킬 수 있도록 대상자를 돕는 프로그램을 개발 · 운영하는 것이 좋다. 또한 자기효능감을 높일 수 있는 다양한 보건교육을 실시하여 대상자 스스로 건강증진행위를 수행하는 데 자신감을 갖도록 하는 것이 좋다.

3) PRECEDE–PROCEED 모형

PRECEDE–PROCEED 모형은 지역사회를 대상으로 한 건강증진프로그램 기획에서 건강문제에 영향을 주는 요인을 분석한 후, 이를 바탕으로 건강증진사업을 수행하는데 지침이 되는 모형이다. PRECEDE–PROCEED 모형은 그린과 크루터(Kreuter)가 1980년 PRECEDE(Predisposing, Reinforcing and Enabling Constructs in Educational Diagnosis and Evaluation) 모형을 제시한 이후 1991년에 다시 이전의 모형에 정책, 법규, 조직체와 환경을 새로운 요소로 추가한 PROCEED(Policy, Regulatory and Organizational Constructs in Educational and Environmental Development) 모형을 수정하여 제시한 모형을 일컫는다.

PRECEDE는 보건교육 요구도를 사정할 때, 사회 · 역학 · 행위 · 교육 · 행정적 진단과정을 통해 가장 우선순위가 높은 건강교육 사업을 선정하여 설계하는데 지침이 되는 진단단계이고, PROCEED는 건강증진 정책 수립과 사업 수행 과정과 내용, 평가과정의 연속적인 단계의 기준을 제시해주는 과정이라 할 수 있다. 이 모형의 특징은 여러 측면의 진단과정을 통하여 건강과 건강행위에 영향을 미치는 다양한 요인들을 복합적으로 분류하여 조직화할 수 있다는 것이다. 구체적 개념은 그림 7–6과 같다.

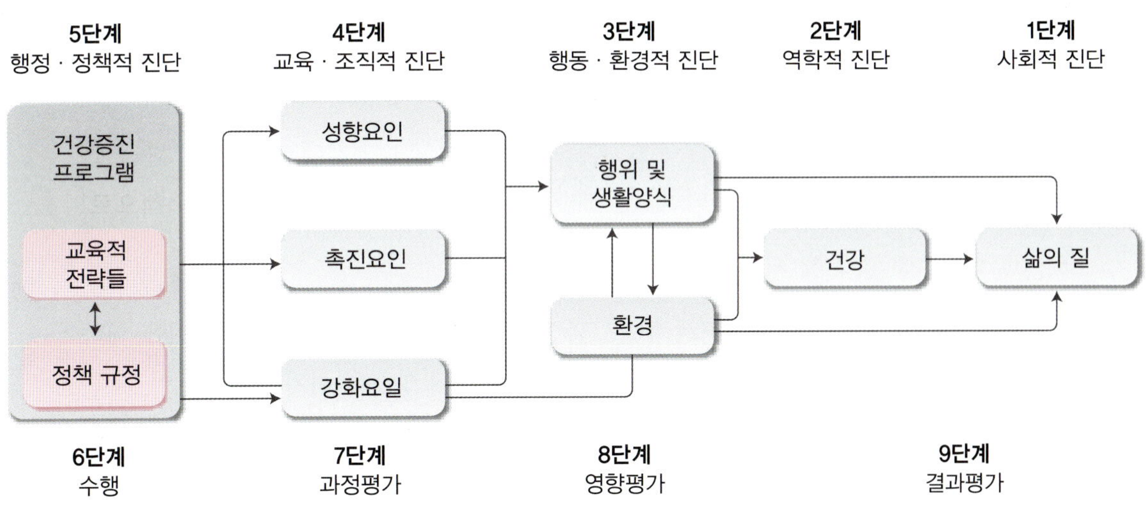

그림 7–6 PRECEDE–PROCEED 모형

출처: Green, L. W & Kreuter, M. W. (1991) : Health promotion planning, Mountain View, CA: Mayfield.
Green L. W. & Kreuter M. W. (2005). Health program planning.

PRECEDE–PROCEED 모형은 ① 사회적 진단 ② 역학적 진단 ③ 행동 · 환경적 진단 ④ 교육 · 조직적 진단 ⑤ 행정 · 정책적 진단 ⑥ 수행 ⑦ 과정평가 ⑧ 영향평가 ⑨ 결과평가의 9단계로 5개의 사정적 진단단계와 1개의 수행단계, 3개의 평가단계로 이루어진다.

(1) 1단계: 사회적 진단

사회적 진단은 지역사회주민의 삶의 질에 영향을 주는 주요문제를 파악하기 위하여 주관적 · 객관적 자료를 진단하는 과정이다. 건강증진사업 대상 인구집단이 일반적으로 가지고 있는 바람이나 문제를 조사하고, 대상인구가 가지고 있는 사회문제의 종류를 파악하여 이들의 삶의 질을 분석하면 비교적 실용적이고 정확한 기준이 된다. 이 단계에서는 주관적 방법으로 지역사회 주요 지도자나 핵심 인력과의 면접, 관찰, 주민회의 참석 등을 통해 지역사회를 이해할 수 있으며, 객관적 방법으로는 고용률 · 실업률 · 결근율 · 교육수준 등을 사정하여 지역사회 주요문제를 파악할 수 있다.

(2) 2단계: 역학적 진단

역학적 진단은 1단계에서 찾아낸 삶의 질에 영향을 미치는 구체적인 건강문제와 건강목표를 규명하고, 우선순위를 정하여 제한된 자원을 사용할 가치가 가장 큰 건강문제를 찾아내는 단계이다. 사망률, 유병률, 발생율, 장애율 등의 기본 자료뿐만 아니라 2차 자료를 활용하여 역학적 진단을 할 수 있다.

(3) 3단계: 행동 · 환경적 진단

행동 · 환경적 진단은 2단계에서 발견된 건강문제에 영향을 미치는 건강행위와 생활양식, 환경요인을 확인하는 것으로 흡연, 스트레스, 약물복용, 음주행태 등 보건교육을 통해 변화가 가능한 문제를 우선순위로 정하여 교육내용에 포함할 수 있다. 환경적 진단은 개인이 통제할 수 없는 사회적 · 물리적 환경을 포함하여 사정한다.

(4) 4단계: 교육 · 조직적 진단

교육 · 조직적 진단은 3단계에서 행동 · 환경적 요소로 규명된 건강문제 요인에 대하여 어떠한 중재를 할 것인지 결정하기 위하여 건강행위에 영향을 미치는 성향요인, 촉진요인, 강화요인을 진단하는 단계이다. 이와같은 세 가지 요인이 건강행위에 영향을 주므로 건강행위를 변화시키기 위해서는 이들 요인에 대한 진단이 필수적이다.

세 가지 요인에 대한 설명은 다음과 같다.

① 성향요인은 건강행위의 근거나 동기를 제공하는 것으로 개인의 지식, 태도, 신념, 가치, 자기효능변수 등이 포함된다.

② 촉진요인은 건강행위 수행을 가능하게 도와주는 요인으로서, 보건의료 및 지역사회 자원의 이용가능성, 접근성, 제공성과 개인의 기술, 개인의 자원 및 지역사회자원 등이 포함된다.

③ 강화요인은 보상, 칭찬, 벌 등 건강행위가 지속되거나 없어지게 하는 요인으로 사회적 유익성, 신체적 유익성, 사회적지지, 친구의 영향, 보건의료 제공자에 의한 긍정적 또는 부정적 반응 등이 포함된다.

(5) 5단계: 행정 · 정책적 진단

5단계는 건강증진사업을 구체적으로 수행하기 위한 행정적 능력과 자원, 정책적 환경에 대해 진단하는 단계이다. 행정 · 정책적 진단을 통해 건강증진사업을 촉진하거나 방해하는 정책과 자원, 조직의 환경을 분석하고 평가한다. 예를 들어 이용 가능한 예산, 자원, 시간, 프로그램 수행 시 극복해야 할 장애를 사정하고 이를 바탕으로 건강증진사업 수행 시 개선할 수 있는 방안을 계획한다.

(6) 6단계: 수행

6단계는 이전 단계에서 계획한 프로그램을 수행하는 단계이다.

(7) 7~9단계: 평가

7단계는 수행한 프로그램의 과정에 대한 평가로 계획에 의거하여 수행된 여부를 평가하며, 8단계는 영향평가로 성향요인, 촉진요인, 강화요인에 대한 변화뿐만 아니라 프로그램의 효과성에 대한 평가를 한다. 9단계에서는 프로그램이 건강과 삶의 질에 어떠한 영향을 주었는지에 대한 최종의 산물인 결과평가를 시행한다.

제6절 건강증진프로그램

건강증진의 핵심은 건강한 생활양식에 있다. 건강한 생활양식을 위하여 현재까지의 생활습관을 점검하고 건강문제를 유발할 수 있는 위험요인을 확인하고, 그 요인을 수정하여 건강한 생활을 영위할 수 있도록 생활습관을 바꾸는 것이 필요하다. 현대인의 대부분이 당뇨 · 심장질환 · 동맥경화 등의 운동부족이나 영양과잉에서 오는 성인병의 위험에 노출되어 있으며, 복잡한 사회생활에서 오는 스트레스 및 흡연과 음주 역시 여러 가지 질병을 유발하여 건강을 해치는 요인이 되고 있다. 생활습관을 건강하게 바꾸는 것은 혼자의 힘으로 하기 어려우므로 많은 국가에서 국민들의 건강한 생활습관 형성을 위해 국가적 차원에서 큰 노력을 기울이고 있으며(Chapter 01. 3절 국민건강증진종합계획 참조), 국민은 국가의 건강증진프로그램을 이용하여 계속적인 추후관리를 받으며 건강생활을 유지하는 데 도움을 얻고 있다. 건강한 생활을 위하여 중점적으로 관리해야 하는 내용에는 운동 · 식이 · 금연 · 절주 · 스트레스 완화 등이 있으며, 운동과 적절한 식이요법은 건강증진을 위한 최선의 방법이 될 수 있다. 생활습관을 바꾸는 것이 필요한 사람들에게 적절한 프로그램을 제공하여 건강한 생활을 할 수 있도록 지역사회주민이 참여할 수 있는 금연프로그램, 절주프로그램, 운동프로그램, 영양프로그램, 비만프로그램, 스트레스관리프로그램 등이 있다.

표 7-9 제4차 HP 2020 대표지표 현황

과제		대표지표	2008년 기준치	2013년 현황	2020년 목표치
1	금연	성인 남성 현재 흡연율	47.7%	42.1%	29.0%
		중고등학교 남학생 현재 흡연율	16.8%	14.4% (‘15, 11.9%)	9.0%
2	절주	성인 연간음주자의 고위험 음주율	남자 28.4% 여자 8.4%	남자 22.5% 여자 7.2%	남자 19.0% 여자 5.1%
3	신체활동	유산소 신체활동 실천율	–	57.1% (‘14년)	62.8%
4	영양	건강식생활 실천율 (지방, 나트륨, 과일/채소, 영양표시 4개 지표 중 2개 이상을 만족하는 인구 비율)	30.2%	35.6%	48.6%

1. 금연프로그램

1) 흡연 현황

우리나라 성인 남성의 흡연율은 1998년에는 66.3%가 넘었으나 2013년 42.1%, 2014년 43.2%, 2016년에 40.7%로 과거에 비해 감소하고 있다. 그러나 건강증진종합계획 2010에서 목표로 설정한 성인 남성 흡연율인 30%에는 도달하지 못하였고, OECD 국가 중에서도 아직까지 남성 흡연율이 높은 나라로서 최근에는 청소년 흡연율과 여성 흡연율 상승이 우려되고 있다(표 7-10).

표 7-10 우리나라 성인의 흡연율 추이

(단위: %)

구분	2009	2010	2011	2012	2013	2014	2015	2016
남자	47.0	48.3	47.3	43.7	42.1	43.2	39.4	40.7
여자	7.1	6.3	6.8	7.9	6.2	5.7	5.5	6.4
전체	27.0	27.3	27.1	25.8	24.1	24.5	22.5	23.6

금연과 관련된 문제점을 살펴보면, 우리나라의 담배규제정책은 급속히 발달해 왔으나 아직 금연구역 및 청소년 담배 구매제한 등 주요 정책의 실행이 미비한 실정이다. 담배의 사회적 유해성에 대한 국민의 인식도 아직 미흡하며, 흡연을 개인의 문제로 인식하는 경우가 많아 정책 수행에 장애요인이 되고 있다. 우리나라는 향후 2020년까지 세계 10위 이내의 경제선진국에 들어서려는 비전을 가지고 있으므로, 이러한 목표를 위해서는 가격 정책을 포함한 선진국 수준의 담배규제정책 확립을 통해 흡연으로 인한 경제사회적 부담에서 벗어나 국제성장력을 확보해야 할 것이다.

2) 흡연이 건강에 미치는 영향

담배에는 약 4,000여 종의 유해성분이 함유되어 있으며, 그중 발암물질은 60여 종에 달한다. 담배는 불에 탈 때 그 중심 온도가 섭씨 900℃에 이르게 되는데, 이러한 고온에서 유기물질이 열분해, 열합성, 증류승화, 수소화, 산화, 탈수화 등의 과정을 거쳐 여러 종류의 화학물질이 생성된다. 특히, 인체유해 성분은 일산화탄소, 이산화탄소, 산화질소, 질소화합물, 시안화수소, 암모니아, 유화수소 등의 기체성분과 니코틴, 타르, 석탄산, 비소, 크레졸, 사이나, 벤조피렌 등 300여 종에 이른다. 니코틴은 90%가 뇌에 도달하고, 타르는 70% 정도가 기도에 축적되어 독성을 일으키는 위험한 물질이다.

흡연으로 인한 직접적인 질환으로는 심혈관계질환, 호흡기계질환 등이 있고, 특히 폐암, 구강암, 후두암, 식도암, 방광암, 췌장암, 간암, 자궁경부암 등의 중요한 원인이 된다. 선진국의 경우 전체사망의 28%가 흡연에 기인하며 전체 암사망의 35%, 그리고 폐암사망의 89%가 흡연에 기인한다. 2000년에는 흡연으로 인한 사망이 전세계적으로 490만 명 정도로 추산되며, 또한 앞으로 2030년까지 담배로 인해 약 800만 명이 매년 사망할 것으로 전망된다.

3) 금연정책

국민건강증진종합계획 2020에서 제시한 우리나라 금연정책 및 프로그램은 다음과 같다(그림 7-7).

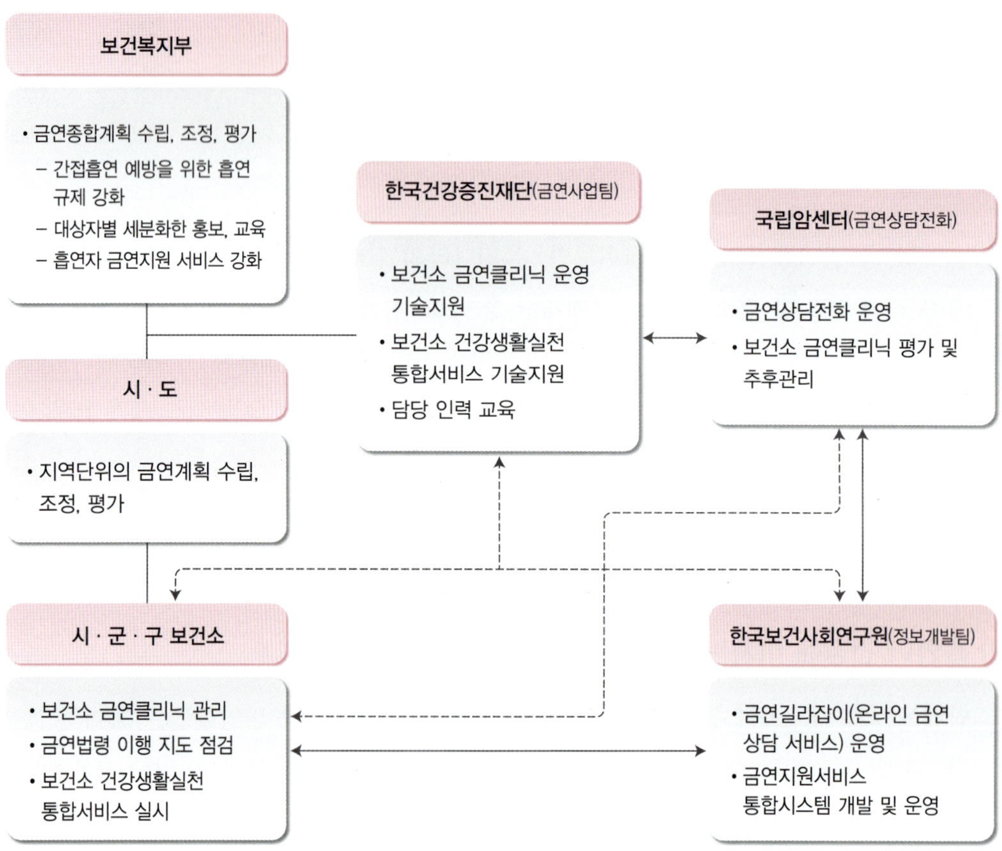

그림 7-7 국민건강사업 추진체계(금연부문)

- 우리나라 성인 흡연율은 감소하고 있으나 더 뚜렷한 감소를 보이려면 기존 흡연자의 금연뿐만 아니라 새로운 흡연자가 생기는 과정에 적극적으로 개입하는 정책적 노력이 강화되어야 한다.
- 여성 흡연율이 남성에 비해 상대적으로 낮고, 남성 흡연율이 50% 미만으로 내려옴에 따라 국민 대다수가 비흡연자가 되었으므로 정책의 중심이 흡연자에 국한되지 않도록 비흡연자를 보호하기 위한 정책이 강화될 필요가 있다.
- 흡연 행위를 개인적 측면에서 사회적 측면으로 시각을 확대하여 금연환경 조성을 위한 정책 지향이 부각되어야 한다.

2. 절주프로그램

1) 한국인의 음주 실태

2016년 국민건강통계에 의하면 월간음주율(만19세 이상)은 남자 75.3%, 여자 48.9%로 2014년과 유사한 수준이었고, 연령이 높을수록 높게 나타났다. 남녀 모두 지역별 차이는 없었지만, 소득수준이 높을수록 월간음주율이 높은 경향을 보였다. 음주 정도를 분류하기 위한 기준은 표 7-11과 같다.

표 7-11 국민건강통계에 따른 음주 정도 분류기준

구분	세부사항
고위험음주율	1회 평균음주량이 남자의 경우 7잔 이상, 여자의 경우 5잔 이상이며, 주 2회 음주하는 분율, 만 19세 이상
중등도음주군	1회 평균음주량이 남자는 소주 5잔 이상, 여자 및 노인은 소주 3잔 이상

2016년 국민건강통계에 의하면 우리나라 성인의 고위험음주율이 빠르게 증가하고 있으며, 특히 젊은 여성의 고위험음주율이 높게 나타났다(표 7-12).

표 7-12 우리나라 성인의 고위험음주율 추이

(단위: %)

구분	2009	2010	2011	2012	2013	2014	2015	2016
남자	21.4	22.0	23.2	21.8	19.7	20.7	20.8	21.2
여자	5.4	5.6	4.9	6.0	5.4	6.6	5.8	6.3
전체	13.4	13.8	14.1	13.9	12.6	13.5	13.3	13.8

출처: 보건복지백서(2017). 2016 국민건강통계.

연령대별로는 남자의 경우 50대 26.0%, 40대 25.7%, 30대 23.5%, 19세 이상~20대 17.7%로 중장년층의 고위험음주율이 높고, 여성의 경우 50대 4.9%, 40대 5.7%, 30대 8.6%, 19세 이상~20대 9.6%로 젊은 여성의 고위험음주율이 높음을 보여준다.

소득수준별로도 차이가 있어 경제수준 상층이 15.0%, 중상층이 13.2%, 중하층이 13.1%, 하층이 13.8%로 상층의 고위험음주율이 높게 나타났다.

2) 음주가 건강에 미치는 영향

음주로 인한 건강상의 문제는 얼마나 많은 양을 어느 정도 많이 마시는가에 따라 크게 달라지며 거의 모든 신체 부위에 악영향을 미친다. 알코올성 위염, 알코올성 지방간, 급성 알코올성 간염, 알코올성 간경변, 암(식도암 75%, 만성췌장암 60%, 구순 · 구강 및 인두암 50%, 후두암 50%, 위암 20%), 호흡기계질환 및 정신적인 위해를 일으켜 알코올 남용 · 의존 · 중독 등을 유발하게 된다.

3) 음주정책 추진 방향

우리나라는 청소년과 여성 음주율이 증가하는 추세로 국민건강증진 종합계획에 따라 절주사업과 음주예방교육을 실시하고 있으나, 「국민건강증진법」과 「보건관련법」상 절주교육에 대한 의무규정이 부족하여 절주사업이 효과적으로 이루어지지 않고 있다. 그러므로 알코올 관련 정책이 필요하며, 추진 방향은 다음과 같다.

(1) 알코올사업의 실효성 제고를 위한 법제도 정비

알코올의 가용성 제한정책, 주류가격 및 세금정책, 절주환경 조성, 국민 설득 및 교육정책 보완 및 개정이 이루어지고 있다.

(2) 고위험음주군에 대한 사업 집중

① 체계적이고 구체적인 사업과 프로그램 제공

음주로 인한 폐해 위험성이 상대적으로 큰 청소년, 여성, 노인층에 대하여 체계적이고 구체적인 사업과 프로그램을 제공한다.

- 학령기 이전의 어린이부터 청소년에 이르기까지 연령별 수준에 맞는 교육 프로그램 개발 및 보급
- 위기 청소년을 위한 절주교육 및 상담프로그램 제공
- 여성 고위험음주율 감소를 위한 특별사업
- 노인층에 대한 대안프로그램 제공

② 고위험음주율이 높은 대학생, 근로자 및 저소득층을 위한 사업 및 프로그램 제공

- 대학생의 고위험음주 감소를 위한 대학정책과 대학-지역사회 간의 연계사업
- 대학생의 자발적인 건전한 음주문화 정착을 위한 사업
- 산업장 알코올 규제전략 수립과 절주교육 및 상담프로그램 운영
- 저소득층의 고위험음주 예방을 위한 교육 및 상담

③ 체계적이고 조직적인 교육 및 정보체계 구축

- 정부의 공식자료 및 정보의 정확성과 일관성을 유지하고 과학적 연구 결과에 근거한 정보를 발굴, 알코올 관련 통계 및 자료가 편리하게 수집 · 가공 · 제공될 수 있는 정보체계 구축
- 국민에게 알코올에 대한 정확한 지식과 정보를 제공하고, 음주 폐해에 대한 바른 태도가 형성될 수 있는 중재프로그램 개발

④ 주기적인 지표관리, 평가체계 및 국가절주사업 추진체계 구축

- 타당성, 신뢰성, 감수성 및 특이성이 갖추어진 알코올 지표를 주기적으로 생산하고 관리하기 위하여 WHO의 알코올 소비 및 음주행태 생산 권장지표, 미국 · 영국 · 유럽의 경우처럼 국가 알코올역학조사 및 지표 생산 및 관리체계 구축
- 국가절주사업의 성과평가를 위한 평가조직, 평가시점, 평가대상과 범위, 평가목적 및 방법, 결과의 환류와 활용 등 종합적으로 설계된 권위 있는 상시평가체계 구축
- 국가절주사업을 총괄적이고 효율적으로 추진할 수 있는 체계 구축

3. 운동프로그램

1) 한국인의 운동 현황

2016년 국민건강통계에 나타난 우리나라 20세 이상 성인의 신체활동 주요지표를 살펴보면, 성인의 '걷기실천율(최근 1주일 동안 1회 10분 이상, 1일 총 30분 이상 주 5일 이상 걷기를 실천한 사람의 비율)'은 39.6%로, 2014년 41.7%, 2015년 41.2%에 비해 감소되었다.

'유산소 신체활동 실천율(1주일에 중강도 신체활동을 2시간 30분 이상 혹은 고강도 신체활동을 1시간 15분 이상한 사람의 비율)'은 49.4%로, 2015년 52.7%보다 낮았고, 2014년 58.3%에 비해서는 8.9% 감소로 나타났다(표 7-13).

표 7-13 우리나라 성인의 신체활동 주요지표 추이

(단위: %)

산출지표	2007	2008	2009	2010	2011	2012	2013	2014	2015	2016
유산소 신체활동 실천율	– –	– –	– –	– –	– –	– –	– –	58.3 (0.9)	52.7 (1.0)	49.4 (1.0)
유산소 신체활동 및 근력운동 실천율	– –	– –	– –	– –	– –	– –	– –	16.0 (0.7)		
근력운동 실천율	22.0 (1.0)	20.9 (0.7)	22.5 (0.6)	21.0 (0.8)	21.6 (0.8)	22.4 (0.9)	22.4 (0.8)	21.0 (0.8)	22.8 (0.8)	20.9 (0.7)
걷기 실천율	45.7 (1.3)	46.9 (0.9)	46.1 (0.7)	41.1 (0.9)	38.0 (0.8)	39.4 (1.0)	38.0 (0.9)	41.7 (1.0)	41.2 (1.0)	39.6 (1.0)

출처: 보건복지부(2017). 2016 국민건강통계.

2) 운동정책

(1) 신체활동 활성화를 위한 교육 · 홍보 강화

① TV 등 대중매체, 인터넷 등을 통한 교육 · 홍보 및 캠페인

② 걷기운동 캠페인으로 전국적 운동 붐 조성

③ 규칙적인 운동실천을 위한 권고안 제정 및 홍보(가칭) '7530(일주일에 5일, 매일 30분 이상)' 캠페인 추진

④ 학교 체육활동 및 보건교육 강화

(2) 운동지도 및 상담 활성화

① 노인 등 다양한 대상자별 운동프로그램 개발 · 보급

- 노인 장수춤, 체조프로그램 등

③ 주민건강증진센터를 활용한 운동지도 및 상담의 활성화

④ 경로당, 주민자치센터 등을 통한 순회운동지도 실시

⑤ 건강보험과 연계한 운동지도 활성화 및 인센티브 방안 강구

(3) 지역사회 자원발굴 및 연계 강화

① 운동프로그램 확산을 위한 부문 간 협조체계 강화

- 지방자치단체, 학교체육, 생활체육, 직장체육 담당부서와 협력

② 지역사회 자원 발굴 및 기존 조직과의 연계 강화

- NGO, 국민생활체육협의회, 전문가 조직, 자조모임 등

③ 지역사회 운동 관련 시설 · 프로그램 안내 및 활용 연계
- 보건소 및 주민건강증진센터를 운동정보센터로 활용

(4) 지지적 환경 조성

① 운동 관련 시설 · 장비 확충 및 기존 시설의 활용도 제고
② 공원, 산책로 등의 확충 및 활용도 제고
③ 기존 시설에 대한 건강개념 도입
④ 산책로 등에 운동정보 게시판, 엘리베이터 앞 계단 사용 장려 표지판 설치
⑤ 건강도시 개념과 연계한 포괄적인 환경 조성(건강도시 인증 등)

(5) 신체활동 및 운동지도 전문인력의 양성 및 교육훈련 강화

① 신체활동 및 운동사업 담당 인력의 수준 향상을 위한 지속적인 보수교육 실시
② 전문인력 양성 및 관리체계정비
③ 향후 관련 부처와 협의 및 광범위한 의견수렴 절차를 거쳐 추진
④ 전국 보건소 및 주민건강증진센터에 신체활동 및 운동지도인력 배치 확대 추진

(6) 신체활동 및 운동사업지원체계 강화

① 국민건강증진을 위한 운동사업 활성화 T/F(task force) 구성 · 운영
② 부처 간 협력과제 추진을 위한 관계부처 상설 협의체 구성
③ 포괄적인 운동정책의 수립과 집행과정의 모니터링 및 평가

4. 영양프로그램

1) 한국인의 영양섭취 현황

국민건강증진종합계획(2016~2020, HP2020)의 국민영양관리 기본계획 2016년 성과지표 실적치는 아래와 같다.

- 건강 식생활을 실천하고 있는 국민의 비율은 2008년 이후 꾸준히 증가하여 2016년에 42.9%를 달성함(HP2020 목표치 48.6%)
- 2012년까지 꾸준히 86.5% 이상 유지되었던 나트륨 과잉 섭취자 비율은 2013년부터 하락세를 보였으나, 여전히 만 9세 이상 국민의 상당수(78.3%)가 나트륨을 기준치 이상 과잉섭취하고 있는 것으로 나타남
- 과일류와 채소류 섭취량 합계가 500g 이상 섭취인구 비율이 증가하고 있음(37.9%)

표 7-14 국민영양상태 관련 지표(2016)

목표	성과지표	구분	현황 (2016)[1]	목표치	
				국민건강증진 종합계획[2] (2020)	국민영양관리 기본계획[3]) (2021)
건강식생활 실천 인구 비율 증가 또는 유지	1. 적정 수준의 지방 섭취 인구 비율 증가	조율	54.2%	50.0%	50.0%
	2. 나트륨 2,000mg/일 이하 섭취 인구 비율 증가	조율	22.4%	30.8%	31.0%
	3. 적정 수준의 당 섭취 인구 비율 증가	조율	–	80.8%	80.0%
생애주기별 영양관리 강화	4. 과일 · 채소 500g/일 이상 섭취 인구 비율 증가	조율	37.9%	41.2%	41.2%
	5. 가공식품 선택 시 영양표시 이용 인구 비율 증가	조율	24.2%	30.0%	30.0%
	6. 아침결식률 감소	조율	25.2%	18.3%	18.0%

※자료: 1) 보건복지부 · 질병관리본부(2017). 2016 건강행태 및 만성질환 통계.; 2) 보건복지부 · 한국건강증진개발원(2015). 제4차 국민건강증진종합계획 2016~2020.; 3) 보건복지부(2017). 제2차(2017~2021) 국민영양관리기본계획.
출처: 보건복지부 · 한국건강증진개발원(2018). 2018년 지역사회 통합건강증진사업 안내, 영양.

- 가공식품을 사거나 고를 때 영양표시를 활용하는 인구비율은 24.2%에 그쳐 2014년 대비 0.8%p감소한 것으로 나타남(HP2020 목표치 : 30.0%)
- 아침식사 결식률은 25.2%로 2005년 이후 꾸준히 증가하고 있음(HP2020 목표치 : 18.3%)

2) 향후 해결해야 할 과제

(1) 영양관리에 대한 국민 인식 제고

지금까지 다양한 영양관리 사업에도 불구하고 능동적이고 지속가능한 영양관리의 바탕이 되는 국민 인식이 부족하고, 정부 차원의 국민 인식 개선 사업 또한 불충분하였다. 적극적인 캠페인 및 교육 · 홍보 활성화가 요구된다.

(2) 국가 영양관리 정책 및 사업 효과성 제고

문제 중심 접근을 통한 효과성 제고를 위해 국가의 정책 수립 · 시행의 근거기반 강화와 건강 · 영양 감시체계의 강화가 필요하다.

- 국가 및 지역 단위의 건강조사 및 섭취기준 등 영양평가체계를 개선한다.
- 영양문제 발굴을 위한 지표 · 통계 산출방식 보완한다.

- 필수사업 개발 · 보급: 국민영양관리의 핵심목표 달성을 위해 국가 차원의 필수사업을 개발하고, 표준매뉴얼을 제작 및 전문가 양성프로그램 운영 등 관련 인프라를 강화한다.
- 추진체계 정비: 식생활 · 영양 관련 정부 부처 간 시너지 효과의 극대화를 위해 정책협의체를 구성하여 운영을 활성화하고, 국민영양관리의 핵심 목표에 수렴되는 지방정부의 자율적 영양관리 정책과 사업 추진을 위한 평가 · 환류체계를 강화한다.

(3) 영양정보 접근성 및 신뢰도 제고

식생활지침, 영양소 섭취기준, 각종 식생활 · 영양 교육 매체 및 식생활 · 영양 관련 통계 등 다양한 영양정보를 통합적으로 관리하고 제공할 수 있는 인프라를 구축한다.

(4) 개인의 영양관리 능력 향상 및 실천 지원 강화

식생활지침 보급, 맞춤형 영양평가 · 관리 도구 개발 및 보급, 질환관리 연계 시범사업 등 개인의 영양평가 · 관리의 지원을 실시한다.

또한 생애주기별 · 질환별로 특화된 영양사업 수행을 위한 영양관리 전문 인력을 양성하고, 역량 강화프로그램을 운영한다.

- 영양사 보수교육 표준 프로그램 개발, 임상영양사 교육과정 내실화 등

5. 스트레스 관리프로그램

1) 한국인의 스트레스 현황

2016년 국민건강영양조사에 의하면, 스트레스 인지율(만 19세 이상, 표준화)은 평균 29.4%로 나타났으며, 스트레스 인지율은 2015년 대비 1.6% 하락하였고, 우울장애유병률은 5.6%로 나타났다(표 7-15).

표 7-15 스트레스 인지율 추이

(단위: %)

구분	2009	2010	2011	2012	2013	2014	2015	2016
스트레스 인지율	31.5	28.7	28.7	27.7	24.4	26.5	31.0	29.4

출처: 보건복지부(2017). 2016 국민건강통계.

2) 스트레스 관리프로그램 실시

스트레스는 환경적 · 사회적 · 신체적 · 정신적인 것이며, 지각 · 사고와 관련된 총체적인 것으로 어느 한 가지 기법으로 조절되거나 통제 · 감소될 수 있는 것이 아니다. 따라서 스트레스를 줄이기 위해서는 개인적 · 사회적 · 환경적 상호작용을 변화시키는 다양한 접근방법이 필요하다.

또한, 스트레스가 있을 때는 신체적 반응으로 증세가 나타나고 심하면 질병으로까지 이어지게 된다.

스트레스 상황에서 신체변화를 통해 신체적 반응을 변화시켜주는 것은 스트레스 이완법이다. 대표적인 요법으로는 명상법, 근육이완요법, 바이오피드백이 있다.

(1) 명상법

명상법은 명상으로 개인의 집중력에 중점을 두어 개인의 스트레스에 대한 인지 수준을 바꾸는 방법으로 벤슨과 클리퍼(Benson & Klipper, 1976)가 제시한 명상법의 순서는 다음과 같다.

① 편안한 자세로 조용히 앉는다.
② 눈을 감는다.
③ 얼굴에서 시작하여 다리까지 모든 근육을 이완시킨다.
④ 코로 숨 쉬는 것을 인식하며 숨을 쉰다.
⑤ 10~20분간 지속한다.
⑥ 끝나면 몇 분간 조용히 눈을 감고 앉아 있다가 눈을 뜬다.
⑦ 몇 분간은 일어서지 않도록 한다.

(2) 근육이완요법

대상자가 신체의 큰 근육조직을 긴장하고 이완시키는 방법이다. 대상자는 일반적으로 근육의 긴장을 인지하지 못하므로, 근육의 이완요법을 통해 근육의 긴장을 인지할 수 있고, 긴장상태를 이완시킬 수 있는 능력을 키우게 된다.

이완요법의 시행방법으로는 이완요법의 내용을 치료자가 육성으로 하는 방법과 녹음테이프를 이용해서 지시하는 방법이 있다. 이완요법은 스트레스가 발생하는 환경에서 즉시 사용할 수 있는 간편한 방법이다.

① 점진적 이완요법

신체 주요부위의 근육을 순차적으로 긴장과 이완을 반복시킴으로써 근육을 가장 낮은 긴장상태로 유지할 수 있도록 하는 방법이다.

주위환경의 조명을 어둡게 하고 쾌적하고, 조용한 방이나 편안한 잔디밭과 안락의자 등에서 옷을 느슨하게 하고, 안경과 신발을 벗고 의자에 편안하게 기대어 누운 자세나 앉은 자세로 실시한다. 눈을 감거나 일정한 지점에 시선을 고정하도록 하고 처음에는 녹음테이프를 이용하여 이완요법을 실시한다. 훈련이 된 후에는 녹음테이프 없이도 할 수 있다.

② 수동적인 점진적 이완요법

근육의 긴장 없이 이완하는 것으로 회상이나 심상을 통한 이완이나 숫자세기를 통한 이완방법이다. 깊은 이완유도를 위해 적절한 호흡과 인식이 서로 통합되어야 하며, 근육을 의식적으로 긴장시키지 않아야 하며 완전히 긴장이 없는 상태가 되어야 한다.

③ 숫자세기를 통한 이완요법

숫자세기와 호흡을 같이 하는 것으로 숫자를 10부터 1까지 거꾸로 세면서 신체 각 부분의 큰 근육을 이완시킨다. 숫자를 머릿속에 그리며 의식적으로 숫자를 말하고 천천히 부드럽게 숨을 쉬면서 신체의 각 부분에 집중하여 몸 전체를 이완시킨다.

(3) 바이오피드백

특정한 생리적 반응에 대한 정보를 지속적으로 제공하여 자신의 생리적 반응을 조절할 수 있도록 학습하는 방법이다.

바이오피드백에서 이용되는 생리적 기능에 대한 정보는 주로 기계적인 장치에 의해 시각이나 청각으로 인지될 수 있는데, 피드백을 통하여 조절되거나 수정되는 생리적 지수는 심박동수, 심장리듬, 혈압, 말초혈관 반응, 근긴장, 뇌파형태, 경련성 피부반응, 성반응 등이다(Pender, 1996).

바이오피드백의 궁극적 목적은 자율적 반응을 통제할 수 있는 자기통제를 확립하는 것으로, 변화를 위하여 자율적인 훈련을 계속하여야 한다.

6. 통합건강증진사업의 발전방향

1) 통합건강증진사업

「국민건강증진법」의 제정(1995)으로 우리나라도 건강증진사업을 체계적으로 수행하기 위한 노력으로 통합건강증진사업을 시작하였다. 지자체가 지역사회 주민을 대상으로 건강생활실천 및 만성질환 예방, 취약계층 건강관리를 목적하며, 지역사회 특성과 주민의 요구가 반영된 프로그램 및 서비스 등을 기획하고, 추진하는 사업이다. 이러한 노력은 개인적 접근, 집단적 접근, 사회적 접근을 모두 시도하고 있다.

사업 영역은 금연, 절주, 신체활동, 영양, 비만, 구강보건, 심뇌혈관질환 예방관리, 한의약 건강증진, 아토피 · 천식 예방관리, 여성 · 어린이 특화, 치매관리, 지역사회중심재활, 방문건강관리로 구성되어 있다. 사업 영역 간의 경계를 허물고, 주민 중심으로 사업을 연계하고 협력하여 수행하는 것을 권장한다.

기존 국고보조사업	→	지역사회 통합건강증진사업
• 사업내용 및 방법 지정 지침		• 사업범위 및 원칙 중심 지침
• 중앙집중식 · 하향식		• 지방분권식 · 상향식
• 지역여건에 무방한 사업		• 지역여건을 고려한 사업
• 산출중심의 사업 평가		• 과정, 성과중심의 평가
• 분절적 사업수행으로 비효율		• 보건소 내외 사업 통합 · 연계 활성화

그림 7-8 국고보조사업과 지역사회 통합건강증진사업의 비교

2) 통합건강증신사업 목적

지역사회 주민의 건강수준 향상을 위해 지자체가 주도적으로 사업을 추진하여 지역 주민의 건강 증진사업의 체감도를 향상시키는 데에 목적이 있다. 중앙정부와 지방정부가 함께 노력하여 국민건강증진종합계획의 목표를 달성하고, 지역별 다양한 특성과 수용에 부합하는 차별적인 건강증진사업을 개발한다.

3) 통합건강증신사업 기본방향

건강증진사업의 통합 및 재편성을 통해 사업의 효율성을 제고한다. 보건소 건강증진사업 통합 및 국가건장증진 목표인 국민건강증진종합계획에 부합하도록 사업구조를 재편성한다. 사업을 건강영역별, 생애과정별로 재구성하여 포괄적인 연계와 협력을 통해 대상자 중심의 통합서비스를 제공할 수 있도록 여건을 조성한다.

지차제의 자율성을 확대한다. 지자체가 재원의 용도 및 세부내역을 자율적으로 설계하고 집행할 수 있도록 개선하고, 지역별 건강문제와 지역 여건 등을 반영하여 우선순위에 따라 사업량을 선택하여 운영한다.

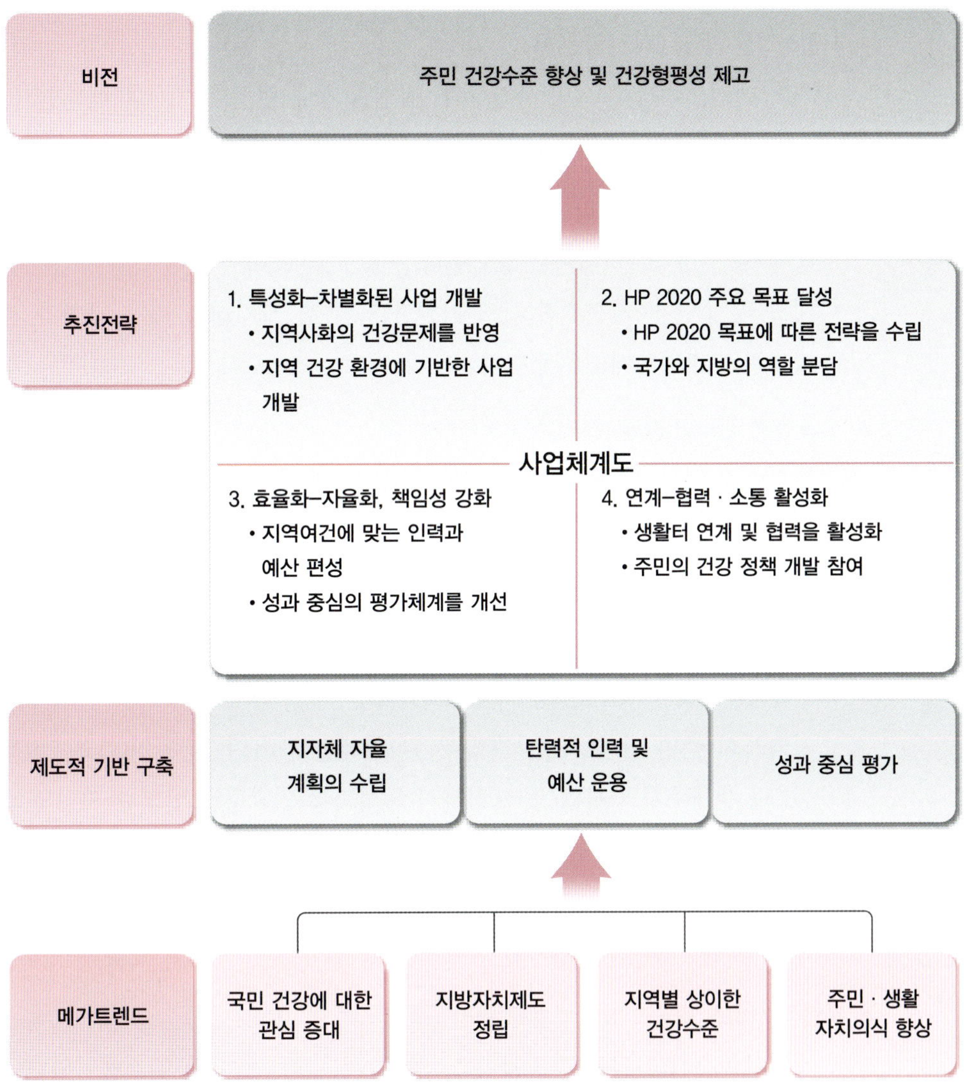
비전
주민 건강수준 향상 및 건강형평성 제고
추진전략
1. 특성화-차별화된 사업 개발
• 지역사화의 건강문제를 반영
• 지역 건강 환경에 기반한 사업 개발
2. HP 2020 주요 목표 달성
• HP 2020 목표에 따른 전략을 수립
• 국가와 지방의 역할 분담
사업체계도
3. 효율화-자율화, 책임성 강화
• 지역여건에 맞는 인력과 예산 편성
• 성과 중심의 평가체계를 개선
4. 연계-협력 · 소통 활성화
• 생활터 연계 및 협력을 활성화
• 주민의 건강 정책 개발 참여
제도적 기반 구축
지자체 자율 계획의 수립
탄력적 인력 및 예산 운용
성과 중심 평가
메가트렌드
국민 건강에 대한 관심 증대
지방자치제도 정립
지역별 상이한 건강수준
주민 · 생활 자치의식 향상

그림 7-9 통합건강증신사업 체계도

지자체의 재정 운영의 책임성을 제고한다. 사업운영의 자율성을 부여하되, 책임성을 담보하기 위해 지자체 관리 · 감독의 역할을 강화한다. 과정 및 결과 평가를 실시할 수 있도록 성과줌심의 평가체계를 개선한다.

2018년 통합건강증신사업의 운영 방향을 다음과 같다.

■ 중 · 장기 방향에 따른 실행계획의 수립

- 보건환경 및 국가 정책 변화에 대응하여 설계한 지역사회 차원의 중 · 장기 목표 및 추진방향(지역보건 의료계획)을 고려하여 지역사회 실정에 부합하는 실행계획

을 수립하고 추진한다.

■ 사업성과를 반영한 예산의 분배

- 지역 여건, 지역 수요 외 사업성과, 집행률 등을 반영해 예산을 배분한다.

■ 사업 모니터링 및 성과관리체계의 강화

- 과정평가를 보다 내실화하고 사업성과를 핵심적으로 파악할 수 있는 정량지표 도입에 따른 성과관리체계를 강화한다.
- 시도 및 전문가 지원조직(시도 지원단)을 통한 모니터링 기능 강화와 지역밀착형 성과관리 지원체계를 확립한다.

■ 교육 운영 관리의 강화

- 건강증진 인력의 역량이 지역사회 통합건강증진사업 성과에 큰 영향을 미침에 따라, 체계화된 교육 운영 관리를 강화한다.
- 교육이수율 달성 여부는 예산의 분배, 우수기관 표창, 국외 연수 등 사업관리에 반영을 계획한다.

■ 지역 특성을 고려한 지역 맞춤형 사업 기획의 추진

- 지역사회 주민 참여 사업, 지역 자원 연계협력 사업, 생활터(학교, 직장, 경로당 등) 및 생애주기별 사업 등 지역사회 특성과 주민요구를 반영한 사업의 발굴 및 추진을 강화한다.
- 건강에 영향을 미치는 다양한 요인(개인, 개인간, 조직/환경, 지역사회, 정책 수준 등)을 고려한 협력적, 참여적 전략 수립을 권장한다.

■ 통합적 서비스 제공과 예산의 별도 관리

- 지역사회중심의 금연 지원서비스, 방문건강관리, 모바일 헬스케어의 경우에는 예산의 편성, 집행, 정산 보고 사항은 별도로 관리한다.
- 각 사업을 추진 시, 대상자 중심 통합서비스로 지역사회 통합건강증진사업의 타 영역과 연계 · 협력하여 추진한다.
- 치매 영역 또는 지역사회 통합건강증진사업의 타 영역과 연계 · 협력하여 추진한다.

4) 건강증진을 위한 간호사의 역할

우리나라는 1995년 「국민건강증진법」을 제정하였다. 내용으로는 건강증진계획을 지방자치단체가 수립하고 국민의 건강생활을 지원하며 금연과 절주, 건강생활 실천협의회의 운영, 보건교육, 영양개선, 구강건강사업, 건강검진, 건강증진사업을 하도록 정하고 있다. 간호사는 「국민건강증진법」에 명시된 다음의 건강증진사업을 수행할 수 있다.

- 보건교육 및 건강상담
- 영양관리
- 구강건강의 관리
- 질병의 조기발견을 위한 검진 및 처방
- 지역사회의 보건문제에 관한 조사연구
- 기타 건강교실의 운영 등 건강증진사업에 관한 사항

간호사의 역할은 건강증진 대상자의 관리자로, 건강사정자, 옹호자, 자문가, 관리자, 자가간호 증진자, 보건교육가 등이다.

(1) 건강사정자

건강증진의 첫 단계로 대상자를 파악하는 일이며, 대상자의 건강력, 가족력, 생활양식, 건강관리 양상, 건강위험요인 등을 사정한다.

(2) 옹호자

대상자의 건강증진을 위해 필요한 정보를 적절히 제공하고, 대상자의 건강상태에 따른 정보 제공 및 건강관리에 대한 대상자의 의사결정을 존중하고 지원하는 일이다.

(3) 자문가

대상자가 자신의 문제를 확인하고 전문가를 찾았을 때 이에 관련 분야에 대한 지식 및 정보를 제공하며 문제해결을 돕는 일이다.

(4) 관리자

대상자의 질병을 조기발견하고 관리하는 일이다. 대상자의 연령에 따라 요구도 파악 및 건강위험요인을 조기발견하고 지속적으로 관리방안을 찾으며, 건강상담과 지도, 건강교실의 운영과 고위험군 및 만성질환자 등록, 성인병 고위험집단 등록 및 관리를 하는 일이다.

(5) 자가간호증진자

건강증진사업의 목표가 자가관리를 하는 일이므로 간호사가 대상자의 자가간호 수준을 사정하고 자가간호를 수행할 능력을 키우는 프로그램을 개발하고 운영하는 일이다.

(6) 보건교육가

건강증진의 핵심인 건강교육을 실천하는 일이다.

간호사는 주민대상의 보건교육에 대한 요구도 사정 및 체계적이고 포괄적인 보건교육 계획, 자료개발, 보건교육실시 후 결과를 평가한다. 대상자의 특성에 따라 건강교실을 운영하고 강연, 강좌, 모임을 통한 교육 실시 및 학교와 산업장, 기관, 단체의 보건교육을 관리하고 지원한다.

간호사는 건강증진전략을 실행하기 위해서 꼭 필요한 인력이다. 또한 대상자와 가장 가까이 있고 많은 시간을 함께 한다. 학교와 산업장에는 건강관리를 위한 전문인력으로 배치되어 업무를 수행하고 있으며, 보건소에서는 국가의 건강증진사업을 위한 업무를 직접 수행하고 있다.

간호사는 사회의 변화를 파악하고 이들이 대상자의 생활양식과 가치 등 삶에 어떤 변화를 주는지, 그러한 변화에 대비하여 어떤 효율적인 건강증진전략이 필요한지 인지하고 적절한 프로그램을 개발 및 실행함으로써 개인, 기관, 지역사회 수준의 모든 대상자에게 건강하고 질 높은 삶을 영위할 수 있도록 해야 한다. 그리고 이러한 활동을 수행할 수 있는 능력을 기를 수 있도록 훈련해야 하고, 제도적 · 재정적 · 환경적 지원이 이루어져야 한다.

제7절 | 학교보건교육과 건강증진

1. 학교보건교육

학령기 및 청소년기는 일생 중 가장 건강한 시기인 동시에 신체적 · 정신적 · 심리적 성장과 발달이 급속하여 불안정한 시기로, 다양한 건강문제가 나타나고 있다(Mulye et al., 2009). 따라서 학교에서 실시하는 보건교육은 대상자의 성장발달과 요구에 맞는 차별화된 교육으로, 미래의 주역인 대상자의 질병을 예방하고 건강을 유지 · 증진하도록 하는 데 목적이 있다.

오늘날 학생층을 살펴보면, 질병보다는 시력장애나 치아우식증 · 정서적 장애가 많은 범위를 차지하고 있으며, 소아비만 · 고혈압 · 소아당뇨병 등이 증가하고 있고, 흡연 · 음주 · 약물 오남용, 성폭력이나 학교폭력 등이 확대되고 있는 실정이다.

이에 초등학교 때부터 체계적인 보건교육을 실시하여 학생의 건강 관련 지식 · 태도 · 실천에 변화를 유도하며, 그들 스스로 건강관리능력을 최대한 발휘할 수 있도록 해야 한다.

Minneapolis Community Health Education Study Committee에서는 학교보건교육을 다음과 같이 정의하였다(Wold, 1981). '학교보건교육은 학생이 긍정적인 건강행위를 채택하고 적용하도록 돕는 과정과 경험의 집합이다. 이 건강행위는 개인이 건강 관련 문제를 효과적으로 다룰 수 있도록 도우며, 현재의 기능수준을 유지하도록 하고, 더 나은 안녕 상태로 나아가도록 한다.' 이 정의는 학교보건교육으로 인하여 학생들이 긍정적인 건강행위를 채택하도록 하는 결과가 포함되어 있다.

1) 학교보건교육의 목적

학교보건교육의 궁극적인 목적은 학생 및 교직원이 스스로 자신의 건강관리를 할 수 있는 능력을 성취하는 데 있다. 학교에서의 보건교육은 학생 개개인의 발달단계에 따라 필요한 보건교육을 실시하여 개인의 건강을 유지 · 증진할 수 있도록 교육하는 과목이다.

학교보건교육의 목표는 학생이 스스로의 행동으로 최대의 건강상태를 증진시키도록 돕는 것이다. 그러므로 학교보건교육은 학생이 개인생활상태를 증진시킬 수 있도록, 또한 개인과 가족 · 지역사회에서 건강생활에 대한 결정을 적절히 내릴 수 있도록, 그리고 이용 가능한 보건사업을 적절히 활용할 수 있도록 촉진할 수 있어야 한다.

또한 건강한 생활 행동을 실천하도록 하여야 한다. 학교보건교육은 학생의 건강 지식을 높이기 위한 활동이나 단순히 정보를 제공하는 것보다는 그들이 결정을 내리고 문제를 해결할 수 있도록 단계적으로 도와주는 활동이다. 학교보건교육의 결과는 학생의 지식, 태도,

개인 기술 등의 변화를 통하여 달성할 수 있는 학생의 행동 변화이다.

2) 학교보건교육과정의 변천

국가수준의 교육과정은 초 · 중등교육의 방향을 제시하는 청사진이자 학교교육을 실천으로 옮기는 역할을 한다. 우리나라의 교육과정은 시대적 상황을 반영하며 7차에 걸쳐 개정을 거듭하였다.

우리나라는 그동안 학교건강증진을 학교보건교육의 체계화와 효율적인 운영을 위한 노력으로 2007년 12월 14일 「학교보건법」의 개정을 통해 학교보건교육과정의 변화 또한 정규 교육과정의 변천에 따라 변화하였다.

(1) 제1차 교육과정기(1946～1963)

① 교수요목기(1946~1954)

1946년 교수요목기 당시 보건과목은 '체육 · 보건'이란 교과서 명칭으로 초급중학교 1학년에서 3학년까지는 필수교과목으로 매주 5시간씩 운영되었고, 지금의 고등학교에 해당하는 고급중학교 4학년에서 6학년까지는 3~5시간씩 운영되었다. 이 시기의 보건교육은 삶의 장면에서 직접 접하는 실천적이고 체험적인 학습경험을 제공하는 실용적 교과로서 실시되었다.

② 제1차 교육과정기(1954~1963)

제1차 교육과정기의 초등학교는 '보건' 교과가 그대로 운영이 되었고, 교육목적을 달성하기 위해 5가지 목표(신체적 · 사회적 · 지적 · 정서적 안전지도, 레크레이션 지도)를 설정하였다.

(2) 제2차 교육과정기(1963～1973)

교육부령 제119호(63. 2. 15)로 보건교과가 폐지되면서 '체육' 과목으로 통합되었고, 보건에 관한 교육은 '체육' 교과의 일부로 다루어졌다.

(3) 제3차 교육과정기(1973～1981)

교육부령 제301호(73. 08. 31)에서와 마찬가지로 보건교과에 대한 내용은 주로 '체육' 교과에서 지도하였고, 1979년 교육부의 직제 개정 시 '학교보건과'가 신설되어 1980년 보건교육이 공식화되었다. 1981년 정부의 기구 축소에 따라 학교보건과가 폐지되고, 신설된 학교체육과에서 학교보건업무를 수행하였다.

(4) 제4차 교육과정기(1981～1987)

교육부 고시 제442호(81. 12. 31)에서 보건교육을 '체육' 교과에서 지도하도록 하였다.

'운동과 건강생활에 필요한 기초지식을 습득하여 이를 실천하는 태도를 기른다'라는 교육목적은 보건지식과 태도 실천에 관한 것을 운동에 국한시킴으로써 오히려 건강의 시대적 요구를 반영하지 못하였다.

(5) 제5차 교육과정기(1987~1992)

교육부 고시 제87-7호(87. 3. 31), 교육부 고시 제87-9호(87. 06. 30), 교육부 고시 제88-7호(88.03.31)로 개정된 제5차 교육과정기(1987. 7~1992. 9)의 체육교과과정에서는 인간생활과 신체활동에 관한 이해 및 계획된 신체활동을 통하여 건강한 심신을 기르고, 적극적 · 긍정적 생활태도와 창의적 능력을 육성하도록 하였다. 1987년 서울특별시 교육청이 1주일에 6시간의 보건교육을 정규 교과시간에 실시하도록 행정지침을 정하였다.

(6) 제6차 교육과정기(1992~1999)

제6차 교육과정기에는 1996년부터 초 · 중 · 고등학교의 체육교과서에 약물 관련 단원을 보강 및 신설하여 약물 관련 예방교육의 기틀을 마련하였으며, 1997년부터 교육연수과정에 약물 오 · 남용 예방 관련 과목을 반영하도록 하였다. 보건학습 지도시 보건교사가 참여할 수 있도록 하였고, 학교장은 약물남용의 예방을 위하여 필요한 지도를 하도록 규정하였다.

(7) 제7차 교육과정기(2000~2007. 1)

제7차 교육과정기에서 초등학교는 재량활동 시간에 보건교육 · 성교육 · 안전교육 등을, 중학교는 재량활동 시간에 성교육과 안전교육 등을 실시하도록 했으며, 고등학교는 전문교과 중 가사와 실업에 관한 교과에서 공중보건이 선택과목으로 편성되었다.

제7차 교육과정 이후의 교육과정 개정은 8차라는 용어를 사용하지 않고, 연도를 붙여 수시 개정하는 것으로 명명하였다. 따라서 2007년 개정 교육과정(2007. 2.~)에서는 고등학교 선택중심 교육과정을 개선하고 교과별 교육내용을 적정화 하였으며, 주5일 수업제를 월 2회 실시함에 따라 수업시수를 감축하게 되었다.

2008년에 개정된 보건과목 교육과정은 2008년 9월 교육과학기술부 고시 「초중등교육법」 제23조에 의하여 54년 만에 독립된 과목으로서의 '보건' 과목이 국가수준의 교육과정 속에 편입되어 운영하게 되었다. 이러한 배경에는 저출산 고령화시대가 도래되면서 청소년 인구가 감소하고 우울, 스트레스, 자살, 인터넷중독, 십대임신, 집단따돌림 등의 건강 관련 문제가 사회적으로 대두됨에 따라 국가가 정책의 일환으로서 보건과목 교육과정을 신설하게 되었다. 즉 이는 '모든 학교에 보건교육을 체계적으로 실시해야 한다'라는 「학교보건법」 제9조 2항의 명시조항에 따라 마련된 것으로서 초 · 중 · 고등학교 학생들에게 2009년 3월부터 한

시적으로 보건교육 17차시를 실시하고, 2010년부터 초등학교는 재량활동시간에 17차시 그대로 운영하고, 중학교는 교과재량활동시간에, 고등학교는 교양선택과목으로서 '보건'을 실시할 수 있게 규정하였다.

그러나 대부분의 중고등학교에서는 입시위주의 교육과정, 보건실의 학교보건업무와 보건교육 병행의 어려움, 보건수업을 선택과목으로 채택할 시에 타 선택과목 중 한 과목이 없어지는 점 등의 이유로 체계적인 보건수업이 이루어지지 못하고 있다. 반면에 미국은 유치원부터 고등학교에 이르기까지 매 학년 연간 50시간 이상의 보건교육을 권장하고 있으며, 일본은 연간 초 · 중학교 각 48시간, 고등학교 70시간을, 대만은 연간 초 · 중학교 각각 96시간, 고등학교 32시간을, 캐나다는 초등학교 매주 1시간, 중학교 연간 150시간을 배정해서 모든 학교에서 매 학년 최소 50시간의 보건교육을 시행하고 있다. 따라서 우리나라도 건강태도와 건강행동의 바람직한 변화를 위해서 보다 장기적인 보건교육 시간의 확보, 보건교육실 확보, 보건교사 확충, 보건실 보조인력 지원, 다양한 보건교육자료 및 교육방법의 개발과 보급 등이 필요하다.

3) 우리나라 학교보건교육의 운영 형태

우리나라 보건교육의 교육과정을 살펴보면 제1차 교육과정 당시에는 결핵, 기생충, 감염병 예방, 의복위생 등 감염성 질환이 많이 차지하던 데 반해, 2008년 이후 개정된 보건교육 교육과정은 생활습관과 관련된 만성질환, 정신건강, 성 건강, 약물오남용 및 흡연, 음주 예방에 중점을 두고 있다. 특히 정신건강문제가 사회문제화되고 있어 정신건강 영역의 보건교육을 더욱 강화하였는데, 초등학교부터 고등학교에 이르기까지 정신건강에 대한 보건교육의 주제(정신건강의 이해, 스트레스, 우울, 불안관리, 학교폭력, 분노와 갈등조절, 행위중독 예방, 의사소통과 건강한 삶)가 교육과정에 도입되었다.

(1) 초등학교 보건교육과정 내용체계

2009년 3월 1일부터 초등학교 5, 6학년에서 실시하는 보건교육과정 내용체계는 표 7-16과 같다.

표 7-16 초등학교 5, 6학년 보건교육과정 내용체계

영역	5학년	6학년
일상생활과 건강	1. 건강의 의미를 이해할 수 있어요. 2. 깨끗해서 좋아요. 3. 건강을 위해 운동해요. 4. 바른 식습관을 길러요.	1. 건강검사의 중요성을 이젠 알아요. 2. 규칙적인 생활습관이 건강을 지켜줘요. 3. 바른 자세로 생활해요. 4. 가공식품 제대로 알고 먹어요.

표 7-16 초등학교 5, 6학년 보건교육과정 내용체계(계속)

영역	5학년	6학년
질병예방과 관리	1. 배가 아파요. 2. 소중한 치아, 깨끗하게 지켜요. 3. 비만도 병인가요? 4. 감기에 걸렸어요. 5. 소중한 눈, 건강하게 지켜요.	1. 내 몸의 면역력 정상일까요? 2. 생활습관을 바꾸면 건강해져요. 3. 비만을 예방해요. 4. 감염병에 걸리면 학교에 갈 수 없어요.
약물오남용 및 흡연 · 음주 예방	1. 올바른 약물사용법을 익혀요. 2. 담배연기 싫어요. 3. 술은 건강에 해로워요.	1. 약물피해, 줄일 수 있어요. 2. 담배는 몸에 해로워요. 3. 술은 우리 몸에 해로워요.
성과 건강	1. 변화하는 나의 몸 2. 남자가 되나 봐요. 3. 여자가 되나 봐요. 4. 변화하는 나의 마음 5. 나와 너 소중한 우리 6. 소중한 성 함께 지켜요.	1. 이성친구 이렇게 사귀어요. 2. 우리가 만들어가는 양성평등세상 3. 생명의 신비를 알아봐요. 4. 성 호기심 바르게 알아가요.
정신건강	1. 나를 찾아 여행을 떠나요. 2. 마음이 아플 땐 어떻게 하나요? 3. 소중한 친구가 되어요.	1. 스트레스, 관리할 수 있어요. 2. 참된 우정, 함께 만들어요. 3. 게임중독, 예방할 수 있어요.
사회와 건강	1. 행복한 가족을 만들어요. 2. 학교폭력을 예방해요. 3. 병원, 알고 가면 쉬워요. 4. 건강한 환경을 만들어요.	1. 다양한 가족이 있어요. 2. 폭력 없는 학교가 좋아요. 3. 건강권, 알아야 지킬 수 있어요. 4. 환경호르몬, 해로워요.

출처: 전국보건교사회(2009. 2).

(2) 중 · 고등학교 보건교육과정 내용체계

중 · 고등학교 보건교육과정 내용체계는 표 7-17과 같이 일상생활과 건강, 질병예방과 관리, 약물 오 · 남용 및 흡연 · 음주 예방, 성과 건강, 정신건강, 사회와 건강, 사고예방과 응급처치 등 7개 영역이 체계적으로 이루어져 있다.

표 7-17 중 · 고등학교 보건교육과정 내용체계

영역	중학교	고등학교
일상생활과 건강	• 건강의 이해 • 생애주기와 건강 • 청소년과 건강 • 비만 예방과 건강한 습관 • 식품 선택과 건강 • 건강정보의 선택	• 건강과 삶의 질 • 건강관리를 위한 건강검사 • 비만예방과 건강 • 혈압, 맥박 등 활력징후와 이상증상

표 7-17 중 · 고등학교 보건교육과정 내용체계(계속)

영역	중학교	고등학교
질병예방과 관리	• 질병의 발생과 예방 • 신체기관별 건강관리 • 생활습관병 예방 • 감염성 질환 예방	• 신체기관별 건강관리 • 고혈압, 당뇨병, 뇌졸중, 암의 예방과 관리 • 감염병 예방과 관리
약물 오 · 남용 및 흡연 · 음주 예방	• 약물의 이해 • 의약품의 올바른 사용 • 니코틴 중독과 흡연 예방 • 알코올 중독 예방	• 약물 오 · 남용과 중독 예방 • 의약품의 관리와 사용법 • 흡연의 폐해와 금연의 이득 • 음주의 폐해와 절주의 이득
성과 건강	• 신체 변화와 성 욕구 조절 • 성 심리의 차이와 이성 교제 • 건강한 성역할 • 건강한 임신과 피임 • 성폭력과 성매매 예방 • 에이즈와 성인성 질환	• 신체 변화와 성 욕구 조절 • 성역할과 성적 자기결정권 • 사랑과 책임 • 성폭력과 성매매 예방 • 성인성 질환과 사회문화 이해
정신건강	• 정신건강의 이해 • 스트레스, 우울, 불안 관리 • 학교 폭력, 분노와 갈등 조절 • 행위중독 예방 • 의사소통과 건강한 삶	• 자아존중감 높이기 • 의사소통과 건강한 삶 • 감정의 표현과 폭력 예방 • 신경증, 반사회적 성격장애 등 정신질환의 이해 • 신체상(body image)과 섭식장애
사회와 건강	• 또래 집단과 건강 • 소수자 · 사회적 약자와 건강 • 의료기관 이용과 의료소비자의 권리 • 건강과 환경	• 가족과 공동체 건강관리 • 헌혈, 골수 · 장기 기증 등 나누는 건강 • 보건의료제도와 의료서비스 • 생활환경과 건강
사고 예방과 응급처치	• 응급처치의 의미와 일반 원칙 • 간단한 응급처치 • 복부 밀쳐 올리기법(하임리히법) • 구조 호흡과 심폐소생술	• 사고 · 손상 예방과 관리 • 응급처치와 심폐소생술 • 환자운반법

출처: 교육과학기술부 고시 제 2008-148호 [별책 16, 17].

보건교육과정 내용은 시대적 요구에 따라 개발하고 조직 및 개정되어야 한다. 특히 시대적 변천에 따라 현장적응에 필요한 모범적인 사례를 찾아 활성화할 수 있도록 노력할 필요가 있다.

2. 학교건강증진

1) 학교건강증진의 개념

1980년대 중반부터 WHO에서는 학교건강증진사업을 중점적으로 수행하였다. 우리나라의 학교건강증진사업은 1980년대 초에는 일차적인 의료서비스가 강조되던 것이 「국민건강증진법」이 제정되면서 보건교육의 중요성이 강조되었고, 2000년대에는 건강증진이 중요하게 대두되었다. 2000년대에 들어서면서 보건의료기관에서 건강문제에 접근하던 방식에서 생활현장, 즉 지역사회 · 학교 · 직장에서 건강친화적인 환경조성을 통한 건강증진 접근방식으로 패러다임이 변화하였다. 학교의 건강증진사업은 보건교육뿐만 아니라 대상자의 성장발달단계와 요구에 맞는 프로그램이 전개되어야 하며, 청소년의 참여를 적극적으로 유도할 수 있는 전략적 접근이 필요하다. 청소년의 건강문제는 특정한 측면의 건강이나 건강행위와 관련된 문제라기보다는 신체적 · 정신적 · 사회적 건강문제가 상호 복합적으로 영향을 미치고 있다고 볼 수 있다. 따라서 다차원적인 건강결정요인을 통제시킬 수 있는 능력을 조기에 함양시킬 수 있는 대책이 필요하다.

건강을 더 나은 상태로 향상시키는 건강증진을 위해서는 질병을 치료하고 예방하는 수준에 그치지 않고, 바람직한 건강행위를 습득하고 실천하여 인간이 지닌 건강잠재력을 충분히 발휘할 수 있도록 해야 한다. 또한 건강평가를 통하여 건강 위험요인을 조기에 발견하고 생활양식을 개선하는 데에는 보건교육이 중요한 수단으로 강조된다. 건강생활을 실천할 수 있도록 개인 또는 집단의 특성 · 건강상태 · 건강의식 수준에 따라 보건교육이 실시되어야 하고 그 내용으로는 다음 사항들이 포함되어야 한다(「건강증진법」 제17조).

- 금연 · 절주 등 건강생활의 실천에 관한 사항
- 만성퇴행성 질병 예방에 관한 사항
- 영양 및 식생활에 관한 사항
- 구강건강에 관한 사항
- 공중위생에 관한 사항
- 건강증진을 위한 체육활동에 관한 사항
- 기타 건강증진사업에 관한 사항

건강행위 변화는 이미 개인의 습관이 형성된 성인보다는 바람직하지 못한 건강행위가 습관화되기 전 단계인 학령기에서 실시하면 보다 효과적이다. WHO에서는 이미 건강증진사업을 중점적으로 전개하고 있고, 북미 국가에서는 기본 교과과정인 12학년을 순차적으로 기획하여 적절한 보건교육을 시행하고 있다. 우리나라에서도 세계적인 추세에 맞추어 1995년 1월에 「건강증진법」, 9월에 「건강증진법」 시행령을 공포하는 등 건강관리의 초점을 질병치료보다는 건강증진에 두고 있다.

2) 학교건강증진의 원칙

WHO는 이미 1984년에 건강증진의 원칙을 제정했으며, 이 원칙을 토대로 세계 최초로 1986년 오타와에서 건강증진회의가 개최되었다. WHO가 제정한 건강증진원칙을 학교건강증진에 적용하여 기술하면 다음과 같다.

- 학교건강증진의 대상은 특정 질병이 있는 학생뿐만이 아닌 전체 학생들의 일상생활에 관한 전반적인 내용을 포함한다.
- 학교건강증진 활동의 초점은 학생의 건강문제의 원인이나 결정 요인에 둔다.
- 학교건강증진 활동으로는 학생의 건강유해요인을 감소시키기 위한 의사소통, 교육, 학교활동, 지방자치단체와의 협력 등을 포함한다.
- 학교건강증진은 학생이 참여하도록 하여 효율성을 높인다.
- 학교건강증진의 활성화에서 가장 중심 역할을 하는 사람은 보건교사이다.

WHO의 범세계 학교보건활동은 1995년 창시되어 지방, 국가, 지역, 범세계 차원에서 건강증진 및 교육 활동을 활성화 및 강화시키고, 모든 학교들이 '건강증진학교'가 되는 것을 목표로 한다.

건강증진학교란 학교와 지역사회의 협력된 노력을 통하여 체계적이고 포괄적인 서비스를 지속적으로 제공함으로써 구성원의 건강을 유지하고 증진시키는 학교를 의미한다. 지역사회가 협력하여 학생의 건강을 증진시키고 보호하기 위하여 긍정적인 경험을 제공하는 구조를 갖는 것이다. 학교환경에서 강화되고 학습된 건강행위와 가치는 학생의 생애 전체에 걸쳐 계속적인 생활양식으로 자리 잡게 된다. 예를 들면 건강한 식사, 신체활동, 효과적인 의사소통, 긍정적인 사고, 인내, 자기존중, 타인에 대한 좋은 감정, 협동과 갈등해결 기술 등을 들 수 있다. 건강증진학교는 모든 학생에게 관심을 가지고 신뢰, 자존심, 의사소통, 인간관계 기술이 안녕과 정신건강에 중요하다는 것을 알려 준다. 또한 건강증진학교는 보건교육을 정규교과로 편성하여 모든 교사가 협동적으로 임해야 하고, 교직원의 학생에 대한 태도, 생활지도 및 물리적 환경 등의 학교 분위기가 영향을 주며, 학교 · 가정 · 지역사회 간의 관계가 실제적인 학습과 보건사업에 영향을 미친다.

학교 보건교육프로그램 사례

① 사례

경상도 소재 ○○초등학교 보건교사는 인근 지역 초등학교에서 성폭력 사례가 있었다는 기사를 보고 초등학교 5~6학년 대상으로 성폭력 예방 및 대처방법에 대해 보건교육을 시행하려고 한다.

② 보건교육계획안을 표 7-6 학교보건교육계획안 예시를 참고하여 작성하여 보세요.

③ 사례와 관련된 생각나누기

- 다양한 보건교육방법과 교육매체를 활용하여 보건교육 프로그램을 개발하고, 내용을 발표해 보세요.

  보건교육 내용 예:
  - 나의 몸은 소중해요.
  - 나쁜 말과 행동을 알아보아요.
  - 기분이 나빠요, 어떻게 할까요?
  - 위험한 상황을 알아보아요.
  - 위험할 땐 어떻게 할까요?

- 생애주기별로 보건교육을 실시하려고 할 때, 건강관리 중점과제에서 중요한 내용은 무엇이 있을지 생각해 봅시다.

보건교육 수행 사례

① 사례

J보건소의 정신건강증진 센터의 김팀장은 J지역의 중학생을 대상으로 원만한 또래관계 형성과 학교생활 만족도를 높이기 위한 목적으로 '스트레스 관리와 즐거운 학교생활'을 주제로 하는 정신건강 보건교육을 수행하려고 한다. 보건교육 도입단계에서는 동영상을 활용하여 흥미를 유발할 계획이며, 보건교육 전개단계에서 파워포인트와 유인물 자료를 활용한 강의로 진행하고, 요약 및 정리단계에서는 퀴즈를 통해 주요 내용을 정리할 계획이다. 정신건강증진팀의 사회복지사는 각 학교의 보건교사에게 공문을 발송하여 교육시간 및 교육장소를 협의하고 있다.

② 사례와 관련된 생각 나누기

- 위 사례의 보건교육 수행에서 계획하고 있는 도입 · 전개 · 요약 및 정리단계의 교육활동 외에 다른 교육활동으로는 어떤 것이 있을지 토론해 보세요.

- 위의 사례에서 보건교육 대상자에게 교육을 수행할 때 고려할 점을 토론해 보세요.

학습활동

▪ **주제 ①**

보건교육 수행 시 보건교육자와 대상자 간에 신뢰감을 높이는 기술을 조별로 토론해 보시오.

▪ **주제 ②**

보건교육 수행 시 효과적인 언어적 · 비언어적 의사소통 전략을 조별로 토론해 보시오.

▪ **주제 ③**

우리나라에서 추진하고 있는 '절주' 관련 정책 및 보건사업을 찾아봅시다.

참고문헌

강영미 외(2015). 보건교육학. 서울: 수문사.

공은숙 외(2015). 보건교육학. 서울: 정담미디어.

교육부 · 경상남도교육청 · 학교안전공제회(2016.3.1.).학교안전교육 7대 표준안.

교육부, 학생건강정보센터건강증진교육: 보건교육 교과과정 수업지도안.

김성실 외(2005). 지역사회간호학. 서울: 정문각.

김완수(2009). 국민건강증진을 위한 신체활동 지침. 한국보건교육. 건강증진학회지. 26(2), 103-117.

김완수 · 이미라(2007). 국민건강증진을 위한 생애주기별 신체활동 지침: 현황 및 개선방향. 한국보건교육. 건강증진학회 추계학술대회 연제집. 서울대학교 보건대학원.

김이순 외(2015). 보건프로그램 개발 및 평가. 서울: 정담미디어.

김춘미 외(2017). 지역사회보건간호학. 서울: 수문사.

권문희 외(2014). 보건교육학. 서울: 고문사.

권봉안(2015). 건강교육과 보건학의 이해. 서울: 한미의학.

박노례(2012). 보건교육 제4판. 서울: 수문사.

박순우(2011). 국민건강증진종합계획 2020 수립과정 및 개선방안. 한국농촌의학지역보건학회 춘계학술대회자료집. 부산가톨릭대학교.

박영임 외(2006). 건강증진과 건강교육. 서울: 수문사.

박인혜 외(2016). 지역사회간호학. 서울: 현문사.

보건복지부(2007). 건강생활실천사업 안내서.

보건복지부(2007). 건강증진실천사업 지침.

보건복지부(2011). 2010 국민건강영양조사.

보건복지부(2011). 제3차 국민건강증진종합계획 HP2020 요약본.

보건복지부(2013). 2012 국민건강통계.

보건복지부(2014). 건강생활지원센터사업안내.

보건복지부(2015). 지역사회 통합건강증진사업 실행계획.

보건복지부(2017). 2016 국민건강통계.

보건복지부 · 한국건강증진개발원(2018). 2018년 지역사회 통합건강증진사업 안내, 영양.

보건복지부 · 한국건강증진개발원(2018). 2018년 지역사회 통합건강증진사업 안내, 총괄.

신유선 외(2010). 보건교육학. 서울: 수문사.

안양희(2015). 보건프로그램 개발 및 평가. 서울: 현문사.

안양희 외(2017). 보건교육학 제3판. 서울: 현문사.

안옥희 외(2010). 보건프로그램 개발 및 평가. 서울: 메디컬코리아.

오미성 외(2015). 지역사회간호학. 서울: 퍼시픽북.

유광수 외(2014). 보건프로그램 개발 및 평가. 서울: 정담미디어.

유호신 외(2011). 지역사회간호학. 서울: 수문사.

유호신 외(2017). 지역사회간호학 제5판. 서울: 수문사.

윤순녕 외(2010). 보건교육프로그램 개발 및 평가. 서울: 수문사.

윤순녕 외(2014). 보건프로그램 개발 및 평가. 서울: 수문사.

이신동 · 조형정 · 장선영 · 정종원(2012). 알기 쉬운 교육방법 및 교육공학. 양서원.

이경희 외(2017). 보건교육학. 서울: 수문사.

이영란 외(2014). 보건교육학. 서울: 수문사.

이정렬 외(2007). 역학과 건강증진. 서울: 현문사.

이정열 외(2017). 지역사회간호학 이론과 실제. 서울: 현문사.

전국보건관리학교육협의회(2012). 보건교육학. 한미의학.

전병율(2006). 우리나라의 건강증진정책. 간호학탐구. 15(2), 146-155.

정영숙 · 이정렬 · 이춘옥(2003). 'WHO의 건강증진학교'를 근거로 한 우리나라 초등학교 건강증진 전략 추구. 보건복지부.

조유향 외(2014). 지역사회간호학 총론. 서울: 현문사.

최연희 외(2015). 보건교육학. 서울: 정담미디어.

최연희 · 이지현 외(2016). 지역사회보건간호학. 서울: 수문사.

http://www.school-health.kr/shnhome/bbs/bbs01001l.php?GbnCode=0101

법제처. http://www.law.go.kr/

보건교육사 자격관리 사무국. http://www.khe.or.kr/sub02/introduce.html

산업안전보건공단: 사업안내/신청-직업건강, 자료실: 2015년 건설업 보건관리 우수사례 발표대회 〈삼성물산(주) 화성S3 현장 보건관리 활동 발표〉. http://www.kosha.or.kr/www/cmsTiles.do?url=/cms/board/board/Board.jsp?communityKey=B0676&menuId=5286

서울특별시 강북구 보건소. https://opengov.seoul.go.kr/sanction/11594489

서울특별시: 정보소통광장2017년 흡연예방 및 금연사업계획(강북구). http://ehealth.gangbuk.go.kr/pms/contents/contents.do?contseqn=421&decorator=pmsweb&menucdv=01020000

한국 보건의료인 국가시험원 보건교육사 응시자격. http://www.kuksiwon.or.kr

국민건강증진법 시행령 제18조의3 제1항 관련〔별표 4〕.

국민건강증진법 시행규칙 제7조의2 관련〔별표 4〕.

Bandura, A.(1997). *Self-efficacy: Toward a unifying theory of behavioral change*. Psychological Review, 84, 191-215.

Bamdura, A.(1999). *A social cognitive theory of personality*. In L. Pervin & O. John(Ed.), Handbook of Personality(2nd ed., pp. 154-196).

Becker, M. (1974). *The Health Brief Model and Personal Health Behavior.* Health Education Monographs. 2:234-473.

Bloom, B. S.(1956). *Taxonomy of educational objectives*. NY: Mckay.

Collins, A.(1994). *Goal-based scenarios and the problem of situated learning: A count on Anderson Consulting`s design of goal-based scenarios*. Educational Technology, 34, 30-32.

Fertman, C. & Allensworth, D.(2009). *Health Promotion Programs(from theory to practice)*. Jossey-Bass.

Glanz, K. et al.(2008). *Health Behavior and Health Education, 4th ed*. Jossey-Bass.

Green, L. W. & Kreuter, M. W.(2005). *Health Program Planning: An Educational and Ecological Approach.* 4th. New York: McGraw-Hill.

Green, L., Kreuter, M. (2005). *Health Promotion Planning: An Educational and Ecological Approach* (4th Ed.). New York: McGraw-Hill.

Green, W. and Kreuter, M.(1999). *Health promotion planning-An Educational and Environmental Approach. 3rd ed*. Maryfield publishing Co.

Mager, R. F.(1984). *Preparing instructional objectives(2nd ed.)*. Belmont, CA: David S. Lake.

Maslow, A. H.(1970). *Motivation and personality(2nd ed.)*. NY: Harper & Row.

O'Donell, M. P.(1989). *Definition of Health Promotion-Part Ⅲ Expanding the Definition*. American Journal of Health Promotion, 3(3).

Pender, N. J.(1996). *Health Promotion in Nursing Practice. 3rd ed*. Stanford: Appleton & Lange.

Prochaska, J. O. & DiClemente, C. C.(1983). *States and processes of self change in somking: Toward an integrative model of change*. Journal of Consulting and Clinical Psychology, 51, 390-395.

Prochaska, J. O. & Velicer, F. W.(1997). *The Transtheoretical model of health behavior change*. American Journal of Health Promotion, 12(1), 38-48.

Swanson, Janice M., and Nies, Mary A.(1997). A Community Health Nursing-Promoting the health of Aggregates. 2nd ed. W. b. Saunder Company.

World Health Organization(1974). *Health Education: A programme Review*. Offset publication no,7 Geneva: WHO.

WHO(2009). *Milestones in health promotion statements from global conference.* http://www.who.int/healthpromotion/en/

ㄴ

ㄷ

ㄹ

ㅁ

ㅂ

ㅅ

ㅊ

ㅋ

ㅌ

ㅍ

ㅎ

A

B

C

D

T

U

V

W